外科疾病诊断治疗与护理

主 编 刘丛丛 戴永花 匙国静 高丽娟
李 莉 肖 静 刘晓辉

四川科学技术出版社

图书在版编目(CIP)数据

外科疾病诊断治疗与护理/刘丛丛等主编. —成都:
四川科学技术出版社,2023.4
ISBN 978-7-5727-0931-9

Ⅰ.①外… Ⅱ.①刘… Ⅲ.①外科—疾病—诊疗②外
科—疾病—护理 Ⅳ.①R6②R473.6

中国国家版本馆 CIP 数据核字(2023)第 054229 号

外科疾病诊断治疗与护理
WAIKE JIBING ZHENDUAN ZHILIAO YU HULI

主　编　刘丛丛　戴永花　匙国静　高丽娟　李　莉　肖　静　刘晓辉

出 品 人　程佳月
责任编辑　吴晓琳
封面设计　刘　蕊
责任出版　欧晓春
出版发行　四川科学技术出版社
　　　　　成都市锦江区三色路 238 号　邮政编码 610023
　　　　　官方微博:http://weibo.com/sckjcbs
　　　　　官方微信公众号:sckjcbs
　　　　　传真:028-86361756
成品尺寸　185mm×260mm
印　　张　21.25
字　　数　500 千
印　　刷　成都博众印务有限公司
版　　次　2023 年 4 月第 1 版
印　　次　2023 年 4 月第 1 次印刷
定　　价　88.00 元

ISBN 978-7-5727-0931-9

邮　　购:成都市锦江区三色路 238 号新华之星 A 座 25 层　邮政编码:610023
电　　话:028-86361770

本书编委会

主　编　刘丛丛　戴永花　匙国静　高丽娟　李　莉
　　　　　肖　静　刘晓辉
副主编　薛　明　吴九云
编　委　（排名不分先后）
　　　　　刘丛丛　山东中医药大学附属医院
　　　　　戴永花　梁山县人民医院
　　　　　匙国静　夏津县人民医院
　　　　　高丽娟　邹平市人民医院
　　　　　李　莉　滨州医学院烟台附属医院
　　　　　肖　静　滨州医学院烟台附属医院
　　　　　刘晓辉　河南中医药大学护理学院
　　　　　薛　明　泰安市妇幼保健院
　　　　　吴九云　山东中医药大学附属医院
　　　　　王传海　平阴县中医医院

前　言

　　近年来，随着相关医学、生命科学和现代高科技的迅速发展，外科疾病的诊断治疗与护理取得了较大进步，新技术、新方法不断出现。为了反映当前临床外科医学最新研究成果，更好地为临床工作服务，我们组织了全国各地数十名专家、学者，在繁忙的工作之余，广泛收集国内外近期文献，认真总结自身经验，编写成《外科疾病诊断治疗与护理》一书。

　　本书共分 12 章，内容包括外科各系统疾病的诊断、治疗和护理。本书内容丰富，注重实用。全书不仅融入了编者多年的临床丰富经验和体会，还汲取了当今国内外临床医学的理论、知识、方法，以及诊疗护理技术和手段。因此，是一部实用性很强的临床参考书。

　　由于我们水平有限，加上当代外科诊治技术日新月异，难免有疏漏和不足之处，期望同仁及广大读者给予指正。

编　者

2022 年 12 月

目　录

第一章　心肺脑复苏

心搏骤停系指心脏泵血功能的突然停止。偶有自行恢复，但通常会导致病死。心脏性猝死（SCD）系指由于心脏原因所致的突然病死。可发生于原来有或无心脏病的患者中，常无任何危及生命的前期表现，突然意识丧失，在急性症状出现后1小时内致人死亡。91%以上的SCD是心律失常所致，但某些非心电意外的情况，如心脏破裂、肺栓塞等亦可于1小时内病死，但其发生机制及防治则与心律失常性猝死相异。

在工业化国家中成人SCD的重要原因为冠心病，SCD的发生率文献报告为0.36～1.28/（1 000人·年），但未送医院的猝死未统计在内，因此，人群中SCD的实际发生率可能更高。在不同年龄、性别及心血管疾病史的人群中，SCD发生率有很大差别，60～69岁有心脏病史的男性中SCD发生率高达8/（1 000人·年）。在人口总病死中，21%男性和14.5%女性为突然的意外病死，80%的医院外猝死发生于家中，15%发生于路上或公共场所。

一、危险因素

（一）性别、年龄

心脏性猝死有两个高发年龄段。第一高峰出现在出生后的头6个月，由于"婴儿猝死综合征"造成。第二高峰出现在45～75岁年龄段，与冠心病高发有关。心脏性猝死在儿童1～13岁年龄组占所有猝死的19%，青年14～21岁年龄组占30%。中老年占80%及以上，这可能与冠心病发病率随年龄而增加有关，因为80%以上的心脏性猝死者患冠心病。男性心脏性猝死较女性发生率高（约4:1），在45～75岁间男女发生率的差异更大（可达7:1）。

（二）运动

冠心病患者行中等强度的体力活动有助于预防心搏骤停和心脏性猝死的发生，而剧烈的运动则有可能触发心脏性猝死和急性心肌梗死。成人11%～17%的心搏骤停发生在剧烈运动过程中或运动后即刻，这与发生心室颤动有关。规则的运动可通过降低血小板黏附与聚集，改变自主神经功能，特别是增加迷走神经反射而预防心肌缺血诱导的心室颤动和猝死，有助于降低心血管病的发病率与病死率。心脏病患者应避免剧烈运动。

（三）吸烟

每日吸烟20支，每年心脏性猝死发生率比不吸烟增加2.4倍。吸烟增加血小板黏附，降低心室颤动阈值，升高血压，诱发冠状动脉痉挛，使碳氧血红蛋白积累和肌红蛋白利用受损而降低循环携氧能力，导致尼古丁诱导的儿茶酚胺释放，从而促发心脏性猝死。

（四）精神因素

生活方式的突然改变，个人与社会因素造成的情绪激动及孤独与生活负担过重引起的情绪压抑是心脏性猝死的触发因素之一。大约40%的心脏性猝死由精神因素促发。

（五）其他危险因素

包括高血压、左心室肥厚、心室内传导阻滞、血清胆固醇升高、糖耐量试验减低和肥胖、左室功能受损、心脏性猝死的家庭史等亦是重要的危险因素。

二、病因

(一) 心脏性猝死

心脏性猝死是指因心脏原因引起的突然死亡，患者原来可有或无心脏疾病，常无任何危及生命的前期表现，特征为出乎意料的意外死亡。在世界范围内，特别是西方国家，冠状动脉粥样硬化性心脏病是导致 SCD 的最常见原因，其次为心肌病（肥厚型、扩张型），亦可由急性心肌炎、主动脉瓣膜病变、二尖瓣脱垂、非粥样硬化性冠状动脉异常、心内异常通道等所致。

(二) 非心源性心搏骤停

1. 手术、治疗操作或麻醉意外

如心导管检查、安置心内膜起搏电极、心血管造影、心血管的介入性治疗、支气管镜检、胸腔手术、麻醉意外和压迫颈动脉窦不当等。

2. 心脏以外器官的严重疾患

如胆绞痛、肾绞痛、重症胰腺炎等。

3. 严重水、电解质和代谢紊乱

严重高血钾（>6.5 mmol/L）及低血钾较常见，严重高血镁、低血镁、高血钙、酸中毒也可发生心室颤动或心室停顿；低血糖也可导致心搏骤停。

4. 严重的呼吸功能受抑制

重症肺炎、急性呼吸窘迫综合征（ARDS）、肺栓塞、严重的胸部损伤、气道阻塞（如气管内异物、溺水等）所致窒息、头面部外伤、脑卒中、巴比妥类药物过量、意识丧失者的舌后坠等，使呼吸功能受抑制，以致出现呼吸衰竭，可导致心搏骤停。

5. 药物中毒或过敏反应

强心苷、氯喹等药物中毒；抗心律失常药物如利多卡因、奎尼丁、苯妥英钠、普罗帕酮、维拉帕米等导致的心律失常；其他如氨茶碱、氯化钙、青霉素、链霉素、某些血清制品等的严重不良反应。

6. 其他

严重的睡眠不足、酗酒、情绪激动、过度劳累，以及电击或雷击。

三、心搏骤停的类型

(一) 心室颤动

心室肌发生极不规则的快速而又不协调的颤动；心电图表现为 QRS 波群消失，代之以不规则的、连续的室颤波，频率为每分钟 200~400 次。

(二) 缓慢而无效的心室自主节律

此种情况也称"心电—机械分离"，指心肌仍有生物电活动，断续出现慢而极微弱且常不完整的"收缩"情况，心电图上有间断出现的宽而畸形，振幅较低的 QRS 波群，频率多在每分钟 20~30 次。此时，心脏已丧失排血功能，心脏听诊时听不到心音，周围动脉扪不到搏动。

（三）心脏或心室停顿

心房、心室肌完全失去电活动能力，心电图上房室均无激动波可见，或偶见 P 波。

以上 3 种类型共同的结果是心脏丧失有效收缩和排血的功能，使血液循环停顿而引起相同的临床表现。其中，以室颤为最常见，如心脏复苏无效，颤动波变为慢小，最后心脏停顿。

四、病理

心搏骤停时的病理生理变化主要是致命性心律失常，主要由心室颤动所致。心搏骤停表现为心跳和呼吸停止，是临床死亡的标志，但从生物学观点来看，此时人体并未真正死亡，因为人体生命的基本单位——细胞仍维持着微弱的生命活动。如能及时正确救治，尚有可能存活，尤其是突然意外发生原发性心搏骤停者复苏成功率高，但继发于严重疾病者，抢救成功率则大为下降。心跳、呼吸停止，组织缺血缺氧使机体立即产生呼吸性和代谢性酸中毒及电解质紊乱，特别是细胞内酸中毒和细胞外高钾，缺氧时增多的自由基与生物膜的多价不饱和脂肪酸结合，造成细胞膜功能障碍，影响膜的通透性和多种酶的活性，钙离子内流增加，最终导致细胞死亡，进入不可逆性的生物学死亡。

心搏骤停常见的心电图类型包括以下 3 种。

1. 心室颤动

心室颤动（简称室颤）多见于急性心肌梗死早期或严重心肌缺血时，也见于心脏外科手术等意外情况。亦可由持续性室性心动过速演变引起。此型最常见，复苏成功率较高，尤其是室颤波粗大者复苏成功率更高。

2. 心脏（室）停顿

心脏（室）停顿为心脏（室）完全丧失了收缩活动，多见于严重的心脏疾病、麻醉、外科手术等，常由缓慢性心律失常进展所致，复苏成功率较室颤者低。

3. 无脉搏性电活动

心室肌断续出现慢而极微弱的不完整收缩，频率 20～30 次/分。心电图上有间断出现的宽而畸形、振幅较低的 QRS 波群，但心脏听诊听不到心音，常规方法不能测出血压和脉搏。这种缓慢而无效的心室自身节律也被称为"电—机械分离"，多为严重心肌损伤的后果，也可见于大面积肺梗死、低血容量、张力性气胸和心包填塞等。此型预后差，复苏困难。

人体各系统组织对缺氧的耐受性不同，最敏感的是中枢神经系统（尤其是脑组织），其次是心肌，再次是肝脏和肾脏。循环停止 10～15 秒便可因大脑缺氧而出现意识丧失，脑循环完全终止仅 4～6 分钟，脑组织可发生不可逆性损害，如复苏过程中仍有微量的脑循环在运行，缺氧性脑损害的发展便可显著延迟。在缺氧、酸中毒、电解质紊乱及心电活动极不稳定的情况下，心肌收缩力严重抑制，处于弛缓状态，周围血管张力减低，心脏血管对儿茶酚胺的反应性大为减弱，室颤阈值降低而致顽固性室颤，最终心肌细胞停止收缩。肝脏发生小叶中心坏死，肾脏则产生肾小管坏死而致急性肾衰竭。心跳停止时间越长，复苏成功率越低，并发症、后遗症越多，脑复苏可能性越小，故抢救必须当机立断，分秒必争，立即施行心肺复苏术是避免生物学死亡的关键。

五、临床表现与诊断

（一）临床表现

心脏性猝死的经过大致分为 4 个时期：即前驱期、发病期、心搏骤停期和生物学病死期。

前驱期：有些患者在猝死前数天至数月可出现胸痛、气促、疲乏及心悸等非特异性症状。但亦可无前驱表现，瞬间即发生心搏骤停。

发病期：亦即导致心搏骤停前的急性心血管改变时期，通常不超过 1 小时。此期内可表现为长时间的心绞痛或急性心肌梗死的胸痛，急性呼吸困难，突然心悸，持续心动过速，或头晕目眩等。若心搏骤停瞬间发生，事前无预兆，则 95% 为心源性，并有冠状动脉病变。

心搏骤停期：意识完全丧失为该期的特征。心搏骤停是临床病死的标志，其症状和体征依次出现如下：①心音消失；②脉搏扪不到，血压测不出；③意识突然丧失或伴有短阵抽搐；④呼吸断续，呈叹息样，以后即停止。多发生在心搏骤停后 20～30 秒；⑤昏迷，多发生于心搏骤停 30 秒后；⑥瞳孔散大，多在心搏骤停后 30～60 秒。但此期尚未到生物学病死。

生物学病死期：从心搏骤停至发生生物学病死时间的长短取决于原来病变性质，以及心搏骤停至复苏开始的时间。心室颤动或心室停搏，如在头 4～6 分钟内未予心肺复苏，则预后很差。

（二）诊断

早期诊断心搏骤停最可靠的临床征象是出现意识突然丧失伴大动脉（如颈动脉和股动脉）搏动消失。一般主张：①用手拍喊患者以确定意识是否存在，同时判断有无呼吸；②触诊颈动脉了解有无搏动，若两者均消失，即可确定心搏骤停的诊断。颈动脉搏动位于喉结旁开两指处。其他征象出现的时间均较上述两项为晚，心音消失有助于诊断，但听心音常受到抢救时外界环境影响，若为证实心音消失而反复测血压或听诊，势必浪费宝贵时间，延误复苏进行。

（三）鉴别诊断

心搏骤停最可靠而出现较早的临床征象是意识突然丧失伴以大动脉（如颈动脉、股动脉）搏动消失。此两个征象存在，心搏骤停的诊断即可成立；并应立即进行初步急救。在不影响心肺复苏的前提下，需进行病因诊断，以便予以相应的处理。首先应鉴别是心搏骤停或呼吸骤停。有明显发绀者，多由于呼吸骤停。如系呼吸道阻塞引起的窒息，患者往往有剧烈的挣扎；如系中枢性者（脑干出血或肿瘤压迫），可以突然呼吸停止而无挣扎。原无发绀性疾患而心搏骤停者，多无明显发绀，常有极度痛苦的呼喊。因心脏本身疾患而心搏骤停者，多见于心肌梗死及急性心肌炎；心外原因多见于败血症及急性胰腺炎。

六、复苏与监护

心搏骤停诊断一经确立，应立即进行心、肺、脑复苏，目的在于建立人工的、进而自主的有效循环和呼吸。心、肺、脑复苏包括基础生命支持、进一步生命支持和延续生命支持三部分。

（一）基础生命支持

基础生命支持（BLS）又称初期复苏处理或现场急救。是复苏中抢救生命的重要阶段，如果现场心肺复苏不及时，抢救措施不当甚至失误，则将导致整个复苏的失败。BLS包括：呼吸停止的判定、呼吸道通畅（A）、人工呼吸（B）、胸外心脏按压（C）和转运等环节，即心肺复苏（CPR）的ABC步骤。

1. 保持呼吸道通畅

一般采用仰头举颏法（或仰头举颌法），救护者一手置于前额，使头部后仰，另一手的食指与中指置于下颌附近下颏或下颌角处，抬起下颏（颌）。此法可使舌根离开咽后壁，气道即可开放。

2. 人工呼吸

人工呼吸或气管插管、使用呼吸机。

1）口对口人工呼吸

（1）单手抬颏法：开放气道后，一手抬起颏部使下颌前推、开口，另一手置于患者前额使患者头后倾，拇指与示指捏闭患者鼻孔或以颊部堵塞患者鼻孔，然后，深吸一口气，用口部包含患者口部，用力吹入气体，同时，观察胸廓起伏情况。

（2）双手托下颌法：用双手四指分别托起患者左右下颌角并使患者头后仰、下颌前推、开口，用双拇指分别捏闭左右鼻孔，然后深吸一口气，用口部包含患者口部，用力吹入气体。

2）口对鼻人工呼吸：对于牙关紧闭、下颌骨骨折或口腔严重撕裂伤等不适于口对口人工呼吸的患者应采用口对鼻人工呼吸。口对鼻人工通气时，应紧闭患者嘴唇，深吸气后，口含患者鼻孔，用力吹入气体。吹入气体量为2倍的患者潮气量或成人可为800～1 000 ml。如果吹入气体量过大、流速过快，则可使咽部压大于食管开放压，空气进入胃，引起胃扩张，甚至胃内容物反流误吸。目前认为，应减慢吹气频率，吹气时间增为1.5～2秒（以往标准为1.0～1.5秒），使吹入气流压力低，不超过食管开放压，从而降低反流误吸的机会。胸廓起伏运动表示吹气有效。

在有简易呼吸器的条件时可用面罩扣紧患者口鼻，托起下颌，挤压气囊，吹气入患者肺内，再松开气囊使气体呼出，这样胸廓起伏一次即呼吸一次，给患者吸入100%的氧气。如插入气管导管，可接呼吸器，经导管进行间断正压人工呼吸。

3）口对口鼻人工呼吸法：用于婴幼儿。与上法相似，用口包住婴幼儿口鼻吹气，同时观察胸部有无抬起。

4）口对气管切开口人工呼吸法：与上两个方法相似，但向气管吹气时使患者口鼻关闭，患者呼气时使之开放。

5）口对辅助器具人工呼吸（使用空气或氧气）。

6）球囊面罩或球囊—插管人工呼吸（使用空气或氧气）。

7）手控式氧气动力人工呼吸器人工呼吸。

8）机械人工呼吸机。

注意：在心搏骤停刚发生时，最好不要立即进行气管插管（因要中断按压心脏，延误时间），而应先进行心脏按压及口对口呼吸。口对口呼吸效果不佳或是复苏时间过长以及有胃反流等才是气管插管的适应证。

3. 人工心脏按压

胸外心脏按压可刺激心脏收缩，恢复冠状动脉循环，以复苏心搏，提高血压，维持有效血液循环，恢复中枢神经系统及内脏的基本功能。其作用机制：胸廓具有一定弹性，胸骨可因受压而下陷。按压胸骨时，对位于胸骨和脊柱之间的心脏产生直接压力，引起心室内压力的增加瓣膜的关闭，促使血液流向肺动脉和主动脉；放松时，心室内压降低，血流回流，另外，按压胸骨使胸廓缩小，胸腔内膜压膜腔增高，促使动脉血由胸腔内向周围流动；放松时，胸内压力下降，静脉血回流至心脏。如此反复，建立有效的人工循环。

1）操作方法

（1）与人工呼吸同时进行。使患者仰卧于硬板床或地上，睡在软床上的患者，则用心脏按压板垫于其肩背下。头后仰10°左右，解开上衣。

（2）操作者紧贴患者身体左侧，为确保按压力垂直作用于患者胸骨，救护者应根据个人身高及患者位置高低，采用脚踏凳式、跪式等不同体位。

（3）确定按压部位的方法是：救护者靠近患者左侧的手的示指和中指沿着患者肋弓下缘上移至胸骨下切迹，将另一手的示指靠在胸骨下切迹处，中指紧靠示指，靠近患者右侧的手的掌根紧靠另一手的中指放在患者胸骨上，该处为胸骨中、下1/3交界处，即正确的按压部位。

（4）操作时，将靠近患者头侧的手平行重叠在已置于患者胸骨按压处的另一手之背上，手指并拢或互相握持，只以掌根部接触患者胸骨，操作者两臂位于患者胸骨正上方，双肘关节伸直，利用上身重量垂直下压，对中等体重的成人下压深度3~4 cm，而后迅速放松，解除压力，让胸廓自行恢复。如此有节奏的反复进行，按压与放松时间大致相等，频率每分钟80~100次。

有效的按压可打到大动脉如颈、股动脉的搏动，动脉血压可升至50~83 mmHg[*]，瞳孔缩小，发绀减轻；皮温回升，有尿液排出，昏迷浅或意识恢复，出现自主呼吸，心电图好转。按压时过轻、过重，下压与放松比例不当；两臂倾斜下压，类似揉面状；一轻一重，或拍打式按压等都是不正确的。

2）胸外心脏按压并发症：胸外心脏按压法操作不正确，效果大为降低。按压的动作要迅速有力，有一定的冲击力，每次松压时需停顿瞬间，使心室较好充盈。但按压切忌用猛力，以避免造成以下并发症：①肋骨、胸骨骨折，肋软骨脱离，造成不稳定胸壁；②肺损伤和出血、气胸、血胸、皮下气肿；③内脏损伤，如肝、脾、肾或胰损伤，后腹膜血肿；④心血管损伤，发生心脏压塞、心脏起搏器或人工瓣膜损坏或脱离、心律不齐、心室纤颤；⑤栓塞症（血、脂肪、骨髓或气栓子）；⑥胃内容反流，造成吸入或窒息。

---

[*] 1 mmHg = 0.133 kPa。

有以下情况的患者不宜采用胸外心脏按压术，如大失血患者、老年人桶状胸、胸廓畸形、心脏压塞症、肝脾过大、妊娠后期、胸部穿通伤等。

在多数情况下，胸外心脏按压为首选措施，但目前通用的胸外心脏按压法所产生的血流，远不能满足脑和心肌的需要，因此，提出开胸心脏按压的应用指征应予放宽。因此，当胸外挤压5分钟后仍无反应，或因胸廓畸形、张力气胸、纵隔心脏移位、心脏室壁瘤、左房黏液瘤、重度二尖瓣狭窄、心脏撕裂或穿破、心包积液时应果断开胸进行胸内心脏直接挤压。

心脏按压和口对口人工呼吸是心搏骤停抢救中最紧急的措施。两者必须同时进行，人工呼吸和心脏按压的比例为1∶5，如只有一人操作，则做15次心脏按压后接着做2次人工呼吸。

此外，在人工胸外挤压前，予以迅速心前区叩击，可能通过机械—电转换产生一低能电流，而中止异位心律的近返通路，使室性心动过速或心室颤动转为较稳定的节律。但也有可能使室性心动过速转为更严重的心室扑动或颤动。它对心室停顿无效，而且不具有胸外挤压推动血流的作用。因此，现不作为心脏复苏抢救的常规。而属Ⅱb级心脏复苏措施，即对心搏骤停无脉者而一时又无电除颤器可供应立即除颤时可考虑采用。决不要为做心前区叩击而推迟电除颤。

（二）进一步生命支持（ALS）

主要为在BLS基础上应用辅助设备及特殊技术，建立和维持有效的通气和血液循环，识别及治疗心律失常，建立有效的静脉通路，改善并保持心肺功能及治疗原发疾病。

1. 气管内插管

应尽早进行，插入通气管后，可立即连接非同步定容呼吸机或麻醉机。每分钟通气12~15次即可。一般通气时，暂停胸外按压1~2次。

2. 环甲膜穿刺

遇有插管困难而严重窒息的患者，可以16号粗针头刺入环甲膜，接上"T"形管输氧，可立即缓解严重缺氧情况，为下一步气管插管或气管造口术赢得时间，为完全复苏奠定基础。

3. 气管造口术

气管造口术是为了保持较长期的呼吸道通畅。主要用于心肺复苏后仍然长期昏迷的患者。

4. 心肺复苏药物的应用

使用药物的目的在于提高心脏按压效果，增加心肌与脑的灌注，促使心脏尽早复跳；提高室颤阈，为电除颤创造条件；纠正酸中毒和电解质失衡；治疗心律失常。

1）给药途径

（1）静脉给药：首选现有的静脉通路，但应尽可能选用颈外静脉或中心静脉。无中心静脉而必须选用外周静脉时，应尽量选用肘部静脉而不用肢体远端尤其是下肢静脉。

（2）气管内给药：在无静脉通路的情况下，可通过气管内给药。效果与静脉给药几乎相同。可将静脉剂量的 1~2 倍稀释于 10~20 ml 生理盐水中，注入气管导管。如果能通过无菌细管将药物直接经气管导管插入深达气管支气管支，则药物通过肺泡吸收更快。适于气管内给药的药物包括肾上腺素、利多卡因、阿托品、地西泮、纳洛酮等不会引起组织损伤的药物；但是碳酸氢钠、去甲肾上腺素及钙剂可能引起气道黏膜和肺泡损伤，不宜通过气管内给药。

（3）心内注射：心内注射需中断胸外心脏按压，并可能引起气胸与顽固性心律失常，损伤冠状动脉与心肌，发生心脏压塞，所以目前不主张首先采用。一旦应用，不主张经胸骨旁路，可考虑剑突旁路。后者损伤冠状动脉前降支的机会较少。操作方法为自剑突左侧，向头侧、向后、向外进针，回抽有回血后即可注入药物。在开胸心脏复苏时，可在直视下用细针头将药物注入左心室腔。心内注射的肾上腺素或抗心律失常药物剂量约为静脉剂量的一半。碳酸氢钠不允许心内注射。

2）常用药物

（1）利多卡因：是可供选择的抗心律失常药物，主要治疗室性异位节律、室性心动过速及心室颤动。开始用量为一次推注 1.0~1.5 mg/kg，必要时每 5~10 分钟追加推注 0.5~1.5 mg/kg，总量为 3 mg/kg。继之 1~4 mg/min 维持，维持时间据病情而定。

（2）普鲁卡因胺：可抑制室性早搏及复发性室性心动过速。常用于对利多卡因有禁忌或对室性异位节律抑制失效时。盐酸普鲁卡因胺给药速度为 20 mg/min。

（3）溴苄铵：不应用作第一线抗心律失常药物。它宜用于：①顽固性心室颤动，对除颤、用肾上腺素和利多卡因逆转心室颤动失败者；②虽用利多卡因而心室颤动复发；③利多卡因及普鲁卡因胺不能控制的伴有暂停的室性心动过速；④利多卡因及腺苷不能控制的宽 QRS 波心动过速。

（4）阿替洛尔、美托洛尔、普萘洛尔：均可显著降低心肌梗死后未用溶栓治疗患者的心室颤动发生率。阿替洛尔剂量 5~10 mg，静脉给药不少于 5 分钟注完。

（5）阿托品：心动停止和无脉搏的缓慢电活动，可用阿托品 1 mg 静脉给药，每隔 3~5 分钟重复一次。窦性心动过缓时，剂量 0.5~1.0 mg 静脉给药，每隔 3~5 分钟一次，至总量 0.04 mg/kg，在人体总剂量 3 mg（0.04 mg/kg）时，可产生完全迷走神经阻滞。阿托品可增加心肌耗氧量并有可能触发快速性心律失常。阿托品产生完全性迷走神经阻滞的剂量，应保留在心搏完全停止时应用。阿托品剂量小于 0.5 mg 时，有兴奋迷走神经的作用，可进一步减慢心率。在急性心肌缺血或心肌梗死时，用阿托品要慎重。因为心跳过速加快可使缺血恶化或梗死面积扩大。

（6）维拉帕米（异搏定）、地尔硫䓬：静脉注射维拉帕米对终止窄 QRS 波阵发性室上性心动过速有效。也可用于心房颤动时控制心室率。开始剂量 2.5~5 mg，静脉给药 2 分钟内注完。若无效应，按 5~10 mg 每 15~30 分钟重复注射直至最大量 20 mg。临床上静脉用地尔硫䓬的经验有限。一次剂量 0.25 mg/kg，第二次剂量 0.35 mg/kg。其优点是对心脏的抑制作用较维拉帕米为轻。地尔硫䓬也可用于维持输液，剂量 5~15 mg/h，以控制心房颤动的心室率。

（7）镁：镁缺乏时可导致心律失常、心功能不全及心脏性猝死。心室颤动/室性心动过速时将硫酸镁 1~2 g 加入 5% 葡萄糖液 100 ml 内，在 1~2 分钟内经静脉注入。补充镁可降低心肌梗死后室性心律失常发生率。若患者已被证实有镁缺乏时，可持续 24 小时静注维持。

（8）肾上腺素：肾上腺素对心搏骤停患者可起到有益的作用。在复苏时的推荐剂量是 1 mg（10 ml，1:10 000 溶液），经周围静脉给药，每隔 3~5 分钟 1 次，每次均以 20 ml 溶液冲洗，以保证全部药液进入心脏。较大剂量（5 mg 或大于 0.1 mg/kg）效果不肯定，可能有帮助。肾上腺素也可经气管给药。心内注射只能应用于开胸挤压时或无其他给药途径时施行。心内注射方式可增加冠状动脉撕裂、心脏压塞、气胸等的危险性。

（9）去甲肾上腺素：适用于有严重低血压（收缩压低于 70 mmHg）以及周围血管阻力低的患者。将 4 mg 去甲肾上腺素或 8 mg 重酒石酸去甲肾上腺素（2 mg 重酒石酸去甲肾上腺素相当于 1 mg 去甲肾上腺素）加入 5% 葡萄糖液 250 ml 中静滴。去甲肾上腺素最初剂量为 0.5~1.0 μg/min。根据反应调节剂量。去甲肾上腺素在碱性溶液中容易失活，它不能与碱性溶液在同一通道内输入。

（10）多巴胺：复苏时应用于症状性心动过缓的低血压或当自主循环恢复之后的患者。剂量建议每分钟 5~20 μg/kg。如果需要每分钟 20 μg/kg 以上才能维持血压，则应加入去甲肾上腺素联合应用。有人认为在心肺复苏时，多巴胺改善血流动力学的作用不如肾上腺素。多巴胺在碱性溶液中缓慢失活，故不能与碳酸氢钠在同一通道内混合输注。

（11）多巴酚丁胺：多巴酚丁胺有增强心肌收缩力作用。常用于治疗心力衰竭。一般剂量 2~20 μg/kg。心率增快超过 10% 时，可引起或加剧心脏缺血。这种情况常见于剂量超过每分钟 20 μg/kg 时。

（12）氯化钙：可使心肌收缩力加强，心脏收缩期延长，并使心肌应激性提高。如果已经使用过肾上腺素和碳酸氢钠之后仍未使心搏恢复时，可以给以氯化钙静脉注射。电机械分离时，氯化钙也有一定疗效。需要时，可给予 10% 氯化钙溶液，按 2~4 mg/kg 的剂量。

（13）硝普钠：可改善低排状态和高血管阻力但对多巴胺不起反应的患者的临床情况。在急性心肌梗死并有血压升高及充血性心力衰竭时，除用硝酸甘油外，尚应加用硝普钠。将 50~100 mg 加入 5% 葡萄糖液 250 ml 中静滴。剂量范围每分钟 0.1~5 μg/kg。

（14）硝酸甘油：适用于急性心肌梗死并有充血性心力衰竭的患者，硝酸甘油 5~10 mg 加入 5% 葡萄糖液 250 ml 中静滴。每分钟 10~20 μg，每 5~10 分钟增加 5~10 μg。

（15）呋塞米：该药为强利尿药。对治疗心搏骤停后的脑水肿可能有作用。开始剂量为 0.5~1.0 mg/kg，静脉内缓慢注射，可重复应用。

5. 直流电非同步除颤或无创体外心脏除颤起搏器的应用

在进行徒手心肺复苏术的同时，应争取立即安置除颤器或除颤起搏器，接好除颤起搏多功能电板，如示波屏上显示为室颤，则按下降颤键，如系停搏就按起搏键。

电除颤成功率有报告可达 98%，实施越早成功率越高。但盲目除颤的概念，近几年来已渐淡漠，因患者若为心室停搏或电—机械分离所致的心搏骤停，盲目除颤反可损伤心肌，不利于心脏复跳。此外，对电击除颤无效的室颤患者，还可试用超速起搏除颤。

注意事项：①除颤前应详细检查器械和设备，做好一切抢救准备；②电极板放的位置要准确，并应与患者皮肤密切接触，保证导电良好；③电击时，任何人不得接触患者及病床，以免触电；④对于细颤型室颤者。应先进行心脏按压、氧疗及药物等处理后，使之变为粗颤，再进行电击，以提高成功率；⑤电击部位皮肤可有轻度红斑、疼痛，也可出现肌肉痛，3~5天可自行缓解；⑥开胸除颤时，电极直接放在心脏前后壁。除颤能量一般为5~10 J。

（三）持续生命支持

持续生命支持（PLS）的重点是脑保护、脑复苏及复苏后疾病的防治。

1. 脑复苏

脑组织平均重量仅为体重的2%，但脑总血流量占心排血量的15%，脑的耗氧量相当静息时全身耗氧量的20%~25%。脑组织对缺氧最敏感，而且越高级的部位，对缺氧的耐受性愈差，脑缺氧10秒，就可丧失意识，缺氧15秒可以出现数分钟的昏迷，缺氧3分钟可昏迷24小时以上，完全缺氧8分钟，大脑皮质的损害即不可逆转。因此，心肺复苏术一开始就应注意对脑的保护以促使脑复苏。

近年来，大量临床实践证实，脑细胞并不是在脑血流灌注停止时即形成不可逆的损害，而是在灌注恢复后相继发生脑充血、脑水肿及持续低灌注状态，使脑细胞的损害逐渐加重，以致死亡。这一过程称之为"再灌流损伤"，其程度与心跳停止时间长短、脑血流量多少及血糖浓度等因素密切相关。

再灌注造成不可逆损伤的机制有多种，至今为止，一般认为与细胞内钙离子增多、氧自由基和前列腺素的作用关系较密切。

心肺复苏术中各个环节均是脑复苏的基本措施，针对脑复苏的具体措施有：

1) 低温疗法：为目前治疗心搏骤停后脑缺氧损害的主要措施。低温可降低脑代谢，减轻脑水肿，稳定细胞膜，维持离子内环境稳定，抑制氧自由基的产生与脂质过氧化反应，减少EAA的释放，抑制破坏性酶反应等，因此，从多方面对脑缺氧起到保护作用。临床上降温的原则为：①及早降温，心跳恢复，能测得血压即开始；②以头部降温为主，患者头部戴冰帽，配合腹股沟、腋窝部放置冰袋，以尽快降低脑温；③足够降温，在第一个24小时内将肛温降至30~32℃，脑温降至约28℃；④复温方法，待四肢协调活动和听觉等大脑皮质功能开始恢复后才进行复温，以每24小时温度回升1℃为宜。在降温的过程中，为避免寒战、制止抽搐，可应用冬眠药等。

2) 脱水：心跳复苏时，血压维持在80/50 mmHg以上时可予脱水、纠正颅内高压、脑水肿，连用药3~5天。一般给予20%甘露醇250 ml静脉快速滴注，还可给予呋塞米20~40 mg静脉注射或用地塞米松30 mg静脉滴注。脑水肿伴肺水肿，给予呋塞米加用地塞米松。脑水肿伴休克，先提高血压，纠正休克。脑水肿伴颅内出血时，物理降温及脑外科治疗。

3) 促使脑功能恢复：给予胞磷胆碱200~600 mg/d或醋谷胺100~400 mg/d，分次静脉滴注，还可给予激素等药物，以保护脑细胞，减少自溶性破坏，减少毛细血管通透性，抑制醛固酮和抗利尿激素的分泌，有利于利尿。

4）巴比妥酸盐疗法：巴比妥类能增加神经系统对缺氧的耐受力，可以抑制脑灌注复苏后脑氧代谢率的异常增加，具有稳定脑细胞膜的作用。巴比妥还可减轻脑水肿，改善局部血流的分布异常，缩小梗死面积。此外，巴比妥还可防治抽搐发作，强化降温对脑代谢率的抑制能力，提高低温疗法的效果。一般强调在心脏复跳后 60 分钟内开始应用，迟于 24 小时则疗效显著降低。可选用 2% 硫喷妥钠 5 mg/kg 即刻静脉注射，每小时 2 mg/kg（维持血药浓度 2 ~ 4 mg/kg），以达到安静脑电图为宜，总量不超过 30 mg/kg。或苯妥英钠 7 mg/kg 静脉注射。必要时重复给药。硫喷妥钠多用于昏迷患者，属于深度麻醉药，应在麻醉医师指导下进行。下列情况暂停给药：①维持正常动脉压所需血管收缩药物剂量过大时；②心电图出现致命性心律失常时；③中心静脉压及肺动脉楔嵌压升至相当高度或出现肺水肿。

5）高压氧的应用：高压氧可提高脑组织的氧分压，降低氧耗及颅内压，促进脑功能的恢复。尤其对心肺复苏后脑损害严重，脑复苏比较困难，反复抽搐，持续呈昏迷状态且病情逐渐恶化者可行高压氧治疗。

6）钙离子拮抗剂疗法：钙离子拮抗剂可直接作用在细胞膜上的钙离子通道，抑制钙离子内流、释放。因而解除血管痉挛，抑制血小板凝聚，疏通脑微循环，减少钙离子对线粒体核酸异位酶的抑制，使 ATP 合成与释放增加，保护心功能，降低心肌耗氧量，减少乳酸生成，使糖利用接近正常。①维拉帕米：0.075 ~ 0.15 mg/kg 静脉注射；②尼莫地平：每次 20 ~ 40 mg，每日 3 次；③利多氟嗪：每次 120 mg，每日 6 次；④硝苯地平：每次 10 ~ 20 mg，每日 6 次。

7）肾上腺皮质激素：肾上腺皮质激素在心肺脑复苏过程中具有多方面的良好作用。单独应用肾上腺皮质激素仅适于轻度脑损害者；多数情况下，常与脱水剂、低温疗法同时应用。其用量要大，如地塞米松每次 5 ~ 10 mg，静脉注射，每 4 ~ 6 小时 1 次，一般情况下应连用 3 ~ 5 天。

8）抗自由基药物的应用：该类药物有阻断自由基作用的超氧化歧化酶、过氧化氢酶、谷胱甘肽过氧化物酶和自由基清除剂。如甘露醇、维生素 C、维生素 E、辅酶 Q_{10}、丹参、莨菪碱等。

2. 维持血压及循环功能

心搏骤停复苏后，循环功能往往不够稳定，常出现低血压或心律失常。低血压如系血容量不够，则应补充血容量；心功能不良者应酌情使用强心药物如毛花苷 C；需用升压药物，则以选用间羟胺或多巴胺为好；如发生严重心律失常，应先纠正缺氧、酸中毒及电解质紊乱，然后再根据心律失常的性质进行治疗。

多巴胺 20 ~ 40 mg 加入 5% 葡萄糖液 100 ml，静脉滴注，滴速以维持合适血压及尿量（每分钟在 2 ~ 10 μg/kg，可增加心排血量；> 每分钟 10 μg/kg，则使血管收缩；> 每分钟 20 μg/kg，降低肾及肠系膜血流）。

如升压不满意，可加氢化可的松 100 ~ 200 mg 或地塞米松 5 ~ 10 mg，补充血容量，纠正酸血症，多数血压能上升，待血压平稳后逐渐减量。

如升压药不断增加，而血压仍不能维持，脉压小，末梢发绀，颈静脉怒张，中心静脉压（CVP）升高（或肺动脉楔压升高，左心房压升高），心力衰竭早期可加用血管扩张药物：①硝酸甘油 20 mg 加入 5% 葡萄糖液 100 ml，静脉滴注，滴速为 5 ~ 20 μg/min；②硝普钠 5 mg 加入 5% 葡萄糖液 100 ml，静脉滴注，滴速为 5 ~ 200 μg/min。用药超过 3 天，有氰化物中毒的可能；③酚妥拉明 2 ~ 5 mg 加入 5% 葡萄糖液 100 ml 静脉滴注，滴速为 20 ~ 100 μg/min。

3. 维持呼吸功能

患者均应做机械通气，根据监测患者血氧饱和度、动脉血气和呼吸末 CO_2 等结果，考虑选用间歇正压通气、呼气末正压通气等。机械通气超过 72 小时，可考虑气管切开。机械通气时应避免纯氧吸入。当患者有自主呼吸，而又考虑应继续机械通气或辅助呼吸，且有人机对抗时，可应用适量镇静药或少量肌松药。无论机械通气或自主呼吸，均应维持动脉血二氧化碳分压在 25 ~ 30 mmHg，这样可降低颅内压，减轻脑水肿。过度通气所致的呼吸性碱中毒可代偿代谢性酸中毒，脑组织中 pH 值升高，有助于脑循环自动调节功能的恢复。维持 FiO_2 为 50% 时动脉氧分压不低于 100 mmHg。当患者自主呼吸恢复，又符合停机指征时，可选用同步间歇指令通气（SIMV），以逐步停用呼吸机。

4. 维持水、电解质和酸碱平衡

应该根据代谢性指标、水的出入量、生化指标以及动脉血气分析结果调节输液的质与量，以维持水、电解质和酸碱平衡。已明确高血糖对脑有害，因此，输液以平衡液为主，只有当低血糖时才给葡萄糖。对电解质亦应根据化验检查结果进行针对性治疗。酸中毒一般为混合型，除应用碱性药物外，应妥善管理呼吸。

5. 防治肾衰竭

每一复苏患者应留置导尿管，监测每小时尿量，定时检查血、尿素氮和肌酐浓度，血、尿电解质浓度，鉴别尿少系因肾前性、肾后性或肾性肾衰竭所致，并依次给予相应的治疗。更重要的是心跳恢复后，必须及时稳定循环、呼吸功能，纠正缺氧和酸中毒，从而预防衰竭的发生。

6. 继发感染的防治

心搏骤停复苏后，容易继发感染，尤其是气管切开、气管插管、静脉切开后更应注意防治。

7. 重症监护

加强治疗，多脏器功能支持，全身管理，监护中心静脉压、动脉压、留置导尿管、心电图等，保持生命体征稳定，保持血清和胶体渗透。

（四）复苏的监测指标

1. 复苏的有效指标

1）瞳孔由大变小。

2）患者开始挣扎，出现吞咽动作、咳嗽、自主呼吸恢复等。

3）心电图出现房性或室性心律。

4）发绀消退。

2. 可终止复苏的指征

1）脑死亡：①深度昏迷，对任何刺激无反应；②自主呼吸停止；③脑干反射全部或大部分消失；④脑电图活动消失。

2）心搏停止：坚持做心脏复苏半小时以上无任何反应。心电图呈一直线。

3）心搏停止在 12 分钟以上，而没有进行任何复苏措施治疗者，几乎无一存活。但是在低温环境下（如冰库、雪地、冷水中淹溺者）及年轻的创伤患者，虽停跳超过 12 分钟，仍应积极抢救。

七、监护

患者复苏成功后病情尚未稳定，需继续严密监测和护理，稍有疏忽或处理不当，即有呼吸心跳再度停止而死亡的危险。监护中应注意：

1. 紧急抢救护理配合

协助医师进行 "ABC" 步骤心肺复苏，立即穿刺开放两条静脉通路，遵医嘱给予各种药物。建立抢救特护记录，严格纪录出入量、生命体征，加强医护联系。

2. 密切观察体征

如有无呼吸急促、烦躁不安、皮肤潮红、多汗和二氧化碳潴留而致酸中毒的症状，并及时采取防治措施。

3. 维持循环系统的稳定

复苏后心律不稳定，应予心电监护。同时注意观察脉搏、心率、血压、末梢循环（通过观察皮肤、口唇颜色，四肢温度、湿度，指甲、趾甲的颜色及静脉的充盈情况等）及尿量。

4. 保持呼吸道通畅，加强呼吸道管理

注意呼吸道湿化和清除呼吸道分泌物。对应用人工呼吸机患者应注意：呼吸机参数（潮气量、呼吸比及呼吸频率等）的及时调整；吸入气的湿化；观察有无导管阻塞、衔接松脱、皮下气肿、通气不足或通气过度等现象。

5. 加强基础护理

预防压疮及肺部感染和泌尿系感染，保证足够的热量，昏迷患者可给予鼻饲高热量、高蛋白饮食。定期监测水、电解质平衡。

6. 防止继发感染

注意保持室内空气新鲜，患者及室内清洁卫生；注意严格无菌操作，器械物品须经过严格消毒灭菌；如患者病情允许，勤叩背，及时擦干皮肤、更换床单，防止压疮及继发感染发生；注意口腔护理。

7. 防治复苏后心脏再度停搏

心跳呼吸恢复后，应警惕复苏后的心脏再度停搏。如在心脏复苏中，尚未恢复窦性节律即停止按压；降温过低（27℃以下）引起心律失常；脱水剂停用过早；脑水肿未能控制而发生脑疝；呼吸道堵塞和通气不足；人工呼吸器使用不当或机械故障；应用抗心律失常药物或冬眠药物用量过大、过速而抑制心血管功能；输血补液过多、过速或血容量补充不足；肺部感染；呼吸功能衰竭等，均能使复跳的心脏再度停搏，故对心搏骤停的患者在复苏过程中，需密切观察病情，医护配合，全面分析病况，以取得心肺复苏成功。

八、预防

预防心搏骤停的根本是防治器质性心脏病或影响心脏的其他因素，其中最重要的是防治冠状动脉粥样硬化性心脏病。心搏骤停可发生在任何场所，复苏成功与早期识别、早期抢救有关，因此，普及心肺复苏的知识与技术具有十分重要的意义。建立社区急救医院，在最易发生心搏骤停的场所，如急诊室、手术室、冠状动脉粥样硬化性心脏病监护病房等，均应有健全的复苏设备和专门训练的复苏队伍。及时发现并处理心搏骤停的先兆征象，有助于预防心搏骤停的发生或提高复苏的成功率。注意防止心搏骤停的复发，如积极治疗急性冠脉综合征；对持续性室速或室颤的存活者除了治疗原发病外，还可植入植入型心律转复除颤器（ICD）。

（刘晓辉）

第二章 外科休克

第一节 概 论

休克是各种致病因子作用于机体导致的急性循环衰竭，其特点是微循环的灌流不足导致细胞代谢障碍和细胞损伤而引起的全身性病理过程。一些体液因子包括具有血管活性作用的单胺类物质和调节肽等参与和调节休克的发生和发展过程，炎性细胞因子在休克晚期严重并发症如脓毒症、多器官功能障碍综合征（MODS）的发生中起了重要的介导作用。

一、休克的分类

休克的分类方法很多，最常见的是按临床病因分类。

通常将休克分为心源性休克、感染性休克、过敏性休克、低血容量性休克和神经源性休克。

二、休克的发病机制

根据血流动力学和微循环变化的规律，休克的过程分为三期。

1. 微循环缺血期

休克早期，机体具有代偿能力，以血液重新分布为特征。在此阶段，交感—肾上腺髓质系统兴奋，儿茶酚胺大量释放入血。皮肤、腹腔内脏和肾脏的小血管由丰富的交感缩血管神经纤维支配，在这些血管和神经，α 肾上腺素受体又占优势，当儿茶酚胺增多时，这些脏器的小血管收缩或痉挛，使毛细血管前阻力明显升高，微循环灌流急剧减少；而 β 肾上腺素受体分布占优势的动—静脉吻合支开放，使微循环非营养性血流增加，营养性血流减少，组织处于严重的缺血、缺氧状态。同时由于脑血管和冠状血管对儿茶酚胺不敏感，其血流无明显改变。此阶段可通过"自身输血"和"自身输液"的途径增加回心血量，保证了心、脑等重要脏器的血液供给。值得注意的是，微血管的收缩虽然减轻了血压的下降，但却导致组织血液灌流的不足，此时，脉压的减小比血压的下降更具早期诊断意义。

2. 微循环瘀血期

休克持续一定时间后，由于微血管收缩和缺血、缺氧、酸中毒及多种体液因子的影响，微循环血管平滑肌对儿茶酚胺的反应性降低，血管反应性与收缩性下降，血管平滑肌舒张和毛细血管扩张，微循环血液灌流减少，毛细血管中血液淤滞，处于低灌流状态，组织细胞严重瘀血性缺氧。血流动力学上表现为血流缓慢、红细胞易聚集、血管通透性增高、血浆外渗、血液黏稠度增大、白细胞与内皮细胞黏附性增加、黏附并活化的白细胞通过释放氧自由基和溶酶体酶，进一步引起微循环障碍和组织损伤。在这一阶段，由于"自身输血"和"自身输液"的停止以及微循环状况的恶化，机体由代偿逐渐向失代偿发展，但积极救治仍可逆转病情。

3. 微循环衰竭期

主要机制是由于严重的瘀血、缺氧和酸中毒使微血管高度麻痹、扩张，并使其活性物质失去反应，同时血管内皮受损、血流缓慢、血小板和红细胞易于聚集，可发生弥散性血管内凝血（DIC），病情复杂，发展迅猛，常危及患者生命。

三、病因病理

1. 失血与失液

大量出血（内出血或外出血）、失液（严重吐泻、大量利尿、糖尿病酮症酸中毒等）可导致有效循环血容量减少，组织灌注不足，细胞代谢紊乱和功能受损而发生休克。

2. 严重灼伤与创伤

大面积烧伤可引起大量血浆外渗，严重创伤引起大失血，同时由于强烈疼痛或合并继发感染可加重休克。

3. 感染

主要由细菌产生的毒素引起，也可由真菌、病毒和立克次体感染引起血管收缩舒张调节功能异常，容量血管扩张，循环血容量相对不足导致组织低灌注。

4. 过敏

各种变异原刺激致敏细胞释放血清素、组胺、缓激肽等血管活性物质，可致血管扩张、血浆外渗、血压下降而发生休克。

5. 强烈神经刺激

外伤、剧痛、脊髓损伤、麻醉意外等可致血管扩张，周围血管阻力降低，有效循环血容量不足而发生休克。

6. 心脏和大血管病变

心肌梗死、严重心律失常、急性心肌炎和终末期心肌病等可引起严重血流动力学异常；腔静脉梗阻、心包缩窄或填塞、心瓣膜狭窄、肺动脉栓塞及主动脉夹层动脉瘤等可致心脏内外流出道阻塞，最终导致心排血量减少，组织低灌注。

休克早期基本病理变化为心排血量减少或外周阻力下降而引发的血压下降，由此迅速启动一系列代偿机制：交感—肾上腺髓质系统兴奋，儿茶酚胺大量释放；肾素—血管紧张素系统活性增强；血管加压素合成和释放增加，外周血管收缩，以维持重要器官的血流灌注。若休克继续发展，组织细胞缺血缺氧将持续加重，大量酸性代谢产物堆积，血管通透性增加，大量液体外渗，有效循环血容量进一步下降，器官功能障碍加剧。休克晚期血液浓缩，血流更加缓慢，可发生 DIC，促进多器官功能障碍综合征（MODS）的发生与发展，终致不可逆性休克。

四、临床表现和诊断

（一）临床表现

按照休克的病情演变过程，休克一般可分为休克代偿期和休克抑制期（或称休克前期和休克期）两个阶段，其临床表现随休克的病程演变而改变。

1. 休克代偿期

在低血容量性休克中，当丧失血容量尚未超过 20% 时，由于机体的代偿作用，患者的中枢神经系统兴奋性提高，交感神经活动增加。表现为精神紧张或烦躁、面色苍白、手足湿冷、心率加速、过度换气等。血压正常或稍高，反映小动脉收缩情况的舒张压升高，故脉压降低。尿量正常或减少。这时，如果处理得当，休克可以很快得到纠正。如处理不当，则病情发展，进入抑制期。

2. 休克抑制期

该期又称休克期或休克失代偿期，相当于微血管扩张期或衰竭期。患者从烦躁不安转为表情淡漠，反应迟钝，甚至昏迷。皮肤黏膜由苍白转为发绀，四肢冰冷，脉搏细弱或摸不清，血压下降，成人收缩压 < 80 mmHg 或较基础血压降低 30% 以上或测不到。脉压更小，尿量显著减少或无尿。有明显的代谢性酸中毒，如呼吸加深加快，二氧化碳结合力显著降低（$CO_2CP < 13.476$ mmol/L；$HCO_3^- < 10$ mmol/L）。如皮肤黏膜出现瘀斑、出血点或内脏出血（咯血、尿血、便血等）表示已进入 DIC 阶段。如出现进行性呼吸困难，动脉血氧分压下降（< 60 mmHg），经大量给氧而不能纠正时，表示已有成人呼吸窘迫综合征（ARDS）。

出现感染性休克的情况下，内毒素能直接影响细胞线粒体功能，抑制细胞呼吸功能，因此，早期即能引起细胞原发性损害，继发血流动力学改变，临床表现比较复杂。一般分为 2 种类型：①低排高阻型：又称低动力型，比较多见。其临床特点有高热（39~40℃）或低温（< 36℃），皮肤苍白、湿冷，甚至发绀，尿少或无尿，又称为冷休克。其致病菌多为革兰阴性细菌及其内毒素。②高排低阻型：又称高动力型，比较少见。患者的心排血量正常或增加，外周血管阻力降低，故皮肤温暖、干燥、色红，尿量不减，故又称为暖休克。其致病菌以革兰阳性细菌和霉菌为多见。

（二）实验室及其他检查

1. 血常规

血常规变化的特点有助于休克病因及病情严重程度的判断。失血性休克患者红细胞计数和血红蛋白可降低；失液性、烧伤性休克时血液浓缩，红细胞计数和血红蛋白浓度升高；感染性休克时，白细胞计数明显增加，部分严重感染患者可降低；发生 DIC 和有出血倾向者，血小板计数减少。

2. 尿常规

休克时尿量减少或无尿，尿液呈酸性，尿比重升高，当发生肾功能受损时，可出现尿蛋白、红细胞和管型，尿比重降低或固定。

3. 血液生化

血气分析可有低氧血症及酸中毒表现；肾功能减退时有血尿素氮、肌酐升高；DIC 时凝血酶原时间延长，纤维蛋白原定量减少，以及纤维蛋白原降解产物升高等。

4. 微生物学检查

疑有细菌感染时，应在使用抗生素前行血培养、痰培养等，并做药敏试验。

5. 心电图检查

对各种心脏、心包疾病及电解质紊乱和心律失常的诊断，皆有价值。

6. X 线检查

对诊断心、肺、胸腔、心包、纵隔、急腹症等疾病有帮助。

7. 其他检查

如血流动力学、动脉压、中心静脉压、肺毛细血管楔嵌压、心排血量、心脏指数、外周血管阻力测定等。

（三）诊断

休克是由一组临床症状组成的综合征。各型休克既有其特殊临床表现，也有共同的临床表现。当患者在严重创（烧）伤、感染、过敏、急性心力衰竭或神经（精神）等因素作用下，有效循环血量不足，导致组织灌流及回心血量减少而出现面色苍白、大汗淋漓、四肢厥冷、脉搏细速、血压下降、尿量减少、神志淡漠等症状时，即可诊断休克，此时需分析引起休克的病因，并将其分类后进行治疗。

五、休克时的监测

休克是一种严重的临床危重症，加强临床监测为抢救提供了数字化依据，从而更准确判断生理功能紊乱的程度，有条件者应进入危重症监护病房（ICU）集中监护，根据随时变化进行重点治疗。监护内容包括：心电监护、血流动力学监测、呼吸功能监测、肾功能监测、生化指标的监测、微循环监测。

1. 血流动力学监测

包括血压、脉压、中心静脉压（CVP）、心率、肺动脉楔压（PAWP）、心排血量、动脉压。

1）动脉压测定：休克时动脉压更能真实反映血压下降的程度，对使用血管活性药物具有指导意义。有条件者应做动脉插管测压。

2）CVP 测定：CVP 是指接近右心房之腔静脉内的压力，正常值为 $5 \sim 10$ cmH$_2$O*，可反映血容量、静脉紧张度及右心功能情况。如血压降低且 CVP < 5 cmH$_2$O，表示血容量不足；CVP > 15 cmH$_2$O 则提示心功能不全、静脉血管床过度收缩或肺循环阻力增加。在治疗过程中，连续测定 CVP，可调整补液量及补液速度。但应注意，使用大量血管活性药或正压性辅助呼吸可影响 CVP。

3）PAWP：反映左心房平均压，与左心室舒张末期压密切相关。在无肺血管疾病或二尖瓣病变时，测定 PAWP 有助于了解左心室功能，是估计血容量和监护输液速度，防止发生肺水肿的一个良好指标。

PAWP 正常值为 $6 \sim 12$ mmHg。过低示血容量不足；大于 18 mmHg，示输液过量、心功能不全；如大于 30 mmHg，将出现肺水肿。

4）心排血量：在休克的情况下，心排血量较低，但在感染性休克时有时较正常值高。用带有热敏电阻的漂浮导管，通过热稀释法可测出心排血量。近年来也有采用冷稀

---

* 1 cmH$_2$O = 0.1 kPa。

释法持续监测心排血量的做法。

5）休克指数：休克指数 = 脉率 ÷ 收缩压，其正常值是 0.5，表示血容量正常，如指数为 1，表示丢失血容量 20% ~ 30%。如指数大于 1，表示丢失血容量 30% ~ 50%。估计休克指数对指导低血容量性休克和创伤性休克的急救治疗很有参考价值。

2. 呼吸功能监测

包括呼吸的频率、幅度、节律、动脉血气分析指标的动态观察，呼吸机通气者可以直接反映其他指标（详见呼吸衰竭）。

3. 肾功能监测

动态尿量监测、尿比重、血肌酐（Cr）、尿素氮（BUN）、血电解质、尿量是反映腹腔器官灌注量的间接指标，休克时应留置导尿管动态观察尿量情况。抗休克治疗有效平均每小时尿量应大于 20 ml。每日尿量少于 400 ml 称少尿，少于 50 ml 称无尿。休克时出现少尿首先应判断肾前性或肾性少尿。

尿比重，主要反映肾血流与肾小管功能关系的指标。

4. 生化指标的监测

血电解质、动脉血气分析、血糖、丙酮酸、乳酸休克时明显增高，血转氨酶升高提示肝细胞功能受损严重，血氨增加预示出现肝功能衰竭，DIC 时监测有关指标。

5. 微循环灌注的监测

①体表温度与肛温：正常时二者之间的差值约 0.5℃，休克时增至 1 ~ 3℃，二者差值越大预后越差；②红细胞比容：末梢血比中心静脉血的红细胞比容 > 3Vol%，提示有周围血管收缩，应动态观察变化幅度；③甲皱微循环：休克时变化为小动脉痉挛、毛细血管缺血、管袢减少、直径缩小，血管模糊不清，皮肤苍白，小静脉扩张、色暗红、瘀血、渗出、流速减慢。

六、急救措施

急救处理原则是早期发现，及时监测，根据病因采取积极有效的抢救措施，纠正休克，使血流动力学指标达到正常数值。

（一）一般紧急措施

尽快控制活动性大出血。有时可使用休克服（裤），不但可止住下肢出血，还可以压迫下半身，起到自体输血的作用。据估计，可增加 600 ~ 2 000 ml 的血液，使生命器官的血液灌流得到改善。保持呼吸道通畅，必要时可做气管插管或气管切开；保持患者安静，避免过多地搬动。患者的体位一般应采取头和躯干部抬高 20° ~ 30°、下肢抬高 15° ~ 20° 的体位，以增加回心静脉血量和减轻呼吸的负担。保暖，但不加温，以免皮肤血管扩张而影响生命器官的血流量和增加氧的消耗。吸氧可增加动脉血含氧量，有利于减轻组织缺氧状态。一般可间歇给氧，给氧量为每分钟 6 ~ 8 L。适当应用镇痛剂。

（二）补充血容量

该法是抗休克的根本措施。要尽快恢复循环血量。通过及时的血容量补充，发生时间不长的休克，特别是低血容量性休克，一般均可较快得到纠正，不需再用其他药物。不仅要补充已丧失的血容量（全血、血浆和水、电解质丧失量），还要补充扩大的毛细血管床。故补充的血液和液体量有时会很大，超过根据临床表现所估计的液体损失量很多。休克时间越长、症状越严重，需要补充血容量的液体也越多。一般可根据监测指标来估计血容量和微循环情况，以调节补液的量和速度。必要时，应测定中心静脉压，根据其变化来调节补液量。

（三）积极处理原发病

外科疾病引起的休克，多存在需手术处理的原发病变，如内脏大出血、肠襻坏死、消化道穿孔和脓肿等。应在尽快恢复有效循环血量后，及时施行手术处理原发病变，才能有效地治疗休克。有的情况下，应在积极抗休克的同时进行手术，以免延误抢救时机。

（四）纠正酸碱平衡失调

酸性内环境对心肌、血管平滑肌和肾功能均有抑制作用。在休克早期，又可能因过度换气引起低碳酸血症、呼吸性碱中毒。按照血红蛋白氧合解离曲线的规律，碱中毒使血红蛋白氧离曲线左移，氧不易从血红蛋白释出，可使组织缺氧加重；故不主张早期使用碱性药物。而酸性环境有利于氧与血红蛋白解离，从而增加组织供氧。目前对酸碱平衡的处理多主张宁酸勿碱。根本措施是改善组织灌注，并适时和适量地给予碱性药物。另外，使用碱性药物须首先保证呼吸功能完整，否则会导致 CO_2 潴留和继发呼吸性酸中毒。

（五）血管活性药物的应用

在容量复苏的同时应用血管活性药物可以迅速升高血压和改善循环，尤其是在感染性休克的患者。理想的血管活性药物应能迅速提高血压，既能改善心脏和脑血流灌注，又能改善肾和肠道等内脏器官血流灌注。

1. 血管收缩剂

有多巴胺、去甲肾上腺素和间羟胺等。

多巴胺是最常用的血管活性药，兼具兴奋 α、β_1 和多巴胺受体作用，其药理作用与剂量有关。小剂量 [<10 $\mu g/$（min·kg）] 时，主要是 β_1 和多巴胺受体作用，可增强心肌收缩力和增加心排血量，并扩张肾和胃肠道等内脏器官血管；大剂量 [>15 $\mu g/$（min·kg）] 时则为 α 受体作用，增加外周血管阻力。抗休克时主要取其强心和扩张内脏血管的作用，宜采取小剂量。为提升血压，可将小剂量多巴胺与其他缩血管药物合用，而不增加多巴胺的剂量。多巴酚丁胺对心肌的正性肌力作用较多巴胺强，能增加心排血量，降低 PCWP，改善心泵功能。去甲肾上腺素与多巴酚丁胺联合应用是治疗感染性休克最理想的血管活性药物。去甲肾上腺素是以兴奋 α 受体为主、轻度兴奋 β 受体的血管收缩剂，能兴奋心肌，收缩血管，升高血压及增加冠状动脉血流量，作用时间短。间羟胺间接兴奋 α、β 受体，对心脏和血管的作用同去甲肾上腺素，但作用弱，维持时间约 30 分钟。异丙肾上腺素是能增强心肌收缩和提高心率的 β 受体兴奋剂，因对心肌有强大收缩作用和容易发生心律不齐，故不能用于心源性休克。

2. 血管扩张剂

分 α 受体阻滞剂和抗胆碱药两类。前者包括酚妥拉明、酚苄明等，能解除去甲肾上腺素所引起的小血管收缩和微循环淤滞并增强左室收缩力；后者包括阿托品、山莨菪碱和东莨菪碱。临床上较常用的是山莨菪碱（人工合成品为 654 - 2），可使血管舒张，从而改善微循环。还可通过抑制花生四烯酸代谢，降低白三烯、前列腺素的释放而保护细胞，是良好的细胞膜稳定剂。多用于感染性休克的治疗。

3. 强心药

包括兴奋 α 和 β 肾上腺素能受体兼有强心功能的药物，如多巴胺和多巴酚丁胺等，其他还有强心苷如毛花苷 C（西地兰），可增强心肌收缩力，减慢心率。通常在输液量已充分但动脉压仍低，而 CVP 检测提示前负荷已经够的情况下使用。

休克时血管活性药物的选择应结合当时的主要病情，如休克早期主要病情与毛细血管前微血管痉挛有关；后期则与微静脉和小静脉痉挛有关。因此，应采用血管扩张剂配合扩容治疗。在扩容尚未完成时，如果有必要，也可适量使用血管收缩剂，但剂量不宜太大、时间不能太长，应抓紧时间扩容。

（六）肾上腺皮质激素的应用

主要用于脓毒性休克、过敏性休克和某些难治性休克。其药理效应有：①阻断 α 受体兴奋作用，降低周围血管阻力，改善微循环灌流；②稳定溶酶体膜，防止溶酶体膜破裂；③增进线粒体功能，防止或减轻线粒体肿胀、破裂；④增强心肌收缩力，增加心排血量；⑤促进糖原异生，使乳酸转化为葡萄糖，减轻酸血症；⑥抑制内毒素所引起的全身炎症反应，降低毛细血管通透性能，减少炎性渗出。一般主张使用大剂量，短疗程（3 天）。在第一个 24 小时内，可用氢化可的松 50 ~ 150 mg/kg；或地塞米松 3 ~ 6 mg/kg 体重计量，亦可首剂 40 mg，以后按 20 mg 每 4 ~ 6 小时 1 次，如用甲泼尼龙，按 15 ~ 30 mg/kg 体重计量。以上三药均可静脉注射或加入 5% 葡萄糖液 500 ~ 1 000 ml 内静脉滴注。用药 24 小时不见效，不宜继续使用。肾上腺皮质激素有使炎症扩散和抑制伤口愈合等不良反应，应配合使用广谱抗生素。

（七）抗生素的应用

休克为危重表现，机体抵抗力降低，适当采用抗生素对防治局部和全身感染均有益，当肾功能不全而出现尿少时，应减少剂量，以防蓄积中毒，并应选用对肝、肾、造血、胃肠道和神经系等无损害的抗生素。应用广谱抗生素需警惕霉菌二重感染。

（八）促炎介质拮抗剂的作用

炎症介质的拮抗剂，通过拮抗 TNF - α、磷脂酶 A_2、前列腺素和白三烯、血小板活化因子和一氧化氮的生成和作用，能改善休克时的微循环状态、炎症反应及细胞损伤，但其确切临床疗效仍有待验证。

（九）防治器官功能障碍与器官衰竭

休克可引起脏器功能障碍，而脏器功能状况直接影响休克复苏的成败，器官功能障碍或器官衰竭是休克最严重的并发症。因此，在休克的救治过程中，要针对不同器官的功能障碍程度采取相应的救治措施。如急性心力衰竭时，应控制输液量，并给予强心、利尿药；出现肾衰竭时，要及早利尿和透析；出现呼吸功能障碍时，及时给氧，必要时使用机械通气治疗。

（薛明）

第二节 低血容量性休克

低血容量性休克是指各种原因引起的急性大量失血、失液而导致的循环衰竭。当有效循环血量急剧减少20%以上，超过机体的代偿能力，又未得到及时补充时，组织灌注不足，即发生失血性休克。休克的程度与失血量和速度有关。血容量减少约20%，失血量在800～1 000 ml，为轻度休克；血容量减少20%～40%，失血量在1 200～1 700 ml，为中度休克；血容量减少超过40%，失血量在1 700～2 000 ml，可致重度休克。

一、失血性休克

失血性休克多见于大血管损伤所致的肝、脾破裂，胃、十二指肠溃疡出血，门静脉高压症合并胃底、食管曲张静脉破裂出血等。

一般来说，突然丧失血量为全身血容量的20%（约800 ml）时，即可发生休克。其失血的速度与休克发生有密切关系，若在数天内出血1 000 ml或更多，常不发生休克。严重的失水，如大面积严重烧伤后有效循环血流量减少，也可引起低血容量性休克。

（一）病情评估

1. 临床表现

继发于体内、外急性大量失血或体液丢失，或有严重创伤、液体（水）严重摄入不足。

1）患者从兴奋、烦躁不安，进而出现神志淡漠、意识模糊及昏迷等。

2）检查肤色苍白或发绀，呼吸浅快，表浅静脉萎陷，脉搏细速，皮肤湿冷，体温下降。

3）收缩压低于90 mmHg，或高血压者血压下降20%以上，脉压在20 mmHg以下，尿量减少（每小时尿量少于30 ml）。

2. 实验室及其他检查

1）血常规：红细胞比容的测定，如高于45%则血流速度减慢、血黏稠度倍增、流量大幅减少。

2）肾功能检验：如尿量、尿常规、血尿素氮、肌酐、尿素、尿和血的渗透压及其比值等。

3）生化检验：测定血钾、钠、钙、氯等，了解机体电解质的情况。

4）凝血象检验：常检项目有血小板计数、纤维蛋白原含量、凝血酶原时间、优球蛋白溶解时间。

5）血气分析：血氧分压（PaO_2）、二氧化碳分压（$PaCO_2$）、二氧化碳结合力、血

pH 值等以判定休克有无伴发代谢性或呼吸性酸或碱中毒。

6）X 线检查：胸部透视或拍片以了解肺部情况。

7）心电图检查：以了解心脏的情况。

8）肺功能检查：如通气与血流比例（V/Q 比值）等。

9）眼底检查：观察有无小动脉挛缩、静脉迂曲扩张及视网膜出血、水肿等。

10）甲皱微循环检查：观察微循环对判断低血容量性休克有一定价值。

（二）急救措施

治疗原则是补充血容量和处理原发病两方面。其他措施也不容忽视。

1. 补充血容量

其目的是：①尽快恢复血流动力学平衡；②恢复细胞外液的容量；③降低血液浓度及其高黏滞度，改善微循环的血液淤滞；④补充丢失的蛋白质，恢复血液的胶体渗透压；⑤纠正酸中毒。

失血量的估计有时很难，临床估计往往偏低，一般可根据血压和脉率的变化来估计。失血性休克的患者，虽然丧失是以血液为主，但在补充血容量时，并不全补充血液，而是以快速静脉滴注等渗盐水或平衡盐溶液。如在 45 分钟内输 1 000～2 000 ml，患者的血压恢复正常，休克的症状和体征明显好转，表明失血量在 800 ml 以内或出血已停止，如失血量大或继续失血，除输入等渗盐水或平衡盐溶液外，应补充新鲜血或浓缩红细胞，以提高血的携氧能力，改善组织氧供。补晶体液主要是补充功能性的细胞外液的缺失，降低血液的黏稠度，改善微循环灌注，改善肾功能。补晶体液的量大约为估计丧失量的 3 倍，其中约有 2/3 移至组织中去补充细胞外液的容量。

为了解心脏对输液的负荷情况，可测定中心静脉压。动脉压较低，中心静脉压偏高，提示补液过多或有心功能不全，继续补液必将增加心脏负担，导致右心衰竭和肺水肿。此时应注射西地兰 0.2～0.4 mg，加强心肌收缩或减慢输液速度。用强心苷后中心静脉压可逐渐下降到正常。下降明显表明血容量仍有不足，可在监测中心静脉的同时继续补充血容量。

2. 止血

遇有不断出血，除急速补充血容量外，应尽快止血。表浅伤口出血、四肢动脉性出血时，按解剖部位上止血带，待休克初步纠正后，再进行根本的止血措施。肝脾破裂有难以控制的出血时，可在补充血容量的同时手术止血。在休克状态下手术会增加危险，但不止血休克不能纠正。因而要在快速输血、输液、补充血容量的同时，迅速做好术前准备，尽早手术止血，不能因血压过低，犹豫不决而失去抢救时机。

3. 呼吸循环功能的维持

严重休克、昏迷者应予气管插管正压人工呼吸，并注意保持呼吸道通畅。心泵和血管张力的维持对稳定血压至关重要。出血性休克时，血管活性药物的应用须适时适当，在补充血容量的同时，应尽量选用兼有强心和升压作用，同时兴奋 α 和 β 受体的药物，如间羟胺、多巴胺。当血容量已补足、休克好转时，为改善微循环和组织灌注量可应用舒血管药物，如酚妥拉明、氯丙嗪、双氢麦角碱（海得琴）等。出现心衰时，应予强心药物，如西地兰、毒毛花苷 K。快速扩容引起肺水肿、心力衰竭时，应予利尿药物，如呋塞米。

4. 纠正酸中毒

低血容量休克历时较长而严重者，同样有内脏、血管和代谢的变化，多有酸中毒。在休克比较严重时，可考虑输碱性药物，以减轻酸中毒对机体的损害。酸中毒的最后纠正，有赖于休克的根本好转。常用碱性药物为4%或5%的碳酸氢钠溶液。

二、创伤性休克

创伤性休克是由于剧烈的暴力打击，重要器官损伤、大出血使有效循环血量锐减，以及剧烈疼痛、恐惧等多种因素综合形成的。

（一）病因

创伤性休克的常见病因可分为四类：

1. 交通事故

约占总数的65%。

2. 机器损伤

约占总数的12%。

3. 坠落伤

约占总数的12%。

4. 其他

约占总数的11%，如爆炸伤、挤压伤等。

（二）病理

创伤性休克的病理机制较为复杂，关系到血流动力学、免疫功能和组织代谢等多个领域，受累器官包括心、肺、肝、肾、胰腺、脑和胃肠道等。

1. 血流动力学改变

机体受到创伤后，血容量可在短时间内骤减，心排出量下降，机体通过代偿机制（如中枢和交感神经系统的兴奋和体液因素等）使周围血管强烈收缩，血液重新分配，以保证心、脑等重要脏器的血流灌注，此为休克代偿期（微循环收缩期）。如果能及时补充血容量，休克可能好转，因此又称可逆性休克。

若不能及时有效地纠正休克，有效循环血量会进一步减少，组织长期血流不足，导致缺血、缺氧，发生无氧酵解；而且毛细血管床容易扩大，大量血液淤积在毛细血管床内，进入休克中期，亦即微循环扩张期。

在微循环扩张期，组织严重缺氧，毛细血管通透性增加，血液浓缩，黏度增高，凝血机制紊乱，极有可能形成 DIC，进入休克晚期即微循环衰竭期，发生细胞和组织坏死，导致多脏器功能衰竭。

2. 免疫功能改变

机体免疫系统具有防止休克恶化的作用。休克时血供减少，免疫球蛋白和补体合成减少，消耗增加，中性粒细胞活性降低，引起不同程度的免疫功能抑制。免疫功能抑制的程度和持续时间与休克严重的程度成正比。

3. 组织代谢改变

主要表现为细胞代谢障碍和酸碱平衡紊乱。由于细胞膜钠—钾泵作用失效，细胞外液中 Na^+ 和水因而进入细胞内，造成细胞肿胀；细胞内 K^+ 外移，可使血 K^+ 升高，引起心肌损害；而 Ca^{2+} 减低，细胞内 Ca^{2+} 升高，抑制线粒体膜，使 ATP 的利用更加受阻。细胞功能障碍还表现为线粒体膜肿胀变形，高尔基复合体和内胞质网状结构膜受损，溶酶体膜破裂，释放大量溶酶体酶，可使多种无活性激肽活化，形成恶性循环。

此外，休克时组织缺氧，无氧酵解加强，乳酸不能很好地在体内代谢，高乳酸血症是代谢性酸中毒的主要原因。严重的酸中毒（血 pH 值 <7.2）会影响心血管功能，不利于休克的逆转。休克患者可有过度换气，造成呼吸性碱中毒；输血过多，枸橼酸盐代谢后形成碳酸氢钠；尿中钾过多引起低钾血症，均可引起代谢性碱中毒。严重的碱中毒（血 pH 值 >7.6）可促使脑血管发生痉挛，对患者极为不利。

（三）临床表现和诊断

1. 临床表现

患者有严重创伤的病史。与失血性休克相似，属低血容量性休克，但情况复杂多样，易有 ARDS、应激性溃疡、肾衰竭及 DIC、合并感染等并发症。

根据损伤不同，可能出现血钾升高、尿少、肾功能不全时尿比重低等情况。血小板减少、凝血酶原时间、纤维蛋白原异常可提示 DIC。大面积烧伤可能出现血液浓缩、白细胞升高等情况。

2. 诊断

创伤性休克与损伤部位、损伤程度和出血量密切相关，急诊时必须根据伤情迅速得出初步判断，重危患者初诊时切不可只注意开放性伤口而忽略有价值的创伤体征。

诊断标准：

1）导致休克的外伤、失血等原因。

2）临床症状和体征：脉搏、血压、尿量及中心静脉压和肺动脉楔压的测定具有重要意义。

（1）脉搏：增快是早期诊断的依据。由于周围血管收缩、皮肤血流减少，可能出现四肢冰冷。

（2）血压：休克指数 = 脉率/收缩压（mmHg），正常为 0.5 左右。指数 =1 表示血容量丧失 20% ~30%；如果指数 1~2，表示血容量丧失 30% ~50%。

（3）尿量：正常人尿量约 50 ml/h。休克时肾脏血流不良，尿的滤过量下降，尿量减少是观察休克的重要指标。可采用留置导尿，持续监测尿量、比重、电解质、蛋白和 pH 值。

（4）CVP：CVP 的正常值为 5~10 cmH_2O。在输液过程中，除非 CVP 明显升高，否则应继续输液至血压、脉搏和尿量达正常水平，然后减速维持。如 CVP 高于 10~20 cmH_2O，若血压低、尿少，除某些病理因素外，一般表示心功能有明显不良，如继续输液会加重心脏负担，故应采用强心剂以改善心搏功能。

（5）PAWP 测定：其正常值为 6~12 mmHg，能正确反映肺循环的扩张或充血压力。此外，PAWP 与左心房平均压有密切关系，PAWP 比 CVP 更能准确地反映左心房舒张压的变化和整个循环功能。

3. 实验室及其他检查

1）血液细胞计数：红细胞比容 > 0.45，血红蛋白增高，白细胞和中性粒细胞计数增加。

2）动脉血气分析：提示换气障碍、二氧化碳潴留，发生呼吸性酸中毒；若为换气过度，发生呼吸性碱中毒；pH 值降低多为组织灌注不良的指标。

3）血小板减少（ < $80 \times 10^9/L$）、纤维蛋白原减低（1.5 g/L）、凝血时间延长。

4）动脉血乳酸盐测定：反映体内热能利用和酸中毒原因。若高于 2 mmol/L，提示预后不佳。

5）CVP 与 PAWP 的测定：CVP < 5 cmH$_2$O 或 PAWP < 6 mmHg，表示血量不足；CVP > 15 cmH$_2$O 提示心功能不全或肺循环阻力增加；CVP > 20 cmH$_2$O 则表示有充血性心力衰竭；PCWP > 20 mmHg 则为左心室衰竭。

6）实验室检查：对指导早期抢救价值不大，但有助于判断休克的程度，并可作为病情变化的依据。

4. 鉴别诊断

1）感染性休克：有感染性病灶，出现中毒性临床表现，如寒战、高热等。白细胞计数和中性粒细胞显著增高，血培养、细菌培养有助于诊断。

2）心源性休克：有急性心排出量降低的综合表现，如四肢厥冷、大汗淋漓、脸色苍白或发绀、呼吸困难、脉细数等；有心肌梗死、严重心肌炎、严重心律失常、心肌疾病等因素，体检可发现心脏异常体征。

（四）急救措施

创伤性休克的治疗原则为消除创伤的不利影响，弥补由于创伤而造成的机体代谢紊乱，调整机体的反应，动员机体的潜在功能以对抗休克。在治疗时要将危及生命的创伤置于首位，如头、胸、腹腔脏器损伤等。一些骨折和软组织撕裂都可暂时包扎固定，待休克基本恢复后再行处理。

1. 及时有效地控制活动性出血

快捷有效的止血是治疗创伤性休克的重要措施，在紧急情况下，可用手压迫出血部位或出血的血管，也可加压包扎或应用止血带等。对于内脏破裂或大血管破裂出血很多时，不应等休克纠正后再进行手术，应边抢救边手术。终止造成休克的主要原因，是救治休克的重要步骤。

2. 补充血容量

创伤性休克早期为单纯性失血性休克。因此，及时快速地补足血容量是治疗这类休克的主要措施。一般应在中心静脉压的监测下进行，应尽早使组织供血得到恢复。全血是治疗创伤性休克最为理想的胶体溶液，但在急性出血时，尚需一定的配合时间，往往不能应急。故临床上一般先输右旋糖酐或平衡盐液。低分子右旋糖酐为一种血浆增量剂，能提高血浆渗透压，扩充血容量，成人在每日总量不宜超过 1 000 ml。近年来，临床上趋向使用低分子 706 代血浆，该药性能稳定，具有较好的扩容和减少血液黏稠度的效果。

输入血液和液体的量与速度，可根据休克的轻重程度与临床表现，以及尿量等客观指标随时进行调整。必要时，应测定中心静脉压，根据其变化来调节补液量。

3. 血管活性药物的应用

使用血管收缩剂以代替扩容在失血性休克时是禁忌的，但在大出血、血压甚低或测不出，又不能及时扩充血容量时，可以少量使用，以暂时升高血压，维持心、肺、脑血供。

多巴胺是具有 α 受体及 β 受体双重作用的兴奋剂，可直接兴奋 β 受体，使心脏功能增强，心排出量增加。大剂量使用可使肾脏等血管收缩、外周阻力增加，血压上升。

4. 纠正酸中毒

代谢性酸中毒在创伤性休克时一般都会发生，它是组织缺氧的结果。过去常使用碱性药物来纠正，但近来研究表明：要慎用或少用碱性药物。早期轻度的酸中毒，在输入平衡盐溶液使血容量得到扩充之后，大都可得到缓解；后期较严重的酸中毒可使用碳酸氢钠纠正，但剂量不能过大，过量可造成医源性碱中毒。

5. 肾上腺皮质激素

抢救休克时是否常规应用肾上腺皮质激素，尚无统一意见，但主张用于感染性休克、过敏性休克等。

6. 防治并发症

休克的并发症往往是死亡的原因。主要的并发症是心功能不全、急性肾衰竭和呼吸衰竭，应及时识别，早期处理。

1）心功能的维护

（1）改善心率，增强心肌收缩力：在足够补液和应用血管扩张剂后，中心静脉压高而动脉压低时，可考虑使用洋地黄制剂，如毛花苷 C 等。

（2）纠正心律失常：由于心肌缺氧、酸中毒或高、低钾血症等导致心律失常，应根据心电图做出诊断，消除病因，保证充分通气给氧，给予不同的处理。

2）肺功能的维护：在休克治疗过程中，任意保持呼吸道通畅，及时清除分泌物，吸氧。如呼吸急促、发绀、意识障碍等进行性低氧血症出现，则应及早采用辅助呼吸。

3）肾功能的维护：休克患者皆应置入导尿管，记录每小时尿量，不断改善肾血流，若心输出量及血压正常后，尿量仍少，应考虑使用利尿剂，若再不能使尿量增加，则表明有肾衰竭发生，应及时处理。

4）补充高能量：如三磷腺苷（ATP）、辅酶 A、细胞色素 C、葡萄糖加胰岛素，可纠正细胞代谢障碍，改善组织缺氧。

（薛明）

第三节 感染性休克

感染性休克是外科多见和治疗较困难的一类休克。本病常继发于以释放内毒素为主的革兰阴性杆菌的感染，如急性腹膜炎、胆道感染、绞窄性肠梗阻及泌尿系感染等，称为内毒素性休克。内毒素与体内的补体、抗体或其他成分结合后，可刺激交感神经，引起血管痉挛并损伤血管内皮细胞。同时，内毒素可促使组胺、激肽、前列腺素及溶酶体酶等炎性介质释放，引起全身性炎症反应，结果导致微循环障碍、代谢紊乱及器官功能不全等。

一、病因和发病机制

（一）病因

造成感染性休克的病原体有细菌、病毒、霉菌、立克次体、原虫等，其中最常见的是革兰阴性杆菌如大肠杆菌、绿脓杆菌等。感染来源有：①消化系统，如胆道感染、胃肠道穿孔引起的全腹膜炎、胰腺炎；②呼吸系统；③泌尿生殖系统；④烧伤；⑤动、静脉内各种导管，尿管，静脉输液及高营养等。

高龄、营养状况差、使用激素及化学治疗、创伤及术后以及合并其他并发症等情况，均可致免疫力低下，易发生感染性休克。

（二）发病机制

当机体感染（如革兰阴性杆菌）后，细菌内毒素和其细胞壁的脂多糖复合物进入循环：①刺激肾上腺释放儿茶酚胺类物质；②兴奋交感神经；③增加机体对儿茶酚胺的敏感性，便引起静脉收缩，继而小动脉收缩，外周血管阻力增加，心排出量下降，称"低排高阻型"即"湿冷型"休克。此时，血液淤滞在微循环，出现组织缺氧、酸中毒等代谢障碍及引起 DIC 而促成器官的损害。革兰阳性菌产生外毒素，能使细胞蛋白溶解，形成血浆激肽，有类似组胺和 5 – 羟色胺的血管麻痹作用，出现包括动脉扩张，脉压、心排出量增加和周围阻力降低，称"高排低阻型"即"温暖型"休克。当革兰阳性菌血症开始出现低血压时，患者的表现常是发热和肢暖，随着病程进展，可转成"湿冷型"。

二、病情评估

（一）临床表现

感染性休克一般先有休克代偿期，然后出现一系列休克表现。患者体温可突然上升至 39℃ 以上，或突然下降到 36℃ 以下，四肢皮肤可潮红、温暖，也可冰冷、潮湿、苍白或发花，伴有寒战、心律增快、血压降低、脉压减小，患者不再是烦躁不安，而是转为抑郁淡漠，甚至昏迷。

（二）实验室及其他检查

1. 血常规

可见白细胞计数增多，以中性粒细胞增多尤为明显，核左移严重，可见中毒颗粒、核变性等。细菌感染时白细胞硝基四唑氮试验阳性，尤其是细菌性脑膜炎。

2. 病原学检查

可根据病情具体进行血、痰液、尿、胆汁、创面分泌物、体液等培养，必要时做厌氧菌及特殊培养，并做药敏试验。若怀疑内毒素性休克可做鲎溶解试验。

3. 其他

根据需要选择做尿常规、肝肾功能、电解质、血气分析以及有关血流变学、微循环各项指标、凝血因子及心电图检查等。

（三）诊断

诊断感染性休克的主要依据如下。

1. 有明确的感染灶，或实验室检查有病原微生物存在的证据。

2. 有系统性炎症反应综合征的临床表现。

3. 有低血压、外周血管阻力降低、微循环灌注不足等休克的症状和体征。

三、急救措施

救治感染性休克的关键是：在救治休克的同时，要进行积极有效的抗感染治疗。

（一）一般紧急处理

主要是呼吸、循环支持和血流动力学监测，包括吸氧、建立静脉通道、补液、血压和血气分析监测。

（二）补充血容量

感染性休克的患者，休克发生前往往因发热、呕吐、不能进食等已存在血容量不足。休克发生后，微血管扩张，部分血液滞留在末梢，其水分可能进入组织间隙，血容量更显减少，故迅速纠正有效循环血量不足是治疗的关键。输液一般以平衡盐溶液为主，有时也可输血浆或新鲜血，血容量补充不足时休克难以纠正，但由于细菌或毒素可能对心肌和肾功能造成损害，故补液过多又会导致不良后果，因此，一般应监测血压、CVP 和尿量，以调节输液量和输液速度。

（三）病因治疗

①积极处理原发性感染病变；②合理静脉应用抗生素；③改善患者一般情况，增强抵抗力。感染病灶的存在是感染性休克发生的关键，原发病灶的尽早处理（如急性梗阻性化脓性胆管炎的减压引流、坏死肠管的切除、腹膜炎的引流等），是纠正休克和巩固治疗效果的基础。因此，经短期积极抗休克治疗后，即使休克未见好转，也应手术治疗。首先可根据感染的种类、部位、脓液性状和涂片结果大剂量、广谱和联合应用抗生素。此后再根据细菌培养和药物敏感试验结果调整药物，但应注意防治二重感染，尽量避免对肝、肾功能有损害的药物。

（四）纠正酸碱失衡

感染性休克的患者，常伴有严重的酸中毒，且发生较早，需及时纠正。一般在补充血容量的同时，经另一静脉通路滴注 5% 碳酸氢钠 200 ml，并根据动脉血气分析结果，再做补充。

（五）心血管药物的应用

经补充血容量、纠正酸中毒而休克未见好转时，应采用血管扩张药物治疗，还可与以 α 受体兴奋为主，兼有轻度兴奋 β 受体的血管收缩剂和兼有兴奋 β 受体作用的 α 受体阻滞药联合应用，以抵消血管收缩作用，保持、增强 β 受体兴奋作用，而又不致使心率过于增速。如山莨菪碱、多巴胺等或者合用间羟胺、去甲肾上腺素，或去甲肾上腺素和酚妥拉明的联合应用。

感染性休克时心功能常受损害。改善心功能可给予强心苷（毛花苷 C），β 受体激活剂（多巴酚丁胺）。

（六）糖皮质激素治疗

糖皮质激素能抑制多种炎性介质的释放和稳定溶酶体膜，但应用限于早期、用量宜大，可为正常用量的 10～20 倍，维持不宜超过 48 小时，否则有发生急性胃黏膜损害和免疫抑制等严重并发症的危险。

（七）抗内毒素治疗

抗内毒素治疗可分为特异性抗内毒素抗体和非特异性拮抗内毒素治疗两大类。

1. 特异性抗内毒素抗体

国外报告用抗生素加抗毒血清以灭活或中和内毒素。Shine 用抗 GN 杆菌内毒素血清作为抗生素的辅助疗法，降低了感染性休克的病死率。还有应用多克隆或单克隆抗体直接对抗内毒素的研究报告。

2. 非特异性拮抗内毒素治疗

1）黏菌素：已证实对内毒素有拮抗作用，但因其对神经系统及肾的损害，临床应用受限。

2）鹅去氧胆酸：有抗内毒素作用，口服 250～750 mg/d。胆盐亦有抗内毒素作用，并可保护肾功能，无明显不良反应。

3）西咪替丁：已证明其有抗内毒素作用，可口服或静脉给药。

4）纳洛酮：为阿片类药物和内源性阿片样物质（β 内啡肽）的特异拮抗剂。Holaday 等给大鼠注入 4 mg 内毒素使血压下降，发生休克后静脉注射纳洛酮，5 分钟内血压回升。如预先注入纳洛酮再注射内毒素，休克不致发生。Reymold 在狗的内毒素休克实验中也取得类似结果。以上实验结果表明：纳洛酮有良好的抗内毒素作用。一般用 0.8～2 mg 静脉注射，血压回升后以同量加入 5% 葡萄糖液 500 ml 中静脉滴注，可有效纠正休克。

5）前列腺素（PG）E_2：具有阻断内毒素对微血管的损害作用，舒张血管和稳定溶酶体膜减轻溶酶的损害作用等多项生理活性。PGE_2 无水乙醇灭菌液 2 mg 和 1 mg 碳酸氢钠溶液及 10 ml 等渗盐水，混合摇匀后加入 5% 葡萄糖液中静脉滴注。

6）糖皮质激素：糖皮质激素已被证明有抗内毒素作用。常用氢化可的松或地塞米松。

（八）其他治疗

包括营养支持、对重要器官功能不全的处理等。

（薛明）

第四节　休克的护理

一、护理问题

1. 体液不足

与急性大量失血、失液或体液异常分布等有关。

2. 组织灌注量改变

与循环血量不足、微循环障碍等有关。

3. 心输出量减少

与冠状动脉供血减少、心肌缺氧和损害等有关。

4. 气体交换受损

与肺萎陷、通气/血流比例失调、DIC 等有关。

5. 有感染的危险

与机体免疫力降低、留置导尿管和静脉导管等有关。

6. 体温过高或体温过低

与感染、毒素吸收或体表灌注减少等有关。

7. 潜在并发症

压疮、多系统器官功能障碍。

二、护理

（一）一般护理

1. 不同病因引起的休克患者有不同的心理状态，如突然发病或创伤引起的休克，起病突然、凶险，患者多缺乏心理准备，有强烈的求生欲望，同时也容易出现对急性起病转归不利的心理反应。掌握休克患者心理护理的时机很重要，因为只有患者意识清楚时（休克早期）才有可能接受心理护理。要求护士在抢救休克过程中，做到情绪稳定，技术熟练，以取得患者的充分信赖，减轻患者心理压力，安定患者情绪。用通俗易懂的语言解释休克的可治性和采取各项护理措施的必要性，使患者克服依赖心理，以良好的心态安全度过休克兴奋期。

2. 及时清除气道分泌物，帮助翻身、拍背，鼓励深呼吸和咳嗽，呼吸道梗阻时，应及时行气管插管或气管切开。严重低氧血症（$PaO_2 < 60$ mmHg）、高碳酸血症（$PaCO_2 < 50$ mmHg）、合并颅脑损伤患者宜及早在监护下应用机械辅助呼吸，并调整好

· 33 ·

呼吸机参数。

3. 饮食上可治高热量、高维生素的流质饮食，不能进食者可给予鼻饲。消化道出血休克时，应禁食，出血停止后给温流质。

4. 对神志不清患者应摘除假牙，防止误吸。每日做口腔护理，动作要轻柔，棉球蘸水不可过多，严防将溶液吸入呼吸道，对所用纱布或棉球要清点数目，防止遗留在口腔内。对长期应用抗生素患者，必须警惕口腔黏膜霉菌感染。

5. 保持床铺清洁、干燥，定时翻身，受压处可用气圈、棉垫等保护，防止发生压疮。

（二）病情观察与护理

1. 一般情况的观察

注意观察患者的神志变化，早期休克患者处于兴奋状态，烦躁而不合作，应耐心护理，并注意患者的安全，必要时加以约束。当缺氧加深，从兴奋转化为抑制，出现表情淡漠，感觉迟钝时，应警惕病情恶化。如经过治疗，患者从烦躁转为安静，由昏迷转为清醒，往往是休克好转的标志。

2. 观察体温

休克时体温大多偏低，但感染性休克可有高热。应每小时测量 1 次，对高热者应给予物理降温，一般降至 38℃ 以下即可，不要太低。注意药物降温不宜采用，以防出汗过多，加重休克。体温低于正常应予保温，但不要在患者体表加温（如热水袋），因体表加温将使皮肤血管扩张，破坏了机体的调节作用，减少生命器官的血液供应，对于抗休克不利。

3. 观察血压与脉搏

根据病情每 15~30 分钟测 1 次脉搏，注意脉搏的频率、节律与强度。脉搏过快提示血中儿茶酚胺增多；脉搏快而细，血压低，表示心脏代偿失调，趋向衰竭。相反，脉搏由快变慢，脉压由小变大，说明周围循环阻力降低，表示休克好转。

血压应每 15~30 分钟测量 1 次，加以记录。休克最早的表现之一为脉压缩小，如收缩压降至 90 mmHg，或脉压降至 30 mmHg 时，应引起注意。

4. 观察尿量的变化

尿量能正确反映组织灌流情况，是观察休克的重要指标。危重及昏迷患者需要留置尿管（注意经常保持通畅，预防泌尿系逆行感染），记录每小时尿量。成人尿量要求每小时超过 30 ml（小儿每小时超过 20 ml），如能达 50 ml 则更好；倘尿量不足 30 ml 时，应加快输液；如过多，应减慢输液速度。倘输液后尿量持续过少，且 CVP 高于正常，血压亦正常，则必须警惕发生急性肾衰竭。

5. 观察周围循环情况

观察面颊、耳垂、口唇、甲床、皮肤，如患者皮肤由苍白转为发绀，表示从休克早期进入中期。从发绀又出现皮下瘀点、瘀斑，则提示有 DIC 可能；反之，如发绀程度减轻并转为红润、肢体皮肤干燥温暖，说明微循环好转。四肢厥冷表示休克加重，应保温。

6. 血流动力学的监测

可帮助判断病情和采取正确的治疗措施。

1）中心静脉压（CVP）：可作为调整血容量及心功能的标志，这对于指导输液的质和量以及速度，指导强心剂、利尿剂及以血管扩张剂的使用有重要意义。CVP 正常值为 $5 \sim 10 \ cmH_2O$，CVP 降低常表明血容量不足，CVP 增高常见于各种原因所致的右心功能不全或血容量过多。

2）肺动脉楔压（PAWP）：肺动脉楔压可了解肺静脉和左心房的压力，以及反映肺循环阻力情况，根据测定压力的结果，可以更好地指导血容量的补充，防止补液过多，以免引起肺水肿，导管留在肺动脉内的时间，一般不宜超过 72 小时，在抢救严重的休克患者才采用此法，PAWP 的正常值为 $6 \sim 12 \ mmHg$，增高表示肺循环阻力增加。肺水肿时，PAWP 超过 30 mmHg。

3）心排血量和心脏指数：休克时，心排出量一般降低，但在感染性休克时，心排血量可比正常值高，必要时，需测定，可指导治疗。心脏指数的正常值为 $3 \sim 3.5 \ L/ \ (min \cdot m^2)$。

4）动脉血气分析：动脉血氧分压（PaO_2）正常值为 $75 \sim 100 \ mmHg$，动脉血、二氧化碳分压（$PaCO_2$）正常值为 40 mmHg，动脉血 pH 值正常为 $7.35 \sim 7.45$。休克时 $PaCO_2$ 一般都较低或在正常范围。如超过 46 mmHg 而通气良好，往往是严重肺功能不全征兆。

5）动脉血乳酸盐测定：正常值为 $1 \sim 1.5 \ mmol/L$。休克时间越长，血液灌流障碍越严重，动脉血乳酸盐浓度也愈高，乳酸盐浓度持续升高，表示病情严重。

7. 其他

根据休克类型及病情还需进行心电监测、电解质、肝肾功能以及有关 DIC 的各项检查，有些项目需动态才能及时了解病情，以指导治疗。

（三）用药护理

根据医嘱给药。因休克时用药较多，须注意配伍禁忌；由于循环不良，吸收障碍，为保证疗效及防止药物蓄积中毒，一般不宜采用肌内及皮下注射，而采用静脉给药法；及时记录输入药物的名称、输入通路、滴速及患者的情况。

1. 血管活性药物

使用时从小剂量、慢滴速开始；准确记录给药时间、剂量、速度、浓度及血压变化；保证液体的均匀输入，停药时要逐步减量，不可骤停以防血压波动过大；患者平卧，每 15 分钟观察一次血压、脉搏、呼吸，据此调整滴速；使用血管收缩剂时要防止药物外渗，以免引起局部组织坏死，尽量选择大静脉给药，外周给药时应经常更换静脉，一旦发生外渗，可用盐酸普鲁卡因或扩血管药物局部封闭。

2. 强心苷类药物

使用前了解患者近 2 周内是否有强心苷类药物服用史；准确把握药物剂量；密切观察心率和心律的变化；严防低血钾的发生。

3. 抗生素

抗生素的选用须考虑对肾功能的影响；青霉素类药物使用前要询问过敏史并做过敏

试验；严格按给药方法使用，保证药物在血液中的有效浓度以充分发挥疗效；注意观察使用过程中的不良反应。

（薛明）

第三章　输　血

输血及输注血制品可治疗许多急、慢性疾病，在外科领域的应用更是广泛。自1900年 Landsteiner 发现了 ABO 血型后，输血技术有了重大突破。随着 Rh 等血型的发现，血型测定的高质量抗血清的产生以及采血储血方法的改进，使得输血成为一种安全有效的治疗手段。但输血也可能带来一些不良反应甚至严重并发症，因此，如何减少术中出血，尽可能地减少同种输血，节约用血，使输血工作由粗放型转化为安全—节约型，是当今医学发展的要求。

第一节 输血的适应证、禁忌证、输血方法和注意事项

一、适应证和禁忌证

（一）适应证

1. 休克

对出血性休克和创伤性休克，应及时输血，以补充血容量。对感染性休克亦应适当输血。

2. 重度烧伤

大面积烧伤时，血浆大量外渗，应及时补充血浆或全血。

3. 严重感染

输血可以中和毒素，提高血浆蛋白，增强机体抗感染和组织再生能力。通常采用少量多次输鲜血。

4. 贫血及慢性消耗性疾病

应少量多次输入新鲜血液。贫血患者应输全血或红细胞混悬液；低蛋白血症患者可输血浆或白蛋白液，以增强患者的抗病能力。

5. 凝血机制异常

对患有出血性疾病的患者，应输新鲜血液，以补充各种凝血因子，提高凝血能力。

另外，手术患者常需输血。术前输血不但可以纠正贫血，还可提高患者对麻醉的耐受力；术中输血可以补偿手术时失血，预防休克发生；术后输血可补充血浆蛋白，促进伤口愈合。

（二）禁忌证

心力衰竭、急性肺水肿、恶性高血压及肾衰竭而有明显氮质血症者，都应禁忌输血。对心脏功能不全、脑出血、严重颅脑损伤所致的颅内压增高患者，应慎重考虑，必要时可少量、缓慢输入新鲜血液。

二、血型种类及分型依据

血型种类：无论输全血或血液成分，都存在"血型"问题，血型是人体的一种遗

传性状，狭义来说是指红细胞抗原的差异，广义来说包括白细胞、血小板、血浆等血液各成分的抗原的不同。迄今至少有 17 个以上的血型系统和 400 个以上的抗原，但与临床上极为相关的主要是 ABO 及 Rh 两个系统。

（一）ABO 系统

在人血液的红细胞内可含两种凝集原，分别称为凝集原 A 和凝集原 B，根据红细胞内所含凝集原的不同，可将人的血液分为四型。红细胞上有 A 抗原而血清中有抗 B 抗体者为 A 型，红细胞上有 B 抗原，而血清中有抗 A 抗体者为 B 型，红细胞上有 A 和 B 抗原，而血清中无相应抗体者为 AB 型，红细胞上无 A 和 B 抗原，而血清中有抗 A 及抗 B 抗体的者为 O 型。A 抗原与抗 A 抗体或 B 抗原相遇能发生红细胞凝集反应，因此血型抗原也称凝集原，血型抗体也称凝集素。如将抗 A 抗体（即 B 型血清）和抗 B 抗体（即 A 型血清）作为标准血清来检验某人的红细胞上的抗原，就能决定他所属的血型。

（二）Rh 系统

1940 年 Landsteiner 和 Wiener 用恒河猴的红细胞免疫豚鼠和家兔，所得免疫血清能够凝集 85% 的白种人红细胞，其余 15% 为阴性，呈阳性者就称为 Rh 阳性，阴性者为 Rh 阴性。在人类分别有 C、c、D、d、E、e 6 种抗原，抗 Rh 血清有抗 C、抗 c、抗 E、抗 e、抗 D5 种，抗 d 抗体至今还未发现。在实际应用中，凡红细胞含有 D 抗原者为 Rh 阳性；含有其他（C、c、E、e）抗原但不含 D 抗原者为 Rh 阴性。我国经普查发现汉族人中 Rh 阳性者为 99% 以上，故 Rh 血型曾不被列入常规检查。随着对外开放，对 Rh 血型的检查亦渐被重视。

三、血型鉴定和交叉配血试验

血型鉴定是采用已知的抗 A、抗 B 血清来检查红细胞的抗原，来确定人的血型。也可采用正常人的 A 型和 B 型红细胞，作为指示红细胞，检查血清中的抗体来确定血型。同时采用这两种方法检查，可起到核对作用，并防止用弱抗原核定血型。

为了确保输血的安全，输血前除了做血型鉴定外，还必须做交叉配血试验。交叉配血试验要求无论是供血者红细胞与受血者血清，还是供血者血清与受血者红细胞做配合试验时，均不发生凝集反应，才认为两者血液呈"相容性"，可行输血治疗，故交叉配血试验亦可称"相容性检查"。从理论上讲，O 型血可输给其他各型而不发生凝集，因此，紧急而不得已情况下可以应用，但患者一旦输入 O 型血后，不宜接着再输其他型血。同样 AB 型患者接受 A 型血后，短时间也不宜再输 B 型或 O 型血。所以，临床上仍以输同型血为原则。

四、安全输血

在临床工作中，为避免输血的不良反应和并发症，防止给患者增加痛苦，甚至危害生命，要注意以下几点。

（一）输血前试验

必须进行 ABO 血型鉴定。将供血者的血与受血者的血进行交叉配合试验。输血前，应仔细核对血型及交叉配合试验报告，一定要核对无误方可输入。

（二）输血前检查

输血前必须观察血液本身质量。发现血液颜色暗紫，血浆与红细胞分界不清呈红色、有气泡、血浆层呈暗灰色、褐色、有絮状物，已有较大血凝块者均不能输用。

（三）其他

1. 输血时血液必须过滤以清除库血贮存过程中血小板及白细胞形成的聚集体，防止这些聚集体沉积在肺、脑、肾等重要脏器造成微栓，引起脏器损害。严格无菌操作，严密观察输血反应，一旦发现不良反应，要及时查明原因，迅速处理。

2. 输血后血袋要保留 2 小时，以便必要时查用。

五、血液的储存

血液采集后要加抗凝保存液，常用的有下列几种。

（一）ACD 液

含枸橼酸、枸橼酸钠和葡萄糖。在 4℃ 下，全血只能储存 21 天，在输注 24 小时后，70% 红细胞存活。

（二）CPD 液

含枸橼酸钠、磷酸盐和葡萄糖。在 1~6℃ 下可储存 28 天。

（三）CPD + 腺苷称 CPD－A 保存液

全血可储存 35 天以上。

（四）ADSOL 液

含腺嘌呤、葡萄糖、甘露醇及钠盐。全血可储存 49 天。

（五）肝素

用于体外循环，可避免钙离子的降低。肝素不是红细胞的保存液，因为不含葡萄糖，必须在 48 小时内输注。

（六）冰冻血

冰冻血是将红细胞和甘油混合储存于 －79℃ 下，可保留数年之久。红细胞内的 2,3 二磷酸甘油酯保持在正常值内。

六、输血途径

（一）静脉输血

静脉输血是最常用的输血途径，一般选择在四肢远端静脉施行输血。严重休克或估计可能有大出血患者，可经大隐静脉切开行下腔静脉插管或经锁骨下静脉插管至上腔静脉，供快速输血和中心静脉压监测。近年来，深静脉穿刺技术已普遍推广，穿刺材料亦不断改进，静脉套管亦可用于周围静脉穿刺，保证静脉通路，为休克、大出血患者的救治提供了有利条件。

（二）动脉输血

血液经动脉逆行加压注入，能首先改善心、脑血液供应，并通过主动脉的反射作用，升高血压。20 世纪五六十年代应用较多。通过临床不断实践，认为只要输血及时、足量补充血容量、静脉输血和动脉输血同样有效；反之，则无效。目前此法少用。

（三）脐带输血

输血是经过脐血管进行的，适用于新生儿的血液输注。

（四）宫腔输血

产前失血的原因包括自发性胎母或胎盘的出血、羊膜穿刺时的创伤等。宫腔输血可以改善胎儿贫血等状况。

七、输血方法

（一）直接输血法

用于无血库而患者急需输血时，对婴幼儿小量输血也适用。

1. 用物

注射盘内盛 3.8% 枸橼酸钠等渗盐水，无菌 50 ml 注射器及粗针头。其他同静脉注射。

2. 操作方法

1）操作前认真核对并洗手。

2）将备好的注射器内加入一定量抗凝剂（50 ml 血加入 3.8% 枸橼酸钠 5 ml），从供血者静脉抽血立即行静脉穿刺输给患者。操作时需 3 人：一人抽血，一人传递，一人输血。如此连续进行，在更换注射器时不需拔出针头，仅用手指按压静脉远端，以减少出血。

3）输血结束，拔出针头，以纱布覆盖针眼。

（二）间接输血法

用于失血、失液引起的血容量减少或休克；用来治疗严重的感染、出血性疾病和严重贫血等。

1. 密闭式输血

1）用物：与静脉输液法同，另备等渗盐水、输血器（或一次性输血器）、贮血袋（瓶）。

2）操作方法：①备齐用物携至患者处，认真核对；②按静脉输液法，输入少量等渗盐水；③再次核对无误后接上贮血袋，调节滴速，先慢后快；④输血过程中密切观察，有不良反应及时处理；⑤待血液输完时，继续滴入等渗盐水，拔针，按压片刻；⑥清理用物。

2. 开放式输血

1）用物：同静脉输液法，另备等渗盐水、贮血瓶、无菌玻璃漏斗包。

2）操作方法：①同密闭式输血第①、②条；②仔细核对，然后松动贮血瓶瓶塞；③取出无菌漏斗，以等渗盐水少许冲湿漏斗中纱布，将漏斗置于输血瓶上，打开贮血瓶盖，将血液沿瓶壁流入输血瓶中，以免撞击破坏血细胞；④取出漏斗，盖好输血瓶盖，调节滴速；⑤同密闭式输血第④、⑤、⑥条。

八、注意事项

1. 认真做好输血前的查对工作，详细核定受血者和供血者的姓名、血型、交叉配合试验及受血者的住院号、床号等，完全符合方能使用。检查血瓶有无破损，瓶口应封盖严密，标签应完整清晰。

2. 输血前应检查血浆是否透明，若见混浊、变色或有絮状物、气泡者不能使用。检查合格者输注前应轻晃血瓶，使血浆与血细胞充分混匀。

3. 血液不可在室温下长时间放置，以免溶血或污染。用开放法采集之血液，应在 3～4 小时输完。库存血超过 3 周者，不应再使用。

4. 输血过程应严格执行无菌技术操作。

5. 除生理盐水外，不可向血瓶中添加任何药物，以防溶血或产生配伍禁忌。

6. 输血过程中密切观察有无输血反应，如有则应及时处理，并要保留剩余血液以备查核。

7. 输血完毕后，血瓶要保留 2 小时，以备查核。

（李莉）

第二节　输血的并发症及其防治

输血一般是安全的，但有时可能出现各种反应和并发症，发生率达 12%。严重者可危及患者生命，必须采取必要的预防措施。现将临床所见输血反应及并发症介绍如下。

一、发热反应

（一）原因

输入致热原（蛋白质、死菌及细胞产物），患者多次受血后，血浆中产生抗白细胞抗体和抗血小板抗体，再次输血时与所输入的白细胞和血小板发生凝集反应。或是输入含有细胞毒素和凝集素抗原的血液。

（二）临床表现

发热反应多发生在输血后 1～2 小时，也有在输血过程中发生。有时因输血速度过快，在输血后 15 分钟即可发生，先有寒战，继而发抖，随后体温迅速上升到 38～41℃，伴有头痛、出汗、恶心、呕吐，持续 1～2 小时后逐渐缓解。个别严重的可能会有精神、神经症状。

（三）防治

彻底清洗、消毒输血用具，输血过程中严格执行无菌操作，去除致热原。输血前肌内注射异丙嗪 25 mg 可预防发热反应的发生，一旦发生，应减慢或停止输血，肌内注射异丙嗪 25 mg，或哌替啶（杜冷丁）50 mg；针刺内关、足三里、安眠、曲池等穴位；体温过高时应用解热镇痛剂。

二、过敏反应

过敏反应发生率为 1% 左右。

（一）原因

输入的血液含有对患者过敏的物质，如输入的血中含有某种抗原而受血者体内有相应的 IgE，致敏肥大细胞和嗜碱性粒细胞脱颗粒，而导致的一系列反应即发生了过敏反应。

（二）临床表现

过敏反应大多发生在输血后期或即将结束时，一般为局限性或广泛性的皮肤瘙痒或荨麻疹。常在数小时后消退。重度过敏反应可发生平滑肌痉挛，表现为过敏性哮喘、喉头痉挛、喉头水肿，严重者可发生过敏性休克。

（三）治疗

当患者仅表现为局限性皮肤瘙痒或荨麻疹时，不必停止输血，可口服抗组胺药物如苯海拉明 25 mg 或氯雷他定（克敏能）10 mg，并严密观察病情发展。反应严重者应立即停止输血，皮下注射肾上腺素（1 : 1 000，0.5 ~ 1 ml）和（或）静脉滴注糖皮质激素（氢化可的松 100 mg 加入 500 ml 葡萄糖盐水）。合并呼吸困难者应做气管插管或切开，以防窒息。

（四）预防

①对有过敏史患者，在输血前半小时同时口服抗过敏药（如苯海拉明、氯雷他定）和静脉输糖皮质激素；②对 IgA 水平低下或检出 IgA 抗体的患者应输不含 IgA 的血液、血浆或血液制品。如必须输红细胞时，应输洗涤红细胞（其中不含免疫球蛋白）；③有过敏史者不宜献血；④献血员在采血前 4 小时应禁食（以免某些食物成分引起输血者发生过敏反应）。

三、溶血反应

主要因输注异型血而引起。血型是按照红细胞表面是否存在某种特殊的抗原来划分的。目前已发现人类红细胞上抗原有 400 多种，据此将血型划分为 20 多种。其中以 ABO 血型系统和 Rh 血型系统最为重要。ABO 血型不合输血引起的溶血反应最严重，其次为 Rh 血型不合。

（一）溶血反应的分类

根据破坏的红细胞不同，溶血反应可分成两类。

1. 输入红细胞的溶血反应

①即刻反应：输血后即刻（输入 10 ~ 15 ml）出现严重的溶血反应，以 ABO 血型不相容最为常见；②延迟性反应：输血不相容血后 1 ~ 2 周，才发现溶血反应。常发生在过去曾输过血或妊娠后体内已形成抗体的患者，特别是 Rh 阴性患者接受过 Rh 阳性血后，或 Rh 阴性母亲怀有 Rh 阳性胎儿后，体内产生 Rh 抗体，再次输注 Rh 阳性血时，

引起记忆反应，造成红细胞破坏。

2. 受血者红细胞的溶血反应

输入的血液中含有抗受血者红细胞表面抗原的抗体，输血后引起受血者红细胞的破坏，如 O 型血输给 A、B 或 AB 型患者。由于输入抗体被患者血浆稀释，每个红细胞只被少量抗体包围，所以红细胞破坏少，出现的输血反应较轻。

（二）溶血反应发生机制

不相容血型的血输入后，抗体与红细胞表面抗原结合，继而激活补体系统，引起红细胞膜破坏，血红蛋白释放，并引起一系列变化：①红细胞破坏后，血红蛋白大量释放，出现溶血性黄疸；②激活内源性凝血系统、血小板和白细胞，触发 DIC；③大量血红蛋白在肾小管内沉积堵塞，加之休克、脱水、DIC 等引起肾血流量减少，肾小球滤过率降低。抗原抗体反应激活某些血管活性物质，引起肾皮质微循环血管收缩，血液淤滞形成纤维蛋白栓塞，导致急性肾衰竭；④大量红细胞破坏而出现贫血。

（三）临床表现

症状轻重取决于溶血程度。一般输入 10 ~ 15 ml 异型血液即可产生症状，严重时可短期内引起死亡。典型症状是在输入少量血液后，突然感到头痛、头胀，心前区紧迫感，腰背部剧痛，很快出现寒战、高热、恶心、呕吐、呼吸急促，患者焦虑不安，继之大汗淋漓、面色苍白、皮肤潮冷，转入休克。严重者很快昏迷死亡。如休克得到有效救治，则患者可出现黄疸、血红蛋白尿，以及急性肾衰竭的表现。

溶血性反应诊断并无困难，溶血后组胺样物质释放，腰背部剧痛和心前区紧迫感是早期症状，要特别警惕。全麻下有不能解释的手术区渗血及低血压，应首先想到溶血性反应的可能，可立即抽血观察血浆颜色。输血后很快出现血红蛋白尿，亦为溶血性输血反应的重要依据。当怀疑有溶血反应时，应立即停止输血，核对血型并重新做交叉配血试验。

（四）治疗

1. 一般处理

发现或怀疑有溶血反应，应立即停止输血，更换全部输血器，即使是残余少量不合血也应避免输入，并严密观察体温、血压、脉搏、尿色、尿量和出血倾向。

2. 维持血容量，防止休克的发生和发展

1）立即皮下或肌内注射肾上腺素 0.5 ~ 1 mg，必要时可将肾上腺素 0.1 ~ 0.5 mg 加入生理盐水 10 ml 中静脉注射，或肌内注射或静脉注射地塞米松 5 mg。

2）血容量不足时可首先补充血容量，一般可输血浆、右旋糖酐或 5% 清蛋白液来补充血容量，以维持血压。

3）低血压时，如无血容量不足，可酌情使用升压药，一般选用多巴胺 20 ~ 60 mg 加于 5% 葡萄糖液 500 ml 中静脉滴注。禁用能使肾动脉强烈收缩的升压药，如去甲肾上腺素和血管紧张素等。

4）当溶血原因已查明时，可输同型新鲜血液，以补充凝血因子及纠正溶血性贫血。

3. 保护肾功能

由于抗原抗体反应，血循环中过量的游离血红蛋白、低血压、尿 pH 值减低等原因，引起肾皮质微循环血管收缩，血流淤滞，形成纤维蛋白栓塞等，可致肾小管缺血、坏死，进而引起急性肾衰竭。因此，保护肾功能是抢救重点之一。

1）应用渗透性强效利尿剂：在补充血容量，血压稳定的情况下，一般先用 20% 甘露醇 250 ml 快速滴注，15 ~ 30 分钟滴完，如 2 小时后尿量不足 100 ml，可再注射一次。若尿量每小时少于 15 ml，且其原因与血容量不足有关，则应先纠正血容量，再给 20% 甘露醇 250 ml，于 30 分钟内输完。甘露醇可每 4 ~ 6 小时注射一次，若 24 小时内仍无尿或少尿，则不应再用，以防水中毒。还可应用利尿合剂（普鲁卡因 1 g、氨茶碱 0.25 g、维生素 C3 g、25% 葡萄糖液 500 ml）、呋塞米、依他尼酸等利尿药物。

2）碱化尿液：以 5% 碳酸氢钠 200 ~ 250 ml/次，静脉点滴，24 小时可达 1 000 ml，甚至尿液碱化（pH 值 8 ~ 9），以防血红蛋白在肾小管内沉积及防治代谢性酸中毒。但应注意勿过量，以免引起中毒和肺水肿。

3）输血、补液、维持血容量。

4）硬膜外浸润麻醉亦具有增加肾血流量之作用。

4. 肾上腺皮质激素的应用

肾上腺皮质激素的应用不可作为常规治疗药物，只有在休克期，可大量短期应用，一般不超过 3 天。

5. 防止 DIC

如前所述，红细胞大量破坏，磷脂类物质及抗原抗体复合物能始动凝血，引起 DIC，使血液凝固性增高，且可促进肾衰竭。因此，临床上应注意观察是否有 DIC 之各种症状体征，并做有关实验室检查，避免 DIC 病理过程进一步发展。若患者创面及皮肤广泛出血，又有 DIC 消耗性低凝血期的实验室证据，则在应用肝素、低分子右旋糖酐、双嘧达莫静脉滴注的同时，输入血浆或全血，以补充凝血因子。若有继发性纤溶的实验室证据，则加用抑制纤溶药物（详见弥散性血管内凝血治疗项）。

6. 肾衰竭的治疗

1）应准备记录出入液体量，严格限制水的摄入，纠正水、电解质紊乱。

2）休克期度过后，后期如有尿闭、氮质血症或高血钾等肾功能不全症状出现，治疗重点在于促进肾功能恢复。①少尿期限制水分摄入，每日补液量控制在 800 ml 左右；②注意纠正水、电解质和酸碱平衡的紊乱等。

四、细菌污染反应

临床较少发生细菌污染反应。

（一）原因

误输被细菌污染的血液。

（二）临床表现

1. 高热前有剧烈寒战，体温可在 40℃ 以上。

2. 明显腹胀及恶心、呕吐。

3. 血常规检查中性粒细胞急剧增加，血液培养阳性。

4. 严重者可发生革兰阴性杆菌败血症，甚至出现感染性休克。

（三）防治

1. 加强无菌观念，严格无菌操作。

2. 库血取出后不宜在室温下保存，天热时输血在 4 小时内输完为宜。

3. 处理按感染性休克，一般选用两种抗生素。

五、疾病传播

血源传播性疾病是一类与输注血液密切相关的急、慢性传染病，主要包括经由输血引起的乙肝、丙肝、庚肝等病毒性肝炎，以及艾滋病、梅毒、疟疾、巨细胞病毒感染、成人 T 细胞白血病、弓形虫病等疾病。其中艾滋病、乙肝和丙肝尤为人们所关注。血液中潜伏的病原体通过血液及血液制品的输注，直接感染受血者，从而严重影响其健康，后果甚至是灾难性的。

（一）肝炎

输血后肝炎是输血的严重并发症之一。1985 年以前，其发生率为 3% ~ 19%。该肝炎 90% 以上为丙肝，少部分为乙肝，0.5% 死于暴发型肝炎。此后，由于加强了对丙肝病毒的筛选和检查，使其发生率降低。近年来，人们又关注输血与 δ 型肝炎的关系。δ 型肝炎病毒是一种半活性的 RNA 病毒，它必须依赖于乙肝 DNA 病毒才能存活，它可使轻微的慢性乙肝变成严重的慢性活动性肝炎和肝硬化。

（二）获得性免疫缺陷综合征（AIDS）

AIDS 是 HIV（人类免疫缺陷病毒）引起的全身性细胞免疫功能抑制，表现为各种感染、Kaposi 肉瘤和进行性衰竭直至死亡。输全血、血浆和血制品均可传播此病。目前，已通过对献血者进行抗 HIV 抗体的检测，来降低输血传播 AIDS 的发生率。另外，感染 HIV 后需数周到数月以后才能检测出抗体，所以，HIV 感染的高危人群应避免献血。

（三）人 T 细胞白血病病毒 I 型

与 T 细胞淋巴瘤—白血病的发病有关。本病在我国福建东部沿海流行。已经证实此病可经输血传播，其潜伏期可长达 10 年及以上。

（四）输血后梅毒

梅毒是由梅毒螺旋体引起的一种慢性传染病。本病传染性强，其传染源是梅毒患者，传播途径主要是性接触传染和血源性传染。梅毒螺旋体属螺旋体属，苍白种。该病原体不耐干燥，体外环境下不易生存。肥皂水和 75% 乙醇等一般消毒剂可迅速将其杀灭。血液在 4℃保存 3 天以上及抗生素的广泛应用都有利于防止输血后梅毒的发生。输血后梅毒的临床表现、诊断和治疗与经由其他途径传染的梅毒相同。进行梅毒的检测，如梅毒螺旋体血凝法（TPHA）、不加热血清反应素试验（USR）和快速血浆反应素试验（PRP），提供检测阴性的血液以及血液至少在 4℃保存 3 天才可发出等，是预防输血后梅毒的有效方法。

（五）输血后疟疾

患过疟疾的人，体内和血中可能仍带有疟原虫，此种献血员的血液输入患者体内可能传染疟疾，一般于输血后 1 周至 1 个月内发病，短者一天即可发病，长者则可达 2 个月，绝大多数为间日疟，少数为恶性疟，最少为三日疟。输血后疟疾的临床表现、诊断和治疗与由蚊传染者相同。输血后出现疟疾的临床表现但未查见疟原虫时，可行诊断性治疗。在疟疾流行区输血，可在输血后口服氯喹连续 7 天，或立即肌内注射氯喹来防治。

（六）巨细胞病毒感染

巨细胞病毒（CMV）是一种疱疹病毒，在人群中的病毒携带率为 6%～12%。巨细胞病毒感染是一种自限性传染性单核细胞增多症，其主要症状为不适、发热、咽炎、肝脾大，以及短期淋巴细胞异常。输血的患者感染巨细胞病毒多数无症状，但对新生儿、器官移植者、免疫缺陷者、老年体弱者，将导致严重的全身巨细胞病毒感染，如巨细胞病毒肝炎、脑炎、肺炎、肾炎、关节炎等。

（七）弓形虫病

本病是一种人畜共患的传染病。弓形虫可通过皮肤、黏膜或胃肠道使人感染，也可通过胎盘、输血、器官移植和骨髓移植传播。免疫力正常的人感染弓形虫后不出现临床症状，但当免疫力下降时，弓形虫在宿主体内随着全身各系统循环进行播散。

六、大量输血后的并发症

一次或一天内大量、快速输入血量大于 1 500 ml 的血，可能出现以下并发症。

（一）心脏负荷过重

1. 原因

大量、快速输血使循环系统负荷过重，特别是对心脏功能差、年老体弱和贫血输血过快或过多，均可加重心脏负担，引起心力衰竭。

2. 临床表现

中心静脉压上升，颈静脉怒张，呼吸次数增加，患者呼吸困难，血压下降。

3. 防治

1）严密观察患者有无颈静脉怒张，肺部有无啰音，有无心动过速。有条件时，可做中心静脉压测定，以判断血容量多少。

2）已发生心力衰竭者，立即停止输血，患者取半卧位，吸氧，有条件时可使用高压氧装置，以减少肺泡内液体渗出。

3）掌握出入量，留置导尿观测尿量。

4）毛花苷 C0.4 mg 静脉注射，以增强心肌收缩力。

5）呋塞米（速尿）20 mg 或依他尼酸 25 mg 静脉注射，以加速利尿和消除肺水肿。

6）阿托品注射使肺小血管扩张，减轻右心负担。如心力过速，应慎用。

7）四肢轮流上止血带，以减少回心血量。

8）请内科会诊，以妥善积极防治肺水肿和心力衰竭。

（二）出血倾向

凝血机制是一极其复杂的过程，包括血小板减少、血浆内各种凝血因子缺乏、毛细血管功能障碍、枸橼酸和游离钙结合致血钙降低、大量输血引起溶血酶的激活、低温等。当输入大量库存血时，可因贮存血中血小板数减少、凝血因子减少，以及毛细血管功能障碍、血钙降低、溶血酶被激活等引起出血倾向。防治：大量输血时应输入新鲜血液，以便补充足够的血小板和凝血因子，密切观察，尽早发现出血倾向的症状，并对因治疗。

（三）枸橼酸中毒、低血钙、高血钾等

人体对枸橼酸的耐受力很大。枸橼酸大部分能迅速被肝脏和肌肉代谢，少部分至细胞外液，尚有 20% 自尿中排泄。对肝脏功能不全的患者，输注大量含有抗凝剂的血液后，由于肝脏无法及时将抗凝剂破坏，不能合成足够的凝血酶原，可致体内枸橼酸积聚、低血钙、手足抽搐及心律失常；因血浆钾离子浓度随库存日期延长而增加，输血后可发生高血钾；对于广泛创伤、体外循环、换血疗法的患者宜输入新鲜血液。

（四）酸碱失衡

新鲜血液加入了枸橼—枸橼酸盐—葡萄糖保养液后 pH 值降至 7.0 ~ 7.2，丢失碱为 20 ~ 25 mmol/L。血液保存过程中，pH 值会进一步下降。因此，大量输血者常发生休克及代谢性酸中毒。如果肝功能良好，酸中毒可迅速纠正；如果肝功能不好，就会加重症状。此外，大量枸橼酸代谢后产生的碳酸钠又可引起代谢性碱中毒。

（五）低体温与血液加热

1 单位保存血（200 ml）从 4℃ 升温到 37℃ 需 27 kJ 热量，相当于 3 L 氧消耗。手术中大创面或体腔表面水分蒸发将散发热量，可使体温下降 3 ~ 4℃。低体温可增加血红蛋白对氧的亲和力。缺氧条件将妨碍枸橼酸盐和乳酸盐的代谢和刺激红细胞释放钾。严重休克时，若快速输注大量冷血，每分钟输注 100 ml 或更多，可以引起心搏骤停。即使在一般情况下也会引起静脉痉挛，使输血困难或使患者畏寒和不舒服。

（李莉）

第四章　围术期处理

手术是外科治疗的重要手段，也是一种创伤过程，必然对人体生理、心理上引发不同程度的反应。做好手术前、后的护理对于提高患者对手术的耐受性，预防手术后并发症，促进患者的早日康复均十分重要。手术前、后的护理应包括从准备手术甚至从入院起即开始，直到手术的暂时影响完全消失为止的一个阶段。

第一节　手术前患者的处理

从患者入院到进入手术室，这一时期为手术前期。护理重点在于做好身、心两方面的完善准备，提高手术的安全性，给予患者及家属有关手术的卫生指导，预防术后并发症的产生。

一、病情评估

通过交谈、观察等方法，收集患者的情绪反应、家庭及有关社会因素的资料。通过健康史调查、体格检查及辅助检查，全面了解患者身体方面的主、客观资料，从而对患者的社会心理状况及身体情况做出准确估计。一般外科患者术前评估要点如下：

1. 患者性别、年龄、文化程度、职业、所患疾病、心理状态、对治疗及护理的要求。

2. 患者既往健康状况，了解既往史、过敏史、自理程度，明确有无其他疾患，如心血管疾病、糖尿病、肾功能不全等。

3. 通过护理体检，结合辅助检查，分析患者各重要脏器功能、营养状况、体液代谢情况。

4. 家属对疾病与手术的看法、支持、关心程度以及经济承受能力。

5. 手术治疗的目的，拟订的手术方案，术后可能出现的问题。

6. 患者及家属是否得到术前有关健康指导。

二、护理

（一）心理护理

多数患者对于手术有恐惧心理，怕手术疼痛，怕手术出血，怕手术有危险，怕出现不良后果等。因此，要做好心理护理，了解患者的思想状况，向患者讲明手术的目的、效果及注意事项，解除其思想顾虑，帮助患者尽快走进角色，适应环境，树立战胜疾病的信心。护士对工作要认真、负责，对患者的态度要和蔼、热情，关心、体贴患者，加强与患者及家属沟通，避免不良刺激，稳定患者的情绪。

（二）健康指导

在手术前向患者做健康指导，可减轻患者的心理负担，使其了解有关疾病和手术的知识，能主动配合治疗和护理。如讲述手术的名称、目的、必要性、时间、麻醉方式及有关术中、术后的不适合应对方法；讲解术前辅助检查的方法及有关问题，尿、粪标本的采集方法，X 线、B 超等特殊检查的准备及注意事项；说明患者的饮食管理、戒烟及保持口腔卫生的意义，解释备皮、配血、服用泻药或灌肠、洗胃、插导尿管的重要性或作用。指导患者学习有关技能：①术中采用体位的适应性练习；②训练深呼吸及有效的咳嗽和排痰方法；③床上排尿、排便的适应性训练；④指导床上翻身及下床活动的方法。描述手术室的有关环境及规则，介绍术前用药（如甲状腺功能亢进患者服用抗甲状腺药物和碘剂，黄疸、肝功能障碍患者需注射维生素 K 等）的作用及注意事项。

（三）提高手术耐受力

1. 体质准备

手术前给患者做好必要的化验。血、尿、粪常规，出凝血时间等化验检查，常能提示患者对手术耐受力的程度，以便及早采取预防措施。例如，了解患者有无贫血、糖尿病、肾病等有助于手术的准备，因此，手术前应认真收集这些化验标本，送验标本后要了解化验结果，及早发现有无并发症，一旦发现异常可与医生联系。

为了正常估计患者对手术的耐受力，在做好 3 大常规的基础上还要进行其他一些检查。这些检查包括重要器官的功能试验，如心、肺、肝、肾功能试验和 B 超检查，肺部 X 线检查，心电图检查，凝血功能试验，谷丙转氨酶、血浆蛋白、血糖和钾、钠、氯化物以及二氧化碳结合力测定等，还应了解各种化验及检查的方法、意义及其正常值。抽血时要注意每一种化验对标本采集的要求，以提高化验的准确性。

2. 给患者提供良好的环境，保证充足的睡眠

做好病室的清洁、通风、床单位的整理工作，给患者一个整洁的休息环境。良好的睡眠可以提高机体的免疫力，鼓励情绪紧张的患者参加适当的活动来改善睡眠，如散步、听音乐、阅读，以不劳累为宜，必要时辅以镇静、安眠药物。

（四）术前常规准备

1. 一般准备

1）呼吸道准备：根据患者不同的手术部位，进行深呼吸和有效排痰法的锻炼，如胸部手术者训练腹式呼吸；腹部手术者，训练胸式呼吸。深呼吸有效排痰法：患者先轻咳数次，使痰液松动，再深吸气后用力咳嗽；有吸烟嗜好者，术前 2 周戒烟，以免呼吸道黏膜因受尼古丁刺激分泌物过多而阻塞气道；已有肺部感染者，术前 3～5 天起应用抗生素；痰液黏稠者，可用抗生素加糜蛋白酶雾化吸入，每日 2～3 次，并配合叩背或体位引流排痰；哮喘发作者，于术前 1 日地塞米松 0.5 mg 雾化吸入，每日 2～3 次，有利于减轻支气管黏膜水肿，促进痰液排出。

2）胃肠道准备：肠道手术患者，入院后开始进食少渣的饮食。择期手术患者于术前 12 小时起禁食，4 小时起禁水，以防因麻醉或手术过程中呕吐而致窒息或吸入性肺炎。除急诊手术患者严禁灌肠外，择期手术患者于术前 1 日晚用 0.1%～0.2% 肥皂水灌肠或使用开塞露，排空肠腔内粪便，以防麻醉后肛门括约肌松弛大便排出污染手术区及术后腹胀。因结、直肠良性疾病拟行手术者，行清洁灌肠，并于术前 3 天起口服肠道不吸收的抗生素，以减少术后感染机会。

3）排尿练习：术后患者因创伤和麻醉的影响，加之不习惯在床上大小便，易发生

尿潴留，尤其是老年男性患者，术前应进行练习。

4）手术区皮肤准备：皮肤准备包括剃除毛发、清洁皮肤。

（1）目的：防止术后切口感染。

（2）注意事项：一般在术前1天剃除手术区毛发，范围不可少于手术切口周围15 cm。绷紧皮肤勿剃破，以防感染。各备皮区域的皮肤若有炎症应经治愈后再考虑手术，操作过程要注意保暖。备皮完成后嘱患者沐浴，修剪指甲，更衣。

（3）皮肤准备范围

颅脑手术：剃去整个头部和颈部的头发及毛发。除前额手术外，可保留眉毛。

颈部手术：自下唇至乳头连线，两侧到斜方肌前缘。

乳房手术：自下颌至脐平，前到健侧锁骨中线，后过腋后线，包括患侧上臂及腋毛。

胸部手术：自锁骨至脐平，前过对侧锁骨中线，后过背正中线，包括患侧上臂上1/3及腋毛。

腹上区手术：自乳头连线至耻骨联合，两侧到腋后线，剃净阴毛，清洁脐孔。

耻区手术：自剑突至大腿上1/3前内侧，两侧到腋后线，剃净阴毛，清洁脐孔。

肾手术：自乳头连线至耻骨联合，前后均过正中线，剃净阴毛，清洁脐孔。

腹股沟部手术：自脐平至大腿上1/3前内侧，两侧到髂嵴，剃净阴毛。

会阴及肛门部手术：自髂前上棘至大腿上1/3，包括会阴及臀部。

四肢手术：以切口为中心，上、下超过20 cm的整段肢体，修剪指（趾）甲。

（4）特殊要求：阴囊、阴茎手术患者入院后，局部每日用肥皂水清洗、温水浸泡至术前1日备皮。骨科手术术前3天开始用肥皂水清洗，术前日剃除毛发后用70%乙醇消毒备皮区并用无菌巾包扎，术日晨重新消毒后包扎。详见各有关章节。

5）休息：充足的休息对患者的康复起着不容忽视的作用。术前正确评估患者睡眠形态、时间及质量，鼓励其表达失眠的原因。促进睡眠的有效措施包括：①消除引起不良睡眠的诱因；②创造良好的休息环境，做好陪护管理，保持病室安静、避免强光刺激，定时通风，保持空气新鲜，温、湿度适宜；③提供放松技术，如缓慢深呼吸、全身肌肉放松、听音乐等自我调节方法；④在病情允许下，尽量减少患者白天睡眠的时间和次数，适当增加白天的活动量；⑤必要时遵医嘱使用镇静安眠药，如地西泮、水合氯醛等，但呼吸衰竭者应慎用。

6）其他准备：拟行大手术前，做好血型鉴定和交叉配血试验；手术前夜，为保证患者充分睡眠可给予镇静剂；术日晨护士全面检查术前准备情况，测量体温、脉搏、呼吸、血压，若发现患者有体温、血压升高或女性患者月经来潮时，及时通知医师，必要时延期手术；需做植皮、整形、关节手术者，手术区皮肤用70%乙醇消毒后，用无菌巾包扎；术前30～60分钟遵医嘱注射术前用药；胃肠道及上腹部手术者，术前置胃管；患者入手术室前取下义齿、发夹、眼镜、手表、首饰等；排尽尿液，估计手术时间长或拟行盆腔手术者，应留置导尿，使膀胱处于空虚状态，以免术中误伤；准备手术需要的物品，如病历、X线片、CT片、MRI片、药品、引流瓶等，并随患者一同带入手术室。

2. 特殊准备

对手术耐受力不良的患者，除了要做好一般的术前准备外，还需根据患者的具体情况，做好特殊准备。

1）营养不良：蛋白质缺乏往往伴有血容量减少，因而耐受失血、休克的能力降低。低蛋白质状况可引起组织水肿，影响愈合；营养不良的患者抵抗力低下，容易并发感染。因此，术前应尽可能予以纠正。如果血浆清蛋白测定值在 30~35 g/L，应补充富含蛋白质的饮食予以纠正；如果低于 30 g/L，则需通过输入血浆、人体清蛋白制剂才能在较短的时间内纠正低蛋白质血症。

2）高血压：患者血压在 160/100 mmHg 以下，可不必做特殊准备。血压过高者，诱导麻醉和手术应激有并发脑血管意外和充血性心力衰竭等危险，在术前应适当用降血压药物，使血压控制在一定程度，但并不要求降至正常后才做手术。

3）心脏病：心脏病患者施行手术的死亡率是无心脏病患者的 2.8 倍。心房纤颤伴有心室率增快（每分钟在 100 次以上）者，用毛花苷 C 0.4 mg 加入 25% 葡萄糖液 20 ml 中，静脉缓缓推注；或口服普萘洛尔 10 mg，每日 3 次，尽可能将心率控制在正常范围内。冠心病患者，心室率每分钟在 50 次以下者，手术前可皮下注射阿托品 0.5~1.0 mg，以增快心率。急性心肌梗死患者 6 个月内不应施行择期手术；6 个月以上，只要没有心绞痛发作，在监护条件下可施行手术。而心力衰竭患者，最好在心力衰竭控制 3 周后，再施行手术。

4）呼吸功能障碍：呼吸功能不全的主要表现是轻微运动后就出现呼吸困难，常见的是哮喘和肺气肿。凡有呼吸功能不全的患者，术前都应做血气分析和肺功能检查。手术前并发感染者，必须采取积极措施，控制感染，否则不能施行手术。

手术前准备：停止吸烟 2 周，鼓励患者多练习深呼吸和咳嗽，以增加肺通气量和引流。痰液稠厚的患者，可采用蒸汽吸入，口服氯化铵或碘化钾，使痰液稀薄。经常发作哮喘的患者，可口服地塞米松，以减轻支气管黏膜水肿。

5）肝疾病：肝炎和肝硬化是最常见的肝疾病。手术前应做各项肝功能检查。肝脏轻度损害，不影响手术耐受力；肝功能损害较严重或濒于失代偿者，手术耐受力显著下降；明显有营养不良、腹腔积液、黄疸者，一般不宜施行任何手术。急性肝炎患者，除急症抢救外，多不宜施行手术。肝病患者，术前用葡萄糖、胰岛素和钾盐混合液（10% 葡萄糖溶液 1 000 ml、胰岛素 20 U、10% 氯化钾 20 ml），还可输给 25% 浓缩清蛋白液，将其稀释成 5% 的溶液静脉滴注或直接注射。少量多次输给新鲜血液，可以纠正贫血、增加凝血因子。补充各种维生素，如 B 族维生素、维生素 C、维生素 K 等。如有胸腔积液、腹腔积液时，在限制钠盐的基础上应用利尿剂。

6）肾疾病：麻醉、手术创伤都会加重肾的负担。因此，凡有肾病者，都应进行肾功能检查。肾功能损害的程度，可根据 24 小时内生肌酐清除率和血尿素氮测定值判断。轻、中度肾功能损害患者，经过适当的内科疗法处理，都能较好地耐受手术；重度损害者，需要在有效的透析疗法处理后，才能实施手术。手术前的准备要点，应该是最大限度地改善肾功能。

7）肾上腺皮质功能不足：除慢性肾上腺皮质功能不足患者外，凡是正在应用糖皮质激素治疗或在 12 个月内曾用糖皮质激素治疗超过 2 周者，肾上腺皮质功能都可能受到不同程度的抑制。可在手术前 2 日开始，给用氢化可的松，每日 100 mg。第 3 日即手术当日，给用氢化可的松 300 mg。在手术过程中，出现低血压者，可静脉注射 100 mg。手术后每日给用氢化可的松 100～200 mg，直至手术性应激过去后，方可停用。

8）糖尿病：糖尿病患者对手术的耐受力差，术前应适当控制血糖水平，纠正水、电解质代谢失调和酸中毒，改善营养情况。凡是施行有感染可能的手术，术前都应使用抗生素。

施行大手术前，要求患者血糖稳定于轻度升高状态（5.6～11.2 mmol/L）、尿糖＋～＋＋。这样既不致因胰岛素过多而发生低血糖，也不致因胰岛素过少而发生酸中毒。如果患者应用降血糖药或长效胰岛素，均应改用胰岛素皮下注射，每 4～6 小时一次，使血糖、尿糖控制于上述水平。

（五）手术日晨护理

1. 测量生命体征，如有发热或女性患者月经来潮，应与医生联系，必要时推迟手术。

2. 检查手术前准备工作是否完善，如皮肤准备情况，更换清洁衣裤，取下眼镜、发夹、假牙、首饰等附属物品，将贵重物品交家属或护士长妥善保管。

3. 术日晨按疾病及手术需要留置导管，如胃肠道手术留置胃管和盆腔手术留置导尿管。

4. 去手术室前要求患者排空膀胱，然后注射麻醉前用药。

5. 送患者至手术室，按术中需要将病历、X 线片、胸腹带、术中用药、引流装置等带往手术室。

6. 患者去手术室后，准备术后的床单位，按麻醉、手术的需要配备诸如监护仪、抢救车、急救包、供氧装置、负压吸引等用物。有条件的医院，术后 3 天内安置患者于监护室，以便观察病情及处理。

（六）急诊手术术前准备

急诊手术系指病情危急、需在最短时间内迅速进行的手术，如脾破裂、空腔器官穿孔、绞窄性肠梗阻等。术前应根据病情在做好急救和处理的同时，尽快进行必要的术前准备。

1. 密切观察病情变化，如神志、生命体征、瞳孔、肤色及肢端温度等，并做好记录，发现问题即与医师联系，及时正确处理。

2. 通知患者禁食、禁水，给予输液，迅速做好配血、备皮、药物过敏试验、术前用药等工作，并及时做好血、尿常规和出、凝血时间的检查。急诊手术患者术前不做灌肠，不用泻药。危重患者不宜做复杂的特殊检查。时间紧迫时，可记录药物过敏试验的执行时间，通知手术室观察药物过敏试验结果。

3. 在可能情况下，与患者家属适当沟通，简要介绍病情及治疗方案，同时注意稳定患者的情绪。

（七）健康教育

1. 提高手术耐受性

提高手术耐受性是保证手术顺利进行和术后早日康复的关键。

1）休息：合理安排患者的作息时间，劳逸结合，适当休息，保证充足睡眠，既可促进食欲、改善机体营养状况，又能增强免疫功能。

2）营养：术后组织的愈合需要有足够的营养物质，无论术前、术后都应进食富含蛋白质、能量、维生素和膳食纤维的食物，必要时经静脉输注人体清蛋白、血制品或提供营养支持，以改善全身营养状况或纠正营养不良。

3）预防感染：术前注意保暖，预防上呼吸道感染，患者不应随便离院外出；近期有呼吸道感染的家属尽量避免或减少探视次数，防止交叉感染。

2. 并发症的预防

患者在手术前应训练有效咳嗽和床上自行排尿；有吸烟嗜好者，停止吸烟2周。

（李莉）

第二节　手术中患者的处理

患者由病室送到手术室时，护理患者的责任即转到手术小组人员的身上，此时是患者最紧张的时刻，手术室护士需协助患者缓解因面对手术的威胁和在陌生环境中所产生的恐惧，以使患者有安全感。

一、手术室护理的基本概念

（一）手术期护理

包括手术前、手术中及手术后期，每一个阶段都有各自不同的护理活动。

1. 手术前期

指患者决定施行手术到患者送至手术台为止。此期护理活动可从患者在门诊手术前会谈开始评估，也可局限于外科病房进行术前评估。

2. 手术进行期

指患者送到手术台到患者手术结束送入恢复室或外科病房止。此期护理活动是保障整个手术过程的安全。

3. 手术后期

指患者送到恢复室或外科病房至患者出院或继续追踪。

（二）手术小组

分刷手人员和非刷手人员。

1. 刷手人员

包括医师、器械护士。

2. 非刷手人员

包括麻醉师、巡回护士、手术需要的其他人员等。

二、手术室的设置和布局

手术中心（室）的建筑，以"工"字形为宜，位置应设在清洁和安静条件较好的部位和楼层，如医院建筑的顶层或单独一翼，有垂直及水平交通，并与各手术科室、血库、病理室、化验室、放射科相毗邻，以便联系。手术中心（室）应设有供水、供电、供氧及吸引系统，隔音、空气净化、温湿度及冷暖调节装置。室温应保持在 22~25℃，相对湿度为 45%~50%。手术间的数量应根据医院性质、规模和任务量而定，可设集中手术间和分散型的各科手术间及隔离手术间。手术间的面积一般为 36~48 m²，小手术间为 24~30 m²。手术间以朝北方向为宜，如为朝南方向可采用有色玻璃窗，以避免光线直射影响手术视野。手术室应设较宽的出入口，自动控制，双轴弹簧门或踏式感应自动开关门，且窗户口宽大，装有双层磨砂玻璃，以及地面以水磨石等便于清洁的材料制成，并须设排水孔，墙壁可用淡绿色瓷砖砌成钝角便于刷洗。走廊宽度为 2.2~2.5 m，教学医院可在手术台的上方设电视和录像系统，另设放像室以供学生观看手术操作。手术中心（室）还设有附属间，按清洁无菌原则可分为无菌区包括洗手间、手术间、无菌间、煮沸间及清洁间，相对无菌区包括器械间、敷料间、洗涤间、高压消毒间、麻醉后复苏间及麻醉器械间，非无菌区（清洁区）包括值班室、办公室、更衣室、淋浴室、储藏间、杂用间、放像室及示教室。

（一）手术间

手术间分为无菌手术间，供各科无菌手术用，设在最不受干扰处；相对无菌手术间，供胃肠等手术用；有菌手术间，供感染隔离手术用。手术间布置应力求简洁，家具应用坚固耐湿的材料制成，以便清洁及消毒。各种物品应有固定放置地点，术中备用物品各间统一固定位置放于壁柜内。手术间的基本配备设万能手术台、麻醉台、升降托盘、器械台、药柜、敷料架、脚凳、聚光灯、无影灯、吸引器、中心供氧设备、污敷料桶、时钟、阅片灯等。现代手术间要求设层流式无菌手术间，使手术间空气通过高效过滤清除尘粒和细菌，气流从一侧墙壁吹出，由对侧吸入，呈水平层流。此装置多用于开展无菌手术，如器官移植、心胸手术等。

（二）消毒室

设高压灭菌和煮沸灭菌设备，室内设排气孔道，要求用机械通风。

（三）器械室

设玻璃柜，放置各种手术器械。

（四）无菌储藏室

储藏各种已灭菌的手术包等。

（五）洗涤室

设洗手池、干燥箱、污水和污敷料处理池，并应设有污敷料的投送管道。

（六）杂用室

存放平车、输液架等物品。

（七）麻醉准备间

麻醉准备间是先给患者进行麻醉诱导后，再进入手术间，以缩短 2 个连台手术的等待时间，也可减轻患者对手术间的恐惧。

（八）麻醉恢复室

由麻醉医师和护理人员管理，备有必要的仪器设备和急救药品，观察护理全麻术后患者，待其完全清醒后送回病室。

三、手术室护理人员的职责和要求

（一）要求

1. 思想方面

热爱护理专业，全心全意为患者服务；具备高尚的医德和崇高的思想；具有承受压力、吃苦耐劳、献身的精神，并有自尊、自爱、自强的思想品质；诚实勤奋，工作认真、细心、谨慎，主动克服困难；愿意为护理科学事业的发展做出自己的贡献。

2. 业务方面

作为一名手术室护士，除了伦理道德修养外，还应有现代医学、护理学基础理论知识和专业技术知识，熟练掌握无菌操作技术和抢救技术，精通各科手术配合技能，勇于钻研，精益求精，不断提高业务技术水平。此外，手术室护士要了解各种仪器的基本结构、使用方法，熟练掌握操作技能。只有这样，才能高质量完成护理任务。

3. 心理方面

工作中能高度集中注意力，动作敏捷，机动灵活，情绪稳定，能沉着果断地处理意外情况，善于建立良好的人际关系和和谐气氛。

4. 身体方面

要有强健的身体素质，能胜任连续手术而仍保持精神饱满的良好作风和适应力。

（二）职责

1. 手术室护士长职责

1）在护理部主任的领导下，负责本室的行政管理、护理工作和手术安排，保持整洁、肃静。

2）根据手术室任务和护理人员的情况，进行科学分工，密切配合医生完成手术，必要时亲自参加。

3）督促各级人员认真执行各项规章制度和技术操作规程，并严格要求遵守无菌操作规程，做好伤口愈合统计分析工作。

4）组织护士、卫生员的业务学习，指导进修、实习护士工作。

5）督促所属人员做好消毒工作，按规定进行空气和手的细菌培养，鉴定消毒效果。

6）认真执行查对和交接班制度，严防差错事故。

7）负责手术室的药品、器材、敷料、卫生设备等物清领、报销工作，并随时检查急诊手术用品的准备情况，检查消毒、麻醉、限剧药及贵重器械的管理情况。

8）督促手术标本的保留和及时送检。

9）负责接待参观事宜。

副护士长协助护士长负责相应的工作。

2. 手术室护士职责

1）在护士长领导下担任器械或巡回护士等工作，并负责手术前的准备和手术后的整理工作。

2）认真执行各项规章制度和技术操作规程，督促检查参加手术人员的无菌操作，注意患者安全，严防差错事故。

3）参加卫生清扫，保持手术室整洁、肃静，调节空气和保持室内适宜的温度。

4）负责手术后患者的包扎、保暖、护送和手术标本的保管和送检。

5）按分工做好器械、敷料的打包消毒和药品保管工作。

6）参加手术室值班、物品保管和统计工作。

7）指导卫生员做好清洁卫生、消毒灭菌等护理工作。

8）参加对进修生及实习生的教学和临床实践指导工作，参加在职培训，提高业务技术水平，参与科研工作，写出论文和经验总结。

3. 巡回护士职责

1）在指定手术间配合手术，术前应了解病情及熟悉所施的手术。检查手术间内各种药品是否齐全，室内固定物品是否适用，根据当日手术需要，落实、补充、完善一切物品，使之处于正常的运转状态，并协助开无菌手术包。

2）伤患者接来后，按手术通知单核对患者的姓名、床号、住院号、手术名称、部位、血型、过敏史；清点带入物品，检查手术区皮肤准备情况；关心患者的安危、利益和舒适状况。

3）全麻及神志不清的伤患者或儿童，应适当束缚在手术台上，或由专人看护，防止发生坠床；根据手术需要，帮助患者固定手术体位，显露手术野，根据医嘱进行输血、输液，并仔细核对，避免差错；协助麻醉师工作。

4）帮助手术人员穿好手术衣，安排各类人员就位；随时调整灯光、温度、湿度；接好电器插头；使用电灼器时，正确处置电极板，防止灼伤，及时补充室内手术缺少的各种物品。

5）手术开始前及术毕时督促清点器械，纱布、纱垫、缝针及线卷等物品并做认真登记；术中增添及掉落的器械等要及时记录，以防遗留在体腔或组织内，切口缝合完毕再清点一次。

6）准确执行手术中医嘱，在操作前要重复1遍口头医嘱并做到"三对"（核对药品、剂量及用法），输血时与麻醉师认真查对，防止差错事故。

7）手术中要坚守工作岗位，不可擅自离开手术间，随时提供手术中所需要的一切物品；注意病情变化，观察患者肢体是否受压，输液是否通畅，并及时纠正；监督台上及台下人员正确执行无菌技术，保持手术间清洁整齐肃静的环境。

8）手术完毕，协助包扎切口，并清理、补充手术间内物品，定位归原；进行空气消毒，切断一切电源。

4. 器械护士（洗手护士）职责

1）器械护士必须有高度的责任心，对无菌技术有正确的概念；术前应了解病情，必要时参加术前讨论，熟悉局部解剖与手术步骤，以便与手术者密切配合完成手术。

2）洗手护士应提前 20 分钟洗手，按规定的方法穿灭菌手术衣、戴灭菌手套，检查整理术中所需器械物品，确保器械运转自如，品种齐全。

3）胸腹腔或深部手术在手术开始前及手术将完毕前，要和巡回护士、手术第 2 助手共同准确无误清点器械、纱布、纱垫缝针及线圈等数目，手术完毕时再清点一次，严防异物遗留在体腔或组织内。

4）手术开始时，要集中精力，迅速而准确地传递器械、纱布、缝线等，严格无菌技术，保持器械台和手术区整洁。术中可能有污染器械和物品，按无菌操作技术及时更换处理，防止污染扩散。

5）负责妥善保管切下的组织或标本，防止搞错或遗失。

6）手术完毕，协助医生封闭包扎切口，负责清洗器械，整理手术用品。精密、锐利手术器械分别处理，切勿损坏、遗失零件。

5. 卫生员职责

1）在护士长领导下及护士指导下进行工作。

2）负责做好清洁卫生工作，清扫地面及洗刷手术间、附属工作间，做好手术后清理处置工作，做好更衣室清洁管理工作。

3）负责接送手术患者。

4）在护士指导下，负责敷料的清点和打包消毒灭菌工作。

5）负责标本的登记、送检以及其他外勤工作。

四、手术人员和患者的准备

（一）手术人员的准备

为保持手术室的环境清洁无尘及空气洁净，凡进入手术室的人员及物品均要采取措施减少尘埃及细菌的带入。如工作人员进入手术室内，要更鞋、更衣、戴帽及口罩。外来车辆进手术室时应更换车架或消毒处理后方可进入。患有呼吸道感染者不能进入手术室，更不能参加手术工作。

1. 修剪指甲

修剪指甲是术前的主要要求，因太长的指甲缘内污物是造成感染的可能原因。

2. 按规定着装

手术人员按规定着装，既可减少细菌向患者传播，又可保护自己不受感染。

更鞋：更鞋室设在手术室入口处，室内分为污染区和清洁区。在污染区放"室外"鞋柜，清洁区放"室内"鞋柜。手术人员更换指定的清洁鞋，进入非限制区的更衣室更衣。

更衣：内、外衣尽可能都换下，不换者，应避免衣领、袖外露。洗手时衣裤、衣身应放在裤腰里面，防止衣着宽大影响消毒隔离。

戴消毒帽及口罩：消毒帽要把头发全部遮盖，口罩要盖住口鼻。

穿戴手术室着装，不得离开手术室。外出时，要加清洁外衣及更换室外鞋。

3. 手和手臂的消毒

手术时，手直接接触手术器械及手术野，人体皮肤上常有大量微生物，尤其在皮肤皱折处及甲沟缘更多。因此，手和手臂的消毒非常重要。

1）肥皂刷洗手臂法

（1）洗手前戴好口罩、剪短指甲后，用肥皂做一般洗手。

（2）用消毒洗手毛刷蘸煮过的肥皂水洗手和臂，由指尖到肘上 10 cm 处，双手轮换，两臂交替刷洗，刷洗时动作稍快及用力，特别注意甲缘、甲沟、指蹼及肘部的刷洗。刷完 1 次后，指尖朝上肘向下，用流水冲洗手臂上的肥皂水，避免水流向手部。如此反复刷洗 3 遍，共需 10 分钟。

（3）用无菌巾从手到肘部擦干，擦过肘部的毛巾不可再擦手部。

（4）将手和前臂浸泡在 75% 乙醇内 5 分钟，浸泡范围到肘上 6 cm 处。如有乙醇过敏者可改用 1∶1 000 苯扎溴铵溶液浸泡，注意彻底冲净肥皂水，以免影响苯扎溴铵的杀菌力（一般新配制的苯扎溴铵在使用 40 次后不能再用）。

（5）浸泡消毒后，举起双手，双手不能下垂，应保持拱手姿势，不能接触未经消毒的物品，否则要重新洗手。待皮肤干后穿无菌手术衣、戴无菌手术套。

2）灭菌王刷手法：灭菌王主要成分为氯己定，为高效复合型消毒剂。先用肥皂水洗擦双手、前臂至肘上 10 cm，用清水冲净（灭菌王忌与肥皂合用），用无菌毛刷蘸灭菌王 3 ~ 5 ml 刷手和前臂、肘上 10 cm 处 3 分钟，流水冲净，用无菌纱布擦干，再取吸足灭菌王的纱布球涂擦手和前臂，皮肤干后穿无菌手术衣和戴无菌手套。

3）碘伏快速擦手法

（1）用普通肥皂与清水搓洗双手及臂 1 遍。

（2）取无菌纱布或海绵 1 块，蘸含有 0.1% ~ 0.2% 碘伏溶液 3 ~ 4 ml，顺序擦拭手和手臂 2 ~ 3 次，特别注意指尖、指间、指缝等处。3 分钟后任其自干（碘色消失），即可穿无菌手术衣、戴无菌手套进行手术。

近年国内生产专供手术洗手的碘伏特别容器及设备，优点是节省刷手时间，争取了手术时间，在抢救手术时尤为适用，且碘伏使用方便，值得推广使用。

4. 穿无菌手术衣

手臂消毒完毕，即可穿无菌手术衣，在穿手术衣时须注意避免接触手术衣的外面。如用湿手套则应先戴无菌手套后穿无菌术衣。穿无菌手术衣时要在空间较大的地方，远离其他人员和设备，最好面向无菌器械桌，提起衣领两角，展开手术衣。注意勿将手术衣外面对向自己或触碰其他物品。将两手插入衣袖内，然后双臂交叉提起腰带，由另一人员从身后协助系好背部衣带和腰带。

5. 戴无菌手套

1）戴无菌手套前将手擦干，核对手套的号码及灭菌日期。

2）打开手套包，取出滑石粉包，将粉涂擦双手，注意防止滑石粉落于手套上。

3）以一手掀起手套袋处，另一手捏住手套反折部分，取出手套，戴上；掀起手套袋另一侧开口处，以戴好手套的手指，插入另一只手套反折内，取手套以同法戴上。

4）戴好手套后可用无菌纱布擦去滑石粉，并使手套和手贴合，不可强力拉扯，以免撕破，如有破损立即更换。

5）再将手套翻转处套在工作衣袖外即可。

6）脱手套前应将其上的脓、血等冲净，再自手套口端向下翻转脱下，不可拉扯手指部分，以免损坏。

6. 帮助他人戴手套法

手术护士双手握住第 1 只手套，拇指外展，防止被手术人员的手污染。手术人员以戴好手套的手帮助戴第 2 只手套。

戴无菌手套要求：①未戴无菌手套的手，不可接触手套外面；已戴无菌手套的手，不可接触未戴手套的手臂和非无菌物。②戴好无菌手套后，用无菌液（盐水）冲净手套外面的滑石粉，以免落入伤口。③术中无菌手套有破损或污染时，应立即更换。

戴湿手套的方法与戴干手套方法相似。戴前手套内要盛满液体，右手提起左手手套的翻折部分，先戴左手，再按戴干手套方法戴好右手。戴好后，将手腕部向上举起，使液体沿前壁由肘部流出，再穿无菌手术衣。

手术完毕，如继续做另一手术，必须更换无菌手术衣和手套。将无菌手套上的血渍洗净后，先脱手术衣，后脱手套。此时，手套外面是污染有菌的，内面则是相对无菌的。因此，脱手套时，手臂的皮肤不能和手套外面接触。在这种情况下，可免去刷手，直接泡手 5 分钟后，按前法重新穿戴无菌手术衣和手套。

（二）患者的准备

1. 一般准备

手术患者由病房护士护送到手术室，准备接受手术治疗，具体到达手术室的时间，需按麻醉方法和准备工作的复杂程度而定。如全身麻醉及硬脊膜外麻醉的患者，应在术前 45 分钟到达，用脊椎麻醉或局部麻醉的患者，应在术前 30 分钟到达，低温麻醉者术前 1 小时到达手术室。患者到达手术室后，巡回护士应热情接待，按手术安排表核实患者，要求准确无误，并点收随带物品。为患者做好麻醉前的一切准备。同时，对感到孤独、恐惧的患者，用手抚摸患者能增加其舒适感及消除疑虑，以取得其对手术的配合及信心。

2. 手术体位

手术体位由巡回护士摆置，必要时由手术者或第 1 助手对患者的体位做最后核实。

患者手术体位的要求：①最大限度地保证患者的舒适及安全；②按手术要求，充分暴露术野，减少不必要的裸露；③肢体不能悬空，须托垫稳妥；④要保证呼吸和循环通畅；⑤避免神经血管受压；⑥防止身体各部肌肉扭伤。

常用的手术体位：

1）仰卧式：为最常用的手术体位，适用于腹部、乳房及身体前面的各种手术。手术台平置；患者仰卧，两臂用中单固定在体侧；头部置软枕；膝部用较宽固定带固定，膝下置一软枕，使腹肌松弛；足跟部垫脚圈。手术床的头端放置麻醉架或升降器械台，注意患者口鼻部要外露，以利呼吸和病情的观察，且足端放升降器械台，离患者身体约 20 cm。

乳腺手术，患者仰卧位，术侧靠近台边，肩胛下垫以卷折的单，上臂外展，置于臂托上。对侧上肢用中单固定于体侧，其余与上述相同。

颈前部手术，如甲状腺手术、气管切开术，仰卧，手术床头端抬高 10°～20°，颈后垫以卷枕，使头颈向后仰或转向健侧。

2）侧卧式：适用于胸部、腰部及肾手术。

胸部手术，患者侧卧 90°，背部、胸部、肋下各垫一软橡皮枕，使手术野暴露明显，又可减轻臀部压迫。两手伸直固定在托手架上，上面一腿屈曲 90°，下面一腿伸直，两腿间用软枕垫平，髋部及膝部以固定带固定。

肾手术与胸部手术侧卧位相同，但应注意：①手术床的腰桥要对准患者的第 11、第 12 肋，摇高腰桥后可使凹陷的腰区逐步变平；②下肢安放与胸部手术体位相反，即下方的下肢屈曲，上方的下肢伸直，这样可以使肾区转为平坦，便于手术操作。

3）俯卧位：适用于脊椎及其他背部手术。基本姿势为患者俯卧，两手屈置头前，头转向一侧，胸部两侧、髋部、耻骨联合、两小腿胫前各置放软垫。若为颈椎手术，患者面部向下，额部与两侧颊部与头托接触，使口鼻部位于头托空隙处，可保证患者呼吸通畅。头托位置应适当低于手术台平面，使枕骨和颈部突出。

4）膀胱截石卧式：适用于会阴部手术。患者做仰卧式，臀部位于手术床尾部摇折处，用橡皮单及中单置于手术床下部必要时在臀下放一小枕，以便手术操作。患者换上袜套，两腿分放在两侧搁脚架上，腘窝部垫以软垫，外用扎脚带固定。

5）半坐卧式：适用于鼻及咽部手术，如鼻中隔矫正术、鼻息肉摘除及扁桃体手术等，可减少出血，防止血液流入气管。把手术床头端摇高 75°，床尾摇低 45°，两腿半屈，头与躯干依靠在摇高的手术床上，整个手术床后仰 15°，两手在身旁用中单固定。

3. 手术区皮肤消毒

患者手术区皮肤消毒与手术人员的手臂消毒基本相同，区别是一般用涂擦法，仅在某些植入性手术用浸泡法。一般由第 1 助手洗手后执行，先用 2.5%～3.0% 碘酊棉球或小纱布团以切口为中心向周围皮肤顺序涂擦 2 遍，待干后再用 70% 乙醇涂擦 2～3 遍，以充分脱碘。消毒范围应包括手术切口周围 15 cm 的区域。如为腹部手术，可先蘸少许碘酊于脐孔，以延长消毒时间。消毒步骤应自上而下，自切口中心向外周，涂擦时应稍用力，方向应一致，不可遗漏空白或自外周再返回中心部位，或碘伏涂擦 2 次，第 2 次应更换卵圆钳。对婴儿、面部皮肤、口腔、会阴部一般用 1:1 000 苯扎溴铵酊或 1:1 000 氯己定酊涂擦 2 次，不宜用碘酊，以防烧伤皮肤及黏膜。

手术区灭菌应注意：①纱布球蘸药液量不可过多，以免浪费及流到身下造成损伤；②涂擦时要稍用力，从手术区中心部向四周涂擦，如为感染伤口或肛门等处手术，则应由外周涂向感染部或会阴肛门部；③已接触消毒范围边缘或污染部位的药液纱布，不能再返回擦清洁处；④消毒范围要包括切口周围 15 cm 的区域，如有延长切口的可能，则应扩大消毒范围；⑤消毒者的手切勿接触患者的皮肤或其他物品，消毒后双手应再浸泡乙醇 3 分钟或涂擦灭菌王，然后穿无菌手术衣及戴无菌手套。

4. 手术区铺无菌巾

铺手术单的目的是除显露手术切口所必需的皮肤区以外，遮盖住其他部位，以避免和尽量减少手术中发生污染机会。小手术仅盖1块无菌洞巾即可，较大手术需铺盖无菌手术巾和其他必要的手术单等。原则是：除手术野以外，至少要有2层无菌布单遮盖。一般的铺无菌巾方法如下：用4块无菌手术巾，每块一边双折少许，遮盖手术切口四周；一般先铺切口的远侧或不洁处（如会阴部、下腹部），后铺近侧，并以巾钳夹住手术巾交角处，以资固定。手术巾一经铺下，便不许移动；如位置不当，只能由内向外移动，然后根据情况，再铺中单、大单。大单的头端应盖过麻醉架，大单两侧和足端向下垂至少要超过手术台30 cm。

（三）铺无菌器械桌

手术器械桌按手术的大小需要有大号、小号2种，构造简单，易清洁灭菌，有车轮可推动。桌面四周有栏边，栏高4~5 cm，防手术器械滑下。大号器械桌，长110 cm、宽60 cm、高90 cm（颅脑手术桌高120 cm），小号器械桌长80 cm、宽40 cm、高90 cm。

1. 无菌桌选择清洁、干燥、平整、规格合适的器械桌，将无菌敷料包置于器械桌上，揭开无菌敷料包，按折叠顺序由里向外层打开双层桌布，然后铺上无菌巾4~6层。

2. 无菌单应下垂过桌缘不少于30 cm，周围的距离要均匀，桌缘下应视为污染区，参加手术人员双手不得扶持器械桌边缘。

3. 打开无菌包及无菌盆。

4. 洗手护士穿好无菌手术衣及戴无菌手套后，将器械按使用先后次序及类别整齐排列在无菌桌上。

使用无菌桌原则：

1）铺好备用的无菌桌超过4小时不能用。

2）凡垂落桌缘平面以下物品，必须重新更换。

3）必须严格保持器械桌上无菌要求，术中污染的器械、用物不能放回原处。如术中接触胃肠道等污染的器械应放于弯盘等容器内，勿与其他器械接触。

4）如有水或血浸湿者，应及时加盖无菌巾以保持无菌效果。

5）手术开始后，该无菌桌仅对此手术患者是无菌的，而再对其他患者使用无菌物品，则属于污染的。

6）洗手护士应及时清理无菌桌上器械及用物，以保持无菌桌清洁、整齐、有序，并及时供应手术人员所需的器械及物品。

（四）手术进行中的一般无菌原则

为了保证在手术进行中保持无菌，参加手术人员必须自觉地严格遵守下列规则，如发现自己或别人有违反这些原则时，应立即纠正或指出。

1. 必须避免与无菌区外的物品、人员、地区接触。穿无菌手术衣、戴无菌手套后，背部、腰部以下、乳部以上都应认为是有菌区。手术台头架以外、两侧和足端以外的布单下垂部分也认为是有菌区，不要接触，还要注意肘部不碰及参观人员和灯架。

2. 不得在手术人员的背后传递器械及手术用品。

3. 更换位置时必须面向无菌手术台或器械桌，然后背对背的交换，或先离开手术台，再交换位置。

4. 布类品一旦潮湿即可能有细菌通过，必须另加干的手术单覆盖，如衣袖潮湿或碰触有菌地方，应另加无菌袖套。手套破损或污染时，必须立即更换。

5. 做皮肤切口前及缝合皮肤的前、后，均需用 70% 乙醇或 0.1% 苯扎溴铵溶液，再次消毒皮肤。

6. 皮肤切口边缘，应以大纱布垫或无菌巾遮盖，并用巾钳或缝线固定，或切皮前贴上无菌医用保护膜保护皮肤；切开空腔脏器前，先用盐水纱布垫保护周围组织，以防止或减少内容物溢出污染。

7. 手术进行过程中，手术人员除有关手术配合必要的联系外，禁止谈笑；避免向手术区咳嗽或打喷嚏；应随时警惕有无灰尘、小昆虫或汗珠落入手术区内。

8. 参观手术人员不可贴近手术人员或脚站得高于手术台平面，不得随意在室内走动；患有上呼吸道感染或急性化脓性的感染者，禁止进入手术室；进入手术室前必须更换手术室专用的参观衣、鞋，并戴好口罩、帽子，人员尽量少或予以限量。

9. 手术室内工作人员，必须严格执行、认真监督和指导无菌原则的实施。

五、手术室物品准备、消毒及处理

（一）布类用品

手术室的布类用品较多，用于制成铺盖手术野或建立无菌区的布单或手术衣、帽等。各种布类用品应选择质地细柔、厚实的纯棉布为宜。

1. 手术衣

遮盖参加手术人员未经消毒的衣着和手臂，以免细菌侵入手术野。手术衣分为大、中、小 3 号，以适应不同身材的需要，要求穿上后能遮住膝下，前襟至腰部双层，防止手术时血、水浸透，影响无菌要求。袖口用纯棉针织品制成松紧口，便于手套腕部盖于袖口之上。手术衣按一定的方法折叠，衣面向里，领子在最外侧，取用时不致污染手术衣的无菌面。每包 1～3 件，高压蒸汽灭菌。

2. 手术单

有大单、中单、桌巾、手术巾、颈部手术单、腹部手术单等，均有各自的规格尺寸和一定的折叠方法，用以铺手术野或无菌区。所有布类用品经高压蒸汽灭菌，灭菌后分别存放于无菌柜内，保存时间为 1 周，过期应重新灭菌。

目前，无纺布代替棉制品的一次性手术衣帽及布单类，可以减少清洗、折叠、包装及再消毒所需的人力、物力及时间。

（二）敷料类

1. 一般敷料

包括纱布类和棉花类。

1）纱布类：手术用的纱布用品以质量柔软、富有吸水的脱脂纱布，纤维不易脱落者为佳。

（1）纱布垫：有干纱布垫和盐水纱布垫。干纱布垫用于手术中遮盖伤口两旁的皮肤，盐水纱布垫用于保护术中显露的内脏。

（2）纱布块：大纱布块用于大手术拭血，小纱布块用于皮肤消毒及较小的手术拭血。

（3）纱布球及纱布条。

2）棉花类：有棉花垫、带线棉片、棉花球及棉签。

纱布、棉花类敷料用于手术止血、拭血及压迫包扎者均有不同的规格和制作方法。有的包成小包或放于敷料罐内，或放于手术敷料包内，采用高压灭菌，以供手术之用。

2. 特殊敷料

如碘仿纱条、脑用棉片等。碘仿纱条制作过程要严格执行无菌操作，制成后置于消毒容器内，紧密封盖保存。

（三）引流物

引流物的种类很多，常用的引流物有橡皮片引流、烟卷式引流、管状引流、纱条及双套管引流。根据手术部位、深浅情况，使用不同的引流物。

1. 橡皮片引流

用于浅层引流，如甲状腺手术及脑部手术。其可用废橡皮手套的橡皮，按需要剪成宽窄不等的橡皮片，经煮沸消毒后用75%乙醇浸泡，置于罐内备用。

2. 烟卷式引流

用于腹腔或深部组织的引流。包装时将烟卷上撒以滑石粉，盛器皿内，高压灭菌，使用时将滑石粉揩掉。

3. 管状引流

包括T形管、蕈形管、尿管等橡皮管或塑料管。T形管用于胆总管引流，蕈形管用于膀胱及胆囊手术引流。消毒方法可按橡皮类煮沸法或高压灭菌处理。

4. 双套管引流

由2根不同粗细的乳胶管所组成，细管套在粗管内，两管用针线缝扎固定，用于腹腔脓肿等手术冲洗、注药或胃肠、胆管、胰瘘的引流。其应用煮沸或高压灭菌。

5. 纱条引流

包括凡士林纱条及碘仿纱条，凡士林纱条用于填塞伤口止血，碘仿纱条多用于放置引流，应记录数目，以免遗忘或滑落于伤口内。

（四）缝线及缝针

1. 缝线类

各种缝线在手术中为缝合各类组织和脏器，直到手术伤口愈合为止，又可结扎缝合血管，起止血作用。缝线可分为可吸收及不可吸收2类，理想的缝线是抗张力强度大、组织反应轻微、结扎不易滑脱、灭菌方便、消毒后不变质、对人体无害及价格低廉。各种缝线的粗细以号码表明，号码越大表示越粗。常用有1~10号线。

2. 缝针

有三角针及圆针2类，2类缝针均有弯、直2种，粗细、大小各异。

（五）器械类

1. 一般器械

一般器械是指手术的基本器械，如手术刀、手术剪、手术镊、各种血管钳、牵引器及拉钩、探查及扩张器、取拿异物钳等，以上手术器械多为不锈钢制成。打包时要检查功能是否完好，术后将器械用清水洗刷干净，煮沸消毒、烘干、上液状石蜡保护，特别注意轴关节部位，然后按种类分放于器械柜内。术前按手术需要准备器械，包装好进行高压灭菌。

2. 特殊器械

如胃及支气管缝合器，血管、食管及直肠吻合器，植皮机，高频电刀，电钻及电锯，激光刀等。特殊器械应由专人保管，按一定的操作规程处理。

（李莉）

第三节　手术后患者的处理

患者自手术完毕回病室直至出院阶段的护理，称为术后护理。

一、病情评估

1. 根据手术和麻醉的种类或性质、手术时间及过程等情况，结合患者的生命体征、意识状态、切口引流或特殊检查，评估手术对术后患者机体生命活动的影响程度。

2. 根据脱水征象，贫血程度，与营养代谢有关的某些生化指标及免疫学指标变化，体重变化或肢体脂肪、肌肉的体表测量数据等连续性动态观察，评估患者的营养状态。

3. 评估术后患者舒适状态的改变和出现并发症的可能性。

4. 通过交谈、观察和调查，评估术后患者饮食、活动等是否符合要求，在康复过程中能否遵循医护指导。

二、护理

（一）一般护理

护士应根据患者术中、术后的具体情况及出现不适的原因做好患者及家属的解释工作，并给予对症护理；避免各种不良刺激，缓解不良心理反应，做好针对性的心理疏导；创造安静、舒适的病区环境，保证患者有足够的休息和睡眠，以利早日康复。

（二）生命体征的观察

根据手术大小，定时监测体温、脉搏、呼吸、血压。病情不稳定或特殊手术者，应送入重症监护病房，随时监测心、肺等生理指标，及时发现呼吸道梗阻，伤口、胸腹腔以及胃肠道出血和休克等的早期表现，并对症处理。

1. 血压

中、小手术后每小时测血压1次，直至平稳；大手术后或有内出血倾向者必要时可每15~30分钟测血压1次，病情稳定后改为每1~2小时一次，并做好记录。

2. 体温

体温变化是人体对各种物理、化学、生物刺激的防御反应。体温升高，常提示某种刺激的存在。术后 24 小时内，每 4 小时测体温 1 次。随后每 8 小时一次，直至体温正常后改为 1 天 2 次。

3. 脉搏

随体温而变化。失血、失液导致循环容量不足时，脉搏可增快、细弱、血压下降、脉压变小。但脉搏增快、呼吸急促也可为心力衰竭的表现。

4. 呼吸

随体温升高而加快，有时可因胸、腹带包扎过紧而受影响。若术后患者出现呼吸困难或急促时，应先检查胸、腹带的松紧度，适当调整，但仍应警惕肺部感染和急性呼吸窘迫综合征的发生。

（三）体位

意识不清或半清醒患者不用枕而取平卧位，头偏向一侧，使口腔分泌物及呕吐物易于引流，防止舌根后坠引起窒息或误吸导致吸入性肺炎。腰麻术后需平卧 6 小时，以减少脑脊液渗漏而引起头痛。全麻清醒后，患者血压平稳，可根据需要选择体位。颅脑手术后，如无休克或昏迷，取床头抬高 15°～30°头高脚低斜坡卧位；颈、胸部手术后采用高半坐卧位；腹部手术后，取低半坐卧位。半坐卧位的优点：①利于血液循环和患者呼吸，增加肺通气量。②使腹肌松弛，减轻腹壁切口张力。③可使炎性渗出物流至盆腔，避免形成膈下脓肿。脊柱或臀部手术，可俯卧或仰卧；四肢手术抬高患肢。

休克患者，应取头和躯干部抬高 20°～30°，下肢抬高 15°～20° 的仰卧中凹位。肥胖患者可取侧卧位，有利于呼吸和静脉回流。

（四）维持呼吸和循环功能

手术当日根据手术的大小，定时监测血压、脉搏、呼吸。中、小型手术可每 1～2 小时测 1 次，大型手术有可能发生内出血而出现循环、呼吸不稳定者，必须密切观察，每 15～30 分钟测 1 次，直至病情稳定后改为 1～2 小时测 1 次，并做好观察记录。

一般手术后的患者，体温、脉搏、呼吸应每 4 小时测 1 次。由于手术创伤的反应，术后患者的体温可略升高，变化幅度在 0.5～1.0℃，一般不超过 38℃，临床上称为外科手术热，属正常范围，于术后 1～2 天逐渐恢复正常，不需特殊处理。如术后体温持续升高不退或术后 3 天又出现发热，应引起重视，寻找发热原因，尤其应警惕手术切口、双肺及尿路有无感染或其他并发症。

脉搏、呼吸虽然随体温的变化而变化，但患者出现体液不足、失血、休克时，脉搏可增快变弱、脉压缩小、血压下降等。若出现脉搏快、呼吸急促，也可能为心力衰竭的表现。因此，应认真仔细观察，结合其他临床表现做出正确判断，及时与医生联系，以免贻误病情的判断和治疗。

注意保持呼吸道通畅，患者的呼吸有时可因胸、腹带包扎过紧而受影响。所以当出现呼吸困难或急促时应先检查胸、腹带的松紧度，予以适当调整后，再继续观察有无呼吸道不畅等其他原因。

呼吸道分泌物较多，体弱不能有效咳嗽排痰者，给予导管吸痰，必要时可采用纤维支气管镜吸痰或气管切开吸痰。

一般老年患者术后持续低流量或中等流量给氧，以提高动脉血氧分压。

预防低血压：根据病情调整输液速度及量，患者坐起、站立时应缓慢，以免体位突然变动而引起体位性低血压。

（五）维持营养平衡

术后应根据患者病情给予输液、恢复饮食，以补充营养，防止内源性能量和蛋白质消耗。

1. 非消化道手术

视手术大小、麻醉方法和患者的反应决定开始进食的时间。局麻小手术后不引起或很少引起全身反应者，一般即可进食；大手术患者因生理干扰较大，要根据患者实际情况，决定进食时间；其他患者术后 6 小时开始进食，先给流质饮食，以后根据病情改为半流饮食或普食。

2. 消化道手术

一般情况下禁食 2~3 天，待肠蠕动恢复、肛门排气、腹胀消失后可进流质，从少量向全量过渡，术后 5~7 天可进半流质，10 天左右改为普食。开始进食早期，避免服用牛奶、薯类等胀气食物。食管手术后为预防吻合口瘘，禁食时间可达 7 天，开始进食后，食物量和性状的过渡更为细致、严格。

记录 24 小时出入液量，术后禁食患者须经静脉获得水、电解质和营养素，如禁食时间较长，可考虑肠外营养支持。

禁食期间须注意口腔卫生，防止口腔炎、腮腺炎等的发生，对生活不能自理的患者做好口腔护理，反之，鼓励患者刷牙、漱口；随时注意口腔黏膜情况，若有溃疡或真菌感染，给予积极处理，可用漱口液漱口或涂锡类散、抑制真菌等药物。

（六）保证有效的引流

手术后为了达到排出渗出物、观察有无出血，防止消化液积累、减少吻合口张力等目的，常需放置各种引流管，如胃管、T 形管、胸腔引流管、双套管、负压引流管、导尿管等。无论何种引流，都须保证通畅、有效，要防止外部受压、扭曲、折叠，管内的阻塞可用挤压或冲洗的方法解除（冲洗时注意无菌和压力）；观察记录引流物的色、质、量，从而判断有无出血，感染或其他并发症；管道各部位的衔接要牢固，防止脱落，如胸腔引流特别强调密闭；另外，妥善固定，保证无菌，并对周围皮肤进行适当保护也为引流护理中的重要内容。

（七）促进切口的愈合

手术后定时观察切口情况，敷料是否脱落、有无被渗血、渗液湿透，如有上述情况要及时更换并记录；切口在会阴部或肛门附近，要防止大、小便污染，增加敷料更换次数；加强患者营养，特别是蛋白质和维生素的补充；早期要注意局部出血情况，后期注意有无红、肿、热、痛等感染征象。

（八）协助早期活动

术后长期卧床甚至固定不动，会使患者变得虚弱，易于发生肺不张、肺炎、静脉血栓形成、骨质疏松等。为减少术后此类并发症，应鼓励患者早期活动，在床上翻身和移动、咳嗽及深呼吸、屈伸踝膝关节等。经过早期活动，术后 3~4 天可在医护人员协助下在床旁做轻微活动。如无头晕、虚脱等，可在术后 3~5 天离床活动。手术后及早恢复身体活动，可加速复原，缩短住院时间，增强患者对术后恢复正常生活、工作的信心。

（九）手术后不适的护理

1. 伤口疼痛

主要发生在术后 3 天内，术后当日伤口疼痛最明显，以后逐渐减轻。护理措施：①解释伤口疼痛原因及持续时间，给患者提供一个安静的环境，协助患者更换舒适的卧位。②分散患者注意力，降低机体对疼痛的感受性，如有节奏地深呼吸、听广播、听音乐、看书报、与人交谈等。③遵医嘱给予镇静、止痛剂如地西泮（安定）、布桂嗪（强痛定）、哌替啶等药物。

2. 恶心、呕吐、腹胀

术后恶心、呕吐常为麻醉反应，待麻醉消失后，常自行停止。若持续不止或反复恶心、呕吐、腹胀，应根据患者的情况综合分析，是否存在水和电解质紊乱、糖尿病酸中毒、尿毒症、颅内高压、急性胃扩张、肠梗阻、腹膜炎等情况。

3. 呃逆

在手术后出现的呃逆大多数为暂时性，少数为顽固性。呃逆是因为不规则的膈肌痉挛性收缩，同时声门关闭而产生的一种特殊声音。手术后发生呃逆者并不少见，持续不断的呃逆使患者极为烦恼，影响休息和睡眠。常不能找到引起呃逆的原因，而呃逆即自行停止。在呃逆持续较久的患者中，要首先考虑是否有胃潴留、胃扩张，其次是否有膈下感染。

手术后早期发生的呃逆，一般常先用压迫眶上缘治疗，针刺内关穴、足三里穴等穴位，肌内注射哌甲酯（利他林）和短时间吸入二氧化碳等。如怀疑有胃潴留，应插胃管进行胃肠减压。如检查未能发现明显的原因而一般措施无效时，可在颈部行膈神经封闭。

4. 尿潴留

手术后尿潴留较为多见。全身麻醉或蛛网膜下隙麻醉后，排尿反射受抑制，切口疼痛引起膀胱和后尿道括约肌反射性痉挛，以及患者不习惯在床上排尿等，都是常见原因。处理：对尿潴留的患者，如病情许可，可以通过改变体位或协助患者坐起、站立排尿，亦可在耻区按摩、热敷，给患者听流水声诱导排尿，女性患者可用温水冲洗会阴。还可用针刺关元穴、中极穴、足三里穴。以上措施无效后应在严格无菌操作下导尿，1 次导尿量应少于 1 000 ml。如导出尿量多于 500 ml 者，应留置导尿管 1~2 天，有利于膀胱壁逼尿肌收缩力的恢复，留置导尿期间做好导管护理及膀胱功能训练。如考虑到前列腺肥大或术中可能损伤骶丛神经，则应在手术前即留置导尿管。

（十）术后并发症的护理

1. 内出血

常发生在术后 2 日内，特别是术后数小时内。护理措施：①严密观察术后患者的生命体征、手术切口及引流管出血的情况，如有明显异常，及时通知医师。②置患者平卧位，稳定患者的情绪，吸氧，遵医嘱输液、输血、使用止血药物等。③积极做好再次手术准备，经保守处理而效果不佳者必须再次手术止血。

2. 肺部感染

常发生在胸部、腹部大手术后。护理措施：①指导、协助患者进行有效的咳嗽、咳痰或者每2~4小时协助翻身、叩背1次，促进痰液的咳出；病情允许时，应鼓励患者尽早下床活动，多做深呼吸及腹式呼吸运动。②保持室内正常温度湿度，维持每日液体摄入量。③痰液黏稠不易咳出者，每日雾化吸入2~4次。④遵医嘱应用抗生素及祛痰药物。⑤加强支持疗法，提高机体抵抗力。

3. 切口感染

常发生于术后3~5天。预防：严格无菌原则细致操作，加强患者营养。处理：早期可理疗，脓肿形成后拆开缝线引流，全身应用抗生素。

4. 切口裂开

多见于腹部手术后1周左右。护理措施：①安慰患者不要紧张，稳定情绪，安静休息。②切口部分裂开，用蝶形胶布固定伤口，并以腹带加压包扎。③切口全层裂开，立即用无菌生理盐水纱布覆盖切口及脱出的脏器，通知医生立即送往手术室重新缝合。注意肠管脱出切口外时，应妥善保护，切不可将其回纳腹腔，以免引起腹腔感染。

5. 下肢静脉血栓形成及血栓性静脉炎

多发生于术后长期卧床，活动少，同时下肢静脉多次输注高渗液体和刺激性药物的老年人或肥胖患者。护理措施：①指导和协助患者在清醒时做腿部运动，病情允许时鼓励患者早期下床活动，预防该并发症的发生。②观察有无下肢静脉炎及静脉回流障碍的症状和体征。③有并发症发生时，尤其有深静脉栓塞症状者，应补足液体，抬高患肢，按医嘱局部湿热敷和理疗、抗凝治疗及抗生素的应用；但禁止局部按摩，应使患肢制动，以防止血栓脱落。

6. 急性胃扩张

术后急性胃扩张可在胸腹部、脊柱手术之后出现，由于麻醉及手术过程中患者吞咽大量气体，或是手术后胃壁张力减退、胃黏膜继续分泌胃液，使得胃过度扩张。胃扩张及向下移位可使十二指肠通道不畅，造成大量的液体潴积在胃腔内，数量可达4 L，可引起严重的水、电解质失衡，甚至休克。护理措施：发现术后患者有急性胃扩张时应协助医师置入鼻胃管并行胃肠减压，通常在插入胃管后即可抽吸出大量的气体、液体，腹胀常可缓解。胃肠减压应持续到胃壁张力及蠕动恢复后为止。急性胃扩张的患者常有脱水及电解质失衡，应按医嘱静脉输注等渗盐水、钾盐等以纠正失衡。

7. 尿路感染

尿潴留是引起术后尿路感染的主要原因。另外，长时间留置导尿管或多次导尿也可造成。护理措施：尿培养明确菌种，选择有效抗生素治疗。另外，鼓励患者多饮水，保持每日尿量在1 500 ml以上，可起到冲洗尿道的作用。

（十一）心理监护

由于麻醉和手术期的安全度过，患者术后在心理上能产生解脱感，多数患者在术后能消除手术引起的恐惧、焦虑。但部分患者仍存在心理障碍，如有的患者对正常的术后反应认识不足，长时间不敢翻身、活动，不敢咳嗽，不敢进食，认为手术会造成残疾，对术后恢复缺乏信心。身体不适、切口疼痛和生活不能自理也会增加新的焦虑。因此，针对患者的不良心理状态，应根据患者社会背景、个性以及手术类型不同，对每个患者提供个体化的心理支持，给予心理疏导和安慰，以增强战胜疾病的信心。

（十二）健康教育

1. 饮食

合理进食含有足够能量、蛋白质和丰富维生素的均衡饮食。胃切除术后患者应少量多餐。

2. 休息和活动

注意劳逸结合，适量活动，可进行散步等轻体力活动，以逐渐恢复体力；术后 6 周内不宜举重物。

3. 服药和治疗

术后继续药物治疗常是手术治疗的延续过程，患者应遵医嘱按时、按量服用。为避免和延迟肿瘤复发、延长生存期，肿瘤患者应坚持定期接受化学治疗和放射治疗。

4. 切口护理

①闭合性切口：拆线后用无菌纱布覆盖 1～2 天。②开放性切口：遵医嘱定期到医院复查，更换敷料。

5. 就诊和随访

患者出院后若出现体温高于 38℃、伤口引流物有异味、切口红肿或有异常腹痛、腹胀、肛门停止排便和排气等症状或体征，应及时就诊。

一般患者于手术后 1～3 个月到门诊随访 1 次，通过系统体检，了解机体的康复程度及切口愈合情况。肿瘤患者应于术后 2～4 周到门诊随访，以制订继续治疗方案。

（李莉）

第五章　外科感染

第一节 全身性外科感染

全身性外科感染是指病原菌侵入人体血循环,并生长繁殖,引起严重的全身各系统的感染症状或中毒症状者。常见的致病菌为金黄色葡萄球菌、溶血性链球菌、大肠杆菌和绿脓杆菌等化脓性细菌,故又称全身化脓性感染。近年来,由于广谱抗生素、肾上腺皮质激素和免疫抑制剂的大量应用,真菌引起的全身性感染近年来有明显的增多,它虽然不属于化脓性感染,但往往引起严重的后果,应给予充分的关注。

一、病因

1. 严重创伤、烧伤、休克、外科大手术后,可使患者处于应激状态而释放大量炎症性介质,如再次出现致伤因素,如出血、感染作用于靶细胞而引起所谓级联反应,导致感染,可引起脓毒症。

2. 各种化脓性感染如弥散性腹膜炎、胆道或尿路感染,甚至局限性感染均可引起脓毒症。

3. 诱发因素

①机体免疫力低下,如年老体弱、营养不良、严重贫血和慢性疾病等;②长期使用糖皮质激素、免疫抑制剂、抗癌药物等;③长期使用广谱抗生素导致非致病菌或条件致病菌大量繁殖引发的感染;④局部病灶处理不当,伤口存留异物、无效腔、引流不畅或清创不彻底等;⑤长期留置静脉导管所致静脉导管感染等。

全身性感染的常见致病菌有:

1) 革兰阴性杆菌:当代外科感染中革兰阴性杆菌感染已超过革兰阳性杆菌,常见为大肠杆菌、拟杆菌、绿脓杆菌、变形杆菌,其次为克雷伯菌、肠杆菌等。此类细菌的主要毒性在于内毒素,有些抗生素虽能杀菌,但对内毒素及其介导的炎症介质是无能为力的,因此,由革兰阴性杆菌所致的脓毒症一般比较严重,可出现三低现象(低温、低白细胞、低血压),发生感染性休克者也较多见。

2) 革兰阳性球菌:较常见的有三种,①金黄色葡萄球菌感染常年不减,是因其出现多重耐药性的菌株,包括对β内酰胺类、氨基糖苷类均耐药,这类菌株还倾向于血液播散,可在体内形成转移性脓肿。有些菌株局部感染也可引起高热、皮疹,甚至休克。②表皮葡萄球菌曾多年被划归"非致病菌",由于其易黏附在医用塑料制品如静脉导管等中,细菌包埋于黏质中,可逃避机体的防御能力与抗生素的作用。近年的感染率明显增加。③肠球菌是人体肠道中的常驻菌,可参与各部位的多菌感染,有的肠球菌脓毒症不易找到原发灶。

3) 无芽孢厌氧菌:近年来由于厌氧培养技术的提高,发现腹腔脓肿、阑尾脓肿、肛周脓肿、脓胸、脑脓肿、吸入性肺炎、口腔颌面部坏死性炎症、会阴部感染等多含有厌氧菌。厌氧菌感染有 2/3 同时有需氧菌感染。两类细菌有协同作用，能使坏死组织增多，易于形成脓肿。脓液可有粪臭样恶臭。常见的无芽孢厌氧菌是拟杆菌、梭状杆菌、厌氧葡萄球菌和厌氧链球菌。

4）真菌：外科真菌感染中应特别注意白色念珠菌、曲霉菌、毛霉菌、新型隐球菌等，属于条件性感染。其发生原因有：①在持续应用抗生素的情况下，特别是应用广谱抗生素，真菌得以过度生长，成为一般细菌感染后的二重感染；②基础疾病重，加上应用免疫抑制剂、激素等，使免疫功能进一步削弱；③长期留置静脉导管。

二、临床表现和诊断

（一）临床表现

脓毒症主要表现为：①骤起寒战，继以高热可达41℃，或低温，起病急，病情重，发展迅速；②头痛、头晕、恶心、呕吐、腹胀，面色苍白或潮红、出冷汗。神志淡漠或烦躁、谵妄或昏迷；③心率加快、脉搏细速，呼吸急促或困难；④肝脾可肿大，严重者出现黄疸或皮下出血瘀斑等。

（二）实验室及其他检查

1. 血常规

白细胞计数大多明显增高，一般在（10～30）×10^9/L，也有白细胞计数不高，甚或减少，但中性粒细胞多数仍增多，嗜酸粒细胞在急性期大多数显著减少或接近于零。中性粒细胞的四唑氮蓝（NBT）试验在细菌性败血症中常呈阳性（正常在8%以下，败血症者可在20%以上）。

2. 病原学检查

血培养为确诊的重要依据，宜同时做需氧培养、厌氧培养和真菌培养；反复多次送检，应争取在抗生素应用前以及寒战，高热时进行。骨髓、脓液、脑脊液、胸腹水、瘀点等涂片或培养，也可找到病原菌，骨髓培养阳性率可较血培养者高。病原菌分离后应做药物敏感度（药敏）或联合药敏试验。

3. 其他

部分患者尿分析可有蛋白、红细胞、白细胞和管形。X线胸部检查，应包括观察两侧膈肌运动等。

（三）诊断

1. 有原发感染病灶并出现典型脓毒症临床表现者，一般可做出初步诊断；依据原发感染灶的性质（如痈、胃肠穿孔等）和脓液性状，结合临床某些特点和实验室检测结果，综合分析，大致可区分病原菌为革兰阳性或阴性细菌或混合感染。

2. 对临床表现如寒战、高热、脉细速、低血压、腹胀、皮肤黏膜瘀斑或神志改变，不能用原发感染病来解释时，要高度警惕脓毒症的可能，严密观察和做进一步检查，以防漏诊和误诊。

三、治疗

(一) 一般处理

最重要的措施为清除感染源。适当的液体治疗以预防或迅速纠正低血容量休克，纠正电解质代谢失调和酸中毒，补充各种维生素。必要时应反复输给新鲜血，一般每次200～400 ml，以补充血容量，纠正贫血，增加血浆蛋白含量和免疫力，也可用丙种球蛋白6 ml，肌内注射，每周1～2次。以增加人体的抵抗力。此外尚应给退热剂或物理降温以控制高热，密切注意有无转移性脓肿发生。

(二) 抗生素的使用

一般先根据原发病灶的性质来选用抗菌药物，并选用抗菌谱较广的抗菌药物，或两种抗菌药物联合应用。以后根据治疗效果、病情演变和病原菌培养结果及药敏测定，调整抗菌药物的种类。抗菌药物的剂量应较大，疗程应较长。真菌性败血症，应尽量停用广谱抗生素，改用对原来感染有效的窄谱抗生素，并静脉应用抗真菌药物；如二性霉素B、5－氟胞嘧啶、酮康唑等。

(三) 局部治疗

目的是处理原发感染灶。根据其性质，采取不同的方法。例如，脓肿切开引流术，切除伤口内已坏死和濒于坏死的组织，除去异物，以利引流，拔除留于体内的各种导管等。急性腹膜炎、急性梗阻性化脓性胆管炎、绞窄性肠梗等应做手术治疗。如一时不能找到原发病灶，则应进行全面的检查，尤其应注意一些潜在的感染源和感染途径。如肠道菌群移位所导致的肠源性感染。

(四) 糖皮质激素的应用

早期应用有一定效果。应短期内用大剂量，例如甲泼尼龙30 mg/kg 或地塞米松(1～3) mg/kg，加入5% 葡萄糖液中静脉滴注，1 次滴完，一般用1～2 次。需和抗生素同时应用，以免感染扩散。

(五) 其他

病情严重者，可用冬眠疗法，如氯丙嗪、异丙嗪各50 mg 和哌替啶100 mg 加入5% 葡萄糖液中做静脉滴注，或将上述药量分2～4 次做肌内注射。用药期间应严密观察意识情况，以及脉搏、体温、血压、呼吸和肺部情况。疗程一般1～2 周。对伴有心血管疾病、血容量不足或呼吸功能不足者宜慎用或不用。

四、护理

1. 密切观察患者体温、脉搏及原发感染灶的处理效果等。

2. 保证充分休息和睡眠，加强营养，遵医嘱合理安排输血、输液或胃肠内、外营养支持，增强机体抗感染能力。

3. 严格执行无菌技术操作，注意避免并发其他感染。

4. 关心、体贴患者，给患者及家属心理安慰和支持，做好心理安抚，以减轻或缓解其焦虑情绪。

5. 加强静脉留置导管的处理，严格无菌操作，每天常规消毒、清洁静脉留置导管入口部位，更换敷料，以免并发导管性感染。

6. 高热患者的健康指导

1）在患者寒战、高热时采血做细菌或真菌培养，提高培养阳性率；已接受抗生素治疗者血液培养不一定呈阳性，应多次检查，为治疗提供可靠依据。

2）对高热和大量出汗者，鼓励其多饮水，及时补充液体和电解质，防止水、电解质代谢紊乱。

3）高热患者，给予物理降温或按医嘱应用降温药，以降低代谢消耗。

7. 并发症的预防与健康指导

1）感染性休克：密切观察病情变化，随时监测神志、面色、生命体征的变化，如发现患者意识障碍、体温降低或升高、脉搏及心率加快、呼吸急促、面色苍白或发绀、尿量减少、白细胞计数明显增多等感染性休克表现时，应及时报告医生，并积极配合抢救，包括置患者于合适的体位、建立静脉通道、输液和应用抗菌药等。

2）水、电解质代谢紊乱：注意观察患者有无口渴、皮肤弹性降低、尿量减少，以及红细胞比容增高等脱水表现。对高热和汗出较多者，遵医嘱及时补充液体和电解质，定时监测电解质水平的变化，若发现异常，及时报告医生。

8. 用药指导

保证用药及时，根据医嘱，及时、准确地执行静脉输液和药物治疗，以维持正常血压、心排血量及控制感染。

（薛明）

第二节　有芽孢厌氧菌感染

破伤风

破伤风是破伤风杆菌经由皮肤或黏膜伤口侵入人体，在缺氧环境下生长繁殖，产生毒素而引起阵发性肌痉挛的一种特异性感染。

一、病因和发病机制

破伤风杆菌是一种革兰阳性厌氧杆菌，存在于草食动物和人类的肠道中，随粪便排入泥土。其芽孢具有很强的抵抗力。在100℃温度下，仍能生存半小时。破伤风杆菌必须通过皮肤伤口侵入人体，并在无氧环境中才能生长繁殖，发生感染。故破伤风患者的伤口一般窄小而深，有坏死组织、异物存在，并有其他需氧菌合并感染。多见于战伤，亦常见于劳动中木刺、锈钉刺伤、烧伤、不洁人工流产、不按无菌法处理新生婴儿脐带，以及动物咬伤等。破伤风杆菌在创口内经过1~2周（最短24小时，最长可达数月）的潜伏期。细菌繁殖并产生外毒素。有痉挛毒素和溶血毒素两种，但主要是痉挛毒素引起症状。毒素吸收后作用于脊髓前角细胞和神经肌肉终板，使处于高度兴奋状态而产生症状。

二、临床表现和诊断

（一）临床表现

破伤风潜伏期平均为 6~12 天，亦可短于 24 小时或长达 30 天，甚至数月。潜伏期越短，预后越差。

1. 前驱症状

表现为乏力、头晕、头痛、咬肌紧张、酸胀、咀嚼无力、烦躁不安、打呵欠等。常持续 12~24 小时。

2. 典型症状和体征

在肌紧张性收缩（肌强直、发硬）的基础上，呈阵发性强烈痉挛。起初受影响的肌群是咀嚼肌，以后依次为面肌、颈项肌、背腹肌、四肢肌群，膈肌和肋间肌。表现为咀嚼无力、张口困难（牙关紧闭）、蹙眉、口角下缩、咧嘴"苦笑"、颈项强直；头后仰、腰部前凸、足后屈，形成弓背，而四肢呈屈膝、弯肘、半握拳等痉挛姿态，共同形成"角弓反张"或"侧弓反张"状；强烈的肌肉痉挛可使肌断裂，甚至发生骨折。膀胱括约肌痉挛可引起尿潴留。呼吸肌群和膈肌痉挛可致面唇青紫、呼吸困难，甚至呼吸暂停，以致危及生命。在肌持续紧张收缩的基础上，任何轻微刺激，如光线、声响、接触、震动或触碰患者身体，均可诱发全身肌群的痉挛和抽搐。每次发作持续的时间由数秒至数分钟不等，发作时患者神志清楚。发作间歇期长短不一；发作越频繁，病情越重。病程一般为 3~4 周。自第二周后，随着病程延长，症状逐渐减轻。但肌紧张与反射亢进的现象仍可持续一段时间；恢复期间还可出现一些精神症状，如幻觉、言语、行为错乱等，但多数能自行恢复。

3. 其他症状

少数患者仅表现为局部肌持续性强直，可持续数周或数月，以后逐渐消退。新生儿破伤风因其肌肉纤弱而症状不典型，常表现为不能啼哭和吸乳、活动少、呼吸弱，甚至呼吸困难。

（二）诊断

①有外伤史；②有牙关紧闭，颈项强直，角弓反张，阵发性全身肌肉痉挛发作等典型临床表现；③局限性破伤风，其肌肉痉挛、抽搐仅限于创伤或感染部位，或仅有伤肢的肌肉强直，全身症状轻微。

（三）鉴别诊断

1. 狂犬病

多有狗、猫咬伤史；潜伏期较长；以吞咽肌抽搐为主，咽肌应激性增强，患者听见水声或看见水，咽肌立即发生痉挛、剧痛，喝水不能下咽，并流大量口涎。

2. 化脓性脑膜炎

虽有角弓反张，项背强直等，但无阵发性肌肉痉挛；患者颅内压增高，有剧烈头痛，喷射性呕吐，高热，嗜睡等；脑脊液检查为渗出液，有较多脓球。

3. 子痫

发作时四肢抽搐，口吐涎沫，喉间痰鸣等，虽与本病相似，但子痫是一种发作性神经异常的疾病，常突然昏仆，不省人事，口中做猪羊叫声，移时苏醒，醒如常人，且以往有类似发作史。

4. 低钙性抽搐

主要影响上肢；血清钙较低，注射钙剂能缓解手足搐弱。

三、治疗

本病的治疗原则为：①处理伤口，控制感染；②中和毒素；③制止痉挛；④维持营养，增强抵抗力；⑤防止并发症。

1. 一般治疗

患者住隔离病室，减少一切刺激，保持安静，室内光线宜均匀柔和，避免强光照射，各种动作包括走路、说话都要轻巧、低声。护理操作尽量集中，可在使用镇静剂后30 分钟内进行，以免经常刺激打扰患者。有伤口者，应在控制痉挛下进行彻底的清创和引流，并用 3% 过氧化氢溶液反复冲洗。医护人员有伤口者应避免接触患者，换药用品应严格消毒，换下的敷料应焚毁。注意观察，保持呼吸道通畅，宜早期做气管切开术。饮食应有刺激性的食物，给予高蛋白、高热量、高碳水化合物及维生素。

2. 控制肌肉痉挛

控制肌肉痉挛是治疗本病的中心环节，可采用以下几种方法。

1）患者应保持安静，避免搬动和外界刺激，预防并发症。

2）适量使用可待因、哌替啶及吗啡，解除因持续肌收缩导致的剧痛，而不致引起呼吸抑制。使用镇静剂可提高机体对外界刺激的阈值，减少抽搐发作频度与严重程度。可以地西泮（安定）10 mg 静脉注射，每天 2 ~ 3 次；苯巴比妥钠 0.1 ~ 0.2 g，肌内注射；也可以 10% 水合氯醛 15 ml 口服或 30 ml 灌肠，每天 3 次。病情较重，可用冬眠 1 号合剂（含氯丙嗪、异丙嗪各 50 mg，哌替啶 100 mg）加入葡萄糖液中静脉缓慢滴注，但低血容量时忌用。抽搐严重者，可静脉注射硫喷妥钠 0.1 ~ 0.25 g，使用时需注意维持呼吸道通畅，警惕喉头痉挛。肌松弛剂如氯化琥珀胆碱、汗肌松等静脉给药，解痉效果显著，由于同时可以引起呼吸肌麻痹，应在气管插管、气管切开及控制呼吸的条件下使用。

3. 中和游离毒素

因破伤风抗毒素（TAT）和人体破伤风免疫球蛋白（TIG）均无中和已与神经组织结合的毒素的作用，只能防止更多的毒素与神经细胞结合，故应尽早使用，以中和游离毒素。TAT 用前需做皮肤过敏试验，用量按重型、中型和轻型分别为 10 万 U、7 万 U 和 5 万 U，加入 5% 葡萄糖液 500 ~ 1 000 ml 内，由静脉缓慢滴入。但静脉用药不能有效地透过血脑屏障，需配合鞘内注射，一般用量为 0.5 万 ~ 1.0 万 U，用类固醇稀释，即加入泼尼松龙 12.5 mg 可减少这种注射引起的炎症和水肿反应。新生儿破伤风可用 2 万 U 抗毒素由静脉滴注。TIG 的疗效远远超过 TAT，且无过敏反应，半衰期为 25 天，一般只需肌内注射 1 次，剂量为 3 000 ~ 6 000 U，不可静脉注射，因可引起高血压。

4. 抗生素

大剂量青霉素 1 000 万 ~ 1 500 万 U 静脉滴注，可抑制破伤风杆菌并可预防其他感染，效果较好。除青霉素外，还可应用其他有效抗生素。

5. 甲硝唑

甲硝唑治疗厌氧菌感染效果明显，对破伤风杆菌亦有效果。成人剂量每天 1.6 ~ 2.6 g，儿童剂量每天 50 mg，每天 3 次口服，1 ~ 2 周为一疗程。但本品不能中和破伤风外毒素。故破伤风的治疗仍应综合应用上述各种疗法。

6. 高压氧

有条件者，可用高压氧治疗。

7. 中医治疗

以息风镇痉为主，常用五虎追风散（方剂：蝉衣 30 g，天南星 6 g，明天麻 6 g，全蝎及炒僵蚕各 7 只。抽搐重者加蜈蚣 1 条，地龙 9 g，每天 1 剂，连服 3 天）。

四、护理

最可靠的预防方法是注射破伤风类毒素。避免创伤、普及新法接生、正确及时处理伤口以及伤后采用被动免疫预防发病。

1. 正确处理伤口

所有伤口都应清创。清除一切坏死及无活力的组织，清除异物，切开无效腔，敞开伤口，充分引流。如接生消毒不严时，应用 3% 过氧化氢溶液清洗脐部，涂以碘酊消毒。

2. 自动免疫

皮下注射破伤风类毒素 3 次，每次间隔 3 ~ 6 周，第 1 次 0.5 ml；后两次各为 1 ml，称基础注射。1 年后再注射 1 ml，作为强化注射。以后每 5 年强化 1 次，每次 1 ml，可使人体有足够免疫力。如受伤，再注射 0.5 ~ 1 ml，免疫力在首次注射后 10 天内产生，30 天后就能有效预防破伤风发生。

3. 被动免疫

对于过去未行自动免疫而有开放性伤口时，在伤后 24 小时内肌内注射破伤风抗毒血清（TAT），成人和儿童剂量为 1 500 U，严重污染或伤后超过 12 小时才得到伤口处理的可加倍剂量。注射后血液中抗体浓度迅速增高，可预防破伤风的发生。破伤风抗毒素在体内仅能维持 7 天左右，伤口污染严重的患者可在此期间内重复注射一次。注射前须做过敏试验，过敏试验阴性者才能一次肌内注射；过敏试验阳性者必须采用脱敏注射法。

脱敏注射法仍然不能完全避免过敏反应发生。有条件时可用人体破伤风免疫球蛋白 250 ~ 500 U 肌内注射。破伤风免疫球蛋白无过敏反应，可以在血液中存留 4 ~ 5 周，其效能为破伤风抗毒素的 10 倍，但制备工艺复杂、费用高、药源少，目前逐渐应用于临床。

气性坏疽

气性坏疽通常指由梭状芽孢杆菌所致的一种严重的以肌组织坏死或肌炎为特征的急性特异性感染。此类感染发病急、预后差。

一、病因

气性坏疽属厌氧菌感染，病菌为革兰阳性梭状芽孢杆菌，主要是产气荚膜梭菌、水肿杆菌、腐败杆菌和溶组织杆菌等。此类细菌广泛存在于泥土和人畜粪便中，故容易侵入伤口，但感染发生者不多。气性坏疽的发生除了取决于梭状芽孢杆菌的存在外，还决定于人体的抵抗力和伤口的缺氧环境。因此，开放性骨折伴有血管损伤，挤压伤伴有深部肌肉损伤，使用止血带时间过长或石膏包扎过紧，肛周、会阴部的严重创伤等容易继发气性坏疽。

二、病理

气性坏疽的发生是由上述细菌产生的外毒素与酶所致。部分酶能通过脱氮、脱氨、发酵作用而产生大量的不溶性气体，如硫化氢等，积聚在组织间；有些酶能溶解组织蛋白，使组织细胞坏死、渗出而产生恶性水肿。组织内因气、水夹杂而急剧膨胀，局部张力迅速增加，皮肤表面变硬如"木板样"；筋膜下张力急剧增加，压迫微血管而加重组织缺血、缺氧甚至失活，更有利于细菌生长繁殖，形成恶性循环。此类细菌产生的卵磷脂酶、透明质酸酶等可使细菌易于穿透组织间隙，加速扩散。感染一旦发生，即可沿肌束或筋膜向上下迅速扩散。病变肌肉变为砖红色，外观如熟肉，失去弹性。大量组织坏死和外毒素吸收可引起严重的脓毒症。

三、临床表现和诊断

（一）临床表现

1. 潜伏期

可短至 6 小时，多数在 3 天内，最长为 6 天。初起时，患者自觉患部沉重或包扎过紧感，随着病情迅速发展，出现下述特征性表现。

2. 局部表现

伤肢沉重或疼痛，持续加重，有如胀裂，程度常超过创伤伤口所能引起者，止痛剂不能奏效；局部肿胀与创伤所能引起的程度不成比例，并迅速向上、下蔓延，每小时都可见到加重。伤口中有大量浆液性或浆液血性渗出物，可浸湿厚层敷料，当移除敷料时有时可见气泡从伤口中冒出。皮下如有积气，由于气、水混杂，可触及捻发音。由于局部张力大，皮肤受压而发白，浅部静脉回流发生障碍，故皮肤表面可出现如大理石样斑纹。因组织分解、液化、腐败和大量产气（硫化氢等），伤口可有恶臭。局部探查时，如属筋膜上型，可发现皮下脂肪变性、肿胀；如为筋膜下型，筋膜张力增高，肌肉切面不出血。

3. 全身表现

可有高热、脉速、皮肤苍白、不安、出汗、贫血等中毒症状。若感染不被控制，则可发展为感染性休克。

（二）实验室及其他检查

伤口分泌物涂片检查见大量革兰阳性杆菌，脓细胞很少。血白细胞计数，增高（15～20）×10⁹/L，血红细胞计数显著下降，血红蛋白也明显下降。X线片检查肌群间有气体存在。

（三）诊断

因病情发展急剧，重在早期诊断。早期诊断的重要依据是局部表现。伤口内分泌物涂片检查有革兰阳性粗大杆菌和X线检查显示患处软组织间积气，有助于确诊。

（四）鉴别诊断

出现气泡并非是梭状芽孢杆菌肌坏死的诊断要点，因为伤口内的许多细菌可产气，应注意与大肠杆菌蜂窝织炎、创伤后非感染性捻发音、厌氧链球菌蜂窝织炎、厌氧链球菌肌炎等相鉴别。

四、治疗

（一）隔离

必须执行消毒、隔离，将患者安置在单人病室。用过的敷料应焚毁，换药用具应彻底灭菌，防止交叉感染。

（二）手术治疗

一经诊断即应立刻手术处理，不可延误，目的是控制感染，减少毒素吸收。手术应在全麻下进行，忌用止血带，应立即敞开伤口，切除无生机的肌肉，伤口用大量过氧化氢液冲洗，经常更换敷料。凡感染发展迅速、范围广，从整个肢体横断面来看，所有层次均已受累者，或伤肢损毁过甚，合并粉碎性开放性骨折、大血管损伤、肢体动脉搏动消失者，或短期内出现严重的毒血症，而经上述切开方法不能在短期内制止病变发展者，都必须考虑立即进行高位环形截肢术，以挽救生命。截肢术不可应用止血带，残端全层开放，不缝合。

（三）应用抗生素

对这类感染，首选青霉素，常见产气荚膜梭菌中对青霉素大多敏感，但剂量需大，每天应在1 000万U以上。大环内酯类（如琥乙红霉素、麦迪霉素等）和尼立达唑类（如甲硝唑、替硝唑）也有一定疗效。氨基糖苷类抗生素（如卡那霉素、庆大霉素等）对此类细菌已证实无效。

（四）高压氧治疗

提高组织间的含氧量，造成不适合细菌生长繁殖的环境，可提高治愈率，减轻伤残率。

（五）全身支持疗法

包括输血、纠正水与电解质失调、营养支持与对症处理等。

五、护理

清创是预防气性坏疽的有效方法。怀疑有气性坏疽污染的伤口，应彻底清创，以3%过氧化氢或1∶5 000 高锰酸钾溶液冲洗，开放伤口，保持畅通引流，敷料要疏松。对已缝合的伤口，或包扎石膏绷带的，有气性坏疽可疑时，应立即拆除缝线和石膏，将伤口完全敞开，并以3%过氧化氢冲洗。

（薛明）

第六章　颅脑外科疾病

第一节　颅内压增高和脑疝

颅内压增高

颅内压增高是神经外科常见临床病理综合征，是颅脑损伤、脑肿瘤、脑出血、脑积水和颅内炎症等所共有征象，由于上述疾病使颅腔内容物体积增加，导致颅内压持续在200 mmH$_2$O*以上，从而引起的相应的综合征，称为颅内压增高。颅内压增高会引发脑疝危象，可使患者因呼吸循环衰竭而死亡，因此对颅内压增高及时诊断和正确处理，十分重要。

一、颅内压的形成与调节

颅腔容纳着脑组织、脑脊液和血液三种内容物，当儿童颅缝闭合后或成人，颅腔的容积是固定不变的，为1 400～1 500 ml。颅腔内的上述三种内容物，使颅内保持一定的压力，称为颅内压（ICP）。由于颅内的脑脊液介于颅腔壁和脑组织之间，一般以脑脊液的静水压代表颅内压力，通过侧卧位腰椎穿刺或直接脑室穿刺测量来获得该压力数值，成人的正常颅内压为70～200 mmH$_2$O，儿童的正常颅内压为50～100 mmH$_2$O。临床上颅内压还可以通过采用颅内压监护装置，进行持续地动态观察。

颅内压可有小范围的波动，它与血压和呼吸关系密切，收缩期颅内压略有增高，舒张期颅内压稍下降；呼气时压力略增，吸气时压力稍降。颅内压的调节除部分依靠颅内的静脉血被排挤到颅外血液循环外，主要是通过脑脊液量的增减来调节。当颅内压低于70 mmH$_2$O时，脑脊液的分泌则增加，而吸收减少，使颅内脑脊液量增多，以维持正常颅内压不变。相反，当颅内压高于70 mmH$_2$O时，脑脊液的分泌较前减少而吸收增多，使颅内脑脊液量保持在正常范围，以代偿增加的颅内压。另外，当颅内压增高时，有一部分脑脊液被挤入脊髓蛛网膜下腔，也起到一定的调节颅内压的作用。脑脊液的总量占颅腔总容积的10%，血液则依据血流量的不同约占总容积的2%～11%，一般而言允许颅内增加的临界容积约为5%，超过此范围，颅内压开始增高。当颅腔内容物体积增大或颅腔容量缩减超过颅腔容积的8%，则会产生严重的颅内压增高。

二、影响颅内压增高的因素

（一）年龄

婴幼儿颅缝未闭合或闭合未全，可以使颅缝张开延缓颅内压的增高；老年人由于脑

---

*　1 mmH$_2$O = 0.0098 kPa。

萎缩使颅内代偿空间增多，颅内压增高出现晚。

（二）病变扩张的速度

急性的颅腔内容物增加会立即出现颅内压增高的表现，如颅脑损伤、脑血管意外和快速生长的恶性颅内肿瘤等；如果病变缓慢增长，如生长缓慢的良性颅内肿瘤，可以长期不出现颅内压增高的症状。

（三）病变部位

特殊部位的病变可以早期出现严重的颅内压增高。如位于中线或后颅窝的占位病变容易阻塞脑脊液循环通路；位于大静脉窦附近的病变早期引起颅内静脉回流障碍出现急性梗阻性脑积水。

（四）伴发脑水肿的程度

有些病变如恶性肿瘤和感染性病变等易伴发明显的脑水肿，早期出现颅内压增高。

三、颅内压增高的后果

持续的颅内压增高将引起一系列神经系统功能紊乱：

（一）脑血流量减少

颅内血管的灌注压由平均动脉压和颅内压决定。其公式为：

脑灌注压（CPP）＝平均动脉压（MAP）－颅内压（ICP）

正常脑灌注压为 70～90 mmHg。严重的颅内压升高会导致脑血流量的减少，当颅内压接近动脉舒张压时，将出现血压升高来代偿，维持脑血流量；当颅内压升高接近平均动脉压水平时，脑的血液供应接近停止，患者处于严重的脑缺血状态，甚至脑死亡。

（二）脑移位和脑疝

颅内压增高可直接影响脑的代谢和血流量，从而产生脑水肿，使脑的体积增大，引起及脑移位和脑疝。

（三）脑水肿

颅内压增高直接影响脑的能量代谢和血流量使水分潴留在神经细胞内，称为细胞毒性脑水肿；脑损伤、脑肿瘤等病变，由于毛细血管通透性增加，导致水分潴留在神经细胞外间隙，称为血管源性脑水肿。

（四）库欣（Cushing）反应

颅内压急剧增高时，患者将出现一系列生命体征的改变，表现为血压升高、脉压增大、脉搏减缓和呼吸节律紊乱等，这种变化称为库欣反应，主要见于急性颅内压增高的病例。

（五）应激性溃疡

与下丘脑自主神经中枢功能紊乱和消化道黏膜血管收缩缺血有关。

（六）神经源性肺水肿

颅内压增高时，可造成神经源性肺水肿，病人表现为呼吸急促、痰鸣，并有大量泡沫状血性痰液。

四、颅内压增高的病因和发病机制

（一）脑脊液增多

脑脊液由两侧侧脑室脉络膜丛产生，由侧室经室间孔到达第Ⅲ脑室，再经中脑导水管到达第Ⅳ脑室，由Ⅳ脑室的侧孔和中间孔排出到小脑延髓池、基底池及枕大池，而进入脑和脊髓的蛛网膜下隙，最后经上矢状窦的蛛网膜颗粒（及脊髓蛛网膜绒毛）而汇入静脉系统。

成人的脑脊液（CSF）总量为 100～200 ml，每 24 小时中 CSF 全部更换 5～7 次，共产生 CSF 约 1500 ml/d，并处于动态平衡中。

脑脊液增多的原因有：

1. CSF 分泌过多

如单纯的分泌过多、脑膜炎、脉络膜丛病变等。

2. CSF 循环阻塞

如蛛网膜粘连、脑脊液通路受阻等。

3. CSF 吸收障碍

如蛛网膜下隙出血后蛛网膜颗粒阻塞等。

（二）颅内血容积增加

主要指静脉压的增高而影响了脑脊液的排出，从而发生高颅压。

颅内静脉压的增高多见于静脉窦和颈内静脉的阻塞，如海绵窦血栓形成、上矢状窦血栓形成、乙状窦血栓形成，等等。

（三）颅内占位病变

正常情况下脑体积与颅腔容积之间的差别约为 10%，因此颅腔内只要存在 >10% 的占位病变，即将引起颅内压升高。

常见的病变有：脑肿瘤、脑血肿、脑脓肿、脑粘连囊肿、脑内肉芽肿、脑内寄生虫，等等，上述占位性病变除本身体积可逐渐增大外，它所压迫的周围脑组织所产生的水肿更加重了颅内压的增高。

（四）脑水肿

动、静脉血压升高都可使颅内血管系统中血液容积增加而引起颅内压增高。如突然发生的动脉压升高或降低，可引起颅内压的相应变化，但逐渐升高的动脉压不影响颅内压，故特发性高血压病若无高血压脑病发生，则颅压仍保持正常。颅内静脉阻塞，静脉压升高引起颅内压增高的机制主要是静脉瘀血和大脑半球水肿。颅内血液容积增加引起颅内压增高的同时也导致脑实质液体增加，脑水肿形成。从脑水肿的发病机制和药理可分为以血管源性为主的细胞外水肿和以细胞毒性为主的细胞内水肿。引起脑水肿的原因很多，几乎导致颅内压增高的各种原因都能引起脑水肿，如炎症、外伤、中毒、代谢性疾病、缺氧及占位性病变等。但脑组织受损害后水肿发生的时间和程度因损害的原因而异。

五、颅内压增高的临床分类

根据颅内压增高的速度，可把颅内压增高分为急性、亚急性和慢性三类。

（一）急性颅内压增高

见于急性颅脑损伤中的颅内血肿、高血压脑出血等，病情发展很快。

（二）亚急性颅内压增高

见于颅内恶性肿瘤、颅内炎症等，病情发展比较快。

（三）慢性颅内压增高

见于生长缓慢的良性肿瘤等，病情发展较慢。

六、颅内压增高的分期

根据临床的观察可将颅内压增高分为四期：

（一）代偿期

颅内已有占位性病变，临床无颅内压增高症状。

（二）早期

临床表现有头痛、呕吐、视盘水肿等颅内压增高表现，但没有意识及生命体征的改变。

（三）高峰期

患者有剧烈头痛、呕吐，并可能出现血压升高、脉搏减缓。这期的晚期可能出现脑疝症状。

（四）衰竭期

患者深昏迷，瞳孔散大，对光反应不良，血压下降，脉搏增快，呼吸不整，在本期晚期，出现呼吸停止。

七、临床表现和诊断

（一）临床表现

1. 头痛

头痛是颅内高压的最常见症状，由脑膜、血管或神经受牵扯或挤压所致。开始时为间歇性，以早晨清醒时及晚间头痛较重。部位多数在额部、枕后及两颞，颅后窝占位性病变常位于枕颈部并放射至眼眶。病程较短，头痛呈进行性加重。咳嗽、用力、打喷嚏、平卧、俯身、低头等活动时均可加剧。急性颅内压增高，头痛常很剧烈难忍，躁动不安，易进入昏迷状态。

2. 呕吐

呕吐由延脑中枢，前庭及迷走神经核团或其神经根受到刺激所引起。常出现于剧烈头痛时，多伴有恶心，表现为与饮食无关的喷射性呕吐。

3. 视盘水肿

视盘水肿是颅内压增高最客观的重要体征，颅内压增高早期，一般未出现视盘水肿，没有视觉障碍，视野检查可见生理盲点扩大，持续数周或数月以上视盘水肿可导致视神经萎缩，视盘逐渐变得苍白，视力逐渐减退，视野向心性缩小，最后导致失明。

以上 3 个表现是颅内压增高的典型征象，称为颅内高压的"三征"。但三征并不是缺一不可的，急性患者有时只在晚期才出现，也有的症状始终不出现。除了上述"三征"外，颅内压增高还可引起一侧或双侧外展神经麻痹，复视，视力减退，情感淡漠，脉搏缓慢，血压升高，大小便失禁，烦躁不安，癫痫发作等现象。严重颅内压增高时，常伴有呼吸不规则，瞳孔改变，昏迷。

（二）实验室及其他检查

1. 头颅 X 线片

可见脑回压迹加深，蛛网膜颗粒压迹增大加深，蝶鞍鞍背脱钙吸收或局限性颅骨破坏吸收变薄，幼童可见颅缝分离。

2. CT 及 MRI 检查

可见脑沟变浅，脑室、脑池缩小或脑结构变形、移位等影像，通常能显示病变的位置、大小和形态。

（三）颅内压增高的程度判断

下列指标示颅内压增高已达严重程度：

1. 头痛发作频繁而剧烈并伴有反复呕吐。

2. 视盘水肿进行性加重或有出血。

3. 意识障碍出现并呈进行性加重。

4. 血压升高，脉搏减慢、呼吸不规则。

5. 出现脑疝前驱症状如瞳孔不等；一侧肢体轻偏瘫、颈项强直等。

6. 脑电图呈广泛慢波。

7. 颅内压监测示颅内压进行性上升。

（四）诊断

诊断中要考虑起病的急缓，进展的快慢，可能的原因，结合当时的全身及神经系统检查，参考化验资料和必要的影像学检查，做出诊断及鉴别诊断，但须注意如下几点：

1. 有无颅内压增高危象，即有无脑疝或脑疝前的征象，如剧烈头痛、反复呕吐、意识障碍、瞳孔改变及生命体征改变等。有以上表现者应先输入甘露醇等降压药物，在保证呼吸道通畅及生命体征平稳的情况下，进行影像学及其他必要的检查。有颅内高压危象的患者做 CT 检查时应由临床医生陪同。

2. 有颅内压增高，但无颅内压增高危象，有定位性体征者，应优先做影像学检查，首选 CT 检查。禁忌腰椎穿刺，待肯定或除外占位性病变后，再做相应处理。

3. 有颅内压增高症状，无定位体征而有脑膜刺激征者，可做腰椎穿刺检查。有发热及流行病学根据时，可能为脑膜炎、脑炎；无炎症线索应考虑蛛网膜下隙出血。

4. 病史、体征提示全身性疾病者，应做相应的生化学检查，注意肝、肾功能，尿糖、血糖定量及电解质平衡。

5. 原因不明应考虑药物或食物中毒。

6. 下列情况禁忌做腰椎穿刺检查：①脑疝；②视盘水肿；③肩颈部疼痛、颈僵、强迫头位疑有慢性扁桃体疝；④腰椎穿刺处局部皮肤有感染；⑤有脑脊液耳、鼻漏而无颅内感染征象者。但如需除外或治疗颅内感染时，可在专科医生指导下进行。

八、治疗

（一）治疗原则

颅内压增高是一种继发的临床综合征，其发病原因很多，原发病变及其合并的病理生理也很复杂。治疗最基本的原则是治疗患者，而不仅仅是治疗颅内压增高本身。在判断复杂的病因和高颅压对病情的影响前，必先处理可能存在的危及生命的紧急情况。然后根据病因和病情选择降低颅内压的方式。治疗的最终目的是去除病因，恢复脑组织的功能。

（二）一般处理

留院观察神志、瞳孔、血压及生命体征变化，必要时做颅内压监护；保持呼吸道通畅，必要时做气管切开；限制液体摄入量，成人日需量 1 500 ml 左右，注意水、电解质、酸碱平衡；防止各种因素致胸、腹腔压力增高而加重颅高压。头部抬高 15°～30° 可使颅内压有所降低。

（三）病因治疗

除去病因是救治成功的关键。脑水肿最常见的病因为颅内占位性病变，如颅内肿瘤、脓肿、血肿等。应给予有效足量的抗生素。

（四）降低颅内压疗法

1. 缩减脑体积

根据病情可选用以下药物：

1）20% 甘露醇：该药分子大，静脉注射后血浆渗透压增高，从而使脑组织内液体渗入血内，降低了脑的容量而使颅内压下降。剂量按每次 1～2 g/kg，快速静脉滴注，半小时内滴完，每 4～6 小时 1 次。

2）高渗性葡萄糖溶液：是应用最久的脱水降颅压制剂。一般剂量为 50% 溶液 60～100 ml 静脉注射，于 3～5 分钟注完，每日 3～4 次。一般用药后数分钟内颅内压开始下降，但在用药后 40～60 分钟颅内压恢复到注射前的高度。其后少数患者出现压力反跳（超过用药前压力的 10%）。其机制为葡萄糖容易进入脑细胞内，待细胞外液的葡萄糖含量因代谢或经肾脏排出而减少后，血液的渗透压低于脑细胞内，水分又进入细胞内，使脑容积增加和颅内压增高。近年来，不少学者发现脑缺血后，高血糖动物的脑功能恢复较低血糖者差。其原因为在脑缺氧的情况下，若用葡萄糖治疗，由于增加了糖的无氧代谢，将导致乳酸增多，脑组织受损更严重。因此认为对中风及其他缺血、缺氧性脑病，急性期出现的颅内压增高不适用高渗性葡萄糖。由于葡萄糖应用后出现压力反跳，对重症颅内压增高者有使病情恶化的危险，故近年来主张不单独用高渗性葡萄糖脱水治疗。有糖尿病者禁用葡萄糖。

3）30% 尿素：是一种强力的高渗脱水药，常用量为每次 0.5～1.5 g/kg，静脉滴注，以每分钟 60～120 滴为宜，1～2 次/d。尿素有明显"反跳"现象，且肾功能不良者禁用，故目前已极少为临床医生所采用。

4）10% 甘油：是较理想的高渗脱水剂，不良反应少，当达到同样抗水肿效果时，用甘油所排出的尿量较用甘露醇少 35% ~40%，因此不会引起大量水分和电解质的丧失，且很少发生反跳现象。其脱水作用在甘露醇与葡萄糖之间，常用 10% 甘油盐水口服（加维生素 C 更好），1~2 g/（kg·d），分 3 次，静脉滴注应将 10% 甘油溶于 10% 葡萄糖液 500 ml 中，按 1.0~1.2 ml/kg 计算，缓慢滴入，3~6 小时滴完，1~2 次/d，浓度过高或滴速过快可引起溶血及血红蛋白尿。

5）强力脱水剂：有人主张混合用药，使脱水作用加强。

（1）30% 尿素 +10% 甘露醇混合剂，用药后 15 分钟颅内压下降，降颅压率可达 70% ~95%，维持 6~7 小时，无反跳作用。

（2）尿素—甘露醇—利尿合剂：其含量为尿素 0.5~1 g/kg，甘露醇 1~2 g/kg，罂粟碱 10~20 mg，氨茶碱 0.5 g，咖啡因 0.5 g，维生素 C 1 g，普鲁卡因 500 mg，配成 20% ~30% 的溶液，静脉滴注，可获较强的脱水利尿作用。

应用大剂量高渗脱水剂时的注意事项：①大剂量、快速、反复应用高渗性脱水药后，由于循环血量骤增，对心功能不全患者有可能诱发急性循环衰竭；②长期反复应用高渗脱水剂后，可能出现过度脱水，血容量过低，故应严格记录出入量，并合理补充液体。在脑水肿未解除前，水出入量应为负平衡，脑水肿已控制时，水出入量应维持平衡状态；③注意电解质平衡，尤其要防止低钾血症。

6）利尿剂：应用利尿剂治疗颅内压增高的机制是通过增加肾小球的滤过率和减少肾小管的再吸收，使排出尿量增加而造成整个机体的脱水，从而间接地使脑组织脱水，降低颅内压。但其脱水功效不及高渗脱水剂。使用利尿剂降颅内压的先决条件是肾功能良好和血压不低，对全身水肿伴颅内压增高者较适宜。

（1）利尿酸钠：主要是抑制肾小管对钠离子的重吸收，而产生利尿作用。一般用药量为 25~50 mg/次，加入 5% ~10% 葡萄糖液 20 ml 内，静脉缓注，2 次/d，一般在注射后 15 分钟见效，维持 6~8 小时，口服 25~50 mg/d，可维持 10 小时，治疗过程中应密切注意钾、钠、氯离子的变化。

（2）呋塞米：作用机制同利尿酸钠。成人一般用 20~40 mg，肌内注射或静脉注射，每日 2~4 次。有人用大剂量一次疗法，以 250 mg 呋塞米加于 500 ml 林格氏液中静脉滴入，1 小时内滴完，其利尿作用可持续 24 小时，降颅压作用显著。治疗中亦应注意血电解质的紊乱，并及时纠正之。

7）地塞米松：能降低毛细血管渗透性而减少脑脊液形成，有效地降低颅内压，每次 10~20 mg，每日 1~2 次静脉滴注，是降低颅内压的首选药物。

2. 减少脑脊液量

1）脑室引流术：脑室引流术是救治脑疝的最重要方法之一，尤其是在持续脑室压力监护下联合应用，效果更明显。本法适用于：①脑室系统或颅后窝占位性病变；②脑室出血和脑出血破入脑室；③自发性蛛网膜下隙出血伴有严重颅内压增高；④化脓性、结核性或隐球菌性脑膜炎所致的严重颅内压增高。

常用的方法有：①常规脑室穿刺引流术；②眶上穿刺术；③颅骨钻孔引流术；④囟门穿刺术。

2）碳酸酐酶抑制剂：常用乙酰唑胺 250 mg/次，每日 3 次，口服。地高辛 0.25~

0. 5 mg/次，每 8 小时 1 次，口服。

3. 减少脑血流量

1）控制性过度换气：用人工呼吸器增加通气量。$PaCO_2$ 应维持在 25～35 mmHg。本法适用于外伤性颅内压增高。

2）巴比妥类药物：常用戊巴比妥和硫喷妥钠，首次用量 3～5 mg/kg，最大用量可达 15～20 mg/kg，维持用量每 1～2 小时 1～2 mg/kg，血压维持在 60～90 mmHg，颅内压＜15 mmHg，若颅内压持续正常 36 小时，压力/容积反应正常即可缓慢停药。

4. 手术治疗

目的在于去除病灶，减少脑体积和扩大颅内容积，从而降低颅内压。适用于颅内占位性病变和急性弥散性脑水肿内科治疗不佳者。常用手术方法：

1）脑室外引流术：对有脑积水的病例，可行脑室穿刺外引流，快速降低颅内压，以缓解病情。一般成人经前额，婴幼儿经前囟穿刺脑室额角，经引流管，将脑脊液引流入封闭的引流瓶或引流袋中。

2）脑脊液分流术：对病情稳定者，可行脑脊液分流术，主要有脑室腹腔分流术；脑室脑池分流术；脑室心房分流术。

3）减压术

（1）外减压术：指去除颅骨瓣，为颅腔内容物提供一个更大的空间，以缓解颅内压。去骨瓣同时需敞开硬脑膜，或以人工硬膜、肌膜、骨膜等减张缝合硬脑膜。

（2）内减压术：在严重颅脑外伤时，因广泛脑水肿，外减压难以达到目的，可切除部分脑组织，如一侧的额极、颞极或已损伤的脑组织，称为内减压。因有损于脑组织，只能作为一种最后的手段，需慎重选择。

九、护理

1. 密切观察生命体征变化。

2. 抬高床头，以利颅内静脉回流，降低颅内压。

3. 保持呼吸道通畅，避免缺氧引起脑水肿，颅内压增高。

4. 润肠、保持大便通畅，避免用力排便及高位灌肠，以防颅内压骤然增高。

5. 补液量应以维持出入液量的平衡为度。

6. 积极行 CT、MRI、DSA 以明确病因。

<h1 style="text-align:center">脑　疝</h1>

正常颅腔内某一分腔有占位性病变时，该分腔的压力比邻近分腔的压力高，脑组织从高压区向低压区移位，被挤到附近的生理孔道或非生理孔道，使部分脑组织、神经及血管受压，脑脊液循环发生障碍而产生相应的症状群，称为脑疝。脑疝是由于急剧的颅内压增高造成的，在做出脑疝诊断的同时应按颅内压增高的处理原则快速静脉输注高渗降颅内压药物，以缓解病情，争取时间。当确诊后，根据病情迅速完成开颅术前准备，尽快手术去除病因，如清除颅内血肿或切除脑肿瘤等。

一、病因

脑内任何部位占位性病变发展到一定程度均可导致颅内各分腔因压力不均诱发脑疝。引起脑疝的常见病变有：

1. 损伤引起的各种颅内血肿，如急性硬脑膜外血肿、硬脑膜下血肿、脑内血肿等。

2. 各种颅内肿瘤特别是位于一侧大脑半球的肿瘤和颅后窝肿瘤。

3. 颅内脓肿。

4. 颅内寄生虫病及其他各种慢性肉芽肿。

5. 先天因素，如小脑扁桃体下疝畸形。此外，如对颅内压增高的患者，腰椎穿刺释放过多的脑脊液，导致颅内各分腔之间的压力差增大，可促使脑疝的形成。

二、发病机制

正常情况下，颅腔被大脑镰和小脑幕分割成压力均匀、彼此相通的各分腔。小脑幕以上称幕上腔，又分为左右两分腔，容纳左右大脑半球；小脑幕以下称为幕下腔，容纳小脑、脑桥和延脑。当某种原因引起某一分腔的压力增高时，脑组织即可从高压力区通过解剖间隙或孔道向低压力区移位，从而产生脑疝。疝出的脑组织压迫邻近的神经、血管等组织结构，引起相应组织缺血、缺氧，造成组织损伤，功能受损。

三、病因及分类

常见病因有：①外伤所致各种颅内血肿，如硬膜外血肿、硬膜下血肿及脑内血肿；②颅内脓肿；③颅内肿瘤尤其是颅后窝、中线部位及大脑半球的肿瘤；④颅内寄生虫病及各种肉芽肿性病变；⑤医源性因素；对于颅内压增高患者，进行不适当的操作如腰椎穿刺，放出脑脊液过多过快，使各分腔间的压力差增大，则可促使脑疝形成。

根据移位的脑组织及其通过的硬脑膜间隙和孔道，可将脑疝分为以下常见的三类：①小脑幕切迹疝又称颞叶疝。为颞叶的海马回、钩回通过小脑幕切迹被推移至幕下；②枕骨大孔疝又称小脑扁桃体疝，为小脑扁桃体及延髓经枕骨大孔推挤向椎管内；③大脑镰下疝又称扣带回疝，一侧半球的扣带回经镰下孔被挤入对侧分腔。

四、临床表现和诊断

（一）临床表现

1. 小脑幕切迹疝

小脑幕切迹疝是因一侧幕上压力增高，使位于该侧小脑幕切迹缘的颞叶的海马回、钩回疝入小脑幕裂孔下方，故又称颞叶钩回疝。

1）颅内压增高：剧烈头痛，进行性加重，伴躁动不安，频繁呕吐。

2）进行性意识障碍：由于阻断了脑干内网状结构上行激活系统的通路，随脑疝的进展患者出现嗜睡、浅昏迷、深昏迷。

3）瞳孔改变：脑疝初期由于患侧动眼神经受刺激导致患侧瞳孔缩小，随病情进展，患侧动眼神经麻痹，患侧瞳孔逐渐散大，直接和间接对光反应消失，并伴上睑下垂及眼球外斜。晚期，对侧动眼神经因脑干移位也受到推挤时，则相继出现类似变化。

4）运动障碍：钩回直接压迫大脑脚，锥体束受累后，病变对侧肢体肌力减弱或麻痹，病理征阳性。

5）生命体征变化：若脑疝不能及时解除，病情进一步发展，则患者出现深昏迷，双侧瞳孔散大固定，去大脑强直，血压骤降，脉搏快弱，呼吸浅而不规则，呼吸心跳相继停止而死亡。

2. 枕骨大孔疝

1）枕下疼痛、项强或强迫头位：疝出组织压迫颈上部神经根，或因枕骨大孔区脑膜或血管壁的敏感神经末梢受牵拉，可引起枕下疼痛。为避免延髓受压加重，机体发生保护性或反射性颈肌痉挛，患者头部维持在适当位置。

2）颅内压增高：表现为头痛剧烈，呕吐频繁，慢性脑疝患者多有视盘水肿。

3）后组脑神经受累：由于脑干下移，后组脑神经受牵拉，或因脑干受压，出现眩晕、听力减退等症状。

4）生命体征改变：慢性疝出者生命体征变化不明显；急性疝出者生命体征改变显著，迅速发生呼吸和循环障碍，先呼吸减慢，脉搏细速，血压下降，很快出现潮式呼吸和呼吸停止，如不采取措施，不久心跳也停止。

与小脑幕切迹疝相比，枕骨大孔疝的特点是：生命体征变化出现较早，瞳孔改变和意识障碍出现较晚。

由于脑疝发生后病情危重，迅速确定病因对有效治疗极为重要。CT 检查是目前临床定位及定性的最好的方法。MRI 因检查时间长，而非首选；脑超声波定位简单而迅速，但无 CT 精确；脑室造影、脑血管造影，均为有创伤性检查，所示病变为间接征象，因有一定危险性临床目前已少用。其他如脑电图、X 线等检查因定位不确切，而不能作为确诊性检查。

五、治疗

（一）小脑幕裂孔疝的处理

脑疝是颅内压增高引起的严重情况，须紧急处理。先给予强力降颅内压药物，以暂时缓解病情，然后行必要的诊断性检查，明确病变的性质和部位，根据具体情况手术处理，去除病因。对暂时不能明确病因者，则可选择下列姑息性手术来缓解增高的颅内压。

1. 诊断明确后立即开颅手术，去除病因，以达到缓解颅内高压目的。

2. 诊断不明确者应紧急做颞肌下减压术，去除骨瓣，敞开硬脑膜，必要时切除部分颞极部脑组织，内外同时减压。情况允许应将小脑幕裂孔边缘切开，促使脑疝复位。

3. 术后应采取如下措施

1）防治脑水肿：可选用脱水剂、利尿剂、激素。

2）预防并发症

（1）预防和治疗感染：应用广谱抗生素或敏感抗生素。危重患者抵抗力低下，昏迷患者易并发坠积性肺炎，首选青霉素＋庆大霉素（二者有协同作用，但加入同一液体内则效价降低），价廉，效果确切。其次，先锋霉素Ⅴ+阿米卡星。若出现耐药或不敏感可选用头孢哌酮、头孢曲松或头孢他啶。

（2）防治消化道出血：常用西咪替丁或雷尼替丁静脉滴注，预防出血。剂量：西咪替丁每日0.6~0.8 g，雷尼替丁每日0.3~0.6 g，分次应用效果更好。一旦出现消化道出血征象，则可应用制酸剂，奥美拉唑1片，每日1次，口服或鼻饲。局部止血药：云南白药2 g，6小时1次，鼻饲。10%孟氏液20 ml+冰盐水80 ml，经鼻胃管注入上消化道，6小时1次；凝血酶2 000U，2~6小时1次，鼻饲。肌内注射药物巴曲酸，1 U肌内注射，每日1次或每8小时1次，出血量大时，可临时静脉滴注；静脉滴注氨甲苯酸、酚磺乙胺。出血量大时应及时补充全血或成分输血（血小板、红细胞）。

（3）健脑促醒：常用胞磷胆碱，静脉滴注，每日1.0~2.0 g，椎管注入0.25 g隔日1次。脑活素每日10~20 ml。氯酯醒片每次0.1~0.2 g，每日3次；儿童每日0.1 g，每日3次。细胞色素C肌内注射，每日15 mg，病重者每次30 mg，每日2次，静脉注射，每次15~30 mg，每日1~2次。ATP肌内注射，每次20 mg，每日1~2次，静脉注射20 mg溶于5%葡萄糖液10~20 ml中缓注。辅酶A肌内注射，静脉滴注每次50 U，每日1次或隔日1次。

（4）防治水、电解质紊乱，支持疗法：通过血气分析、电解质等检查手段指导用药。

（5）高压氧治疗：有条件患者情况允许尽早应用高压氧治疗，每日1次，每次45~90分钟，10天一个疗程。若有效，1周后第二疗程开始，据病情决定疗程。急性期过后，颅内压不高，可椎管高压注氧每次40~80 ml，每周2次，2次一个疗程。

（二）枕骨大孔疝的处理

1. 积极治疗原发病，预防延髓危象发生

慢性型患者入院后各项检查均应迅速完成，同时尽量避免各种能引起颅内压骤然升高的因素，如便秘、用力咳嗽、腰椎穿刺放液等，应尽早解除病因。如颅后窝占位性病变，应尽早手术切除，避免延髓危象发生。

2. 积极抢救，缓解脑疝

急性型患者或慢性型患者突然呼吸停止，应紧急做脑室穿刺外引流术，缓慢放出脑脊液，使颅内压逐渐下降，同时做气管插管或切管切开，人工或呼吸机控制呼吸，静脉推注高渗脱水剂；若呼吸恢复，诊断明确者应立即开颅手术，去除病因。病因不明者，应首先CT检查明确诊断，继而手术。无法确诊者可行颅后窝探查，先咬开枕大孔敞开硬脑膜，解除脑疝压迫，再探查病变部位，去除病因。若脑室穿刺外引流无效，可试用头低15°~30°侧卧位，腰椎穿刺，快速注入生理盐水20~40 ml。

3. 综合治疗，预防并发症，减少后遗症

枕大孔疝患者一旦呼吸停止，抢救多难奏效。抢救期间，除应用强力脱水剂、大剂量激素、促醒药物外，还应及时补充电解质，防止电解质紊乱；应用有效广谱抗生素，预防肺部坠积性肺炎的发生；应用制酸剂和止血剂，预防和治疗应激性溃疡所致消化道出血。病情一旦稳定或清醒，即应着手康复治疗，减少后遗症状，如健脑药物的应用、高压氧治疗、中药治疗等。上述治疗方法详见"小脑幕裂孔疝"。

六、护理

1. 快速静脉推注或输入脱水剂（20%甘露醇125～250 ml于15～30分钟输入体内）。

2. 留置尿管了解脱水效果。

3. 保持呼吸道通畅，吸尽气道分泌物即给予吸氧。如系枕骨大孔疝，应迅速备好穿刺用物及器械。配合医师行脑室穿刺脊液引流术。不少患者在脑脊液引流后，自主呼吸可逐渐恢复。

4. 密切观察呼吸、心跳、瞳孔变化，对呼吸功能障碍者，应立即行人工呼吸并进行气管内插管辅助呼吸。

5. 紧急做术前特殊检查和手术准备。

（高丽娟）

第二节 颅脑损伤

概 述

颅脑损伤临床亦常称为脑外伤，可分为颅和脑两部分损伤。颅部包括头皮和颅骨，脑部指颅腔内容物。根据解剖关系，一般将颅脑损伤分为头皮损伤、颅骨损伤和脑损伤。颅脑损伤可由暴力直接或间接作用于头部引起，多见于交通、工矿事故、火器伤、高处坠落伤及各种钝器和锐器对头颅的损伤。据统计，我国颅脑外伤发病率已超过100/10万人口，仅次于西方发达国家，其发病率亦呈逐年上升趋势。由于脑组织是重要的中枢神经系统，脑外伤发生后，其致残率、死亡率居全身各部位损伤之首，严重威胁人类健康。颅脑损伤发生部位和机制不同，损伤后的严重程度也不同。特别值得注意的是，处理颅脑损伤的同时，必须警惕身体其他部位的复合伤。

颅腔是颅盖、颅底诸骨组成的相对封闭的容腔，内覆以坚韧的硬膜。由硬膜形成的小脑幕将颅腔分为幕上和幕下两个空腔，幕上为大脑并由大脑镰隔为左右两个大脑半球，幕下容纳小脑及脑干，颅骨外覆以头皮。颅腔内容纳着脑组织、脑脊液和血液三种内容物。自儿童颅缝闭合后，颅腔的总体积即相对固定。颅内容物是非压缩性的，要保持颅内压的正常，颅内容物的总体积必须与颅腔的总容积相适应。任何一种颅内容物增减，另外两种颅内容物必须随之相应改变，否则都会导致颅内压的改变。颅内压增高严重者会产生脑疝，威胁生命。

颅脑损伤方式一般有两种：一种是暴力直接作用于头部引起的损伤，称为直接损伤；另一种是暴力作用于身体其他部位，然后传导至头部所造成的损伤，称为间接损伤。

1. 直接损伤

①加速性损伤：相对静止的头部突然受到外力打击，头部沿外力的作用方向呈加速运动而造成的损伤，称为加速性损伤，例如钝器击伤。损伤部位主要发生在头部着力点，即着力伤。②减速性损伤：运动着的头部，突然撞在静止的物体后引起的损伤，称为减速性损伤，例如坠落或跌倒时头部被物体阻挡停止运动。此类损伤发生于着力部位，以及着力部位对侧的脑组织及血管，即对冲伤。③挤压性损伤：两个或两个以上不同方向的外力同时作用于头部，颅骨变形造成的损伤，称为挤压性损伤，如车轮压轧和新生儿头颅产伤等。

2. 间接损伤

①患者坠落时双下肢或臀部着地，外力经脊柱传导至颅底引起颅底骨折和脑损伤。②外力作用躯干，引起躯干突然加速运动，由于惯性作用，头颅的运动落后于躯干，运动的躯干再快速带动相对静止的头颅，在颅颈之间发生强烈的过伸或过屈，头颅运动有如挥动鞭子末端的运动，造成颅颈交界处延髓与脊髓连接部的损伤，即挥鞭伤。③胸部突然遭受挤压时，胸腔压力突然升高，血液经上腔静脉逆行，使上胸、肩颈、头面部的皮肤和黏膜以及脑组织出现弥散点状出血灶，称为创伤性窒息。

临床工作中所见的颅脑损伤，可出现多种不同损伤机制，如车辆撞击患者躯干，造成头部挥鞭性损伤，继而患者倒地，头部撞于地面或其他障碍物，发生减速性损伤，然后又被车轮碾压，形成挤压性损伤。因此，对每个患者的受伤机制需要进行认真分析，做出正确判断。

头皮损伤

头皮损伤是原发性颅脑损伤中最常见的一种，它的范围可由轻微擦伤到整个头皮的撕脱伤，其意义在于医生据此可判断颅脑损伤的部位及轻重。头皮损伤往往都合并有不同程度的颅骨及脑组织损伤，可成为颅内感染的入侵门户，引起颅内的继发性病变。

一、病因

当近于垂直的暴力作用在头皮上，由于有颅骨的衬垫，常致头皮挫伤或头皮血肿，严重时可引起挫裂伤。斜向或近于切线的外力，因为头皮的滑动常导致头皮的裂伤、撕裂伤，但在一定程度上又能缓冲暴力作用在颅骨上的强度。常见的暴力作用方式为：

（一）打击与冲撞

打击是运动着的外物击伤头部。因致伤物的速度与大小不同，可造成不同的损伤。如致伤物体积大，速度慢，常造成头皮挫伤和血肿；体积大，速度快则造成头皮挫裂伤；体积小，速度快常致头皮小裂伤，同时常伴有穿透性颅脑损伤。冲撞是运动着的头部撞击于外物，常见于车祸、跌伤、坠落伤。当冲撞于面积宽阔而平坦的外物时，若速度慢，常致头皮挫伤和血肿；如冲撞速度快，则常造成头皮裂伤且伴相邻头皮挫伤及颅骨骨折。而冲撞于面积狭窄、形状尖锐的外物时，易造成头皮裂伤。

（二）切割与穿戳

切割是由于锋利的物体作用于头皮所致，往往造成边缘整齐的头皮裂伤。穿戳是由于尖锐的外物作用于头部所致，往往造成规则或不规则的头皮裂伤，且常伴开放性颅脑外伤。

（三）摩擦和牵扯

摩擦是由于暴力呈切线方向作用于头部所致，常造成头皮擦伤及挫伤，重者可引起部分头皮撕脱伤。牵扯是由于头皮受到强大的牵拉力作用所致，主要见于女工发辫卷入转动的机轮中，常呈大片头皮或全头皮的严重撕脱伤。

（四）挤压

挤压是由相对方向的暴力同时作用于头部所致，常见于楼板挤压和产伤。除造成着力部位的头皮挫伤及血肿外，常合并颅骨骨折或脑外伤。

二、临床表现和诊断

1. 头皮裂伤

头皮裂伤时出血较多，不易自行停止，严重时发生失血性休克。若帽状腱膜未破时，伤口呈线状；若帽状腱膜已破，头皮伤口将全部裂开。

2. 头皮血肿

有皮下血肿、帽状腱膜下血肿、骨膜下血肿3种类型。皮下血肿的特点是血肿比较局限，无波动，有时因周围组织肿胀较中心硬，易误诊为凹陷性骨折。帽状腱膜下血肿位于帽状腱膜与骨膜之间，出血弥散在帽状腱膜下疏松组织层内，血肿易扩展，甚至可充满整个帽状腱膜下层，触诊有波动感。骨膜下血肿多由相应颅骨骨折引起，范围局限于某一颅骨，以骨缝为界，血肿张力较高，可有波动感。

3. 头皮撕脱伤

头皮撕脱伤是最严重的头皮损伤，多因沿头颅切线方向而来的横向切割力或妇女长发被卷入转动的机器所致。由于皮肤、皮下组织和帽状腱膜3层紧密相连，在强烈的牵扯下，使头皮自帽状腱膜下或连同骨膜一并撕脱，有时合并颈椎损伤。可分为不完全撕脱和完全撕脱两种。常因剧烈疼痛和大量出血而发生休克。

三、治疗

1. 头皮挫伤

通常不需要特殊处理。若有皮肤擦伤，可剪去头发，用甲紫溶液涂布。

2. 头皮裂伤

应争取在伤后72小时内清创缝合。剃除头发，用肥皂水刷洗头皮，并以生理盐水冲净伤口内血块和异物。剪除污染严重及无生机的软组织，但创缘切除应小于2 mm，以免缝合时张力太大，影响伤口愈合。清洁整齐的伤口，分帽状腱膜及皮肤两层缝合。皮肤挫伤严重、分层不清时，采用褥式全层缝合。若头皮缺损较小，在帽状腱膜下充分松解后，可得到无张力缝合。

3. 头皮撕脱伤

1）部分头皮撕脱：蒂部保留供应动脉者，彻底清创后，将皮瓣复位缝合。

2）头皮完全性撕脱：①头皮污染不重，伤后 12 小时以内，头皮动静脉条件良好者，可采取显微外科手术吻合头皮动脉，再将头皮再植，如血管不能吻合，将头皮制成中厚皮片后再植；②头皮完全性撕脱，头皮污染严重，时间过久无法利用时，如创面清洁可取大腿中厚皮片移植。有颅骨暴露时，可将颅骨外板多处钻孔或锉除，待长出健康肉芽后，再由身体其他部位取皮移植。无论头皮复位缝合或再植，均须行多孔引流、适当加压包扎。

4. 头皮血肿

通常在伤后 1~2 周自行吸收。若 5 日以上血肿无吸收迹象，可行穿刺吸除积血。

四、护理

1. 注意休息，头皮损伤的发生可能会影响到我们的精神状况，因此患者在治疗期间一定要注意充分休息，避免身体过度劳累的情况发生，以免给自身增添更加的负担和压力。

2. 头皮伤口的护理对于头皮损伤患者来说是比较重要的一项护理措施。头皮损伤患者一定要避免搔抓伤口的情况发生，而且在伤口痊愈之前不要洗头，以免给伤口造成一些不必要的刺激和损害。

3. 头皮损伤患者还需要做好饮食的护理工作，保证饮食的高维生素、易消化、高热量以及高蛋白，远离各种辛辣刺激类的食物，同时也要注意不要抽烟喝酒。

4. 对感染进行预防对于头皮损伤的治疗来说也非常重要。头皮损伤程度比较严重的患者很有可能面临伤口感染的情况，因此患者如果发现头皮损伤原有的症状加重，并且出现不明原因的发热情况，一定要及时去到医院进行诊治。

由于头皮损伤所带来的伤口可能会引发颅内继发性病变的情况出现，导致休克、头皮感染、骨髓炎以及帽状腱膜下脓肿等并发症的发生，因此我们要根据患者的受伤情况及时进行止血以及清创缝合来进行治疗。

颅骨骨折

颅骨骨折是指头部骨骼中的一块或多块发生部分或完全断裂的疾病，多由于钝性冲击引起。颅骨结构改变大多不需要特殊处理，但如果伴有受力点附近的颅骨内的组织结构损伤，如血管破裂、脑或颅神经损伤、脑膜撕裂等，则需要及时处理，否则可引起颅内血肿、神经功能受损、颅内感染及脑脊液漏等严重并发症，影响预后。

一、发病原因与发病机制

颅骨骨折的发生是因为暴力作用于头颅所产生的反作用力的结果，如果头颅随暴力作用的方向移动，没有形成反作用力，则不致引起骨折。由于颅骨抗牵拉强度恒小于抗压缩强度，故当暴力作用时，总是承受牵张力的部分先破裂。如果打击面积小，多以颅骨局部形变为主；如果着力面积大，可引起颅骨整体变形，常伴发广泛脑损伤。

（一）颅骨局部形变

颅盖受打击后，着力部分先发生凹陷。若暴力速度快，作用面积小，未超过颅骨弹性范围，则颅骨随即回弹；如果超过弹性范围，则着力中心区向颅腔锥形陷入，引起先内后外的骨质破裂。若破裂止于内板，则为单纯内板骨折，后期可有慢性头痛；若外板也折裂，则形成局部凹陷及外周环状及线形骨折。若致伤暴力作用仍未耗尽，可使骨折片陷入颅腔，形成粉碎凹陷性或洞形骨折。

（二）颅骨整体变形

颅骨可简化为半球模型，颅盖为半球面，颅底为底面。受到压力后，可使颅骨整体变形。暴力方向横向作用时，骨折常垂直于矢状线，折向颞部和颅底；暴力是前后方向，骨折线常平行于矢状线，向前至颅前窝，向后可达枕骨，严重可引起矢状缝分离性骨折。此外，当暴力垂直作用于身体中轴时，可沿脊柱传至颅底，轻者造成颅底线形骨折，重者可致危及生命的颅基底环形骨折，陷入颅内。

（三）颅骨骨折的规律性

暴力作用的方向、速度和着力面积等致伤因素对颅骨骨折影响较大，概括如下：暴力作用的力轴及其主要分力方向多与骨折线延伸方向一致，但遇到增厚的颅骨拱梁结构时，常折向骨质薄弱的部分。暴力作用面积小而速度快时，常形成洞形骨折，骨片陷入颅腔。若打击面积大而速度快时，多引起局部粉碎凹陷骨折；若作用点面积较小而速度较缓时，则常引起通过着力点的线状骨折；若作用点面积大而速度较缓时，可致粉碎骨折或多发线形骨折。垂直于颅盖的打击易引起局部凹陷或粉碎骨折；斜行打击多致线形骨折，并向作用力轴的方向延伸；往往折向颅底；枕部着力的损伤常致枕骨骨折或伸延至颞部及颅中窝的骨折。

二、病理生理

颅盖骨折即穹隆部骨折，其发生率以顶骨及额骨为多，枕骨和颞骨次之。颅盖骨折有三种主要形态，即线形骨折、粉碎骨折和凹陷骨折。骨折的形态、部位和走向与暴力作用方向、速度和着力点有密切关系。线形骨折的骨折线常通过上矢状窦、横窦及脑膜血管沟，可导致颅内出血。凹陷性骨折常为接触面较小的钝器打击或头颅碰撞在凸出的物体上所致，着力点附近颅骨多全层陷入颅内，可有脑受压的症状和体征。

颅底骨折以线形为主，可仅限于某一颅窝，亦可横行穿过两侧颅底或纵行贯穿颅前、中、后窝。由于骨折线常累及鼻旁窦、岩骨或乳突气房，使颅腔和窦腔交通而形成隐形开放性骨折，故可引起颅内继发感染。

额部前方受击，易致颅前窝骨折，骨折线常经鞍旁而达枕骨；额前外侧受击，骨折线可横过中线经筛板或向蝶鞍而至对侧颅前窝或颅中窝；顶前份受击，骨折线延至颅前窝或颅中窝；顶间区受击，可引起经颅中窝至对侧颅前窝的骨折线；顶后区受力，骨折线指向颅中窝底部，并向内横过蝶鞍或鞍背达对侧；枕部受力，骨折线可经枕骨向岩骨延伸，或通过枕骨大孔而折向岩尖至颅中窝或经鞍旁至颅前窝。

三、临床表现和诊断

（一）临床表现

外伤后患者出现头皮局部肿胀，或有擦伤、挫伤等，有时头皮肿胀，头颅变形易误诊为凹陷骨折。

1. 颅盖骨折

发生率较高，可分线形骨折和粉碎凹陷骨折。线形骨折伤处头皮可有压痛、肿胀或血肿。粉碎凹陷骨折在伤处可触及骨质凹陷，但局部有头皮血肿时，不易鉴别。

2. 颅底骨折

颅底骨折分颅前窝、颅中窝和颅后窝骨折 3 种，以颅中窝骨折为最多见，颅前窝骨折次之，颅后窝骨折较少见。

1）颅前窝骨折：可见有鼻出血或脑脊液鼻漏，多见于额窦后壁及筛板骨折。此外尚有嗅觉丧失、眶周皮下及球结膜下瘀血，似熊猫样外观。视神经管受累时可引起视力丧失。

2）颅中窝骨折：在咽部黏膜下和乳突部皮下出现瘀血斑。如鼓膜及脑脊膜均有破损时，血液、脑脊液可自耳道流出，成为脑脊液耳漏；并发面神经、听神经损伤，引起周围性面瘫、听力障碍、耳鸣等症状。

3）颅后窝骨折：乳突后、枕下区皮下可出现瘀血斑，偶有第Ⅸ、Ⅹ、Ⅺ、Ⅻ对颅神经损伤而引起的症状。

4）鞍区骨折：损伤颈内动脉或海绵窦时，血液经蝶窦流入鼻咽腔，出现口鼻剧烈出血，甚至血液因流入气管发生窒息。

颅底骨折时，因硬脑膜损伤，血液可流入蛛网膜下隙，引起头痛、烦躁、恶心、呕吐等症状。检查颈部有抵抗感，克氏征阳性；并发脑和脑干损伤时，可有意识障碍等脑损伤症状，病情危重。

（二）实验室及其他检查

头颅 X 线片或 CT 检查大部分可以发现颅骨骨折，少数在手术中才发现凹陷的深度，骨片刺入脑内或脑内游离骨片和其他异物。

四、治疗

（一）颅盖骨折

对线状骨折、粉碎性骨折一般无须特殊处理。骨折线通过气窦者，应给予抗感染治疗。骨折线越过脑膜血管沟或静脉窦者，应严密观察病情变化，警惕硬膜外血肿形成。对于凹陷性骨折深度在 0.5 cm 以上者即应手术。根据骨折的具体情况可选择凹陷骨折复位术或凹陷骨折清除术。位于静脉窦上方的凹陷骨折。无脑受压表现者，应待病情稳定后，并做好充分输血准备时再手术。手术的目的在于解除脑受压，预防癫痫，同时整形后解除心理负担。

（二）颅底骨折

颅底骨折本身无特殊治疗。但应予注意的是，颅底骨折并发颅内出血和脑损伤时应按颅脑创伤原则处理。另外，颅底骨折有时合并面颅联合损伤。因此，应了解与颌面外科的有关知识要点，特别应引起重视的颅底穿通伤患者，经面部穿过颅底进入颅内的金属锐性物体或其他锐性物体，须在手术室完成麻醉和照明条件好的情况下，开颅暴露颅内锐性物体时，才能从颅内拔除。禁忌在现场或急诊室未明确异物走行和不具备手术条件下直接拔除颅内锐性物体，以免引起拔除锐性物体时颅内大出血。

1. 颅前窝骨折

颅前窝骨折治疗上主要是针对颅前窝骨折所引起的并发症和后遗症。早期予以预防感染药物为主，应用能透过血脑屏障的抗生素。

1）脑脊液鼻漏的处理：做好鼻腔的清洁和护理，避免用力擤鼻、打喷嚏或放置鼻饲胃管，禁忌填塞鼻孔、冲洗鼻腔，采取半坐卧位，有脑脊液鼻漏时应任其自然流出或吞下，使颅内压下降后脑组织沉落于颅底漏孔处，有利于漏孔的愈合。脑脊液鼻漏经上述处理后一般多在伤后 2 周内自行封闭愈合。如经久不愈，脑脊液鼻漏长达 1 个月以上，或反复引发脑膜炎或有大量漏液的患者，则应行手术修补。

2）视神经损伤的处理：若有视神经管或眶尖骨折，常可引起视神经损伤而出现视力障碍，严重者可引起失明。对原发性视神经损伤较严重或已断裂，视力完全丧失者，多无法挽救，宜采取保守疗法。若由于骨片压迫或水肿、出血（血肿）压迫使视神经管通道狭窄，压迫视神经，或仅部分视力丧失，症状渐加重，应尽早、积极行视神经管减压术，以挽救视力。近年来随着内镜鼻窦外科技术的不断进步，经多年的探索和经验积累，发现经鼻内筛窦入路或经蝶窦的 Wigand 术式进行视神经管减压术优点最多，疗效最佳。

3）外伤性气颅的处理：气体经额窦、蝶窦或筛窦骨折及硬脑膜破裂处进入颅内可引起颅内积气，亦称"外伤性气颅"，患者可出现头痛、头晕、复视、谵妄，甚至昏迷等，颅内积气一般可自行吸收、消失，若症状加重或出现张力性气颅时，则应及时行颅骨钻孔引流或开颅手术修补。

4）并发颅内血肿的处理：颅前窝骨折并发颅内血肿时应尽早行开颅血肿清除术。

2. 颅中窝骨折

在部分颅中窝骨折患者中，出现突眼，伴有血管性杂音，应警惕海绵窦动静脉瘘的发生，及时施行全脑血管造影以明确诊断，同时行血管内栓塞治疗。对伤后立即出现严重大量鼻出血，多可因休克或窒息而死，故应立即行气管内插管，保持呼吸道通畅，然后填塞鼻腔止血，必要时需经咽部填塞后鼻腔。同时快速补充血容量，压迫患侧颈总动脉，必要时实施手术结扎颈总动脉或介入治疗，以挽救患者生命。

3. 颅后窝骨折

主要是针对枕骨大孔区和高位颈椎骨折或脱位，如有呼吸功能紊乱，应及时行气管切开、颅骨牵引，必要时行辅助呼吸或人工呼吸，甚至行颅后窝、颈椎椎板减压术。

五、护理

1. 密切关注患者生命体征

颅骨骨折的患者及其家属应当密切关注患者的生命体征，如果一旦发现生命体征异常或者早期发现脑疝，一定要及时就医，根据医嘱及时进行手术治疗。防止以后出现严重的后果。

2. 一定要注意颅骨骨折患者的躺卧姿势

有的颅骨骨折患者会出现脑脊液漏，那么就需要患者卧床休息，患者卧床时应该侧卧，这样有利引流，并且在患者的枕下应该垫一个无菌小巾，并且一切的操作都应该按照无菌伤口处理，这样可以有效防止患者伤口感染，造成严重后果。

3. 患者家属需要注意患者耳鼻的局部清洁

颅骨骨折的患者家属一定要注意患者的耳鼻的局部清洁，不能用手掏或者堵塞患者的鼻子，患者一定要注意不能用力打喷嚏或者咳嗽，这样可以防止脑脊液倒流到颅内，造成颅内感染。每天患者家属都要用过氧化氢溶液和盐水棉签清洁患者的耳鼻。

颅骨骨折一定要及时去医院接受治疗，手术过后一定要按照医嘱进行合理的护理措施，以防导致更为严重的后果。颅骨骨折的患者平时需要注意多休息，这样有利于提高身体的免疫能力，平时多吃一些含有钙离子的食物，这样有利于骨折的尽快愈合。

脑震荡

一、病因

过去一直认为脑震荡仅仅是头部受外力打击后，中枢神经系统的暂时性功能障碍，并无可见的器质性损害，在大体解剖和病理组织学上均未发现病变，所表现的一过性脑功能抑制，可能与暴力所引起的脑细胞分子紊乱、神经传导阻滞、脑血循环调节障碍、中间神经元受损以及中线脑室内脑脊液冲击波等因素有关。近代，据神经系统电生理的研究，认为因脑干网状结构受损，影响上行性活化系统的功能才是引起意识障碍的重要因素。但是，这些学说还不能满意地解释脑震荡的所有现象。

二、病情评估

1. 意识障碍

伤后立即出现，可为神志不清或完全昏迷，持续数秒或数分钟，一般不超过30分钟。

2. 逆行性遗忘

指清醒后大多不能回忆受伤当时及伤前一段时间内发生的事情。

3. 自主神经功能紊乱

较重者可有面色苍白、出汗、脉细速、呼吸浅慢、血压下降、肌张力降低等表现，随着意识的恢复很快趋于正常。

4. 其他

神经系统检查无阳性体征，脑脊液无红细胞，CT检查颅内无异常。

三、治疗

单纯脑震荡无须特殊治疗。适当的休息，依病情选用镇静、镇痛等药物，如地西泮、罗通定、谷维素等；对少数头昏、头痛、失眠持续时间较长者，除对症治疗外，应重视心理治疗，做好解释工作，多数预后良好；对昏迷时间较长或头痛、呕吐较重者，应注意监测生命体征和继发性脑损伤。

四、护理

1. 多休息

确诊脑震荡后一定要注意休息，尽量卧床，而且房间要保持安静，避免吵闹嘈杂，增加深度睡眠时间有利于康复。不睡觉的时候尽量闭目养神，多听一些舒缓的音乐，少看手机电脑和报纸，避免繁重的劳动和剧烈运动，这样才有利于脑部功能的恢复。

2. 注意饮食营养

脑震荡之后要吃一些清淡、容易消化、有营养的食物，可以增加维生素、膳食纤维和优质蛋白的摄入，多吃新鲜的蔬菜水果、蛋奶类食物和鱼肉。对于刺激性的饮品，比如酒、咖啡、浓茶以及冰冻、油煎油炸的食物就要尽量避免。

3. 避免过度用脑

发生脑震荡后患者一定要避免过度用脑，尽量减少脑力劳动，如果有可能最好可以暂时请假休息，这样可以让大脑得到充分休息。

4. 注意心情的调节

脑震荡患者要保持情绪稳定，避免过于紧张焦虑。如果情绪比较烦躁，可以在医生的指导下服用一些镇静安神的药物调理。

脑震荡之后患者要保持生活和饮食规律，纠正不良的生活习惯。如果出现了严重的头痛眩晕、恶心呕吐等症状，可能出现了颅脑水肿或者损伤，必须要及时回医院就诊。如果没有明显的不适可以在家静养，同时还要保持心情开朗、情绪稳定，这样才可以更快康复。

脑挫裂伤

脑挫裂伤是脑挫伤和脑裂伤的统称，单纯脑实质损伤而软脑膜仍保持完整者称为脑挫伤，如脑实质破损伴软脑膜撕裂成为脑裂伤。因脑挫伤和脑裂伤往往同时并存，故合称脑挫裂伤。

脑挫裂伤轻者可见额颞叶脑表面的瘀血、水肿、软膜下点片状出血灶，蛛网膜或软膜裂口，血性脑脊液；严重者可有皮质和白质的挫碎、破裂，局部出血、水肿甚至血肿，皮质血管栓塞，脑组织糜烂、坏死，挫裂区周围点片状出血灶和软化灶呈楔形深入脑白质，4 天后坏死的组织开始液化，1～3 周时局部坏死、液化的区域逐渐吸收囊变，周围胶质增生、邻近脑萎缩、蛛网膜增厚并与硬脑膜和脑组织粘连，形成脑膜脑瘢痕。

一、病因

交通事故、摔伤、跌伤、打击伤、火器伤、爆炸伤等各种颅脑创伤均可造成脑挫裂伤。

脑挫裂伤常发生于暴力打击的部位和对冲部位，尤其是后者，多见于额、颞的前端和脑底部，这是由于脑组织在颅腔内的滑动及碰撞所引起的；脑实质内的挫裂伤常因脑组织变形和剪应力损伤引起，以挫伤和点状出血为主。

对冲性脑挫裂伤以枕顶部受力时产生对侧或双侧额底、额极、颞底和颞极的广泛性损伤最为常见，这主要与前颅底和蝶骨嵴表面粗糙不平，在外力作用使对侧额底、额极、颞底和颞极的撞击于其，产生相对摩擦而造成损伤所致。

二、临床表现和诊断

（一）临床表现

1. 意识障碍

大多伤后立即昏迷，常以伤后昏迷时间超过 30 分钟作为判定脑挫裂伤的参考时限，长期昏迷者多有广泛的脑皮质损害或脑干损伤。

2. 局灶症状

伤及额、颞叶前端等"哑区"可无明显症状，伤及大脑皮质可有相应的瘫痪、失语、视野缺损、感觉障碍和局灶性癫痫等征象，有新的定位体征出现时应考虑颅内继发性损害可能。

3. 颅内压增高

颅内压增高为脑挫裂伤的最常见表现，如伤后持续剧烈头痛、频繁呕吐，或一度好转后再次加重，应明确有无血肿、水肿等继发性损害。

4. 生命体征改变

早期表现为血压下降、脉搏细弱和呼吸浅快，如持续性低血压应除外复合伤，如血压升高、脉压加大、脉搏洪大有力、脉率变缓、呼吸加深变慢，应警惕颅内血肿、脑水肿和脑肿胀的发生；持续性高热多伴有下丘脑损伤。

5. 脑膜刺激征

与蛛网膜下隙出血有关，表现为闭目畏光、卷曲而卧，可有伤后早期低热、恶心、呕吐，1 周后症状消失。

（二）CT 检查

CT 检查不仅可了解脑挫裂伤的具体部位、范围（伤灶表现为低密度区内有散在的点、片状高密度出血灶影）及周围脑水肿的程度（低密度影范围），还可了解脑室受压及中线结构移位等情况。

三、治疗

脑挫裂伤的治疗当以非手术治疗为主，应尽量减少脑损伤后的一系列病理生理反应、严密观察颅内有无继发血肿、维持机体内外环境的生理平衡及预防各种并发症的发生。除非颅内有继发性血肿或有难以遏制的颅内高压外，一般不需外科处理。

脑挫裂伤发生之际，也就是继发性脑损害开始之时，两者密切相连、互为因果，所以尽早进行合理的治疗，是减少伤残率、降低死亡率的关键。非手术治疗的目的，首先是防止脑伤后一系列病理生理变化加重脑损害，其次是提供一个良好的内环境，使部分受损脑细胞恢复机能。因此，正确的处理应是既着眼于颅内又顾及全身。

1. 一般处理

对轻型和部分创伤反应较小的中型脑挫裂伤患者，主要是对症治疗、防治脑水肿，密切观察病情，及时进行颅内压监护及/或复查 CT 检查。对处于昏迷状态的中、重型患者，除给予非手术治疗外，应加强护理。有条件时可送入 ICU（重症加强监护病室），采用多道生理监护仪，进行连续监测和专科护理。患者宜采侧卧，保持气道通畅，间断给氧。若预计患者于短期内（3~5 天）不能清醒时，宜早行气管切开，以便及时清除分泌物，减少气道阻力及死腔。同时应抬高床头 15°~30°，以利于颅内静脉回流、降低颅压。每日出入量应保持平衡，在没有过多失钠的情况下，含盐液体 500 ml/d 生理盐水即已满足需要，过多可促进脑水肿。含糖液体补给时，应防止血糖过高以免加重脑缺血、缺氧损害及酸中毒。必要时应适量给胰岛素予以纠正，并按血糖测定值及时调整用药剂量。若患者于 3 天后仍不能进食时，可放置鼻饲管，给予流质饮食，维持每日热能及营养。此外，对重症患者尚需定期送检血液的生化及酸碱标本，以便指导治疗措施，同时，应重视心、肺、肝、肾功能及并发症的防治。

2. 特殊处理

严重脑挫裂伤患者常因挣扎躁动、四肢强直、高热、抽搐而致病情加重，应查明原因给予及时有效的处理。对伤后早期就出现中枢性高热、频繁去大脑强直、间脑发作或癫痫持续发作者，宜行冬眠降温及/或巴比妥治疗。外伤性急性脑肿胀又称散性脑肿胀（DBS），是重型脑损伤早期广泛性脑肿大，可能与脑血管麻痹扩张或缺血后急性水肿有关，好发于青少年。一旦发生应尽早采用过度换气、巴比妥、激素及强力脱水治疗，同时冬眠降温、降压也有减轻血管源性脑水肿的作用，手术无益反而有害。DIC 为继发于脑损伤后的凝血异常。其原因是脑组织中富含凝血激酶，外伤后释放入血，激活凝血系统。由于血小板的异常聚积，可使脑皮质、基底节、白质内以及脑干等处小血管发生血栓，随后又因纤维蛋白原溶解而引起继发出血。迟发性颅内血肿亦可能与此有关（Touho，1986）。血管内凝血需依靠实验室检查始能诊断，即血小板减少、纤维蛋白原降低及凝血酶原时间延长。一旦发生，应在积极治疗颅脑损伤的同时，输给新鲜血液，补充凝血因子及血小板。亦有作者采用肝素抗凝治疗或用抗纤溶环酸对抗过量纤溶。

3. 降低颅内压

几乎所有的脑挫裂伤患者都有不同程度的颅内压增高。轻者可酌情给予卧床、输氧、激素及脱水等常规治疗。重症则应尽早施行过度换气、大剂量激素，并在颅内压监护下进行脱水治疗。伤情严重时尚应考虑冬眠降温及巴比妥疗法此外，严重脑外伤后血液流变学亦有明显变化，表现为全血黏度、血浆黏度、红细胞比容、红细胞聚集性和纤维蛋白原均增高；并使红细胞变形能力下降，其程度与伤情呈正相关。由于红细胞聚积性增强、变形力下降故而互相叠连形成三维网状结合体，使血液流动的切应力增大、黏度升高，引起微循环淤滞，微血栓形成，然而加重脑的继发性损害。因此，在严重脑挫裂伤的治疗中，应注意血液流变学变化并予纠正。目前，神经外科常用的脱水剂甘露醇对血液流变学就存在着双相影响，即输入早期是增加血容量，血液被稀释；而后期则是血容量下降，血液黏度相对升高。如是，若反复多次使用甘露醇之后，势必引起血液黏度的显著增高产生所谓"反跳现象"，甚至，可以加重血管源性脑水肿。为此，有作者对脑损伤患者行脱水治疗时，以红细胞比容作指标，按 0.3~0.4 为"最适红细胞比容"。采用低分子右旋糖酐 0.5 g/（kg·d）静脉滴注施行等容量或高容量血液稀释疗法，维持血液的黏度在"最适红细胞比容"值水平，以减轻脑水肿及脑继发性损害。

4. 脑功能恢复治疗

目的在于减少伤残率，提高生存质量，使颅脑外伤患者在生活、工作和社交能力上尽可能达到自主、自立。脑功能恢复虽是对颅脑外伤后期的瘫痪、失语、癫痫以及精神智力等并发症或后遗症的治疗，但必须强调早期预防性治疗的重要性。在颅脑外伤急性期治疗中就应注意保护脑功能，尽量减少废损。当危险期度过后，病情较为稳定时，即应给予神经功能恢复的药物。同时开始功能锻炼，包括按摩、针灸及被动的或主动的运动训练。

四、护理

（一）术前准备

1. 卧床休息，床头抬高 15°~20°。

2. 伤后 1~5 日，严密观察意识、瞳孔、体温、血压、心率、呼吸、肢体活动情况。

3. 昏迷者按昏迷患者护理，超过 3 天给予鼻饲。

4. 补液限制在 1 500~2 000 ml。

5. 口腔护理、压疮护理。

6. 吸氧。

7. 脑脊液漏时，取半卧位。随时用无菌棉球擦鼻孔和外耳道，禁忌堵塞或冲洗。观察脑脊液的流出量、性状及停止时间。

8. 注意口腔内有无动摇牙齿，如有应拔去。若有假牙应取下交给家属保管。

（二）术后护理

1. 按神经外科护理常规。

2. 密切观察病情变化如血压、意识、瞳孔等，观察 72 小时，注意脑疝的发生，稳定后再酌情根据医嘱观察。

3. 保持呼吸道通畅，准备好吸痰用具，随时准备做好气管切开的配合和护理。

4. 躁动患者应加保护性约束。

脑干损伤

脑干损伤是一种严重的，甚至是致命的损伤，有 10%~20% 的重型颅脑损伤伴有脑干损伤。脑干包括中脑、脑桥和延髓，位于脑的中轴底部，背侧与大、小脑相连，腹侧为骨性颅底，恰似蜗牛趴在斜坡上。脑干损伤常分为两种：原发性脑干损伤，外界暴力直接作用下造成的脑干损伤；继发性脑干损伤继发于其他严重的脑损伤之后，因脑疝或脑水肿而引起脑干损伤。重症脑干损伤疗效甚差，其死亡率几乎占颅脑损伤死亡率的1/3，若延髓平面受创，则救治希望甚微。

一、病因

单纯的脑干损伤并不多见。脑干包括中脑、脑桥和延髓，当外力作用在头部时，不论是直接还是间接暴力都将引起脑组织的冲撞和移动，可能造成脑干损伤。

二、临床表现和诊断

（一）临床表现

1. 意识障碍

原发性脑干损伤的患者，伤后常立即发生昏迷，轻者对痛刺激可有反应，重者昏迷程度深，一切反射消失。如有昏迷持续时间较长，很少出现中间清醒或中间好转期，应想到合并颅内血肿或其他原因导致的继发性脑干损伤。

2. 瞳孔和眼运动

改变眼球活动和瞳孔调节功能由动眼、滑车及展神经等脑神经的管理，它们的神经核均位于脑干，脑干损伤时可有相应变化，临床上有定位意义。中脑损伤时，初期两侧瞳孔不等大，伤侧瞳孔散大，对光反应消失，眼球向下外倾斜；两侧损伤时，两侧瞳孔散大，眼球固定。脑桥损伤时，可出现两瞳孔极度缩小，光反射消失，两侧眼球内斜，同向偏斜或两侧眼球分离等征象。

3. 去大脑强直

去大脑强直是中脑损伤的重要表现之一。因为中脑前庭核水平存在促进伸肌收缩的中枢，而中脑红核及其周围网状结构是抑制伸肌收缩的中枢所在。两者之间切断时，便出现去皮质强直。表现为上肢屈曲内收，腕及手指屈曲，双下肢伸直，足屈曲。损伤较轻者可为阵发性，重者则持续发作。

4. 锥体束征

锥体束征是脑干损伤的重要体征之一。包括肢体瘫痪、肌张力增高、腱反射亢进和病理反射出现等。在脑干损伤早期，由于多种因素的影响，锥体束征的出现常不恒定。但基底部损伤时，体征常较恒定。如脑干一侧性损伤则表现为交叉性瘫痪，包括肢体瘫痪、肌张力增高、腱反射亢进及病理反射阳性。严重损伤处于急性休克期时，全部反射可消失，病情稳定后才可出现。

5. 生命体征变化

1）呼吸功能紊乱：脑干损伤常在伤后立即出现呼吸功能紊乱。当中脑下端和脑桥上端的呼吸调节中枢受损时，出现呼吸节律的紊乱，如陈—施呼吸；当脑桥中下部的长吸中枢受损时，可出现抽泣样呼吸；当延髓的吸气和呼气中枢受损时，则发生呼吸停止。在脑干继发性损害的初期，如小脑幕切迹疝的形成时，先出现呼吸节律紊乱，陈—

施呼吸，在脑疝的晚期颅内压继续升高，小脑扁桃体疝出现，压迫延髓，呼吸即先停止。

2）心血管功能紊乱：当延髓损伤严重时，表现为呼吸心跳迅速停止，患者死亡。较高位的脑干损伤时出现的呼吸循环紊乱常先有一兴奋期，此时脉搏缓慢有力，血压升高，呼吸深快或呈喘息样呼吸，以后转入衰竭，脉搏频速，血压下降，呼吸呈潮式，终于心跳呼吸停止。一般呼吸停止在先，在人工呼吸和药物维持血压的条件下，心跳仍可维持数天或数月，最后往往因心力衰竭而死亡。

3）体温变化：脑干损伤后有时可出现高热，这多由于交感神经功能受损，汗腺功能障碍，影响体热发散所致。当脑干功能衰竭时，体温则可降至正常以下。

6. 内脏症状

1）上消化道出血：为脑干损伤应激引起的急性胃黏膜病变所致。

2）顽固性呃逆。

3）神经源性肺水肿：是由于交感神经兴奋，引起体循环及肺循环阻力增加所致。

（二）诊断与鉴别诊断

原发性脑干损伤往往与脑挫裂伤或颅内出血同时伴发，临床症状相互参错，难以辨明孰轻孰重、何者为主，特别是就诊较迟的患者，更难区别是原发性损伤还是继发性损害。因此，除少数早期患者，于伤后随即出现脑干损伤症状又没有颅内压增高，可资鉴别者外，其余大部分患者均需借助 CT 或 MRI 检查始能明确。不过在显示脑实质内小出血灶或挫裂伤方面，尤其是对胼胝体和脑干的细微损害，MRI 明显优于 CT。

脑干听觉诱发电位（BAEP），为脑干听觉通路上的电活动，经大脑皮质传导至头皮的远场电位。它所反映的电生理活动一般不受其他外在病变的干扰，可以较准确地反映脑干损伤的平面及程度。通常在听觉通路病灶以下的各波正常，病灶水平及其上的各波则显示异常或消失。

颅内压监护连续测压亦有鉴别原发性或继发性脑干损伤之功，虽然二者临床表现相同，但原发者颅内压正常，而继发者明显升高。

脑干反射与脑干损害平面的对应关系：严重脑损伤时，皮质以下至脑干各平面受损程度和范围不一，其临床表现亦各异。故可从某些生理反射或病理反射的隐现，来判断脑干受损的部位，用以指导临床、推测预后。

三、治疗

脑干损伤的治疗与严重脑挫裂伤基本相同。对轻症脑干损伤患者，可按脑挫裂伤处理原则进行治疗，能使部分可逆性脑干损伤获救。对重症则疗效甚差，其死亡率几乎占颅脑损伤死亡率的1/3，若延髓平面受创，则救治希望甚微。因此，在救治这类患者时，必须认真仔细，精心治疗，耐心护理。同时，密切注意防治各种并发症，有时亦可使部分重型脑干损伤患者获救。在治疗过程中，急性期主要是给予激素、脱水、降温、供氧，纠正呼吸和循环紊乱，尽可能的维持机体内、外环境的平衡，保护脑干功能不再继续受损。如果出现脑干创伤性水肿时，CT 检查可见脑干肿大、密度减低，脑池压闭，死亡率高达 70%，则应及时给予大剂量激素，强力脱水，冬眠降温及巴比妥治疗。恢复期应着重于脑干功能的改善，可用促醒药物，高压氧治疗，增强机体抵抗力和防治并发症。

四、护理

1. 要严密地观察患者的神志，还有瞳孔，以及生命的体征的变化情况。如果不能进食的患者，要给予一些鼻饲。而且还要检测每日的尿量。还有就是每隔两三个小时就要翻身拍背；在根据病情状况，采取一些适当的卧位，或者是平卧时再把头转向一侧，这样会避免呕吐物出现误入气管的情况，如果血压低时那就应去枕平卧。那些有假牙的患者就应取下假牙，这样是以防假牙出现脱落，然后堵塞呼吸道而引起窒息的情况，还要防止咬伤病患的舌头。

2. 在保护中枢的神经系统时，要酌情采用一些冬眠疗法，这样可以降低脑代谢；还要积极的抗脑水肿。再就是全身的支持疗法，可以维持营养，这样就预防和可以纠正水电解质的紊乱状况。头部可以放置冰枕，还有双侧颈的动脉和腋窝处，也可以放置冰袋进行物理降温的方法。还要积极的预防和处理一些并发症，那些最常见的就是肺部的感染还有尿路的感染，以及压疮等。要加强护理，还要严密的观察，尽量做到早期的发现，还有及时的治疗。

颅内血肿

一、病因和病理

颅内血肿是颅脑损伤中最多见而且最危险的继发性病变，若诊断和处理不及时，会威胁患者生命。其发生率约占闭合性颅脑损伤的 10%，但在重型颅脑创伤中几乎有半数患者并发颅内血肿。通常自受伤至血肿形成往往有一个演变过程，其发展速度急缓不一，依出血的速度和部位而异。按伤后至血肿症状出现的早迟可分为：特急性血肿（3 小时内）；急性血肿（3 天内）；亚急性血肿（4 天至 3 周）；慢性血肿（3 周以上）。另有迟发性血肿，系属伤后首次 CT 检查阴性，而后在复查 CT 时又发现血肿者。此外，根据血肿所在解剖部位不同又可分为：硬膜外血肿、硬膜下血肿、脑内血肿及特殊部位血肿。颅内血肿的主要危害是压迫、推移脑组织，引起进行性颅内压增高，形成脑疝，危及患者生命。其中除少数出血速度慢、血肿体积小、代偿能力强及脑水肿、肿胀反应轻者外，一般均需及时施行手术清除血肿，始能得以救治。据临床观察急性颅内血肿量幕上超过 20 ml，幕下 10 ml 即可引起颅内压增高症状。

急性颅内高压的病理生理：正常情况下，颅腔容积（平均 1 400 ml）是颅腔内容物脑组织（平均 1 250 ml）、单位时间脑血管内贮血容量（平均 75 ml）及颅内脑脊液容量（平均 75 ml）之和。这三者之间虽然是互为盈亏、保持平衡，但由于脑实质不能被压缩，故调节颅内压主要在脑脊液和脑血容量之间进行。当颅内压升高时，颅内脑脊液可转移至椎管及加快吸收率，不过充其量只能代偿 5%，约 70 ml。继而脑血容量亦可压缩 1/3 左右，但至少应保持单位时间脑血容量在 45 ml，故也只能代偿 3%，约 25 ml。

因此，实际上当颅内压增高时只有8%的颅腔容积可以代偿。

设若颅内高压的发生和发展较为缓和，有一个逐步升高的过程，则颅腔容积的代偿力才能充分发挥，可在颅内压监测所示容积/压力曲线上清楚看到代偿期，并有较好的顺应性。若颅内高压的发生与发展十分急骤，迅即超出容积代偿力，越过容积/压力曲线的临界点，直线上升，则很快进入失代偿期。此时，颅腔容积的顺应性极差，即使从脑室放出1 ml脑脊液，亦可使压力下降3 mmHg以上，说明患者已至衰竭阶段。若颅内高压达到平均体动脉压水平时，脑灌注压少于20 mmHg，则脑血管趋于闭塞，中枢血液供应濒临中断，则患者将陷入脑死亡状态。

二、临床表现和诊断

（一）临床表现

1. 急性硬脑膜外血肿

硬脑膜外血肿是位于颅骨内板与硬脑膜之间的血肿，好发于幕上半球凸面，十分常见，约占外伤性颅内血肿的30%，其中绝大部分属急性血肿（86.2%），次为亚急性（10.3%），慢性较少（3.5%）。目前大多数临床医生又将伤后3小时内即出现的颅内血肿，称为特急性血肿。

硬膜外血肿的临床表现可因出血速度、血肿部位及年龄的差异而有所不同，但从临床特征看，仍有一定规律及共性，即昏迷—清醒—再昏迷。现以幕上急性硬脑膜外血肿为例，概述如下。

1）意识障碍：由于原发性脑损伤程度不一，这类患者的意识变化，有三种不同情况：原发性脑损伤较轻，伤后无原发昏迷，至颅内血肿形成后，始出现进行性颅内压增高及意识障碍，这类患者容易漏诊。原发性脑损伤略重，伤后曾一度昏迷，随后即完全清醒或有意识好转，但不久又再次陷入昏迷状态，这类患者即所谓典型病例，容易诊断。原发性脑损伤严重，伤后持续昏迷，且有进行性加深表现，颅内血肿的征象常被原发性脑挫裂伤或脑干损伤所掩盖，较易误诊。

2）颅内压增高：随着颅内压增高，患者常有头痛、呕吐加剧，躁动不安和视乳头水肿等典型变化，即Cushing's反应，出现血压升高、脉压增大、体温上升、脉率及呼吸缓慢等代偿性反应，等到衰竭时，则血压下降、脉搏细弱及呼吸抑制。

3）神经系统体征：单纯的硬膜外血肿，早期较少出现神经受损体征，仅在血肿形成压迫脑功能区时，才有相应的阳性体征，如果患者伤后立即出现面瘫、偏瘫或失语等症状和体征时，应归咎于原发性脑损伤。当血肿不断增大引起颞叶钩回疝时，患者则不仅有意识障碍加深、生命体征紊乱，同时将相继出现患侧瞳孔散大，对侧肢体偏瘫等典型征象。偶尔，因为血肿发展急速，造成早期脑干扭曲、移位并嵌压在对侧小脑幕切迹缘上，则可引起不典型体征：即对侧瞳孔散大、对侧偏瘫；同侧瞳孔散大、同侧偏瘫；或对侧瞳孔散大、同侧偏瘫。应立即借助辅助检查定位。

2. 急性和亚急性硬脑膜下血肿

硬脑膜下血肿是颅脑损伤常见的继发损害，发生率约为5%，占颅内血肿的40%左右。由于出血来源的不同又分为复合型硬脑膜下血肿与单纯型硬脑膜下血肿。前者系因脑挫裂伤、脑皮质动静脉出血，血液集聚在硬脑膜与脑皮质之间，病情发展较快，可呈急性或亚急性表现。有时硬膜下血肿与脑内血肿相融合，颅内压急剧增高，数小时内即形成脑疝，多呈特急性表现，预后极差；单纯型系桥静脉断裂所致，出血较缓，血液集聚在硬脑膜与蛛网膜之间，病程发展常呈慢性，脑原发伤较轻，预后亦较好。急性硬脑膜下血肿发生率最高达70%，亚急性硬脑膜下血肿约占5%。两者致伤因素与出血来源基本相同，均好发于额颞顶区。临床病程发展的快慢，则据脑原发损伤的轻重、出血量及个体代偿能力的不同而异。

急性者大多为复合型硬脑膜下血肿，故临床表现酷似脑挫裂伤，所不同的是进行性颅内压增高更加显著，超过了一般脑损伤后脑水肿反应的程度和速度。患者伤后意识障碍较为突出，常表现为持续性昏迷，并有进行性恶化，较少出现中间清醒期，即使意识障碍程度曾一度好转，也为时短暂，随着脑疝形成迅又陷入深昏迷。亚急性者，由于原发性脑挫裂伤较轻，出血速度稍缓，故血肿形成至脑受压的过程略长，使颅内容积代偿力得以发挥，因此常有中间清醒期，不过神志恢复的程度，不像硬膜外血肿那样鲜明、清醒。颅内压增高症状：急性者，主要表现为意识障碍加深，生命体征变化突出，同时，较早出现小脑幕切迹疝的征象；亚急性者，则往往表现头痛、呕吐加剧、躁动不安及意识进行性恶化，至脑疝形成时即转入昏迷。

局灶性体征：伤后早期可因脑挫裂伤累及某些脑功能区，伤后即有相应的体征，如偏瘫、失语、癫痫等。若是在观察过程中有新体征出现，系伤后早期所没有的或是原有的阳性体征明显加重等，均应考虑颅内继发血肿的可能。

3. 慢性硬脑膜下血肿

慢性硬脑膜下血肿系属头伤后3周以上始出现症状，位于硬脑膜与蛛网膜之间，具有包膜的血肿。好发于小儿及老年人，占颅内血肿的10%，为硬脑膜下血肿的25%，其中双侧血肿的发生率高达14%。本病头伤轻微，起病隐匿，临床表现无明显特征，容易误诊。从受伤到发病的时间，一般在1个月，文献中报告有长达34年之久者。

主要表现为慢性颅内压增高，神经功能障碍及精神症状，多数患者有头痛、乏力、智能下降、轻偏瘫及眼底水肿，偶有癫痫或卒中样发作。老年人则以痴呆、精神异常和锥体束体征阳性为多，易与颅内肿瘤或正常颅压脑积水相混淆；小儿常有嗜睡、头颅增大、顶骨膨隆、囟门凸出、抽搐、痉挛及视网膜出血等特点，酷似脑积水。国外有人将慢性硬脑膜下血肿的临床表现分为四级：Ⅰ级：意识清楚，轻微头痛，有轻度神经功能缺失或无；Ⅱ级：定向力差或意识模糊，有轻偏瘫等神经功能缺失；Ⅲ级：木僵，对痛刺激适当反应，有偏瘫等严重神经功能障碍；Ⅳ级：昏迷，对痛刺激无反应，去大脑强直或去皮质状态。

4. 急性和亚急性脑内血肿

脑内血肿是指脑实质内的血肿，可发生在脑组织的任何部位，在闭合性颅脑损伤中，其发生率为0.5%~1.0%，占颅内血肿的5%左右，好发于额叶及颞叶前端，占全数的80%，其次是顶叶和枕叶约占10%，其余则分别位于脑深部、脑基底节、脑干及小脑内等处。

外伤性脑内血肿绝大多数均属急性，少数为亚急性，特别是位于额、颞前份和底部的浅层脑内血肿，往往与脑挫裂伤及硬脑膜下血肿相伴发，临床表现急促。深部血肿，多于脑白质内，系因脑受力变形或剪力作用致使深部血管撕裂出血而致，出血较少、血肿较小时，临床表现亦较缓。血肿较大时，位于脑基底节、丘脑或脑室壁附近的血肿，可向脑室溃破造成脑室内出血，病情往往较重，预后不良。

脑内血肿的临床表现，依血肿的部位而定，位于额、颞前端及底部的血肿与对冲性脑挫裂伤、硬脑膜下血肿相似，除颅内压增高外，多无明显定位症状或体征。若血肿累及重要功能区，则可出现偏瘫、失语、偏盲、偏身感觉障碍以及局灶性癫痫等征象。因对冲性脑挫裂伤所致脑内血肿患者，伤后意识障碍多较持久，且有进行性加重，多无中间意识好转期，病情转变较快，容易引起脑疝。因冲击伤或凹陷骨折所引起的局部血肿，病情发展较缓者，除表现局部脑功能损害症状外，常有头痛、呕吐、眼底水肿等颅内压增高的征象，尤其是老年患者因血管脆性增加，较易发生脑内血肿。

5. 迟发性外伤性脑内血肿

自从 CT 问世之后，对迟发性外伤性脑内血肿的概念已较明确，即头部外伤后，首次 CT 检查未发现脑内血肿，经过一段时间后再次检查始出现脑内血肿者；或于清除颅内血肿一段时间后又在脑内不同部位发现血肿者。其发病率在 1%～10%，多见于年龄较大的颅脑外伤患者，发病高峰常在脑挫裂伤后 3 天内或于清除其他脑内血肿突然减压之后。本病的临床特点可以概括为：中、老年患者，减速性暴力所致中至重型颅脑损伤，伤后 3～6 天症状和体征渐次加重，或有局限性癫痫，意识进行性恶化，特别是曾有低血压、脑脊液外引流、过度换气或强力脱水的病例，应及时复查 CT。本病的预后较差，死亡率为 25%～55%，提高救治水平的关键在于加强临床观察，尽早复查 CT，及时诊断、迅速清除血肿，并给予合理的术后处理。

6. 特殊部位血肿

1）脑干血肿：在闭合性颅脑损伤中单纯的原发性脑干血肿极少，据 Zuccarello（1983）报道发生率为 3.6%，且死亡率极高，约 83%。由于脑干损伤常与严重脑挫裂伤或颅内血肿并存，且脑干损伤的表现相同，因此，对脑干出血究属原发性，抑或继发性，难于辨别。虽然从临床上脑干受损症状出现的早迟和有无颅内高压、脑疝形成的经过来分析，可以鉴别，但对就诊较迟的患者仍有困难。一般都需要依靠高分辨率 CT 或 MRI 检查，不过，因为脑干接近骨性结构，斜坡后方常出现低密度带，岩骨边缘易有高密度条纹，故 CT 影像往往受到干扰，影响诊断。MRI 是脑干出血较理想的辅助检查方法，特别是出血灶在 4 天以上时，T_1 加权图像可显示清晰的高信号，易于识别；虽然急性期出血灶 T_1 加权为等信号，但 T_2 加权呈低信号，周围有或无高信号水肿，仍较易识别。此外，原发性脑干血肿多在一侧脑干的被盖区，而继发性脑干出血常于中脑和桥脑上分腹侧中线旁，呈纵行裂隙状；可资区别。

2）基底节血肿：外伤性基底节区血肿是在 CT 广泛应用之后才发现的特殊部位血肿。据 Macpherson（1986）报道其发生率占颅脑损伤的 3.1%，并将之分为两型：其一为单纯性基底节血肿，其二为复合性基底节血肿，即合并有其他颅内血肿，且预后较差。致伤机理多属加速或减速性损伤所产生的扭转或剪切力，使经白质进入基底节的小血管撕裂而致。血肿一般为 20～30 ml，体积较大时可穿破脑室造成脑室内出血，使病情加重。本病临床表现以头伤后早期出现完全偏瘫，而意识障碍相对较轻为特征。早期诊断需靠 CT 检查，并应根据血肿的大小、累及范围及病情能否稳定来决定手术与否。若患者伤后意识有所改善，血肿小于 20 ml，颅内压不超过 25 mmHg，CT 无严重脑室、脑池受压、中线移位未超过 10 mm，未穿破脑室者，可行姑息性治疗，否则，应及早施行手术。

3）脑室内出血：外伤性脑室内出血有二。其一是因暴力作用在额或枕部，使脑组织沿前后方向猛烈运动时，脑室壁产生剪力变形，撕破室管膜血管而致，称为原发性脑室内出血。其二是外伤性脑实质内血肿，破入脑室而引起，谓之继发性脑室内出血。本病的发生率占重型颅脑损伤的 1.2%。在行 CT 检查的重型颅脑外伤患者中占 7.1%。临床上除脑受压、颅内压增高及意识障碍显著之外，尚有中枢性高热，持续 40℃以上，呼吸急促，去大脑强直及瞳孔变化，易与脑干损伤及丘脑下部损伤相混淆。确切诊断有赖 CT 检查，可见明显的高密度影充填部分脑室系统，一侧或双侧，大量出血形成全脑室铸型者较少。脑室内出血量的多少、原发脑损伤的严重程度、患者年龄的长幼以及有无早期脑室系统扩大等因素均直接影响预后，死亡率 31.6%～76.6%，幸存者常残留功能缺损及智力障碍。

4）多发性血肿：颅脑损伤后颅内同时形成两个以上不同部位或类型的血肿时，谓之多发性血肿。此类血肿常伴于严重脑挫裂伤患者，发生率占颅内血肿的 10%～25%。其中，居不同部位者占 60% 左右；位于同一部位但不是同一类型的血肿，约占 40%。多发性血肿没有独特的临床征象，虽然可以根据致伤机理和神经功能受损表现，做出初步估计，但因各种多发性血肿之间，症状和体征往往混淆，难以确诊，常需依靠影像学的检查，或经手术探查证实。一般分为三种情况：

同一部位不同类型的多发血肿，多为对冲性脑挫裂伤伴急性硬脑膜下血肿及脑内血肿，或着力部位硬膜外血肿伴局部硬脑膜下及/或脑内血肿。

不同部位同一类型的多发血肿，常为双侧硬脑膜下血肿，尤其是小儿及老年患者，因额部或枕部减速性损伤所致。当致伤暴力大、脑挫裂伤严重时，常为急性硬脑膜下血肿，往往位于双侧额颞前份。若脑原发性损伤轻微，系脑表面的桥静脉撕裂出血时，则多为慢性或亚急性双侧半球凸面硬膜下血肿。偶尔可因挤压伤致双侧颞骨骨折，亦有引起双侧硬脑膜外血肿的可能，但较少见。

不同部位不同类型的多发血肿，见于着力部位硬脑膜外血肿及/或脑内血肿伴对冲部位硬脑膜下及脑内血肿。有时枕部减速性损伤，引起枕骨骨折，可致颅后窝硬脑膜外血肿，伴对冲部位硬膜下及/或脑内血肿。

此类血肿临床表现常较严重，患者伤后多持续昏迷或意识障碍变化急促，容易早期出现天幕切迹疝及双侧锥体束受损征。当疑有多发性血肿可能时，应首选 CT 检查。能快速确诊多发性颅内血肿。颅骨 X 线平片可以提示有无跨越静脉窦或血管压迹的骨折线。若脑血管造影有无血管区，而大脑前动脉并未向对侧相应的移位，或移位程度不足血肿厚度的 1/2 时，或血肿甚小而中线移位过大时，均应想到多发性血肿的可能。在紧急抢救时，术前未明确多发血肿的手术患者，应注意清除血肿后的颅内压改变。若颅内压无明显缓解，或一度好转随即又复升高，或血压正常而脑组织搏动欠佳，甚至仍有脑膨出时，均需对可能发生多发血肿的部位，进行认真的探查，以免遗漏。

5）颅后窝血肿：颅后窝血肿较为少见，占颅内血肿的 2.6% ~6.3%。由于后窝容量较小，为脑脊液经第四脑室流入蛛网膜下腔的孔道所在，并有重要生命中枢延髓位于其间，较易引起脑脊液循环受阻，颅内压急骤升高，小脑扁桃体疝及中枢性呼吸、循环衰竭，病情较为险恶，死亡率为 15% ~25%。

颅后窝血肿除在时间上有急性、亚急性和慢性血肿之分，在部位上也有硬脑膜外血肿、硬脑膜下血肿、小脑内血肿及多发性血肿四种。通常因为出血来源和速度不同，脑损伤程度轻重各异，故临床表现亦有差别。急性血肿系指伤后 3 天内即出现颅内压增高、小脑及/或脑干受压症状者；亚急性血肿为伤后 4~21 天出现症状者；慢性血肿则为 22 天以上出现症状者。

颅后窝血肿中以硬脑膜外血肿最多见，常因枕骨骨折损伤静脉窦或导静脉而致，临床上以亚急性表现者为多。血肿往往位于骨折侧，偶尔亦可超过中线累及双侧，少数可向幕上发展，形成特殊的骑跨横窦的硬膜外血肿。硬脑膜下血肿较少见，常伴有小脑、脑干损伤，出血主要源于小脑皮质血管或静脉窦及其导静脉撕破，多为单侧，病程发展急骤，预后较硬脑膜外血肿差。小脑内血肿罕见，多因小脑半球挫裂伤所致，常合并硬脑膜下血肿，预后不良。多发性血肿，以颅后窝血肿同时伴有幕上额、颞部对冲性脑挫裂伤、硬脑膜下及/或脑内血肿较多。

颅后窝血肿的诊断：此类血肿缺乏特有的临床征象，除了进行性颅内高压症状之外，多无明显的神经系统定位体征，故早期诊断有一定困难，常须依靠 X 线照片、CT 等辅助检查方法明确诊断。通常当患者有枕骨骨折并伴有进行性加重的颅内高压时，特别是头疼、呕吐剧烈，颈部有强直或一侧颈肌肿胀，出现乳突区迟发性瘀斑（Battle 氏征）者，即应考虑颅后窝血肿的可能性。倘若患者出现双侧锥体束征、小脑功能障碍、脑干受压及生命体征改变时，应及时做辅助检查，以防漏诊。拍摄 X 线额枕前后位（Towne 位）平片，80% 以上可见枕骨骨折及/或骨缝分离；CT 可显示高密度血肿影像；椎动脉血管造影可见小脑后下动脉、椎基底动脉受压前移及/或局限性无血管区。若缺乏特殊检查手段，情况紧急时，应直接行颅后窝钻孔探查。

6）横窦沟微型硬膜外血肿：系因枕骨骨折所引起的横窦沟内出血，微型血肿压迫横窦造成静脉窦回流受阻，而致急性进行性颅内压增高。由于此症缺乏定位症状和体征，故长期以来为临床医师所忽视，一般多误诊为"外伤性良性颅内压增高"，使这类患者未能得到正确的诊断和治疗。

横窦沟微型硬膜外血肿的临床特征，多为减速性枕部着力所致闭合性颅脑损伤，伴有枕骨骨折及/或人字缝分离，骨折线越过横窦沟，右侧占 76.9%，左侧为 23.1%。常见于儿童和青年，脑原发性损伤常属轻至中型。伤后逐渐出现颅内压增高症状，约在 1 周前后达到高峰，头痛、呕吐剧烈，缓脉及视乳头水肿不断加重。经强力脱水和激素治疗虽可获得暂时好转，但终难有效缓解，甚至有 66.7% 的患者。出现不同程度的意识障碍，严重者可导致颞叶钩回疝。造成急性颅内高压的原因，主要是跨越横窦的枕骨骨折，在横窦沟内形成微型硬膜外血肿，压迫横窦而致。由于横窦沟容量较小，虽然微型血肿体积平均只有 3 ml 左右，足以导致横窦静脉回流受阻。当疑有此症时，可行 CT 或

MRI 检查，或行静脉窦造影加以证实，必要时应直接钻孔探查。

（二）实验室及其他检查

1. 头颅 X 线平片

可发现骨折线长短、走行、骨折凹陷深度，是颅脑损伤最基本检查方法。硬膜外血肿患者颅骨平片常可发现骨折线跨越硬脑膜血管沟。

2. 头颅 CT 检查

CT 可显示颅骨骨折、脑挫裂伤及颅内血肿等，是目前脑损伤最理想的检查方法。

3. 颅骨钻孔检查

颅骨钻孔检查既是一种检查方法，又是一种治疗措施。尤其适用于无其他检查设备，又怀疑颅内血肿引起脑疝的患者。钻孔部位应考虑到头部着力部位、受伤机制、临床表现及血肿好发部位等。

（三）诊断和鉴别诊断

根据上述临床表现，结合实验室及其他检查可诊断。

三、治疗

（一）硬脑膜外血肿的治疗

1. 非手术治疗

1）适应证：①意识无进行性恶化；②无新的神经系统阳性体征出现或原有神经系统阳性体征无进行性加重；③无进行性颅内压增高征；④CT 检查显示：幕上血肿 < 20 ml，幕下血肿 <10 ml，中线结构移位 <5 mm，环池和侧裂池 >4 mm。

2）方法：非手术治疗基本同脑挫裂伤，但特别注意动态观察患者意识、瞳孔、生命体征变化；根据临床表现随时做 CT 检查，以利于早期发现病情变化。观察中发现病情变化或原有血肿增大，须立即手术清除血肿，疗效取决于手术时机。

2. 手术治疗

1）适应证：①有明显临床症状和体征；②CT 检查提示明显脑受压；③幕上血肿 > 20 ml，幕下血肿 >10 ml；④患者意识障碍进行性加重或出现再昏迷。

2）方法：急性血肿行颅骨钻孔探查术，开颅血肿清除、止血术。

（二）硬脑膜下血肿的治疗

硬脑膜下血肿治疗原则与硬脑膜外血肿相同，手术时应根据对冲伤的规律，相应进行额、颞单侧或双侧钻孔，清除脑挫裂伤的坏死组织，摘除血肿，硬脑膜减张缝合，颅骨去除减压或根据头颅 CT 的诊断，决定开颅手术部位。若一侧血肿清除后，颅内压增高不见好转时，应考虑有无多发性颅内血肿的可能。

（三）脑内血肿的治疗

同急性硬脑膜下血肿，以开颅清除血肿为原则，手术不发生危险者，也常残留某些后遗症。

（四）颅后窝血肿的治疗

对后顶枕部着力，骨折线跨过静脉窦，颅内压明显增高，昏迷加深，呼吸不规律的患者，除想到对冲性脑前部损伤外，在缺乏头颅 CT 扫描的场合，应尽早作颅后窝钻孔探查，清除血肿。若血肿大，病情重，或延误手术，常常导致死亡。

（五）多发性颅内血肿的治疗

手术清除多处血肿，并行减压术。术后综合治疗同脑挫裂伤。

四、护理

颅内血肿是颅脑损伤中最常见的继发性脑损伤之一，如不及时处理常可危及患者的生命。颅内血肿按症状出现的时间分为急性血肿（3日内出现症状）、亚急性血肿（伤后3日至3周出现症状）、慢性血肿（伤后3周以上才出现症状）。按血肿所在部位分为硬脑膜外血肿、硬脑膜下血肿、脑内血肿。

临床表现与诊断：外伤性颅内血肿常与原发性脑损伤相伴发生，也可以在没有明显原发性脑损伤的情况下发生。无论哪一种外伤性颅内血肿，都有大致相同的病理过程和临床表现。主要表现为头部外伤后，若有原发性脑损伤者，先出现脑震荡或脑挫裂伤的症状，当颅内血肿形成后压迫脑组织，出现颅内压增高和脑疝的表现。但不同部位的血肿有其各自的特点。

硬脑膜外血肿：发生在颅骨内板和硬脑膜之间，常因颞侧颅骨骨折致脑膜中动脉破裂所引起，大多属于急性型。患者的意识障碍有3种类型：

1. 典型的意识障碍是伤后昏迷有"中间清醒期"，因原发性昏迷时间短，在血肿形成前意识清醒或好转，一段时间后颅内血肿形成，颅内压增高或导致脑疝，患者会再度出现昏迷。

2. 原发性脑损伤严重，伤后昏迷持续并进行性加重，血肿的症状被原发性脑损伤所掩盖。

3. 原发性脑损伤轻，伤后无原发性昏迷，至血肿形成后始出现继发性昏迷。患者在昏迷前或中间清醒期常有头痛、呕吐等颅内压增高症状，幕上血肿大多有典型的小脑幕切迹疝表现。

开放性颅脑损伤

非火器性或火器性致伤物造成头皮（黏膜）、颅骨、硬脑膜同时破裂，脑脊液流出，脑组织与外界相通的创伤统称为开放性颅脑损伤。与闭合性颅脑损伤相比，除损伤原因和机制不同外，诊断和治疗也有特点。

一、致伤原因和机制

非火器性致伤物可分为两类。一类是锐器，如刀、斧、钉、锥、针等；另一类为钝器，如铁棍、石块、木棒等。锐器前端尖锐锋利，容易切开或穿透头皮、颅骨和脑膜，进入脑组织。伤道较整齐光滑，损伤主要限于局部，对周围影响很小。钝器的致伤机制可因致伤物的种类而不同，如铁棍、木棒等穿入颅内，脑损伤情况类似锐器伤；而石块等击中头部造成的开放伤，其损伤机制则类似闭合性颅脑损伤中的加速伤。

颅脑火器伤的损伤情况与致伤物的性状、速度、大小密切相关。现代枪弹速度高，弹头尖且圆滑，穿透力强，容易造成贯通伤。弹片不规则，穿透力较弱，容易引起盲管伤。致伤物射入颅腔内，造成的脑组织损伤可分为：

1. 管道性损伤

任何致伤物进入颅腔后，均可造成长短不一的一段脑组织损伤道，损伤程度与致伤物种类、速度、大小有关。小弹片、低速子弹等进入颅腔后，脑损伤一般比较局限。但若伤及脑干、下丘脑等重要结构和大血管，则后果严重。脑组织伤道按损伤程度和性质分为三层：①脑破坏区，系伤道的中心部分，脑组织损伤严重，坏死液化的脑碎屑与血凝块混杂在一起，有时经伤口外溢。②脑挫伤区，在破坏区周围，脑组织有点状出血和水肿，不易完全恢复。③脑震荡区，在挫伤区周围，为伤道的外层，肉眼观察无明显变化，伤后短期内可逐渐恢复。

2. 膨胀性损伤

高速致伤物进入颅腔内，除造成管道性损伤外，还可因其穿过脑组织瞬间产生的膨胀而造成全脑的弥散性损害。严重时，脑和脑干功能衰竭，患者多在伤后短期内死亡。

二、临床表现和诊断

（一）临床表现

开放性颅脑损伤易于诊断，根据伤口有无脑脊液、脑组织外流可鉴别有否脑膜及脑组织损伤。

1. 非火器性开放性颅脑损伤

临床表现，因致伤因素、损伤部位的不同及有无继发性出血或感染而各异。

1）全身症状：①意识改变。开放性脑损伤患者意识变化差别较大，轻者可以始终清醒，例如，锐器穿刺伤，若未伤及功能区，又未引起颅内出血，则情况往往良好。重者可出现持续昏迷，如果伤及脑干或丘脑下部时，患者常有去大脑强直及高热等表现；若继发颅内血肿，亦可引起脑疝征象。②生命体征。开放性脑损伤多有失血，故常呈面色苍白、脉搏细弱、血压下降等表现。即使是伴有颅内血肿，其生命体征的变化也多不典型。③复合伤。复合伤的存在是引起休克的又一常见原因。常见的复合伤多为胸腹闭合性损伤。若颅脑伤重于复合伤时，临床征象大多以脑伤为主，容易漏诊复合伤，特别是对有意识障碍的患者，不可忽视全身体格检查。④癫痫。较闭合性脑损伤多见，伤后早期癫痫可能与损伤的刺激或脑皮质挫伤有关。局限性凹陷骨折、急性硬膜下血肿、脑挫伤、软脑膜下或蛛网膜下隙出血以及晚期出现的感染、脑膜脑瘢痕，都是引起癫痫的因素。⑤颅内感染。开放性脑损伤常有异物、骨片、毛发被带入颅内，脑内创道又是良好的培养基，故较易感染。感染初期多为脑膜炎及化脓性脑炎，患者常有头痛、呕吐、颈强直、高热及脉速等毒性反应。晚期则往往形成脑脓肿。

2）局部体征：头部开放伤重者可见伤口哆开，颅骨外露，脑浆外溢，患者也常处于濒危状态。轻伤者局部伤口可以很小，甚至被头发所掩盖，有时系钢针、铁钉、竹筷等致伤物，经眼眶、鼻腔或耳道刺入颅内。检查时应注意创口的大小、方向及深度，对留置在创内的致伤物，暂勿触动，以免引起出血。根据受伤的部位、失血的多少或有无大量脑脊液流出，可以判断脑原发伤情况及有无静脉窦或脑室穿通伤。

3）脑部症状：因受伤部位和范围而异，常见的脑功能损害有偏瘫、失语、偏身感觉障碍及视野缺损等；脑神经损伤多见于嗅、视、面及听神经；严重的开放性脑损伤可累及脑干或基底节等重要结构，患者临床表现重，预后不良。

2. 火器性脑损伤

具有以下临床特点。

1）意识障碍：火器性颅脑穿透伤，局部虽有较重的脑损伤，有时可不出现昏迷，此点不可忽略，应予连续观察神志变化过程。如患者在伤后出现中间清醒或好转期，或受伤当时无昏迷随后转入昏迷，或意识障碍呈进行性加重，都反映患者存在急性脑受压征象，可能合并急性颅内血肿。长期昏迷，反映广泛性脑损伤或脑干伤。颅内感染，严重合并伤以及休克、缺氧等，皆可使脑部伤情趋向恶化。一部分患者尚可出现精神障碍。

2）生命体征：重型颅脑伤，伤后多数立即出现呼吸、脉搏、血压的变化。伤及脑干部位重要生命中枢者，可早期发生呼吸紧迫、缓慢或间歇性呼吸。脉搏转为徐缓或细速，脉率不齐与血压下降等中枢性衰竭征象。伤后呼吸慢而深、脉搏慢而有力、血压升高的进行性变化是颅内压增高、脑受压和脑疝的危象。常指示有颅内血肿。开放伤引起外出血，大量脑脊液流失，可引起休克、衰竭。应该注意查明有无胸、腹伤，大的骨折等严重合并伤，进行分析鉴别。

伤后出现中度发热，多系蛛网膜下腔出血和创伤反应。下丘脑损伤可引起中枢性高热。还要考虑颅内感染、肺炎、泌尿系感染等因素。体温不升，说明周身反应能力低下，是预后不良之征。

3）颅内压增高：火器性颅脑损伤并发颅内血肿的机会较多，脑水肿与颅内感染，都使颅内压增高。呼吸道通气不畅，经常使颅内压加剧增高，改善呼吸可使情况改善。

4）其他：与非火器性颅脑损伤一样，患者可有运动区脑挫裂伤、血肿、骨片刺激、脑膨出等，常引起癫痫，并因癫痫加重瘫痪。脑膜刺激征也常出现。

（二）实验室及其他检查

有条件时，可做 X 线颅骨照片、颅脑超声波、CT 检查，对诊断有所帮助。

三、治疗

（一）开放性颅脑损伤的手术原则

对开放性脑损伤，清创的目的是要清除被污染的、没有生活力的破碎脑组织、凝血块、碎骨片和各种异物，彻底止血并将创口闭合。其基本原则是尽可能不损伤脑的功能和不切除健康脑组织。清创时间应在伤后 48 小时内，在应用抗生素的条件下可延长到72 小时。在处理上可根据伤情及当时的医疗条件做分期处理。

1. 早期处理

即指伤后 48 小时或 72 小时内行清创术。在伤员全身情况允许下应争取一次性彻底清创，可以一期缝合创口，术后留治观察数日到 1 周。一般认为，完全清除脑内存留的碎骨是"彻底清创"的标志。

2. 延期处理

即指伤后 3～5 天的处理，如创口尚未感染，可行清创术，但术后创口不缝合或在伤口两端仅做部分缝合。如伤口已发生感染，则需扩大创口充分引流，待感染局限后再做晚期清创。

3. 晚期处理

即指伤后 1 周以上的处理。此时创口多有较严重感染，应在使用大剂量敏感抗生素条件下，充分引流创口，等待后期处理。

（二）火器伤的处理特点

1. 分析弹道以估计伤情。

2. 入口清创以去除破碎组织及非金属异物为主，金属异物清除与否要权衡手术的难易得失而定。

3. 伤道血肿多在入、出口，尤其出口处。

4. 战时火器伤的处理还要强调阶梯治疗原则，除非在适宜留治的医院。有条件者做一次性彻底处理，否则不要勉强手术，使以后的判断及处理发生困难。

四、护理

1. 症状观察及护理

首先了解患者受伤时间、原因、病情发展过程等。严密观察患者生命体征及意识、瞳孔、肢体活动情况，特别应注意患者有无休克、颅内出血、脑疝、机体其他部位的合并症。首先，迅速建立静脉通道，对脑疝患者立即静脉滴注脱水药；对疑有颅内血肿的患者做好术前准备工作。

2. 保持呼吸道通畅

颅脑损伤者多伴有不同程度的意识障碍，故应采取侧卧位或平卧位，头偏向一侧，以利于呼吸道分泌物排出，防止呕吐物误吸引起窒息；舌后坠阻塞呼吸道时应放置导气管或用舌钳将舌拉出，必要时可行气管切开。

3. 纠正休克

开放性颅脑损伤时引起失血性休克，应使患者保持平卧、注意保暖、补充血容量。

4. 转送患者

当患者休克得到初步纠正，生命体征相对平稳后方可转送；当合并其他脏器损伤和骨折时，应先初步处理合并症再转送，转送中应准备好急救物品，并严密监测生命体征、意识、瞳孔、肢体活动、伤口情况，保持呼吸道通畅。

开放性颅脑损伤在醒来之后就要给患者不停地鼓励，让患者有信心自己能够康复。再加上适当的康复训练，开放性颅脑损伤患者的后遗症就会相对减少一些。虽然开放性颅脑损伤不容易完全治愈，但是治愈的例子也还是有的。

（高丽娟）

第三节　颅内肿瘤

颅内肿瘤是指颅内占位性的新生物而言。包括发生自脑、脑血管、脑垂体、松果体、颅神经和脑膜等组织的颅内原发性肿瘤，也包括一小部分来源于身体其他部位的转移到颅内的继发性肿瘤。

在成年人，原发性颅内肿瘤占所有全身肿瘤的 2%，居全身各系统肿瘤第 11 位。男性患者多于女性。儿童性别差异不大，约占全身肿瘤的 7%，是仅次于白血病的第 2 种肿瘤。

颅内肿瘤可发生于任何年龄，但年龄 <2 岁及 >60 岁者较少见。儿童、青少年的肿瘤发生在中线结构和颅后窝，且多为胚胎组织残留的先天性肿瘤和胶质瘤。胶质瘤是颅内最常见的恶性肿瘤，其次为脑膜瘤、垂体腺瘤、听神经鞘瘤、颅咽管瘤、血管母细胞瘤等。

一、病因

目前尚不完全清楚。但认为并非单纯一种因素引起，可能与以下因素有关。

（一）遗传因素

如神经纤维瘤病可并发视神经胶质瘤及其他胶质瘤、脑膜瘤等；有结节性硬化的儿童极易并发室管膜下巨细胞性星形细胞瘤；Von Hippel - Lindau 病常患有小脑血管网织细胞瘤；而 Li - Fraumeni 综合征的家族成员有患星形细胞瘤的高风险；Sturge - Weber 及多发基底细胞癌综合征都可合并脑肿瘤。肿瘤形成与基因突变、缺失或 DNA 重排有关，这些变化可是随机的、遗传而来的，也可由于物理、化学、生物等因素诱导而来。与脑肿瘤相关癌基因有 EGFR、sis（FDGF）、MDM_2 以及 erB、rosI、met、H - ras、fos、N - NYC、gli 等。肿瘤抑制基因以 p53 研究最多，其基因定位于 17p。22 号染色体长臂上一个肿瘤抑制基因丢失，与神经纤维瘤病（NF_2）和脑膜瘤有关。其他抑癌基因位点有染色体 10（PTEN/MMACI）、9p（p16 基因）、13q 及 19q、11p15.5 等。另外肿瘤生长及进展还依赖一些生长因子的变化。

（二）环境因素

放射线和化学品如亚硝胺、杀虫剂等均有引起脑肿瘤可能。头部外伤与脑膜瘤形成关联；有些脑肿瘤发现有 SV40、水痘病毒（Hod gkim's 病）、乳多空病毒等的 DNA。

（三）胚胎残留

胚胎发育中一些细胞或组织被残留或包裹在颅内，进一步分化生长成肿瘤，如颅咽管瘤、脊索瘤和畸胎瘤等。

二、病理分类

2021 版 WHO 中枢神经系统（CNS）肿瘤完整分类

（一）胶质瘤、胶质神经元肿瘤和神经元肿瘤

1. 成人型弥漫性胶质瘤

1）星形细胞瘤，IDH* 突变型。

2）少突胶质细胞瘤，IDH 突变伴 1p/19q 联合缺失型。

3）胶质母细胞，IDH 野生型。

2. 儿童型弥漫性低级别胶质瘤

1）弥漫性星形细胞瘤，伴 *MYB* 或 *MYBLI* 改变。

2）血管中心型胶质瘤。

3）青少年多形性低级别神经上皮肿瘤。

4）弥漫性低级别胶质瘤，伴 MAPK 信号通路改变。

3. 儿童型弥漫性高级别胶质瘤

1）弥漫性中线胶质瘤，伴 H3K27 改变。

2）弥漫性半球胶质瘤，H3G34 突变型。

3）弥漫性儿童型高级别胶质瘤，H3 及 IDH 野生型。

4）婴儿型半球胶质瘤。

4. 局限性星形细胞胶质瘤

1）毛细胞型星形细胞瘤。

2）具有毛样特征的高级别星形细胞瘤。

3）多形性黄色星形细胞瘤。

4）室管膜下巨细胞星形细胞瘤。

5）脊索样胶质瘤。

6）星形母细胞瘤，伴 *MNI* 改变。

5. 胶质神经元肿瘤和神经元肿瘤

1）节细胞胶质瘤。

2）婴儿促纤维增生型节细胞胶质瘤/婴儿促纤维增生型星形细胞瘤。

3）胚胎发育不良性神经上皮肿瘤。

4）具有少突胶质细胞瘤样特征及簇状核的弥漫性胶质神经元肿瘤。

5）乳头状胶质神经元肿瘤。

6）形成菊形团的胶质神经元肿瘤。

7）黏液样胶质神经元肿瘤。

8）弥漫性软脑膜胶质神经元肿瘤。

9）节细胞瘤。

10）多结节及空泡状神经元肿瘤。

---

* IDH 为异柠檬酸脱氢酶。

11）小脑发育不良性节细胞瘤（Lhermitte – Duclos 病）。

12）中枢神经细胞瘤。

13）脑室外神经细胞瘤。

14）小脑脂肪神经细胞瘤。

6. 室管膜肿瘤

1）幕上室管膜瘤。

2）幕上室管膜瘤，*ZFTA* 融合阳性。

3）幕上室管膜瘤，*YAPI* 融合阳性。

4）颅后窝室管膜瘤。

5）颅后窝室管膜瘤，PFA 组。

6）颅后窝室管膜瘤，PFB 组。

7）脊髓室管膜瘤，伴 *MYCN* 扩增。

8）黏液乳头型室管膜瘤。

9）室管膜下瘤。

（二）脉络丛肿瘤

1. 脉络丛乳头状瘤。

2. 不典型脉络丛乳头状瘤。

3. 脉络丛癌。

（三）胚胎性肿瘤

1. 髓母细胞瘤

1）髓母细胞瘤分子分型

（1）髓母细胞瘤，WNT 活化型。

（2）髓母细胞瘤，SHH 活化/*TP53* 野生型。

（3）髓母细胞瘤，SHH 活化/*TP53* 突变型。

（4）髓母细胞瘤，非 WNT/非 SHH 活化型。

2）髓母细胞瘤组织学分型。

2. 其他类型的 CNS 胚胎性肿瘤

1）非典型畸胎样/横纹肌样肿瘤。

2）筛状神经上皮肿瘤。

3）伴多层菊形团的胚胎性肿瘤。

4）CNS 神经母细胞瘤，*FOXR2* 激活型。

5）伴 *BCOR* 内部串联重复的 CNS 肿瘤。

6）CNS 胚胎性肿瘤。

（四）松果体肿瘤

1. 松果体细胞瘤。

2. 中分化松果体实质瘤。

3. 松果体母细胞瘤。

4. 松果体区乳头状肿瘤。

5. 松果体区促纤维增生型黏液样肿瘤，*SMARCBI* 突变型。

（五）脑神经和椎旁神经肿瘤

1. 神经鞘瘤。

2. 神经纤维瘤。

3. 神经束膜瘤。

4. 混合型神经鞘瘤。

5. 恶性黑色素型神经鞘瘤。

6. 恶性外周神经鞘瘤。

7. 副神经节瘤。

（六）脑（脊）膜瘤

脑（脊）膜瘤。

（七）间叶性非脑膜上皮来源的肿瘤

1. 软组织肿瘤

1）成纤维细胞和肌纤维母细胞来源的肿瘤

孤立性纤维性肿瘤。

2）血管来源的肿瘤

（1）血管瘤和血管畸形。

（2）血管网状细胞瘤。

3）横纹肌来源的肿瘤

横纹肌肉瘤。

4）尚未明确的分类

（1）颅内间叶性肿瘤，*FET – CREB* 融合阳性。

（2）伴 *CIC* 重排的肉瘤。

（3）颅内原发性肉瘤，*DICERI* 突变型。

（4）Ewing 肉瘤。

2. 软骨及骨肿瘤

1）成软骨性肿瘤

（1）间叶性软骨肉瘤。

（2）软骨肉瘤。

2）脊索肿瘤

脊索瘤（包含差分化型脊索瘤）。

（八）黑色素细胞肿瘤

1. 弥漫性脑膜黑色素细胞肿瘤

脑膜黑色素细胞增多症和脑膜黑色素瘤病。

2. 局限性脑膜黑色素细胞肿瘤

脑膜黑色素细胞瘤和脑膜黑色素瘤。

（九）淋巴和造血系统肿瘤

1. 淋巴瘤

1）CNS 淋巴瘤

（1）CNS 原发性弥漫性大 B 细胞淋巴瘤。

（2）免疫缺陷相关的 CNS 淋巴瘤。

（3）淋巴瘤样肉芽肿。

（4）血管内大 B 细胞淋巴瘤。

2）CNS 各种罕见淋巴瘤

（1）硬脑膜 MALT 淋巴瘤。

（2）CNS 的其他低级别 B 细胞淋巴瘤。

（3）间变性大细胞淋巴瘤（$ALK+/ALK-$）。

（4）T 细胞或 NK/T 细胞淋巴瘤。

2. 组织细胞肿瘤

1）Erdheim – Chester 病。

2）Rosai – Dorfman 病。

3）幼年性黄色肉芽肿。

4）朗格汉斯细胞组织细胞增生症。

5）组织细胞肉瘤。

（十）生殖细胞肿瘤

1. 成熟性畸胎瘤。

2. 未成熟性畸胎瘤。

3. 畸胎瘤伴体细胞恶变。

4. 生殖细胞瘤。

5. 胚胎性癌。

6. 卵黄囊瘤。

7. 绒毛膜癌。

8. 混合性生殖细胞肿瘤。

（十一）鞍区肿瘤

1. 造釉细胞型颅咽管瘤。

2. 乳头型颅咽管瘤。

3. 垂体细胞瘤，鞍区颗粒细胞瘤和梭形细胞嗜酸细胞瘤。

4. 垂体腺瘤/PitNET*。

5. 垂体母细胞瘤。

（十二）CNS 的转性肿瘤

1. 脑和脊髓实质的转移性肿瘤。

2. 脑膜的转移性肿瘤。

---

* PitNET 为垂体神经内分泌肿瘤。

三、分期

（一）分类规则

本分类适用于所有脑肿瘤。必须经肿瘤的组织学证实。N 分类不适用于脑肿瘤。确定 T 和 M 的分级依靠体格检查和影像学检查。

（二）TM 临床分类

T：原发肿瘤。

T_X：不能确定原发肿瘤。

T_0：无原发肿瘤的证据。

1. 幕上肿瘤

T_1：肿瘤最大径 ≤5 cm，局限在一侧。

T_2：肿瘤最大径 >5 cm，局限在一侧。

T_3：肿瘤侵犯或侵占脑室系统。

T_4：肿瘤超越脑中线，侵犯对侧脑半球，或侵犯幕下。

2. 幕下肿瘤

T_1：肿瘤最大径 ≤3 cm，局限在一侧。

T_2：肿瘤最大径 >3 cm，局限在一侧。

T_3：肿瘤侵犯或侵占脑室系统。

T_4：肿瘤越过脑中线，侵犯对侧半球或侵犯幕上。

M：远处转移。

M_X：不能确定远处转移的存在。

M_0：无远处转移。

M_1：远处转移。

（三）G 组织病理学分级

G_X：不能确定分化程度。

G_1：高分化。

G_2：中度分化。

G_3：低分化。

G_4：未分化。

（四）临床分期

I_A：$G_1 T_1 M_0$

I_B：$G_1 T_{2\sim3} M_0$

II_A：$G_2 T_1 M_0$

II_B：$G_2 T_{2\sim3} M_0$

III_A：$G_3 T_1 M_0$

III_B：$G_3 T_{2\sim3} M_0$

IV：$G_{1\sim3} T_4 M_0$

$\quad$ G_4 任何 TM_0

任何 G 任何 TM$_1$

四、临床表现和诊断

（一）临床表现

1. 颅内压增高症状

颅内压增高的发生决定于以下因素：①肿瘤生长的速度：如肿瘤生长迅速，在很短期内就占据了较大的空间，使生理调节跟不上恶化的形势，症状就很快出现，如恶性肿瘤，或虽为良性肿瘤，但肿瘤内发生了出血或囊变；②肿瘤的部位：颅后窝及中线的肿瘤，很容易引起静脉窦回流障碍和脑脊液循环通路阻塞，造成脑脊液的郁积，会较早期出现颅内压增高的症状；③肿瘤的性质：发展迅速的恶性肿瘤，因都伴有明显的脑水肿，故常早期出现颅内压增高的症状。颅内压增高的症状表现为：

1）头痛：约见于 80% 的患者，程度各有不同，多为钝痛或胀痛。开始往往为阵发性，以后呈持续性加重，以早晨及晚间明显，咳嗽、打喷嚏、用力、低头、大便等均可使头痛加重，呕吐后头痛往往减轻。头痛部位一般无定位意义，以额部及两侧颞部为主，但幕下肿瘤头痛常位于枕部，并放射至眼眶部；垂体瘤头痛多在眉间或两侧颞部；脑膜瘤可出现局部叩击痛；脑室内肿瘤以出现周期性发作性头痛为其特点；小儿因颅缝未闭，颅内压增高可使颅缝裂开，头痛多不明显。

2）呕吐：亦是主要症状之一。一般先有恶心，常于头痛剧烈时出现呕吐。呈典型的喷射性呕吐（即无恶心先兆，突然出现呕吐，呕吐物射出很远）者并不常见。呕吐后头痛常常减轻。成人幕上肿瘤往往至后期才出现呕吐。儿童及颅后窝肿瘤常在早期出现，而且频繁，亦可能是唯一的症状，易误诊为胃肠道疾病，应予警惕。

3）视盘水肿：是颅内压增高的重要客观征象。中线区（如第三脑室内及其周围）及小脑幕下（即颅后窝）的肿瘤视盘水肿出现较早且严重。幕上良性肿瘤出现较晚。多数患者视盘水肿两侧程度一致，但幕上肿瘤病灶侧往往较重，一侧额叶底部肿瘤，尤其脑膜瘤，因直接压迫视神经，出现同侧视神经萎缩，对侧视神经水肿，称为 Foster - Kennedy 综合征。鞍区肿瘤因直接压迫两侧视神经，表现为两侧视神经原发性萎缩及视野缺损。视盘水肿早期无视力障碍，当持续数周，数月以上后，视盘逐渐苍白，视力逐渐下降，生理盲点扩大和视野向心性缩小，视神经呈继发性萎缩。一旦出现阵发性黑蒙，视力明显下降，即使手术解除压迫，但视力障碍并不一定好转，有的甚至继续恶化以至完全失明。

头痛、呕吐、视盘水肿为颅内高压典型表现，称为颅内压增高"三大主征"，是诊断颅内肿瘤的重要依据。但并非所有患者均完全具备，有的仅在晚期才出现，有的仅出现一、两个症状，亦有三个主征均不出现者。此外颅内压增高还有其他征象。

4）头昏、头晕：体位失去平衡的感觉为昏，天旋地转的感觉为晕。头昏较头晕多见，可并发头痛、呕吐。其产生原因主要为颅内压增高引起内耳迷路水肿或前庭功能受累。此症状可发生于任何部位的肿瘤，但以颅后窝肿瘤更为常见，其发作有时与头位或体位有关。

5）癫痫发作：较常见于累及皮质或皮质下的肿瘤，如星形细胞瘤、少突胶质细胞瘤。累及深部灰质的肿瘤较少见，如原发性恶性淋巴瘤、脑室内肿瘤。成人出现局限性癫痫发作或癫痫发作后出现持续数分钟乃至数天的偏侧肢体瘫痪（Todd 麻痹）都要高度怀疑脑肿瘤。颅内压增高而引起的癫痫多为大发作。局限性癫痫发作常具有定位意义。

6）复视：因眼运动神经麻痹所致，其中以展神经麻痹多见。该神经从脑干发出后，须在颅底走行较长一段到达海绵窦，易因压挤、牵扯而致复视，推测神经干确切的挤压部位在岩骨嵴。

2. 局灶症状及体征

若颅内肿瘤位于脑重要功能区及其附近，由于压迫或破坏，导致神经功能缺失，这时诊断定位有重要意义。

1）大脑半球肿瘤：破坏性病灶者出现偏瘫、失语、肢体感觉障碍或精神障碍；刺激性病灶者出现癫痫发作、幻嗅、幻视等症。非功能区肿瘤通常无上述症状。

2）小脑半球肿瘤：可引起眼球水平震颤、病侧共济失调、肌张力低下等，小脑蚓部肿瘤可引起躯干性共济失调，小脑半球肿瘤则出现同侧肢体共济失调。

3）脑桥小脑角：以听神经瘤最常见。早期为病侧耳鸣和进行性听力减退。逐渐出现同侧第 V、Ⅶ颅神经功能障碍和小脑症状。晚期可有舌咽和迷走神经受累。

4）脑干肿瘤：产生交叉性感觉和（或）运动障碍。即病变侧出现颅神经受损，而病变对侧出现中枢性瘫痪。

5）第Ⅲ脑室邻近病变：定位体征较少，主要表现是颅内压增高症状。影响下视丘时可出现睡眠障碍、体温异常、尿崩症和肥胖等。

6）蝶鞍区肿瘤：主要结构为视交叉和垂体，典型表现是视觉和内分泌障碍。有双眼视力下降，双颞侧偏盲直至双目失明，视盘原发性萎缩。嫌色细胞瘤导致肥胖、生殖无能。嗜酸性细胞腺瘤表现为肢端肥大症或巨人症。ACTH 腺瘤可致 ACTH 综合征。

3. 远隔症状

远隔症状是由于肿瘤和颅内压力增高引起脑组织移位，神经受牵拉和压迫而产生的一些局部症状。如外展神经受压和牵拉而出现复视；一侧大脑半球肿瘤将脑干推向对侧，使对侧大脑脚受压产生病灶侧偏瘫等。

4. 各类不同性质颅内肿瘤的特点

1）神经胶质瘤：来源于神经外胚叶及其衍生的各种胶质细胞，是颅内最常见的恶性肿瘤，占颅内肿瘤的40% ~ 45%。其中髓母细胞瘤恶性程度最高，好发于儿童后颅窝中线部位，常占据四脑室堵塞导水管引发脑积水，对放射治疗敏感；多形性胶质母细胞瘤，亦为极恶性，对放射治疗、化学治疗均不敏感；星形细胞瘤恶性程度较低，约占胶质瘤的40%，生长缓慢，常有囊性变，切除彻底者可望根治；室管膜瘤，约占胶质瘤的7%，亦有良、恶性之分，后者时有术后复发。

2）脑膜瘤：发生率仅次于脑胶质瘤，约占颅内肿瘤的20%，好发于中年女性，良性居多，病程长，多见于矢状窦旁和颅底部，瘤体供血丰富，多数颅内颅外双重供血，手术失血一般较多，如能全切，预后良好。

3）垂体腺瘤：为来源于垂体前叶的良性肿瘤，发病率日渐增多，约占颅内肿瘤的

10%，生长缓慢，好发于青壮年。根据瘤细胞分泌功能不同分为催乳素腺瘤、生长素腺瘤、促肾上腺皮质素腺瘤及混合瘤等。瘤体较小限于鞍内者可经鼻—蝶窦入路行显微手术切除，肿瘤大者需经前额底部入路剖颅手术切除，大部分患者术后需加放射治疗，术后垂体功能低下者，应给予相应激素的替代治疗，出现尿崩症者需投以适量的抗利尿激素。

4）听神经瘤：系第Ⅷ脑神经前庭支上所生长的良性脑瘤，一般位于脑桥小脑角，约占颅内肿瘤的10%，良性。直径<3 cm者可用γ刀照射治疗，大者需剖颅手术。术后注意观察有无面神经功能障碍及后组脑神经的损伤，特别是闭眼与吞咽功能有无障碍。

5）颅咽管瘤：为先天性良性肿瘤，约占颅内肿瘤的5%，位于鞍区，多见于儿童及青少年，男多于女。常为囊性，与周围重要结构的粘连较紧，难以全切，易复发。

（二）实验室及其他检查

1. X线检查

常规摄正、侧位X线片，必要时摄特殊位头颅片。了解颅骨大小，骨缝有无分离，脑回压迹有无增多和加深，肿瘤内钙化斑点，有无蝶鞍扩大及前后床突的吸收和破坏、钙化，松果体的移位，视神经孔扩大（视神经胶质瘤），内耳孔扩大（颅咽管瘤）等情况。

2. 脑脊液（CSF）检查

对有颅内压增高的患者做腰椎穿刺检查应予慎重，因有触发脑疝的危险。检查内容包括脑脊液压力、细胞计数及生化测定。脑脊液内白细胞数增加明显，而蛋白质增加相对不多（细胞蛋白分离），以炎症病变可能大；红细胞增多以出血性病变可能大，如有大量皱缩红细胞时，更证明蛛网膜下隙曾有陈旧性出血。腰椎穿刺损伤出血时常于开始流出的脑脊液中红细胞多，之后逐渐减少。如果脑脊液一直为均匀一致性红色，常示有陈旧性出血；细胞数正常而蛋白含量增高（蛋白细胞分离）则较符合脑室内或脑表面肿瘤。脑脊液做离心沉淀细胞检查有助于发现肿瘤的脱落细胞，在髓母细胞瘤、室管膜瘤、脉络丛乳头状瘤及脑膜转移癌等病例中，可能得到阳性结果。

3. 脑电图及脑地形图检查

对大脑半球凸面的肿瘤具有一定的定位价值，但对于中线、半球深部和幕下肿瘤较难诊断（见脑电图节）。

4. 脑诱发电位

在被检查者做特定刺激的同时记录其脑相应区的电信号。单次刺激所诱发的脑皮质反应性信号十分微弱。如按一定频率重复刺激100～1 000次，并用电脑将所得的记录叠加，则诱发的信号不断增加，得到一个较清晰的诱发电位活动。在脑肿瘤诊断方面常用的诱发电位记录有：①视觉诱发电位，用以诊断视觉通路上的肿瘤；②听觉诱发电位，又称脑干电位活动（BAEP），用以诊断脑桥小脑角区肿瘤等。

5. 脑血管造影

脑血管造影包括颈动脉造影及椎动脉造影。前者主要用于幕上肿瘤，后者用于幕下肿瘤的诊断。根据脑血管的变形、移位进行定位，有时能定性。对血管性病变或供血丰富的肿瘤，通过造影可显示供血动脉，术前可估价手术的难易，制订手术方案，甚至能人工栓塞主要供血动脉，以减少术中出血，给手术顺利进行创造良好条件。

6. CT 检查

CT 检查对颅内肿瘤有较高诊断价值。可确定肿瘤有无及大小，显示小至几毫米的脑肿瘤如垂体微腺瘤；并可较准确地对肿瘤定位；70% ~ 80% 的颅内肿瘤可由 CT 做出定性诊断。

1）肿瘤的直接征象

（1）病灶密度：病灶密度因肿瘤种类、细胞分化程度和结构等而不同。脑膜瘤常为略高或等密度；胶质瘤多为低密度；混杂密度或囊性肿块，其中Ⅰ级星形细胞肿瘤多为低密度，是Ⅲ、Ⅳ级常为混杂密度；颅咽管瘤、表皮样囊肿因含胆固醇和脂类物质，常呈低密度。

（2）病灶的位置深浅：病灶在颅内深浅可反映组织起源，有助于判断肿瘤的性质。脑膜瘤多位置表浅；胶质瘤常更深在；在转移瘤多位于皮质和皮质下区。

（3）病灶大小、形状、数目及边缘：可反映肿瘤的生长方式，有助于判断肿瘤性质。转移瘤常为多发、较小的类圆形；脑膜瘤常较大，呈卵圆形；而胶质瘤则大小不定，外形多不规则。脑膜瘤、垂体腺瘤、听神经鞘瘤等居脑外有包膜，CT 显示边界清楚的肿块；恶性胶质瘤居脑内，呈浸润性生长，故边界不清。

（4）肿瘤的坏死、囊变、出血和钙化：生长迅速的肿瘤如胶质瘤和转移瘤，中心常因缺血而坏死、囊变，CT 表现为低密度区，不强化。囊壁表现因肿瘤而不同，胶质瘤囊壁不规则并可有壁结节，而转移瘤囊壁厚。肿瘤内出血发生率为 3% ~ 4%，见于转移瘤、胶质瘤和垂体腺瘤等，表现为肿瘤内均一高密度灶，如出血进入肿瘤原有坏死腔内则可见到液面，造影剂增强检查可显示瘤体强化。肿瘤钙化常见于颅咽管瘤、少突胶质细胞瘤、脑膜瘤、脉络丛乳头状瘤等。颅咽管瘤钙化多为弧线状，位于囊壁。脑膜瘤钙化多呈分散点状。少突胶质细胞瘤为条带状。

造影增强所见，多数肿瘤发生不同程度和不同类型的强化，强化表现与肿瘤类型有关，故有助于定性。脑膜瘤呈明显均一强化，胶质瘤为不规则强化。

2）肿瘤的间接征象

（1）周围水肿：水肿发生在髓质，CT 显示为指状低密度区，围绕病灶周围，范围不同。水肿程度并不取决于肿瘤的大小。Ⅱ级、Ⅲ级星形细胞肿瘤和转移瘤易发生广泛水肿；脑膜瘤如压迫静脉或静脉窦则可发生较大范围水肿；脑外肿瘤如颅咽管瘤、垂体腺瘤多不引起水肿。

（2）占位表现：肿瘤及继发性脑水肿具有占位效应，表现为相邻脑室和（或）脑池、脑沟的狭窄、变形和移位。

（3）骨质改变：邻近颅骨的肿瘤，特别是脑实质外肿瘤可产生骨质改变。脑膜瘤可发生骨增生和骨破坏；垂体腺瘤可发生蝶鞍扩大、破坏；听神经鞘瘤则出现内耳道扩大。

（4）软组织肿块：肿瘤破坏、侵蚀或突入相邻结构，则出现软组织肿块。垂体腺瘤压迫鞍底，膨入蝶窦内，则于窦内出现与垂体组织相连的软组织肿块。脑膜瘤破坏颅壁、侵入头皮，可出现颅外膨出的软组织肿块。脊索瘤可于鼻腔内见到肿块。

7. 磁共振检查（MRI）

MRI 具有优良的软组织分辨力，多平面成像使病变定位更准确，血管流空效应及多种成像方法与脉冲序列技术促进了颅内肿瘤的定性诊断。但 MRI 也有对骨质和钙化不敏感、检查时间长、急症患者不易配合等不利因素，应根据情况与其他辅助检查手段配合使用。

除选用不同的脉冲序列突出不同组织间的对比，MRI 增强扫描通过使局部磁场增强，而在 T_1 加权成像上产生明显的高信号，形成增强效应，从而提高病变的显著性，以发现平扫 MRI 上阴性或易被忽视的病变。使用造影剂前要先做平扫，包括 T_1 和 T_2 加权成像，因造影增强可掩盖病变固有的弛豫特性，影响鉴别诊断；如脑桥小脑角的神经鞘瘤和脑膜瘤均呈显著增强，不易鉴别，但平扫 T_1 和 T_2 加权像上两者的信号强度则有差别。分析 MRI 造影增强结果时应注意有些结构，如垂体、脉络丛、海绵窦、脊神经根与神经节等正常时亦有强化，不要误认为病理性增强，不同类型的病变增强方式和程度不同，如梗死为脑回样增强，不要误认为病理性增强，从而利于鉴别诊断；使用造影剂后无增强并不说明无病变或非活动性病变。反之，出现增强也不表示一定存在病变或为活动性病变；如鼻腔的淋巴瘤可无增强，脑膜瘤可显著增强。

8. 正电子发射体层摄影术

利用能发射正电子的 ^{11}C、^{13}N、^{15}O 等同位素，测量组织代谢活性蛋白质的合成率以及受体的密度和分布等，反映人体代谢和功能的图像，帮助诊断肿瘤和心脑血管疾病。对早期发现肿瘤，研究脑肿瘤恶性程度，原发、转移或复发灶及脑功能有一定价值。

9. 放射性核素检查

包括扫描、γ 闪烁照相和 ECT。对于脑肿瘤的定位具有较高的价值。

10. 脑脊液检查

测量脑脊液压力及检查脑脊液可充分了解病情变化。如在脑脊液中查到瘤细胞，有助于脑肿瘤的定性。为避免形成脑疝，有颅内压增高时应谨慎。

11. 头颅超声波

头颅中线波的移位以及有时见到的肿瘤波，可提示一侧大脑半球占位性病变存在，其可靠性在 95% 左右。

12. 活检

肿瘤定性困难影响选择治疗方法时，可应用立体定向和导航技术取活检行组织学检查确诊。

（三）诊断和鉴别诊断

1. 诊断

依靠详细的病史和可靠的查体发现，以神经解剖、神经生理和各种疾病发展规律的诊断学知识为基础，进行客观的综合分析，可以对是否患有颅脑肿瘤做出初步判断；根据病史和神经系统检查的提示进一步选择辅助检查手段；全面分析所获得的临床资料，仔细研究肿瘤的部位、性质、大小、发展方向及对周围结构的累及程度，做出肿瘤的定位与定性诊断以及鉴别诊断，以便选择和制订治疗措施。

2. 鉴别诊断

1）视盘炎：可误认为视盘水肿而作为脑瘤的根据。视神经炎的充血要比视盘水肿为明显，乳头的隆起一般不超过 2 个屈光度。早期就有视力减退。而视盘水肿一般隆起较高，早期视力常无影响。

2）脑蛛网膜炎：起病较急，病程进展缓慢，常有视力减退、颅内压增高和局灶性脑症状，易与脑肿瘤相混淆。但蛛网膜炎的病程较缓和，可多年保持不变，有条件可做 CT 或 MRI 检查，即可做出鉴别。

3）良性颅内压增高：患者有头痛和视盘水肿，但除了颅内压增高的体征和放射改变外，神经系统检查无其他阳性发现，各项辅助检查均属正常。

4）硬膜下血肿：有明显外伤史者鉴别多无困难。患者可有头痛、嗜睡、视盘水肿和轻偏瘫。在没有明确头颅外伤史，与颅内肿瘤鉴别困难时，可做 CT 检查确诊。

5）癫痫：脑瘤患者常有癫痫发作，因此常需与功能性癫痫做鉴别。后者多数于 20 岁以前发病，病程长而不出现神经系统异常体征或颅压增高症状。但对于可疑或不典型的病例，应随访观察，必要时做进一步检查。

6）脑脓肿：具有与脑瘤同样的症状，因此容易与脑肿瘤相混淆。脑脓肿起病急，绝大多数有全身或局部感染史，如慢性胆脂瘤性中耳炎、肺脓肿、化脓性颅骨骨髓炎、败血症、皮肤疮疖等。小儿患者常有发绀性先天性心脏病史。起病时有发热并有明显脑膜刺激症状。周围血象有白细胞增多，脑脊液内有炎性细胞。细心诊察多数不难区别。

7）脑血管疾病：脑瘤患者常有偏瘫、失语等症状可能与脑血管病混淆。但脑血管患者年龄较大，有高血压史，起病急，颅压增高不如脑肿瘤明显，如遇困难，可做 CT 检查。

8）内耳眩晕症：与脑桥小脑角肿瘤一样可引起耳鸣、耳聋、眩晕，但无其他颅神经症状，内耳孔不扩大，脑脊液蛋白质含量不增加，可资鉴别。

9）先天性脑积水：小儿脑瘤的继发性脑积水需和先天性脑积水做鉴别。脑瘤很少于 2 岁以前发病，而先天性脑积水自小就有头颅增大，病程较长，并常伴有智力障碍。

10）散发性脑炎：少数散发性脑炎患者可出现颅内压增高，但散发性脑炎发病较急，全脑症状突出，脑电图是弥散性高波幅慢波，CT 检查可鉴别。

11）神经症：无颅内压增高症状及体征，眼底无水肿，可以鉴别。

五、治疗

（一）降低颅内压及对症治疗

颅内压增高是危及患者生命的直接原因之一，降低颅内压在颅内肿瘤的整个治疗过程中始终是个中心问题。降低颅内压最根本的办法是彻底摘除肿瘤。在上述各种方法应用之前或治疗过程中，为了缓解颅内压增高的症状，赢得治疗时机，必须采取一些降低颅内压的措施并进行对症处理。

（二）外科治疗

外科治疗是治疗颅内肿瘤主要方法，目的是降低颅内压和解除肿瘤对脑神经的压迫。微骨窗入路，神经导航，术中实时 MRT 等微创神经外科技术充分利用正常脑沟、脑裂切除肿瘤，最弱程度干扰正常脑神经，是现代神经外科手术的发展方向。良性肿瘤尽可能全切，恶性肿瘤无法全切时，应姑息切除肿瘤以降低颅内压，为放射治疗和化学治疗创造机会。并发脑积水时，可行分流术缓解颅内高压。

（三）放射治疗

颅内肿瘤放射治疗的应用范围包括：①肿瘤切除术后防止肿瘤复发或中枢神经系统内播散，以及未能全切的肿瘤。放射治疗宜在术后尽早开始以提高疗效。适用的肿瘤包括星形细胞瘤Ⅲ～Ⅳ级、室管膜瘤、髓母细胞瘤、松果体瘤、血管母细胞瘤、恶性淋巴瘤及肉瘤等，未全切除的良性及亚恶性肿瘤，如垂体腺瘤、颅咽管瘤、脑膜瘤、脊索瘤、星形细胞瘤Ⅱ级及少突胶质细胞瘤等。髓母细胞瘤、间变性室管膜瘤、生殖细胞瘤等可沿脑脊液循环通路播散，实施全脑脊髓轴放射治疗的目的是控制或治疗肿瘤在中枢神经系统内的播散；②脑深部或累及重要结构如丘脑、基底节、脑干等，估计手术不能切除或手术可使原有症状加重的肿瘤；③对放射治疗高度敏感的肿瘤，如生殖细胞瘤、髓母细胞瘤、恶性淋巴瘤或神经母细胞瘤等有可能单独应用放射治疗获得控制，可在活检或必要的减压术后进行放射治疗；④视神经胶质瘤经确诊后单独应用放射治疗，可在较长时期内缓解症状；⑤颅内多发转移瘤，且原发灶对放射线无抵抗。

传统放射治疗大多应用^{60}Co或直线加速器进行全脑加局部强化照射，总剂量为50～60 Gy，每周5次，每次1.7～2.0 Gy，持续5～6周。近来许多学者主张不必全脑照射，而行局部大野照射。由于许多非放射线敏感性肿瘤要求的治疗剂量接近正常脑组织的放射损害剂量，加之实体性肿瘤内存在的缺氧细胞可以抵抗放射线，而治疗剂量必须限制在正常脑组织可以耐受的范围。这一矛盾制约了放射治疗的效果。实际上，放射治疗的发展就是不断在克服这一矛盾。

（四）化学药物治疗

术后应及早进行，如患者体质好，也可与放射治疗同时进行。应选择毒性低、小分子、高脂溶性和易通过血脑屏障的化学治疗药物，目前仍以亚硝基脲类为主，如卡莫司汀（BCNU）和洛莫司汀（CCNU）；其他类有VP$_{26}$、VP$_{16}$及顺铂等。这类药物大多作用于肿瘤细胞的脱氧核糖核酸聚合酶，抑制核糖核酸或脱氧核糖核酸的合成，对各期增殖细胞都有作用。对生殖细胞瘤和髓母细胞瘤效果较好，胶质瘤则较差。

原发性脑肿瘤的联合化学治疗方案如下：

1. PCV方案

PCZ 100 mg/m^2，口服，d$_{1,14}$；

CCNU 100 mg/m^2，口服，d$_1$；

VCR 1.5 mg/m^2，静脉注射，d$_{1,14}$。

每4周重复1次。

2. MCR方案

CCNU 100 mg/m^2，口服，每6周1次；

VCR 2 mg/m^2，静脉注射，每周1次，连用4周，以后每4周1次。

MTX 25 mg/m^2，用法同VCR，在CVR用后2小时静脉注射。

（五）生物学治疗

近年发现干扰素具有多种生物活性，不仅对病毒，而且对某些脑肿瘤有抑制增殖的效果。

（六）免疫治疗

包括主动免疫和被动免疫疗法，目前对颅内肿瘤的治疗均未达到令人满意的效果。通过免疫方法，调动机体的防御能力，以达到遏制肿瘤生长的目的。胶质瘤患者 T 淋巴细胞、白细胞介素 2（IL-2）产生和表达有缺陷，利用 IL-2 促 T 淋巴细胞增殖作用而获得淋巴因子激活杀伤细胞（LAK），从而达到治疗的目的。

（七）其他治疗

1. 溴隐亭

为多巴胺能药物，该药可降低各种原因引起的泌乳素（PRL）浓度升高，使之恢复正常。国外报道 12 例垂体腺瘤患者，其中 9 例为 PRL 瘤，2 例为生长激素（GH）瘤，1 例激素浓度正常。经口服单次剂量溴隐亭 2.5 mg，8 小时后 PRL 浓度即降至基线水平的 65%～95%，每日继服 2.5～7.5 mg 后，有 7 例 PRL 瘤患者血清 PRL 浓度降至正常范围，且一般情况改善，溴隐亭不仅可降低垂体腺瘤患者的血中 PRL 浓度，而且可使瘤体积缩小。一般报道肿瘤回缩需用药 3 个月，也有治疗 4～6 周即见明显效果者。另有人认为，对瘤体超出蝶鞍的 PRL 瘤用溴隐亭治疗效果优于手术。更大的侵犯海绵窦的肿瘤，用该药治疗可完全替代手术，对经手术和放射治疗失败的肿瘤，则溴隐亭就是患者的救星。一般用量 2.5 mg，从每日 1 次开始，渐增至每日 3 次，此后视病情需要而再增加，可达每日 10～30 mg。治疗肢端肥大症时，每日可用 10～60 mg。不良反应常见的有轻度恶心、呕吐、便秘、眩晕、体位性低血压和排尿性昏厥，多于开始治疗时出现，但很快消失，与食物同服可减少恶心。

2. 赛庚啶

通过拮抗血清素而使 ACTH 分泌减少，皮质醇降至正常，且昼夜节律及地塞米松抑制试验恢复正常，治疗垂体促肾上腺皮质激素瘤（又称 Cushing's 病）可使临床症状改善。国内有人用本药治疗 4 例 Cushing's 病患者（其中 1 例为垂体腺瘤术后），每日用量 12～20 mg，随访 6 个月至 1 年，症状稳定者 3 例，1 例病情加重。

3. 生长抑制素（SS）

SS 及其类似物可抑制垂体腺瘤分泌 PRL 和 ACTH，并可抑制由促甲状腺素释放激素（TRH）引起的 TSH 分泌和由 Nelson's 综合征、Cushing's 病引起的 ACTH 分泌，临床使用适当剂量的外源性 SS，可有针对性地治疗 GH 瘤、ACTH 瘤、TSH 瘤和 PRL 瘤等。尤其对手术、放射治疗或溴隐亭治疗失败的垂体腺瘤患者，单用或合用 SS 及促性腺激素释放激素更为适宜。有人治疗 5 例 GH 瘤患者，均行垂体腺瘤切除术，但术后血 GH 仍明显高于正常，用 SS 后血 GH 全部降至正常水平，且 SS 的不良反应很小。

4. 激素类药物

已有脑膜瘤细胞体外培养试验证实，生理浓度的雌二醇和孕酮可以刺激肿瘤细胞生长，而孕酮受体拮抗剂或药理浓度的孕酮抑制其生长。但已有的临床试用报告尚未得到满意效果，可能与脑膜瘤生长缓慢，临床疗效难以观察，病例未经性激素受体测定筛选等有关。这类药物有：

TAM：10 mg，口服，2 次/日，若 1 个月内无效剂量可加倍。

AG：为雌激素合成抑制剂。用 TAM 无效者该药仍可能奏效。用法：250 mg，口服，2 次/日，2 周后改为 3～4 次/日，但日剂量不宜超过 1000 mg，同时服氢化可的松，开始每日 100 mg（早晚各 20 mg，睡前再服 60 mg），2 周后减量至每天 40 mg（早晚各 10 mg，睡前 20 mg）。用 AG 有效者，一般在服药后 10 天左右症状缓解，如果治疗后 3 周症状无改善，则认为无效。

RU486：系人工合成的孕激素拮抗剂。实验表明，对抑制体外培养脑膜瘤的生长有明显的作用，在动物体内也有抑制肿瘤作用，但合适的临床用量尚有待探索。

MPA：100 mg，口服 3 次/日，或 500 mg，口服，2 次/日。

MA：160 mg，口服，1 次/日。在用孕酮作临床用药时，应注意在体外试验中孕酮对脑膜瘤的作用是有争议的。

丙酸睾酮：50～100 mg，肌内注射，隔日 1 次，可用 2～3 个月。

类固醇激素：Gurcay 等在实验性脑瘤、Chen 和 Mealey 在人脑胶质瘤的组织培养中观察到类固醇激素有细胞毒作用。以类固醇激素治疗原发性脑瘤或脑转移瘤，可使症状显著好转。一般认为其治疗效果主要是消除脑水肿。当停用激素时，疗效消失，所以一般需连续应用数天或数周以维持疗效。地塞米松是最常用的类固醇激素，剂量一般为 10～20 mg/d，但有时为获得疗效可采用更大剂量。

（肖静）

第七章　心胸外科疾病

第一节 胸部损伤

胸部损伤由车祸、挤压伤、摔伤和锐器伤所致。

一、病因及发病机制

根据损伤暴力性质不同，胸部损伤可分为钝性伤和穿透伤；根据损伤是否造成胸膜腔与外界沟通，可分为开放性胸部损伤和闭合性胸部损伤。钝性胸部损伤多由减速性、挤压性、撞击性或冲击性暴力所致，损伤机制复杂，多有肋骨或胸骨骨折，常合并其他部位损伤；器官组织损伤以钝挫伤与裂伤为多见，心肺组织广泛钝挫伤后继发的组织水肿常导致急性呼吸窘迫综合征、心力衰竭和心律失常；伤后早期容易误诊或漏诊，钝性伤患者多数不需要开胸手术治疗。穿透性胸部损伤多由火器或锐器暴力致伤，损伤机制较清楚，损伤范围直接与伤道有关，早期诊断较容易；器官组织裂伤所致的进行性出血是伤情进展快、患者死亡的主要原因，部分穿透性胸部损伤患者需要开胸手术治疗。

二、临床表现和诊断

（一）临床表现

胸部损伤常可造成肋骨骨折、气胸、血胸、血心包等。现将这几组病症分述如下。

1. 肋骨骨折

1）症状：肋骨骨折部位疼痛，患者在深呼吸、咳嗽、转动体位时明显加重。伤后呼吸道分泌物常增多，但因胸痛不愿咳嗽排痰，易致肺不张和感染，出现呼吸困难。伤后咯血或痰中带血，表示有肺挫伤。

2）体征：①骨折处软组织挫伤或瘀斑；②明显压痛点往往就是肋骨骨折处，有时可扪及骨折断端或摩擦感；③前后压迫胸廓时，骨折处剧痛，即挤压试验阳性；④肋骨多（双）处骨折可见伤处胸壁塌陷及反常呼吸运动，患者常发绀、呼吸急迫、脉快、血压低，甚至休克；⑤合并气胸、血胸时，有相应的临床表现。

3）X线检查：伤情允许时应立即取立位检查，X线不但可以了解骨折的情况，而且可以了解胸内并发症，如气胸、血胸、肺损伤后不张，纵隔是否增宽，创伤性膈疝等情况。在X线检查时应注意，肋骨青枝骨折及肋软骨骨折，肋骨完全断裂在没有移位的情况下，有时不易发现骨折，但在4~6周再一次摄片，骨折处可发现骨痂形成而明确骨折。

2. 连枷胸

3根或多根肋骨的双处骨折，或多发性肋骨骨折合并胸骨骨折或肋软骨脱位时，造成胸壁软化，形成浮动胸壁（连枷胸），出现反常呼吸，易导致严重的低氧血症和循环功能紊乱，如不及时处理可导致呼吸和循环功能衰竭。

3. 气胸

气胸在胸部损伤中的发生率仅次于肋骨骨折。气胸的形成多由于肺组织、支气管破裂，食管破裂，全层胸壁破裂，驱使空气进入胸膜腔所致。一般分为三类：闭合性、开放性和张力性气胸。

1）闭合性气胸：自觉症状随气胸的程度而异。小量气胸，肺萎陷30%以下者，常无明显症状；较大量气胸，可出现胸闷和呼吸短促；大量气胸可发生呼吸困难。

检查时，可见伤侧胸、肋间饱满，呼吸运动减低，叩诊伤侧胸部呈鼓音，听诊呼吸音减弱或消失，心脏和气管向健侧移位。X线检查可见肺萎陷，气管及纵隔向健侧移位。

2）开放性气胸：患者出现疼痛、呼吸困难、发绀，甚至休克。胸壁伤口随呼吸运动可听到"噗噗"响声。气管向健侧移位。伤侧胸部叩诊呈鼓音，听诊呼吸音减弱或消失。胸部X线检查可显示伤侧气胸、肺萎陷程度及纵隔移位程度；有时可伴有胸腔积液。

3）张力性气胸：患者表现为严重或极度呼吸困难、烦躁、意识障碍、大汗淋漓、发绀。气管明显移向健侧，颈静脉怒张，多有皮下气肿。伤侧胸部饱满，叩诊呈鼓音，呼吸音消失。胸部X线检查显示胸腔严重积气，肺完全萎陷、纵隔移位，并可能有纵隔和皮下气肿。胸腔穿刺时可见到高压气体将针芯向外推。不少患者有脉细快，血压降低等循环障碍表现。

4. 血胸

均有明显创伤史，且常与气胸并存。小量出血即500 ml以下者，成人可无明显的失血征，只能在X线检查时发现。500～1 000 ml的中量出血，可表现失血征，如脉快而弱，呼吸费力，血压下降。1 000 ml以上的大量出血，可因急性大量失血引起血容量迅速减少，心排血量降低，发生失血性休克，出现面色苍白、出冷汗、脉搏细速、躁动不安，由于积血压迫膈和纵隔出现呼吸困难、发绀。大量积血可见肋间隙饱满、呼吸运动减弱、气管向健侧移位，胸部叩诊呈实音。合并气胸时，则上部为鼓音，下部为实音，听诊呼吸音减低或消失。

X线检查有液血胸、肺萎缩、纵隔移向健侧。

胸腔穿刺可抽出不凝固的血液。

5. 皮下气胸和纵隔气肿

气管、支气管、肺及食管外伤破裂，均可造成纵隔及皮下气肿，多同时并有气胸。

1）皮下气肿：常是肺组织及支气管损伤的一个临床表现。一般肺表浅裂伤及支气管末梢破裂，仅发生气胸。但如有胸膜粘连，气体不能进入胸腔，则可沿胸壁软组织间隙达皮下，自伤部向四周蔓延，形成范围程度不同的皮下气肿。皮下气肿仅有轻度不适感。检查时见气肿各部皮肤肿胀，扪之有捻发音。

2）纵隔气肿：纵隔气肿常是支气管、气管、食管破裂的一个临床表现。有的可合并张力性气胸。临床上表现为气肿沿颈根及颈面部向前胸部蔓延。纵隔气肿能引起严重的呼吸和循环功能障碍，特别破裂口较大合并张力性气胸时，病情更为严重。纵隔大量积气，纵隔内大血管受压，腔静脉首先受到影响，导致循环功能紊乱。重度纵隔气肿，患者常有显著呼吸困难、发绀、脉快、血压下降等休克症状。患者还可有头昏、头痛。临床检查气肿各部皮肤肿胀，致静脉充盈，阴囊胀大如球形，触之有捻发音。如有细菌感染，可有发热、全身中毒症状及胸骨后痛。

胸部透视或摄片可见纵隔胸膜下有不规则的气带，上纵隔尤为显著，胸骨后及胸大肌等肌肉间均可见顺肌纹放射状不规则的空气影响。

6. 心脏压塞

心脏刺伤引起的出血，由于伤口常不大，血液积存在心包内，形成血心包。引起心包内压力急剧上升，对心脏产生压迫，临床上出现心脏压塞症，使血液回流受阻，中心静脉压升高，回心血量减少，心排出量随之减低，冠状动脉供血不足，心肌缺血缺氧，造成急性循环衰竭。患者心前区闷胀压痛、烦躁不安。心尖冲动微弱，脉搏细速，心律不齐，颈静脉充盈、怒张，血压下降，脉压小。叩诊混浊音界增大，听诊心音遥远。

X 线检查：心影扩大，透视见心搏微弱、血气胸等，严重出血者不做常规 X 线检查，应及早手术探查。

心包穿刺：可抽出积血。

心电图检查：对判断心肌损伤的部位，有无传导系统或冠状动脉损伤提供参考资料。

（二）实验室及其他检查

1. X 线检查

如伤员伤情许可，应借胸部 X 线检查协助诊断。

2. 胸腔穿刺

胸腔穿刺是诊断胸部损伤的简易手段，疑有血胸、气胸、胸腔积液、脓胸等均应做胸腔穿刺术，并收集胸液标本做检查和药敏。

此外，在对胸部损伤紧急处理后，还应对其他部位做详细检查，注意颅脑、腹部、脊椎等的合并伤。

三、治疗

（一）非手术治疗

1. 首先保持呼吸道通畅，用导管清除呼吸道淤积物，必要时使用支气管镜吸出分泌物或施行气管切开术，气管切开既便于吸引又可减少呼吸道无效腔改善呼吸。神志不清者，可行气管内插管。

2. 纠正休克，解除引起休克的原因，如出血应补充血容量。

3. 尽早闭合胸膜腔，如开放性气胸伤口应及时包扎封闭，对血气胸应尽早施行穿刺排气排液和及时采用胸腔闭式引流术，早期闭合胸腔是防治并发症——脓胸的主要措施。

4. 维持胸廓的正常活动，如损伤造成的胸壁疼痛和浮动肋骨骨折，均可限制胸廓呼吸活动和发生反常的呼吸运动，严重影响呼吸道的通气功能，除给予适量的镇痛剂外，应按伤情采用肋间神经封闭，加压包扎或牵引固定浮动胸壁等处理。

5. 给氧和抗生素预防感染。

6. 严重合并伤如颅脑伤、胸腹腔内脏器破裂等是引起死亡的重要因素之一，应根据损伤的轻重缓急决定处理的次序。

（二）手术治疗

开放性胸部损伤，力争早期彻底清创并一期缝合；胸腔内进行性出血应剖胸止血；胸内异物若体积较大、形状不规则、带有泥沙及碎布，或靠近心脏、大血管，宜开胸取出；支气管、食管破裂或广泛肺裂伤引起张力性气胸、严重纵隔气肿时应于胸骨切迹上切开皮肤、皮下及筋膜，紧急排气减压，并胸膜腔引流，若不见好转，则开胸修补；血心包经穿刺排血后没有改善，须切开心包清除积血，胸腹联合伤可酌情剖腹、剖胸或胸腹联合探查。

四、护理

（一）一般护理

1. 根据病情，放置于复苏室或抢救室。

2. 体位半卧位，保持呼吸道通畅，及时清除呼吸道分泌物或异物。

3. 做好心理护理，安慰患者，使其消除紧张情绪，配合治疗。

4. 对有开放性创伤的患者，应配合医师及时处理伤口，注意无菌操作。对伤口污染或组织破坏较重的患者，可应用抗生素预防和控制感染，并肌内注射破伤风抗毒血清 1 500 U；血胸的患者如胸膜腔穿刺抽出血性混浊液或穿刺液细菌培养阳性，应按急性脓胸处理。

5. 如伤后患者不能进食，应给予全胃肠外营养疗法。病情允许进饮食后，可选用清淡、易消化吸收的食物或要素饮食。

6. 根据医嘱应用镇痛、镇静药物，以尽量减轻患者的痛苦，使其能够得到安静休息和恢复生活起居。

7. 严重的损伤或有明显缺氧现象时，应给予氧气吸入。一般用鼻导管给氧，氧流量 3 ~ 5 L/min，直至缺氧现象改善，生命体征平稳一段时间后方可停用。

（二）病情观察与护理

密切观察病情变化，做好相应的护理，胸部创伤的严重程度不仅在于伤口的大小，更重要的是在于脏器损伤的严重程度。胸部创伤病情多变，所以密切观察伤情变化对于每一个胸部损伤的患者均十分重要。

1. 对生命体征的观察

随时观察血压、呼吸、脉搏，一般每 15 ~ 30 分钟测一次，病情平稳后改为 1 ~ 2 小时测一次，次日酌情改为 4 小时一次。

2. 对休克的观察

胸部损伤严重的患者，常由于急性大失血，剧烈的疼痛以及因胸膜和肺损伤，导致呼吸、循环功能障碍而发生休克。当发现患者烦躁不安，面色苍白，出冷汗，脉快细弱，脉压小，尿量减少，中心静脉压降低，并有不同程度的呼吸困难则可考虑为休克。应迅速建立静脉通路，补充血容量，给氧，应备好气管切开包、胸穿包，做好术前准备。

3. 对反常呼吸的观察

此种呼吸多发生于多根、多处肋骨骨折造成胸壁软化者。吸气时局部隆起，使患侧肺不能扩张，纵隔随呼吸摆动，若不及时发现，及早处理，可因此导致心肺功能衰竭甚至死亡。发现此种情况除给氧外应局部放置 1~1.5 kg 沙袋压迫或以厚敷料加压包扎，必要时可做牵引或手术固定。

4. 对张力性气胸的观察

当患者出现呼吸极度困难、发绀、出汗、休克等症状，伤侧胸部向外鼓出，叩诊高度鼓音，听诊呼吸音消失，伴有局部性或广泛性皮下气肿或纵隔气肿时，应考虑为张力性气胸，应立即在患者第二肋间锁骨中线处插针排气，做好闭式引流准备，并协助医生进行抢救。

5. 对咯血的观察

胸部损伤患者常因支气管和肺受损而引起咯血，要注意观察咯血的量及性质。痰中带血丝为轻度肺、支气管损伤，安静休息数日后可自愈。咯血或咳大量泡沫样血痰，常提示肺、支气管严重损伤。对这样的患者首先要稳定情绪，鼓励咳出支气管内积血，以减少肺不张的发生。大量咯血时，行体位引流以防止窒息，并做好剖胸探查的准备。

6. 对伤口和切口的观察

对清创前的伤口，除了观察有无渗血和漏气外，还需要观察伤道，了解伤道的径路和可能伤及的器官。例如，对心肌前区的细小伤口也需想到可能伤及心脏。要注意观察有无心脏压塞症状（如血压低、脉压小，颈静脉怒张，心音遥远，静脉压升高，心浊音界扩大等）。

7. 对皮下气肿的观察

皮下气肿在胸部损伤患者中较为多见，气体进入组织间隙中，逐渐向皮下蔓延，局部可有肿胀，压之有捻发音。一般单纯性皮下气肿首先出现于胸部外伤处，而后向四周扩散，患者仅有局部不适和压痛，无其他影响，要向患者做解释，免除顾虑，如能除去病因往往不需特殊治疗，一周内气体可自行吸收。如观察不细致，处理不及时，胸腹腔或纵隔的气体压迫血管，尤其是压迫肺静脉时，可引起患者肺水肿及循环障碍，甚至危及生命。

8. 对合并损伤的观察

胸部损伤的患者，多数经纠正呼吸循环障碍后，病情能较快地控制，好转。如经处理后病情仍未好转，又不能用胸部损伤解释者，要注意多发伤的存在。除严密观察生命体征外，应注意观察发现有无合并颅脑、腹、脊柱、四肢等部位的损伤。

（三）症状护理

1. 协助患者咳嗽排痰

手术后清醒的患者，应鼓励其咳嗽，做深呼吸，定时翻身拍背，协助排痰，并注意记录痰的色、质、量。辅助患者咯痰是胸部损伤的重要常规护理工作，对保持呼吸道通畅，促进肺膨胀，减少并发症有重要作用。如血压稳定，咳嗽时患者宜采用坐姿或半坐卧位，护士位于患者背后，用两手分别扶住手术切口前后部位，伸开手掌紧贴于切口上，略加压力，嘱患者咳嗽，这种能减轻咳嗽时伤口振动所引起的疼痛，从而使患者有效地咳出痰液。此外饮些温开水也有助于咳嗽。术后24小时内，一般宜每隔1~2小时辅助患者咳嗽一次，以后2~4小时咳嗽一次，直至双肺呼吸音清晰为止。

2. 注意保持口腔清洁

患者未清醒前，可用棉签协助清洗口腔，清醒时可给予温开水含漱。

3. 根据伤情，鼓励患者早期活动

患者意识完全清醒，生命体征平稳，可先做上肢被动活动，以后随着病情的好转逐渐地增加活动量及上、下肢和主动活动。一般情况下，患者拔除胸腔引流管后即可下床活动。全肺切除或心脏手术的患者，应根据情况延长卧床时间。

（四）胸腔闭式引流的护理

胸腔闭式引流又称水封闭式引流。胸腔内插入引流管，管的下方置于引流瓶水中，利用水的作用，维持引流单一方向，避免逆流，以重建胸膜腔负压。胸腔闭式引流的目的：排除胸腔内液体、气体，恢复和保持胸膜腔负压，维持纵隔的正常位置，促使术侧肺迅速膨胀，防止感染。故对胸腔闭式引流的护理是否完善对于患者的病变是至关重要的。

1. 严格无菌操作，防止感染

①胸腔引流装置在术前应准备好，并严格执行灭菌措施；②引流瓶及乳胶管应每日更换一次，严格无菌技术，接头处要消毒，瓶内装无菌盐水；③引流口处敷料应1~2天更换一次，如有脱落、污染或分泌物渗湿，则应及时更换；④始终保持引流瓶低于床沿，尤其在搬动患者时，更应注意引流瓶的高度绝不允许高于引流管的胸腔出口平面。

2. 保持引流通畅

①检查引流管是否通畅，如观察到玻璃管内水柱随呼吸而升降，或水封瓶内不断有液体滴出，均说明引流管是通畅的；②患者取半卧位，水封瓶放置于较低的位置。引流管的内径及长度要适宜，上段固定在床沿，下段应保持垂直，勿使引流管扭曲或受挤压；③鼓励患者多变动体位及坐起咳嗽，做深呼吸运动，以利胸膜腔内积液排出，促进肺膨胀；④定时挤压引流管，可每隔1~2小时，在引流管近胸端用手反复挤压（从上往下挤）以防引流管阻塞。

3. 注意观察引流瓶中引流物的量与性质

观察引流液量、性状。如出血已停止，引出胸液多呈暗红色；创伤后引流液较多，引流液呈鲜红色，伴有血凝块，触摸引流管温度高，考虑胸腔内有进行性出血，应当立即通知医师，并准备剖胸手术。

4. 胸腔引流管的拔除及注意事项

24小时引流液小于50 ml，脓液小于10 ml，无气体溢出，患者无呼吸困难，听诊呼吸音恢复，X线检查肺膨胀良好，可去除引流管。方法：安排患者坐在床沿或躺向健侧，嘱患者深吸一口气后屏气拔管，迅速用凡士林纱布覆盖，再盖上纱布、胶布固定。对于引流管放置时间长、放置粗引流管者，拔管前留置缝合线，去管后结扎封闭引流管口。拔管后最初几小时观察患者有无胸闷、呼吸困难、引流管口处渗液、漏气、管口周围皮下气肿等，并给予处理。

（五）健康指导

1. 胸部损伤患者常需要做胸膜穿刺、胸腔闭式引流，操作前向患者或家属说明治疗的目的、意义，以取得配合。

2. 向患者说明深呼吸、有效咳嗽的意义，鼓励患者在胸痛的情况下积极配合治疗。

3. 告知患者肋骨骨折愈合后，损伤恢复期间胸部仍有轻微疼痛，活动不适时疼痛可能会加重，但不影响患侧肩关节锻炼及活动。

4. 胸部损伤后出现肺容积显著减少或严重肺纤维化的患者，活动后可能出现气短症状，应嘱患者戒烟并减少或避免刺激物的吸入。

5. 心肺损伤严重者定期来院复诊。

（肖静）

第二节　脓　胸

病菌侵入胸膜腔，产生脓性渗出液积聚于胸膜腔内的化脓性感染，称为脓胸。脓胸根据病程长短可分为急性和慢性；按照致病菌则可分为化脓性、结核性和特殊病原性脓胸；按照波及的范围又可分为全脓胸和局限性脓胸。

一、病因

胸膜腔的化脓性感染所造成的胸膜腔的积脓。病原菌可以通过以下途径进入胸膜腔：

1. 肺部炎症，特别是靠近脏层胸膜的肺炎可直接扩散到胸膜腔。

2. 肺脓肿或结核空洞直接破溃到胸膜腔。

3. 胸壁、肺或食管的外伤。

4. 纵隔感染扩散到胸膜腔，如食管自发性破裂或穿孔。

5. 膈下脓肿通过淋巴管扩散至胸膜腔。

6. 菌血症或脓毒血症的致病菌经血液循环进入胸膜腔。

7. 医源性感染，如胸腔穿刺或手术造成污染引起脓胸。

在抗生素问世之前，肺炎双球菌、链球菌、葡萄球菌是脓胸的主要致病菌，现在较为多见的致病菌为葡萄球菌和某些革兰阴性杆菌，如克雷伯杆菌、大肠杆菌、绿脓杆菌等，也可为结核分枝杆菌、阿米巴原虫和放线菌等特殊病原微生物感染。

二、临床表现和诊断

1. 全身

患者有无发绀、面色苍白、贫血貌或潮红；有否明显消瘦；有无水、电解质失衡。

2. 局部

患者胸部有无塌陷、畸形；肋间隙是饱满还是变窄；气管位置是否居中；纵隔有无移位；呼吸音是否减低或消失；患侧胸部叩诊有无浊音等；是否有杵状指。

3. 辅助检查

①血常规是否示白细胞计数增多，中性粒细胞比例增高；或红细胞计数和血细胞比容降低；②有无低蛋白血症；③脓液细菌培养结果；④胸部 X 线检查有无异常发现。

4. 心理和社会支持状况

患者和家属对本疾病的认知、心理承受程度、有无异常情绪和心理反应等。

三、治疗

（一）治疗原则

急性脓胸的治疗原则：①根据致病菌对药物的敏感性，选用有效抗生素；②彻底排净脓液，使肺早日复张；③控制原发感染，全身支持治疗，如补充营养和维生素、注意水和电解质的平衡、矫正贫血等。排净脓液的方法：及早反复胸腔穿刺，并向胸膜腔内注入抗生素。若脓液稠厚不易抽出，或经过治疗脓量不见减少，患者症状无明显改善，或发现有大量气体，疑伴有气管、食管瘘或腐败性脓胸等，均宜及早施行胸膜腔闭式引流术。

（二）治疗方法

1. 全身治疗

给予高热量、高维生素、高蛋白饮食，适当补充电解质，加强支持疗法，必要时少量多次输全血、血浆、白蛋白等。

2. 抗感染治疗

全身给予有效的抗生素，对脓液稀薄的病例，经反复胸腔穿刺和向胸膜腔内注入抗生素，效果满意。穿刺吸脓一般每日 1 次，至少隔日 1 次，每次尽可能吸尽，并注入青霉素40 万 U、链霉素 0.5 g 或甲硝唑溶液。对脓液黏稠不易吸出且不合并支气管胸膜瘘者，可反复注入等渗盐水冲洗，偶尔也可于盐水内加入链激酶 10 万 U，脱氧核糖核酸酶 2.5 万 U，以稀释脓液，有利于吸出。

3. 排除脓液

1）胸腔穿刺：早期脓胸应做穿刺治疗，特别是儿童肺炎后脓胸，治愈率较高。穿刺时应注意：①患者采取合适体位；②穿刺部位要准确；③准备好适当的急救药品；④穿刺中如患者出现剧咳、疼痛、心悸等，应停止穿刺；⑤注意进针深度，防止损伤肺脏，造成气胸和出血。

2）胸腔闭式引流术：急性脓胸如有下列情况者，应施行胸腔闭式引流术：①有支气管胸膜瘘或食管胸膜瘘；②肝脓肿或结核空洞破溃入胸腔；③全脓胸，抽脓后脓液复积较快者；④包囊性脓胸，脓液黏稠，穿刺不易抽出或多次抽吸不能控制者。常用有肋间插管法和肋床插管法。引流部位应选在脓腔的最低位，引流管口径应在 0.8 ~ 1.0 cm，保持通畅；随时观察引流量及防止引流管松动、滑脱，2 周后待症状改善，肺已扩张，脓腔缩小，以水测量脓腔容量在 10 ml 以下，可拔管换药至痊愈。

3）开放引流：经闭式引流，纵隔胸膜固定，如脓液尚未消失，脓腔缩小至 50 ml 左右，可剪短引流管，改为开放引流。

4. 脓胸清创术

对经上述引流效果不满意或多房性脓胸，可行脓胸清创术。方法为经患侧第 6 肋间进胸，分离打开脓腔间隔，彻底吸除脓液，以及胸膜附着脓苔，用抗生素液冲洗胸腔，胸腔引流管接无菌闭式引流瓶。

慢性脓胸的治疗原则有三：①改善全身情况，消除中毒症状和营养不良；②消灭致病原因和脓腔；③尽力使受压的肺复张，恢复肺的功能。

常用手术：①改进引流；②胸膜纤维板剥除术；③胸廓成形术；④胸膜肺切除术。各有其适应证，有时又要综合应用。

1）术前准备

（1）改善患者全身情况，增加营养，给予高热量、高蛋白和高维生素饮食，纠正贫血，鼓励患者活动，增强心肺功能。

（2）术前摄取胸部正侧位 X 线片，必要时脓腔造影，了解脓腔大小、形态、部位及有无支气管瘘。

（3）必要时行支气管镜检查和支气管碘油造影，了解有无支气管狭窄和其他病变存在。

（4）痰液细菌培养及药敏试验，便于术后选择抗生素。

（5）估计施行较大手术患者，术前行全面检查，如肝、肾功能及心电图等。

2）手术方式：应当根据患者的具体情况，综合分析选择。

（1）改进脓胸引流：如未及时引流、引流位置不当、引流管过细，应纠正或在适当部位另作引流。手术时注意探查脓腔内有无异物，必要时将切下的组织送做活组织检查，以便确定有无结核分枝杆菌等特殊感染。

（2）脓胸纤维板剥除术：指开胸剥除壁层和脏层胸膜上增厚的纤维板，两层间的脓腔也一并切除。术中渗血较多，但疗效较好，适用于上法治疗 4～6 周无效、肺实质无病变或估计术后肺仍能复张者。

（3）胸膜内胸廓成形（胸改）术：病程长，肺实质纤维化严重，肺不能复张等患者可选用。即切除增厚的壁层胸膜及肋骨，刮去脏层胸膜纤维板上的脓性肉芽，加压包扎，使胸壁轮组织下陷消灭脓腔；若脓腔过大，尚可游离带蒂的胸大肌、背间肌、前锯肌、骶棘肌等肌瓣填充；并发支气管胸膜瘘，则将肌瓣缝合固定填充于瘘口，或加行受累肺叶切除术。该法疗效肯定，但术后胸廓变形，儿童患者不宜采用。

（4）胸膜肺切除术：当慢性脓胸合并肺内严重病变，如支气管扩张或结核性空洞或纤维化实变毁损或伴有不易修补成功的支气管胸膜瘘，可将纤维板剥除术加病肺切除术一次完成。但这一手术技术要求高、难度大、出血多、创伤重，必须严格掌握适应证。否则手术死亡率高，并发症多。

四、护理

（一）一般护理

1. 患者应卧床休息，给予高蛋白、高热量饮食，加强支持疗法。

2. 高热时按高热给予护理，呼吸困难者给氧。注意口腔护理，及时更换衣物，防止着凉。

3. 急性脓胸患者发病急、病情重，常有紧张、焦虑心理。护士应经常与患者交谈，以最大的热忱关心体贴患者，帮助他们解决生活上的困难，坦诚回答患者有关疼痛、不适及治疗上的问题。鼓励患者树立战胜疾病的信心，使其能积极配合治疗，早日恢复健康。

4. 营养状况差，久病卧床的患者，机体抵抗力明显下降，易发生压疮，应定时协助患者翻身和床上肢体活动；给患者擦洗身体、按摩背部及骶尾部皮肤，以改善局部血液循环，增强机体抵抗力。及时更换汗湿的衣被，保持床单平整干净，减少摩擦，避免汗液、尿液对皮肤的不良刺激，预防压疮的发生。

（二）手术前、后护理

1. 术前准备

1）改善营养状况，给高蛋白、高热量、多维生素饮食。

2）纠正全身状况并给予支持疗法，如少量多次输血或血浆。

3）体温高给物理降温，咳嗽给止咳剂并协助排痰，憋气、发绀给氧气吸入，必要时协助医生行胸腔穿刺或胸腔闭式引流术，并常规护理；合并支气管胸膜瘘行胸腔闭式引流效果不佳者，可用三瓶负压吸引。

4）细菌培养加药敏试验，并依结果按医嘱用抗生素。如疑结核分枝杆菌感染所致，可连续 3 天采取痰标本送检查结核分枝杆菌，如系阳性可用抗结核药物治疗并行呼吸道隔离。

5）指导患者练习床上大小便。

6）备皮。

7）备齐手术用物。

2. 术后护理

1）同胸部外科术后护理。呼吸困难者给氧气吸入。

2）观察病情，注意体温、脉搏、呼吸、血压的变化。

3）给高营养饮食。

4）注意伤口包扎，勿随意松解敷料。

5）鼓励患者深呼吸及早日下床活动，并坚持肩关节活动，以利上肢功能恢复。

6）对行胸廓成形术后患者，用厚棉垫、胸带加压包扎，并根据肋骨切除范围，在胸廓下垫一硬枕或加沙袋 1~3 kg 压迫，以控制反常呼吸。包扎应松紧适宜，经常检查，随时调整。若患者行胸膜纤维板剥脱术，术后易发生大量渗血，应严密观察生命体征及引流液的性状和量。若血压下降、脉搏增快、尿量减少、烦躁不安且呈贫血貌或胸腔闭式引流术后 2~3 小时，每小时引流量大于 200 ml 且呈鲜红色时，应立即报告医师。遵医嘱快速输新鲜血，给予止血药，必要时做好再次开胸止血的准备。

7）鼓励患者有效咳嗽、排痰、吹气球、使用深呼吸功能训练器，促使肺充分膨胀，增加通气容量。

8）保证有效引流，及早反复胸腔穿刺，并向胸膜腔内注入抗菌药。若脓液稠厚不易抽出、经过治疗脓液量不见减少、患者症状无明显改善、发现有大量气体，疑伴有气管、食管瘘或腐败性脓胸等，均宜及早施行胸腔闭式引流术。对慢性脓胸患者，应注意引流管不能过细。引流位置适当，勿插入太深，以免影响脓液排出。若脓腔明显缩小，脓液不多，纵隔已固定，可将闭式引流改为开放式引流。

（三）健康指导

1. 安定患者情绪，鼓励树立信心，保持乐观态度，积极配合治疗和护理。让患者理解，及时有效地治疗急性脓胸是预防慢性脓胸的根本。

2. 说明饮食与疾病的关系，指导患者进食高营养、易消化的饮食，以增进机体的抵抗力，促进康复。

3. 教授患者掌握出院后进行自我保健的知识与方法，如饮食、休息、活动、预防感冒、遵医嘱用药、功能锻炼及定期复查等。

（肖静）

第三节　肺　癌

肺癌是发病率和死亡率增长最快，对人群健康和生命威胁最大的恶性肿瘤之一。近50年来许多国家都报道肺癌的发病率和死亡率均明显增高，男性肺癌发病率和死亡率均占所有恶性肿瘤的第一位，女性发病率占第二位，死亡率占第二位。肺癌的病因至今尚不完全明确，大量资料表明，长期大量吸烟与肺癌的发生有非常密切的关系。已有的研究证明：长期大量吸烟者患肺癌的概率是不吸烟者的 10～20 倍，开始吸烟的年龄越小，患肺癌的概率越高。此外，吸烟不仅直接影响本人的身体健康，还对周围人群的健康产生不良影响，导致被动吸烟者肺癌患病率明显增加。城市居民肺癌的发病率比农村高，这可能与城市大气污染和烟尘中含有致癌物质有关。因此应该提倡不吸烟，并加强城市环境卫生工作。

2019 年 9 月，英国研究人员开发出一种结合血液检测和计算机断层扫描成像（CT）的新型检测技术，可更早、更准确地检测出肺癌，有助于患者尽早开始治疗。

一、病因

1. 吸烟

目前认为吸烟是肺癌的最重要的高危因素，烟草中有超过 3 000 种化学物质，其中多链芳香烃类化合物（如苯并芘）和亚硝胺均有很强的致癌活性。多链芳香烃类化合物和亚硝胺可通过多种机制导致支气管上皮细胞 DNA 损伤，使得癌基因（如 Ras 基因）激活和抑癌基因（如 p53，FHIT 基因等）失活，进而引起细胞的转化，最终癌变。

2. 职业和环境接触

肺癌是职业癌中最重要的一种。估约 10% 的肺癌患者有环境和职业接触史。现已证明以下 9 种职业环境致癌物增加肺癌的发生率：铝制品的副产品、砷、石棉、铬化合物、焦炭炉、芥子气、含镍的杂质、氯乙烯。长期接触铍、镉、硅、福尔马林等物质也会增加肺癌的发病率，空气污染，特别是工业废气均能引发肺癌。

3. 电离辐射

肺脏是对放射线较为敏感的器官。电离辐射致肺癌的最初证据来自 Schneeberg - joakimov 矿山的资料，该矿内空气中氡及其子体浓度高，诱发的多是支气管的小细胞癌。美国曾有报道将小鼠暴露于这些矿山的气体和粉尘中，可诱发肺肿瘤。

4. 既往肺部慢性感染

如肺结核、支气管扩张症等患者，支气管上皮在慢性感染过程中可能化生为鳞状上皮致使癌变，但较为少见。

5. 遗传等因素

家族聚集、遗传易感性以及免疫功能降低，代谢、内分泌功能失调等也可能在肺癌的发生中起重要作用。许多研究证明，遗传因素可能在对环境致癌物易感的人群和/或个体中起重要作用。

6. 大气污染

发达国家肺癌的发病率高，主要原因是由于工业和交通发达地区，石油、煤和内燃机等燃烧后和沥青公路尘埃产生的含有苯并芘致癌烃等有害物质污染大气有关。大气污染与吸烟对肺癌的发病率可能互相促进，起协同作用。

二、病理和分类

肺癌绝大多数起源于支气管黏膜上皮，亦有源于支气管腺体或肺泡上皮者。生长在叶、段以上的支气管、位于肺门附近者称中央型，以鳞状上皮细胞癌和小细胞未分化癌较为常见；生长在段以下的支气管、位于肺的边缘部者称周围型，以腺癌较常见；生长在气管或气管隆凸的癌少见。肺癌的生长和发展多样化，肿瘤起源于黏膜，或向支气管腔内生长，或沿支气管黏膜下蔓延，使黏膜皱襞增粗肥厚、管腔变窄；或穿透管壁向邻近肺组织浸润，形成肿块；或直接侵犯纵隔、胸膜、胸壁、膈肌、心包等引起病变。癌细胞常循淋巴管播散到肺门、纵隔、锁骨上和腋下淋巴结；癌细胞常循淋巴管播散到肺门、纵隔、锁骨上和腋下淋巴结；癌细胞亦可直接侵犯血管，发生癌栓，造成远处转移。肝、脑、肾上腺、骨、肾和皮下组织是常见的转移部位。癌细胞可经支气管直接播种到肺的其他部位。癌组织可因缺血、坏死形成空洞，或阻塞支气管引起肺不张。

目前国内外对肺癌的组织分类颇不一致，但大多按细胞分化程度和形成特征区分为鳞状上皮细胞癌、小细胞未分化癌、大细胞未分化癌、腺癌和细支气管—肺泡细胞癌 5 类。

三、临床表现和诊断

（一）临床表现

肺癌的临床表现不一，早期可毫无症状，仅在胸部 X 线检查中发现，晚期症状多而复杂。一般而言，中央型肺癌出现症状较早、较多，周围型则较迟、较少。可分为局部、肺外和转移症状 3 种，最常见的症状如下述。

1. 咳嗽

咳嗽是肺癌常见的首发症状。由于癌灶生长部位不同，咳嗽表现亦不同。典型的咳嗽多为阵发性刺激性呛咳，无痰或少量泡沫白痰，不易为药物控制，合并感染时痰量增多。

2. 血痰

痰中带血丝是肺癌的首发症状之一，较之咳嗽更易引起重视，常呈持续性或间断性，反复少量，色鲜，有时血多痰少，偶有大咯血。

3. 胸痛

多为轻度隐痛，常定位，一般不提示肿瘤侵犯到胸膜，但持续而剧烈，不能用一般止痛药物解除者，多为胸膜受侵。

4. 发热

肿瘤压迫或阻塞支气管后引起肺部感染，出现肺炎或肺不张，是中央型肺癌的主要症状，伴发热者一般 38℃ 左右，抗感染治疗有效或微效。

5. 气急

当肿瘤在大支气管口生长时，阻塞气管，可出现气急、胸闷。晚期癌肿在肺内广泛播散，大量胸腔积液，心包积液等，均可出现严重气急现象。

6. 其他症状和体征

由于癌肿侵犯和压迫邻近组织而出现癌性胸腔积液、心包积液、声带麻痹、上腔静脉压迫综合征、臂丛神经压迫、Horner 综合征等，而少数患者由于癌肿的异位内分泌作用，产生骨关节肥大和杵状指（趾）、库欣综合征等肺外特殊症状。

（二）实验室及其他检查

1. X 线检查

X 线检查是目前诊断肺癌常用的重要方法之一，有 5%～10% 无任何症状的患者在 X 线检查时被发现。如胸部透视、胸部平片、断层摄片等，可以显示肺癌肿块或阴影大小及位置，支气管的狭窄、移位，肺门及纵隔淋巴结肿大，肺不张等。

2. CT 检查

CT 检查可发现在一般胸部平片上所不能发现的密度浅淡阴影，或处于较为隐蔽部位的肿瘤。对于确诊困难的病例，可有一定帮助。

3. 痰、胸腔积液及纤维支气管镜（纤支镜）刷检物等做瘤细胞学检查

反复进行可提高阳性率。

4. 纤支镜检查

可直接观察癌肿及可疑组织，并进行刷检或肺活检。

5. 肺活检

如淋巴结活检及穿刺，经胸肺穿刺，经纤支镜及剖胸肺活检等。通过活检可做病理学检查，以确定肺癌及病理类型。

6. 免疫学检查

如癌胚抗原增高等。

7. 磁共振成像（MRI）

MRI 为 20 世纪 80 年代发展起来的最新医学影像诊断技术，是根据自身组织器官对磁场反应强弱而形成的图像，是一种无害性检查。可以矢状、冠状、横断面三维扫描。其不足之处是对横膈附近可接近大肿瘤的小病灶发现不如 CT，另外它也不能显示有钙化的肿瘤病变。

8. 放射性核素肺扫描

常用^{131}碘、^{99}锝、^{113}钼做肺灌注扫描，国内也已采用^{67}镓、^{75}硒做核素亲瘤扫描。前者对中心型肺癌较好，后者对周围型肺癌有较高的诊断价值。

9. 淋巴结活检

锁骨上淋巴结及前斜角肌脂肪垫切除活检为晚期肺癌检查、诊断技术，一旦有阳性发现，即放弃外科手术。

四、治疗

肺癌的治疗方法主要有外科手术治疗、放射治疗、化学药物治疗、中医中药治疗以及免疫治疗等。尽管一部分肺癌的患者在明确诊断时已失去手术机会，但手术治疗仍然是肺癌最重要和最有效的治疗手段。凡确诊或拟诊肺癌的患者，应及时争取手术。鳞癌切除机会多，5 年生存率高，腺癌次之，小细胞未分化癌因恶性程度高，一般不采取手术治疗。直径 <2 cm 的周围型肺癌或局限在大支气管壁，无局部淋巴结转移和远处播散的中央型肺癌，术后 5 年生存率高达 50%。肺叶切除加局部受累淋巴结清除，辅以术后放射治疗或化学药物治疗较为理想。凡有严重的心、肺、肝、肾病或功能不全；肿瘤已有远处转移；气管隆凸固定、增宽；膈肌或声带麻痹；癌性胸腔积液等均已失去手术机会。

放射治疗适用于手术切除性处于可能和不可能之间的病例，为局限性病变或发生较大支气管受压征象，亦应进行放射治疗，可以缩小肿块，从而缓解肺不张或阻塞性肺炎数周至数月，推迟临床症状的进展提高生活质量。放射治疗常采用深部 X 线、^{60}钴直线加速器，未分化癌及鳞癌对放射治疗较敏感、腺癌较差。

化学药物治疗适用于小细胞未分化癌，再就是鳞癌，不宜用于腺癌及大细胞未分化癌，这两种类型对化学药物治疗都不敏感。常用的药物有长春新碱、环磷酰胺、阿霉素、顺铂、卡铂、依托泊苷等。需要注意的是，目前化学药物对肺癌疗效仍然较低，症状缓解期较短，不良反应较多。临床应用时，要掌握药物的性能和剂量，并密切观察不良反应。出现骨髓造血功能抑制、严重胃肠道反应等情况时，要及时调整药物剂量或暂缓给药。

中医根据患者临床症状、脉象、舌苔等表现，应用辨证论治法则治疗肺癌，一部分患者的症状得到改善，寿命延长。

五、护理

（一）一般护理

1. 保持呼吸道通畅

并发阻塞性肺炎或胸腔积液的患者，呼吸困难明显，应给予吸氧，在加强抗感染治疗基础上，按医嘱给予 β_2 受体兴奋剂和止咳化痰药。痰量多、不易咳出时，在呼吸道湿化的同时，加强呼吸道护理，采取有利于呼吸的体位，定时进行深呼吸，配合拍背，鼓励患者有效咳嗽，使呼吸道保持通畅。

2. 病情观察

应密切观察患者呼吸、脉搏、血压，咯血者应严密观察其出血量和神志情况，一旦发生窒息应及时抢救。

3. 营养支持与水、电解质平衡

肺癌患者呈恶病质表现，应加强饮食护理，给予高蛋白、高热量、高维生素、易消化饮食。必要时，可鼻饲或静脉输入脂肪乳剂、复方氨基酸等高营养液体。注意维持电解质平衡。

4. 减轻疼痛

与患者共同寻找减轻疼痛的方法，如保持安静、减少噪声、保持舒适的体位等，使患者充分休息；通过多种方法分散或转移患者注意力；晚期患者放宽镇痛剂的使用，必要时给予麻醉剂以解除痛苦。

（二）心理与社会支持

根据患者年龄、职业、文化、性格等情况，给予不同的启发和支持，实施保护性措施，合理隐瞒。引导患者正确认识癌症，帮助其树立信心，与癌症进行斗争。建立良好的护患关系，加强患者之间的交流，调整患者情绪和行为，并让患者及家属了解深呼吸及松弛锻炼、音乐疗法等的具体实施方法。

（三）手术前后护理

1. 术前护理

1）患者及家属理解并积极配合术前各项检查。①倾听患者主诉，并给予针对性的安慰；②每项检查前详细耐心说明检查的目的、大概过程及注意事项，使患者及家属做到心中有数，以取得患者的合作。

2）患者及家属能够接受术前健康指导。①劝告患者戒烟、戒酒。因长期吸烟患者易致支气管分泌物增多，痰量增加；②指导患者每日刷牙2次，并用朵贝尔溶液漱口，预防手术患者呼吸道和胸腔感染；③肺功能低下者，在寻找并治疗引起肺功能低下的基础疾病的前提下，指导患者进行术前呼吸训练，方法有膈肌呼吸锻炼，通过腹部加压锻炼腹式呼吸。

3）肺癌患者术前最好行放射治疗一个疗程，休息2~4周再行手术。

4）术前训练患者学会腹式呼吸，以便术后减轻伤口疼痛和加深呼吸运动。

5）术前应检查心、肺、肾等功能。对高血压或疑有冠心病者，术前应以药物治疗，控制症状。

2. 术后护理

1）按开胸手术一般护理常规护理。

2）应注意肺切除术后的并发症，如胸腔内出血、气胸、肺不张、感染等。术后保持引流通畅。全肺切除的患者，术后一般不安放胸腔闭式引流。应注意观察有无皮下气肿、气管向健侧移位等情况。如胸腔内有大量积液或积气，应通知医生行胸腔穿刺。

3）在禁食或进食不足期间应按医嘱静脉输液，以维持水、电解质平衡，补充营养。但应严格掌握液体量及滴入速度。全肺切除者，24小时输液量不超过2 000 ml，滴速以每分钟20~30滴为宜。应限制钠盐的用量。

4）术后应按医嘱使用足量抗菌药物以防治感染。

5）肺切除术后必须防治余肺肺不张。

（1）避免痰液堵塞支气管，帮助用力咳嗽咳痰，用吸痰器吸出口鼻内分泌物。

（2）发现患者呼吸困难、脉搏加快、颈部气管偏向健侧、患侧呼吸音减弱等，及时通知医生，准备气管内插管、支气管镜、气管切开用品、氧气等，并协助处理。

6）如无禁忌，应鼓励和协助患者早期活动。

（四）健康教育

1. 指导患者及家属正确对待疾病，出院后劳逸结合，避免有害因素的刺激。

2. 保持口腔卫生，养成良好的刷牙及饭后漱口习惯。

3. 出院后继续呼吸训练，预防感冒，如有相关症状及时就诊。

4. 注意伤侧肩部关节的锻炼，防止肩关节的僵硬。

5. 注意营养和适量运动，提高机体抵抗力。

6. 定期门诊随访。

（肖静）

第八章　乳房疾病

第一节　急性乳腺炎

急性乳腺炎是乳房的急性化脓性感染，绝大部分发生在产后哺乳的妇女，尤以初产妇多见，发病常在产后 3~4 周。

一、病因

急性乳腺炎的发生原因，除产后全身抵抗力下降外，尚有以下两大诱因。

1. 乳汁淤积

此为发病的重要原因；淤积的乳汁为细菌的生长繁殖提供了有利条件。乳汁淤积的原因有：乳头发育不良（过小或内陷）妨碍哺乳；乳汁过多或婴儿吸乳少，致乳汁不能完全排空；乳管不通，影响排乳。

2. 细菌侵入

乳头破裂，乳晕周围皮肤糜烂，致使细胞沿淋巴管侵入，这是感染的主要途径。婴儿口腔感染，吸乳或含乳头睡眠，致使细菌直接进入乳管也是感染的途径之一，致病菌以金黄色葡萄球菌为主。

二、临床表现和诊断

初期患者乳房肿胀疼痛；患处出现压痛性硬块，表面皮肤红热；同时可出现发热等全身症状。炎症继续发展，则上述症状加重，此时，疼痛呈搏动性，患者可有寒战、高热、脉搏加快等。患侧腋窝淋巴结常肿大，并有压痛。白细胞计数明显增高及核左移。炎症肿块常在数日内软化形成脓肿，表浅的脓肿可触及波动，深部的脓肿需穿刺才能确定。乳房脓肿可以是单房性的，也可因未及时引流而扩展为多房性的；或自外穿破皮肤，或脓肿破溃入乳管形成乳头溢脓；同一乳房也可同时存在数个病灶而形成多个脓肿。深部脓肿除缓慢向外破溃外，也可向深部穿至乳房与胸肌间的疏松组织中，形成乳房后脓肿。严重急性乳腺炎可导致乳房组织大块坏死，甚至并发败血症。

三、治疗

急性乳腺炎在未形成脓肿期的治疗包括以下几个方面：

1. 患侧乳房暂停哺乳

以免影响婴儿健康；同时采取措施促使乳汁通畅排出（如用吸乳器吸出乳汁等），去除乳汁淤积因素。

2. 局部理疗、热敷

有利于炎症早期消散；水肿明显者可用2%的硫酸镁湿热敷。

3. 局部封闭

可采用含有 100 万 U 青霉素的生理盐水 20 ml 在炎性肿块周围封闭，必要时可每 4~6 小时重复注射一次，亦可采用 0.5% 的普鲁卡因溶液 60~80 ml 在乳房周围和乳房后做封闭；可促使早期炎症消散。

4. 全身抗感染

应用磺胺类药物或抗生素。

5. 中医药治疗

以疏肝清热、化滞通乳为主。可用蒲公英、野菊花等清热解毒类药物。

急性乳腺炎脓肿形成期，治疗原则是及时切开引流，排出积脓。切开引流应注意如下要点：①为避免手术损伤乳管而形成乳瘘，切口应按轮辐方向做放射状切开，至乳晕处为止；深部脓肿或乳房后脓肿，可沿乳房下缘做弧形切口，经乳房后间隙引流之；既可避免乳管损伤，亦有利于引流排脓。乳晕下脓肿，应做沿乳晕边缘的弧形切口；②若炎症明显而未见波动处，不应消极等待，应在压痛最明显处进行穿刺，及早发现深部脓肿；③脓肿切开后，应以手指深入脓腔；轻轻分离其间的纤维间隔以利引流彻底；④为使引流通畅，可在探查脓腔时，找到脓腔的最低部位，另加切口做对口引流。

由于乳汁是细菌的良好培养基，有人主张，急性乳腺炎妇女，若情况允许，应停止哺乳，以免感染扩散。但这样可能会导致乳汁淤积并影响婴儿正常营养，故不宜作为常规治疗措施；只是在感染严重或脓肿引流后并发乳瘘时才予考虑。用于终止乳汁分泌的方法有：①炒麦芽，60 g，用水煎后分两次服，每日 1 剂，连服 2～3 日；②口服己烯雌酚，1～2 mg，每日 3 次，共 2～3 日；③肌内注射苯甲酸雌二醇，每次 2 mg，每日 1 次，至收乳时止。

四、护理

1. 饮食

高蛋白、高热量、高维生素、低脂肪食物，保证足量水分的摄入。

2. 休息

注意休息、适当运动、劳逸结合。

3. 个人卫生

养成良好的产褥期卫生习惯，勤更衣，定期沐浴，保持口腔、皮肤和会阴部的清洁。

4. 定时测量体温、脉搏、呼吸，了解血白细胞计数及分类变化，必要时做血培养及药敏试验。

5. 局部胀痛是乳腺炎的早期表现，可用吸奶器将乳房内淤积的乳汁吸出，减轻乳房的张力。发热是其主要临床表现，应每 4 小时测量体温 1 次，如体温超过 39℃，应采取降温措施。产后 1 个月内的产妇不宜采取冷水降温，可用药物降温。出汗较多的患者应鼓励其多饮水，必要时可给予静脉输液，以防发生虚脱。患者出现寒战、神志恍惚、脉率快、血压低等，应考虑脓毒血症的可能，及时通知医师，并采集标本送检和药敏。

6. 康复指导

产妇要养成良好的喂养习惯，做到定时哺乳。每次应将乳汁吸空，如有淤积，可用吸乳器或按摩排出乳汁。哺乳前后清洗乳头，不让婴儿含乳头睡觉，注意婴儿口腔卫生，及时治疗口腔疾病。预防急性乳腺炎应当从妊娠期开始，经常用温水、肥皂洗净两侧乳头，如乳头内陷，可经常挤捏、提拉乳头而得到矫正。哺乳期注意防止乳头损伤，积极治疗乳头皲裂。

（王传海）

第二节 乳腺癌

乳房的恶性肿瘤绝大多数系源于乳腺的上皮组织，少数可源自乳房的各种非上皮组织（各种肉瘤），偶可见到混合性的癌肉瘤。乳腺癌的发病率及死亡在世界上有较为明显的地域性差异，以西方国家发病率为高（尤其在美国，已占妇女恶性肿瘤发病率的首位），而东南亚国家的发病率较低；在我国，据统计报道，发病率仅次于宫颈癌，人群发病为 23/10 万；占全身各种恶性肿瘤的 7%～10%。

一、病因

同全身其他恶性肿瘤一样，乳腺癌的病因尚不能完全明了，已证实的某些发病因素亦仍存在着不少争议。多数学者认为，绝经前和绝经后雌激素是刺激发生乳腺癌的明显因素；临床资料统计，乳腺癌的发病年龄多在 40～60 岁，其中又以 45～49 岁（更年期）和 60～64 岁最多见。动物实验亦证实，过量雌激素注射给小鼠，可诱发乳腺癌；切除高癌族幼鼠卵巢可预防乳腺癌的发生，从而说明了雌激素在乳腺癌发病中的重要作用。对雌激素的进一步研究表明，雌酮和雌二醇具有致癌作用，且以前者作用最强，雌三醇无致癌性。有些学者认为，未婚、未育或未哺乳的妇女乳腺癌发病率较高，但另有统计结果则否定了上述观点，故有关这方面的问题尚存在很大争议。大量的文献资料说明有乳腺癌家族史的妇女，其乳腺癌发病率高于无家族史者 15 倍，提示遗传因素在发病中的重要作用。据美国国家癌症研究院报道，进食高脂饮食和肥胖的妇女，乳腺癌患病率较高；妇女胸部多次接受 X 线透视或摄影照射易导致乳腺癌的发生。此外，某些乳房良性疾病，如乳房囊性增生病、纤维腺瘤、乳管内乳头状瘤等亦与乳腺癌的发生有一定关系。

二、病理类型

乳腺癌的病理分类方法较多，从临床实际出发，比较简明，实用的方法是按肿瘤细胞的分化程度分为分化低的和分化高的两大类。

1. 分化低的乳腺癌

特点是细胞分化程度低，恶性程度高。

1）硬癌：此型最多见，约占总数的 2/3。切片见癌细胞较少，体积也较小，呈条索状和片状排列；其间纤维组织较多。临床特点是肿块较小，质地坚硬；恶性程度高，早期即有转移。

· 155 ·

2）髓样癌：此型较少见。切片见癌细胞较多，体积也较大，排列紧密，条索、片状分布；细胞间纤维间质甚少。临床特点是肿块较大，质地较软，易发生溃疡；恶性程度高，早期常有转移。

3）弥漫性癌（亦称炎性癌）：很少见。切片见癌细胞呈弥漫性增长，皮肤内的淋巴管和毛细血管内充满大量的癌细胞并可形成癌细胞栓子；细胞间纤维间质极少，有明显的水肿及大量的淋巴细胞浸润等。此型乳腺癌的临床表现较为特殊，主要特点为皮肤呈明显水肿，色多暗红，肿瘤发展迅速而常累及整个乳房，没有明显的局限性肿块可扪及；有时可表现为患乳皮肤干燥，弥漫性鳞屑，增厚如铠甲，故也有称铠甲癌者。此型癌多见于青年妇女，恶性程度极高，转移早而且广，往往初诊时就发现有远处转移，预后极差，多在短期内死亡。

4）黏液癌（亦称胶样癌）：很少见。肿块切面呈胶冻样半透明状；切片见癌细胞数不多，周围伴有多量黏液，临床特点是肿块生长缓慢，转移较晚。

2. 分化高的乳腺癌

特点是肿瘤细胞分化高而恶性程度较低。

1）腺癌：较少见，起源于腺泡或小乳管。癌细胞排列呈腺样结构。临床特点：肿块常偏大，恶性程度中等，转移较晚。

2）导管癌（亦称管内癌）：不常见，起源于中、小乳管。切片可见很多极度增生的乳管样组织，管腔内充满癌细胞，中心部分癌细胞可发生坏死。肿块切面可见灰白色半固体状颗粒物质充满小管腔，可挤压出牙膏状物，犹如粉刺内容物，故又名粉刺癌。此型癌恶性程度低，转移晚。

3）乳头状癌（亦称乳头状腺癌）：不常见，起源于靠近乳头的大乳管。亦可由乳管内乳头状瘤恶变形成。此型癌病程较长，肿块较大，有时有囊性变。恶性程度较低，转移较晚。

4）湿疹样癌（亦称乳头佩吉特病）：很少见，起源于乳头内的大乳管。癌细胞呈空泡状，在乳头、乳晕的表皮深层浸润发展。临床特点是乳头、乳晕周围皮肤瘙痒、粗糙，或皮肤增厚、轻度糜烂，伴有灰黄色痂皮等。此型癌恶性程度低，淋巴转移很晚。

三、转移途径

1. 直接浸润

直接侵入皮肤、胸肌筋膜、胸肌等周围组织。

2. 淋巴转移

可经乳房淋巴液的各引流途径扩散。其中主要的途径为：①癌细胞经胸大肌外侧缘淋巴管侵入同侧腋窝淋巴结，进而侵入锁骨下淋巴结以至锁骨上淋巴结；转移至锁骨上淋巴结的癌细胞。又可经胸导管（左）或右侧淋巴导管侵入静脉血流而向远处转移；②癌细胞向内侧侵入胸骨旁淋巴结，继而达到锁骨上淋巴结，之后可经同样途径血行转移；上述的两个主要淋巴转移途径中，一般以前者居多；后一途径的转移虽较少，但一经发生则预后较差。据国内有关资料报道，腋窝淋巴结转移率约为60%，胸骨旁淋巴结转率为30%～35%。另外，乳腺癌原发部位与转移途径也有一定关系。一般说来，有腋窝淋巴结转移者，原发灶大多（80%）在乳房的外侧象限；有胸骨旁淋巴结转移者，原发灶则大多（70%）在乳房内侧象限。

3. 血行转移

乳癌细胞经血液向远处转移者多发生在晚期，但基于对乳癌术后患者远期疗效的调查和统计，有学者认为乳癌的血行转移可能在早期即已发生，其以微小癌灶的形式隐藏在体内，成为日后致命的隐患。癌细胞除可经淋巴途径进入静脉，也可直接侵入血液循环。最常见的远处转移依次为肺、骨、肝。在骨转移中，则依次为椎骨、骨盆和股骨。好发血行转移是乳腺癌突出的生物学特征，这是本病治疗失败的主要原因所在，也是乳腺癌防治上一个非常棘手的难题。所以有人认为乳腺癌不单纯是乳房的局部病变，也应视为全身性疾病。

四、临床分期

（一）国际抗癌协会建议以 TNM 法对乳癌进行分期

T：原发肿瘤（体格检查和影像学检查）。

T_x：对原发肿瘤不能做出估计。

T_0：未发现原发肿瘤。

T_{is}原位癌：导管内癌、小叶原位癌或无肿块的乳头佩吉特病（注：佩吉特病有肿块者，则按肿块大小来分期。

T_1：癌瘤长径≤2 cm。

T_2：癌瘤长径 >2 cm、≤5 cm（2.1~5.0 cm）。

T_3：癌瘤长径 >5 cm（5.1 cm 以上）。

T_4：癌径大小不计，但侵及皮肤或胸壁（肋骨、肋间肌、前锯肌）。

N：局部淋巴结（体格检查和影像学检查）。

N_x：对局部淋巴结不能做出估计。

N_0：同侧腋窝无肿大淋巴结。

N_1：同侧腋窝有肿大淋巴结，尚可推动。

N_2：同侧腋窝有肿大淋巴结，彼此融合或与周围组织粘连。

N_3：同侧内乳淋巴结转移。

M：远处转移（体格检查和影像学检查）。

M_0：无远处转移。

M_1：有超越患侧乳房及其局部淋巴结范围的转移。

（二）根据上述情况进行组合可把乳癌分为 5 期

0 期：$T_{is}N_0M_0$。

Ⅰ期：$T_1N_0M_0$。

Ⅱ期：$T_{0~1}N_1M_0$，$T_2N_{0~1}M_0$。

Ⅲ期：$T_{0~2}N_2M_0$，$T_3N_{1~2}M_0$，

　　　T_4 任何 NM_0，任何 TN_3M_0。

Ⅳ期：包括 M_1 的任何 TN 组合。

表 8-1 乳腺癌病理学分类比较

2000 年中国分类	2003 年 WHO 分类
1. 非浸润性癌	1. 非浸润性癌
（1）导管内癌	（1）导管内癌
（2）小叶原位癌	（2）小叶原位癌
（3）乳头佩吉特病	（3）导管内乳头状癌
2. 早期浸润性癌	（4）囊内乳头状癌
（1）导管癌早期浸润	2. 微小浸润癌
（2）小叶癌早期浸润	3. 浸润性癌
3. 浸润性特殊型癌	（1）浸润性小叶癌
（1）乳头状癌	（2）浸润性导管癌
（2）髓样癌伴大量淋巴细胞浸润	4. 小管癌
（3）小管癌	5. 浸润性筛状癌
（4）腺样囊性癌	6. 髓样癌
（5）黏液腺癌	7. 黏液癌和其他富含黏液的癌
（6）鳞状细胞癌	（1）黏液癌
4. 浸润性非特殊型癌	（2）腺样囊性癌和柱细胞黏液癌
（1）浸润性小叶癌	（3）印戒细胞癌
（2）浸润性导管癌	8. 神经内分泌癌
（3）硬癌	（1）实体神经内分泌癌
（4）髓样癌	（2）不典型
（5）单纯癌	（3）小细胞癌
（6）腺癌	（4）大细胞神经内分泌癌
（7）大汗腺癌	9. 浸润性乳头状癌
5. 罕见癌	10. 浸润性微乳头状癌
（1）分泌性癌	11. 顶浆分泌癌
（2）富脂质癌	12. 伴化生的癌
（3）印戒细胞癌	（1）纯上皮化生癌
（4）腺纤维瘤癌变	（2）鳞状细胞化生癌
（5）乳头状瘤病癌变	（3）含梭形细胞化生的腺癌
6. 伴化生的癌	（4）腺鳞癌
（1）鳞状细胞型	（5）黏液表皮样癌
（2）梭形细胞型	（6）混合上皮间叶性癌
（3）软骨和骨型	13. 富脂质癌
（4）混合型	14. 分泌性癌
	15. 嗜酸瘤细胞癌
	16. 腺样囊样癌
	17. 腺泡状癌
	18. 富糖原透明细胞癌
	19. 皮脂癌
	20. 炎性乳癌
	21. 乳头佩吉特病

（三）国内习用简单方法把乳癌分为 4 期

Ⅰ期：癌瘤完全位于乳房组织内，其长径不超过 3 cm，与皮肤无粘连，无腋窝淋巴结转移。

Ⅱ期：癌瘤长径不超过 5 cm，尚能推动，与覆盖的皮肤有粘连，同侧腋窝有数个散在尚能推动的淋巴结。

Ⅲ期：癌瘤长径超过 5 cm 与覆盖皮肤有广泛粘连，且常形成溃疡或癌瘤底部与筋膜胸肌有粘连，同侧腋窝或锁骨下有一连串联合成块的淋巴结，但尚能推动，胸骨旁淋巴结有转移者亦属此期。

Ⅳ期：癌肿广泛地扩散至皮肤，或与胸大、小肌胸壁固定。同侧腋窝淋巴结块已经固定或呈广泛的淋巴结转移（锁骨上或对侧腋窝），常伴有远处转移。

五、临床表现和诊断

（一）临床表现

1. 乳房肿块

早期为无痛、单发的小肿块。肿块质硬，表面不光滑，与周围组织分界不清，且不易被推动。患者常无自觉症状，肿块多在洗澡、更衣时无意发现。肿块多见于外上象限，其次是乳头、乳晕和内上象限。少数患者伴有单侧乳头血性或棕红色溢液。

2. 乳房外形改变

随着肿瘤的增大，可引起乳房局部隆起。邻近乳头或乳晕的癌肿可侵入乳管使之缩短，将乳头牵拉向癌肿一侧，进而可使乳头扁平、回缩、凹陷。若累及 Cooper 韧带可使韧带缩短，引起乳房表面皮肤凹陷，形成"酒窝征"。当癌肿继续增大，癌细胞可阻塞于皮下、皮内淋巴管引起局部淋巴水肿，由于皮肤在毛囊处与皮下组织连接紧密，毛囊处出现凹陷，皮肤出现"橘皮样"改变。

3. 晚期局部表现

①癌块固定，晚期癌块侵及胸筋膜、胸肌，使癌块固定于胸壁而不易推动；②卫星结节，癌细胞浸润癌表面大片皮肤，则会出现多数坚硬的结节或条索，围绕原发灶；③皮肤溃疡，癌肿向外生长皮肤破溃形成，外形似弹坑或外翻呈菜花状，溃疡易出血，分泌物常恶臭。

4. 转移

常见淋巴转移部位是患侧腋窝淋巴结。肿大淋巴结最初表现为散在、数目少、质硬、无痛、可推动，后期逐步增多，粘连成团，严重时与皮肤或深部组织粘着。上肢淋巴水肿主要系腋窝淋巴结被大量癌细胞堵塞所致。胸骨旁淋巴结有无转移通常在手术探查时方能确定。晚期，锁骨上及对侧腋窝淋巴结均可肿大。远处血行转移至肺时，可出现胸痛、气急，骨转移时出现患部剧痛，肝转移则引起肝大、黄疸等症状。

5. 特殊类型的乳癌

较少见，临床表现有所不同。

1）炎性乳癌：多见于妊娠期或哺乳期的年轻妇女，表现为乳房明显增大，皮肤充血、红肿、发热犹如急性炎症。检查时整个乳房肿大发硬，但无明显局限性肿块。炎性乳癌转移早而广，病程进展极为迅速，对侧乳房常被侵及，预后极差。

2）乳头湿疹样癌（佩吉特病）：初发症状为乳头刺痒、灼痛。以后出现慢性湿疹样改变，包括乳头和乳晕皮肤发红、糜烂、潮湿，可伴有黄褐色鳞屑样痂皮。病变皮肤发硬，边界较清。病变继续发展，乳头可出现内陷和破损。有时在乳晕深部扪及小肿块，此类乳癌淋巴转移出现很晚，恶性程度低，预后较好。

（二）实验室及其他检查

1. 乳头溢液涂片检查

涂片染色找瘤细胞，乳房管内癌的阳性率较高。

2. 肿块穿刺活检

针吸活检，此法简便易行，且阳性率为70%～80%。目前认为，针刺抽吸活检不会造成癌的扩散。

3. 肿物切除活检

切除整个肿瘤并送病理科做组织学检查，此法能提供正确的诊断依据。可做冰冻切片也可做石蜡切片，待确定诊断后再决定整体治疗方案，对已破溃的肿物可在其边缘钳取活检。

4. B超检查

由于能清晰显示乳房各层软组织及其内肿块形态和质地，因此，能鉴别乳癌和良性肿块；对乳癌诊断正确率可达80%。但对直径＜1 cm的乳癌B超诊断率低于X线检查。如结合彩色多普勒检查，准确率可提高至95%。

5. 乳腺X线检查

乳腺X线检查是目前乳腺癌常用的正确率较高的诊断方法，有钼靶X线摄影、干版摄影、CT及MRI4种。

1）钼靶X线摄影：乳腺癌在X线片上呈团块状、星形、云片状、半球形、彗星形或弥散结节形，肿块边缘模糊不清，微细钙化是特征性表现。钼靶X线摄影放射损伤小，每次乳腺组织接受量0.2～0.3 rad，阳性率高为80%～90%，可发现10%～30%临床触不到的乳腺癌，有助于早期诊断，但对一些致密型乳腺诊断较困难。

2）干版摄影：乳腺癌征象与钼靶X线摄影表现基本相同，只是前者有特殊的边缘效应，图像清晰。

3）CT：CT的空间分辨率及密度分辨率都较高，有利于小癌灶的发现。此外，CT可排除相邻结构对病灶的干扰，特别是在增生或致密型乳腺中，更宜做CT检查。

4）MRI：MRI对乳腺癌的诊断价值尚处于探索阶段。对区别囊性和实性肿块有较大价值。静脉内注射顺磁因子可有助于乳腺癌的诊断。

6. 导管造影

乳头溢液者可进行此项检查。此外，凡X线片上可见到可疑肿块影，如不能定性的钙化；导管相明显增强，尤其单一导管相增强，乳腺局部增厚或结构紊乱；不明原因的皮肤增厚、乳头变形或内陷，以及临床发现肿块而由于腺体致密不能在X线片上显示者均为其适应证。急性炎症期、婴儿哺乳期、已确诊的乳腺癌及碘过敏者忌用。

7. 液晶热图像检查

乳房癌组织的代谢比正常组织为高，局部温度增高而产生乳腺癌的液晶热图像。天津市肿瘤医院报道，诊断≤1.0 cm乳腺癌的符合率为80.9%，武汉市一医院报道为90%。此检查具有操作方便，可重复检查，诊断迅速等优点，与其他检查联合应用，对普查人群和门诊可疑患者进行初选有实用价值。

8. 近红外线扫描

近红外线的波长为600~900 μm，易穿透软组织。利用红外线透过乳房不同密度组织显示出各种不同灰度影，从而显示乳房肿块。此外，红外线对血红蛋白的敏感度强，乳房血管影显示清晰，乳腺癌常有局部血运增加，附近血管变粗。红外线对此有较好的图像显示，有助于诊断。

9. 雌孕激素受体测定

乳腺癌病例在送病理检查时应同时做雌孕激素受体测定。人体腺癌组织中，有60%~70%的组织存在雌激素受体（ER）及或孕激素受体（PR）。其存在的状况与诊断、治疗及判断预后有关。受体阳性者约60%用抗相应受体治疗有效，阴性者亦有10%的有效反应率。

（三）诊断

①发病年龄多在40~60岁；②早期症状是乳内出现单发的无痛性小肿块，质硬，不易被推动；③乳内肿块增长速度较快，固定不移，表面皮肤出现"酒窝征"或"橘皮样"改变，或溃烂流恶臭血水，疮形凹似弹坑或凸似菜花；④乳内有肿块存在时，出现乳头牵向肿块方向，或内陷；患乳收缩抬高；或伴有乳头溢液；⑤有转移者，腋窝、锁骨上等处可扪及肿大变硬的淋巴结；甚至可有咳嗽、胸痛、呼吸困难、背痛等症状；⑥乳房X线片、B超、乳头分泌物细胞涂片、针吸细胞学检查和活组织切片检查等有助确诊。

（四）鉴别诊断

1. 纤维腺瘤

常见于青年妇女，肿瘤大多为圆形或椭圆形，边界清楚，活动度大，发展缓慢，一般易于诊断。但40岁以后的妇女不要轻易诊断为纤维腺瘤，必须排除恶性肿瘤的可能。

2. 乳腺囊性增生病

多见于中年妇女，特点是乳房胀痛，肿块可呈周期性，与月经周期有关。肿块或局部乳腺增厚与周围乳腺组织分界不明显。可观察一至数个月经周期，若月经来潮后肿块缩小、变软，则可继续观察，如无明显消退，可考虑做手术切除及活检。

3. 急性乳腺炎

哺乳期乳房红肿、热、痛、压痛，体温高，白细胞增多，经抗感染治疗可迅速痊愈。

4. 乳腺结核

由于胸壁结核或血行播散而来的占乳腺疾病的3%~4%，中年妇女多发，发展慢，常有同侧腋窝淋巴结肿大，乳房局部常呈炎症性改变，可形成肿块，或破溃成窦道。乳头往往溢出脓汁或血性分泌物，需进行全身检查。分泌物涂片、活检等。抗结核治疗有效。

5. 浆液细胞性乳腺炎乳管扩张症

较少见。非哺乳期，突然乳房痛，发热或寒战，乳房普遍水肿，皮肤发红、触痛，乳头内陷并有奶油样溢液和同侧淋巴结肿大及压痛。两周后进入亚急性期，此期只有乳腺肿块和腋下淋巴结肿大，3 个月后，肿块完全消退，病理检查为炎性病变。大量浆细胞浸润。

6. 脂肪坏死

少见，病变发生于乳房表浅部位，为无痛，局限，与皮肤粘连的硬块，脂肪坏死时肿块中央变软，好发于肥胖的乳房，多需活检确诊，可手术切除治疗。

7. 硬化性腺病

少见。良性，为乳腺增生的一种特殊表现。多见于中年妇女。常为体积小，直径 0.5 ~ 5 cm 的乳腺内界限不清楚的硬结。活检可确诊，手术切除可治愈。

8. 大导管内乳头状瘤

乳管开口至壶腹部一段乳管发生的乳头状瘤称为大导管内乳头状瘤。多为单发，常见于中年妇女。表现为乳头自动间歇性溢液，溢液为血性或浆血性，局部疼痛，约 70% 的患者可触知肿块。多位于乳房中心部或近乳晕处。分泌物涂片查癌细胞，或针吸或活检做病理检查。手术切除治疗。

六、治疗

一般认为，乳腺癌和其他癌症一样，一开始即是一种全身性疾病，多数患者在临床确诊时已有全身性转移。所以，尽管手术仍属治疗乳腺癌的主要手段，但任何方式的乳腺癌手术，都只是局部治疗，不能去除所有的乳腺癌细胞。当前对乳腺癌的治疗方针是尽早施行手术，并辅以化学药物、放射、激素、免疫等措施的综合治疗。

（一）手术治疗

1. 适应证

通过手术可达到预期根治的乳腺癌，称为"可切除的乳癌"。主要包括国际临床分期的 0、Ⅰ、Ⅱ及部分Ⅲ期患者。

2. 禁忌证

1）弥散型癌：如炎性乳腺癌。

2）远处转移，尤其是肺、肝、骨转移，也包括锁骨上淋巴结转移、腋窝淋巴结癌块大于乳房内癌块，或与深部组织紧紧粘连。

3）乳房及其周围有多数转移性皮肤结节，或有广泛的皮肤水肿。

4）乳癌广泛地与胸壁粘连而且固定。

5）患侧手臂水肿。

3. 乳腺癌手术方式

1）单纯乳腺切除术：仅做全乳切除，包括癌肿周围正常皮肤 5 cm，适用于第Ⅲ期乳腺癌伴有溃疡、感染或出血并引起疼痛者。术后可配合化学治疗或放射治疗。据天津市人民医院的经验，非特殊型癌长径不超过 1 cm，腋下未触及淋巴结（或病理证实无转移），或特殊型癌不超过 3 cm 者均视为"早期"癌。此类患者施行全乳切除术治疗，有可能取得与根治术相同的疗效。

2）根治术：是指切除一侧全乳，包括肿瘤周围至少 5 cm 的皮肤以及乳腺周围的脂肪组织，同时切除胸大肌、胸小肌及其筋膜，清除腋窝和锁骨下所有的脂肪和淋巴结。适用于 Ⅰ、Ⅱ 期乳腺癌。

3）扩大根治术：指根治术的基础上，同时行内乳淋巴结清除。适用于 Ⅱ、Ⅲ 期乳腺癌，特别是乳腺内侧肿瘤。

4）改良根治术：单纯乳房切除加腋窝淋巴结清除。适用于第 Ⅰ 期乳腺癌。可保留胸肌及保持上肢肌力，引起的上肢水肿也比根治性乳房切除术引起的为轻，且使以后的乳房重建术较为容易。

5）部分乳房切除术：切除肿瘤及其他周围的一块楔形乳房组织，包括皮肤及肿瘤后面胸肌包膜。有些医师也做部分或全部腋下淋巴结的清扫术，以便检查有无肿瘤的转移。手术后通常再给予辅助性放射治疗。

6）术后并发症：可有皮片坏死、皮下积液、术后上肢水肿、患侧上肢抬举受限等。皮片坏死为皮肤缝合过紧时常见，因此，术前应根据癌肿的大小合理设计皮肤切口，必要时可植皮；皮下积液主要是因皮片活动或引流不畅所致，少量积液可抽吸，反复抽吸效果不佳时可采用持续负压引流；术后上肢水肿多见于肥胖、腋下淋巴结广泛转移、手术粗糙、腋窝解剖不彻底等，症状轻者在 4~6 个月可自行消失，重者需分别原因给予治疗；患侧上肢抬举受限主要是皮下瘢痕、术后活动减少等所致，术后患者应尽早进行上肢功能锻炼，一般应在术后 1 个月左右达到抬举自如。

（二）化学药物治疗

主要用于乳腺癌术后的辅助治疗。目的是控制潜在的微小转移。单药化学治疗达到完全缓解者很少，有效期一般只有 4~6 个月，故现今除新药试用外，一般很少应用单一药物。但有效的单一药物是联合化学治疗成功的基础，对年龄较大或有器官功能严重不全者，不宜进行强烈的联合化学治疗的病例可采用单剂化学治疗。

对癌性胸腔积液的化学治疗，可在抽净胸水后，选用硝卡芥 40~60 mg、氮芥 20 mg、噻替哌 30 mg、丝裂霉素 6~10 mg、氟尿嘧啶 1 000 mg、顺铂 90~120 mg，注入胸腔。除顺铂为每 3 周注射 1 次（同时全身水化）外，一般每周胸腔内注射 1 次。

（三）放射治疗

放射治疗是乳腺癌局部治疗的方法之一，术前、后均可采用。在保留乳房的乳腺癌手术后，放射治疗是重要的治疗手段。术后在肿块切除部位、锁骨上、胸骨旁以及腋窝等区域进行照射。此外，骨转移灶及局部复发灶照射，可缓解症状。

（四）内分泌治疗

乳腺发生癌变后，部分癌细胞上雌激素受体（ER）仍保留，这使乳腺癌细胞的生长和分裂仍受到雌激素的内分泌控制，这种细胞称为激素依赖性细胞。手术切除的乳腺癌标本常规测定雌激素受体（ER）和孕激素受体（PGR）。内分泌疗法在于取消或抑制雌激素，从而使癌细胞不能分裂和增生。常用雌激素拮抗剂为三苯氧胺（TAM），每天用量为 20 mg，至少服用 3 年，一般服用 5 年。该药安全有效，不良反应有潮热、恶心、呕吐、静脉血栓形成、眼部不良反应、阴道干燥或分泌物多，长期应用后少数病例可能发生子宫内膜癌，但其发病率低，预后良好。研究表明，乳腺癌术后辅助应用三苯氧胺利多弊少。

（五）生物治疗

近年，临床上逐渐开始使用曲妥珠单抗注射液等治疗乳腺癌患者，取得了一定的效果。

（六）其他药物治疗

1. 希罗达（卡培他滨）

它是一种口服氟嘧啶类药物，在治疗乳腺癌中具有高度活性。希罗达关键性临床及其后验证试验均证实希罗达对乳腺癌治疗安全有效。对于转移性乳腺癌希罗达单药一线治疗的有效率30%～36%，蒽环类或紫杉醇类化学治疗失败的转移性乳腺癌希罗达单药二线有效率18%～26%，并且在延长患者生存期方面较现在常用药物有明显优势。希罗达已成为目前治疗蒽环类、紫杉醇类耐药的晚期乳腺癌首选化学治疗药物之一。希罗达联合其他化学治疗药物亦可你生良好效果。由于希罗达口服具有抗肿瘤活性高、安全性好等特点，希罗达联合其他化学治疗药物被推荐作为转移性乳腺癌或其他药物耐药性乳腺癌的一线化学治疗方案。

2. 赫赛汀

赫赛汀（曲妥珠单抗注射液）是以HER2（人类表皮生长因子受体2）为靶点的特异性针对肿瘤细胞的抗肿瘤生物制剂。赫赛汀目前已在全球79个国家上市，临床试验及应用证实效赫赛汀治疗乳腺癌安全有效。赫赛汀二线或三线单药治疗总有效率19%。

目前越来越多的资料显示，将赫赛汀用于一线治疗可以获得更高的有效率和更长的疾病缓解时间。总有效率可达35%，中位生存期24.4个月，且具有良好的耐受性。

第25届圣安东尼奥乳腺癌会议上，Robert等报道了一项Ⅲ期临床试验，比较了紫杉醇＋赫赛汀和紫杉醇＋赫赛汀＋卡铂一线治疗转移性乳腺癌的结果。总的有效率以紫杉醇＋赫赛汀＋卡铂组为高（52% vs36%）；中位TTP在紫杉醇＋赫赛汀＋卡铂组是11.2个月，显著长于紫杉醇＋赫赛汀组6.9个月。总之赫赛汀与化学治疗联合，以及进一步与内分泌药物联合及新一代靶向治疗新药的联合可进一步提高转移性乳腺癌治疗效果，为临床乳腺癌的治疗提供新手段。

3. faslodex

faslodex（又名fulvestrant）是唯一一种在他莫昔芬治疗失败后仍然有效的雌激素受体拮抗剂，是一种抗雌激素药物（雌激素受体拮抗剂），被批准用于治疗激素受体阳性转移性乳腺癌。在北美的研究中，206例患者接受每月1次肌内注射Faslodex（250 mg）加每天口服安慰剂，194例患者接受1次/天口服阿那曲唑（1 mg）加每月1次肌内注射安慰剂。患者接受随访的中位时间为16.8个月。疾病进展的中位时间在Faslodex组为5.4个月，在阿那曲唑组为3.4个月。Faslodex是一种治疗乳腺癌的新药，它将为进展期乳腺癌患者提供了新的治疗选择，国外对其抗肿瘤作用进行多起研究，研究显示该药在治疗乳腺癌方面优于较他莫昔芬及阿那曲唑。

4. 多西他赛（多烯紫杉醇）及新型白蛋白溶剂型纳米紫杉醇

多西他赛由法国罗纳普郎克·乐安公司研制开发并生产，是一种新型抗肿瘤药物，属于紫杉类化合物，国外批准用于治疗晚期乳腺癌和非小细胞肺癌。在美国 M. D. Anderson 肿瘤中心进行的 Ⅱ 期临床试验中发现，多西他赛对应用顺铂和卡铂失败的晚期卵巢癌患者有较好疗效。另外，多西他赛对前列腺癌、胰腺癌、软组织肿瘤、头颈部癌、胃癌、食管癌等实体肿瘤均有显著疗效。

七、护理

乳癌根治性手术，切除组织多，手术创面大，术后处理的质量可直接影响术后患者的精神状态和肢体功能的恢复。

（一）术前护理

1. 要帮助患者建立战胜癌肿的信心和进行心理治疗，尤其要使年轻妇女对术后在形体上所产生的后果，有充分的思想准备，尽量减少术后对患者所带来的精神创伤。

2. 对妊娠和哺乳期的乳癌患者，前者应立即终止妊娠，后者应断乳，可肌内注射丙酸睾酮或服用炒麦芽等。

3. 对高龄患者应做心肺功能检查，如有异常，应充分做好术前准备，以减少术中和术后可能发生的心肺功能失偿的并发症。

4. 按手术要求的范围准备皮肤，尤应注意乳头和乳晕部位的清洁，因该部位的皮肤不甚平滑，如需植皮者，应准备供皮区的皮肤。对已有皮肤溃疡的患者，更应于术前3天，即开始一天两次换药，并用乙醇仔细擦净和消毒溃疡周围的皮肤。

（二）术后护理

1. 严密观察生命体征，如有异常通知医生。

2. 麻醉清醒后，血压平稳，术后6小时应取半卧位，以利腋下引流及呼吸道通畅。

3. 伤口引流的处理

乳腺癌术后常需皮下放置引流管，并接负压吸引，以减少创伤面积液积血，使皮瓣紧贴胸壁，促进创面愈合。应注意以下几点：

1）妥善固定引流管，防止滑脱，引流管长短应适中，太长易扭曲、打折，妨碍引流；太短影响患者床上活动，且易被拉出，长度以患者在床上能自由翻身活动不易拉出为标准。密切观察引流管的状态，有无受压、脱出、扭曲等情况，并及时处理。

2）保持负压，应保持在 4~6 kPa，负压过大易导致引流管瘪塌引流不畅，甚至导致出血危险；过小则达不到有效吸引，易因创面积血积液而导致皮瓣或所植皮片的坏死。

3）经常挤压引流管，如有血块或纤维堵塞，应及时排除，保持引流通畅。

4）密切注意引流液量及性质。术后第一天为鲜红色血性物，引流量应小于200 ml，以后逐日减少。一般术后3天即可拔除引流管。如在手术当日短时间内有大量血性液体流出，超过 300 ml，提示有出血倾向，应立即通知医生，予加压重新包扎并予止血药等。

4. 患侧上肢抬高，以利静脉与淋巴回流，减少肿胀，注意观察患肢血液循环及水肿情况。

5. 必要时给镇静止痛药物，以保持创面无痛和足够的睡眠。

6. 术后尽早给易消化、富含营养的流质或半流质饮食。

7. 全身情况许可时，鼓励患者早期做床上或床下活动，切口愈合后，应尽早鼓励患者进行患侧上肢的功能锻炼，如用手梳头、摸墙、抬高及逐渐从头顶扪及对侧耳郭等，不断扩大肩关节活动范围。

8. 并发症的观察及处理

1）皮下积液：多因皮瓣活动遗留空腔、皮下渗液引流不畅所致。一旦出现积液，皮瓣颜色暗红，局部皮肤有波动感。术后一定要注意加压包扎和有效负压引流，使皮瓣与深层组织紧密贴合，防止血液积聚。术后早期患肢（尤其肩关节）活动应适度。如出现皮下积液，可皮下抽液后胸带加压包扎，患肢限制活动，功能锻炼暂缓。

2）皮瓣坏死：正常皮瓣颜色红润，温度与健侧相近。如果颜色暗红、苍白、青紫、发黑均提示血运不良，应及时通知医师处理。坏死范围较大者，需及时将坏死部分剪除，清创换药，做好植皮前的创面准备，以便于早期植皮。

3）患侧上肢淋巴水肿：为根治术后最常见的并发症，发生率为15%～30%，多发生于术后。引起上肢肿胀的原因很多，如腋窝积液、头静脉结扎、切口延至上臂、腋下广泛转移、术后上臂活动迟延等。一旦出现水肿，轻度抬高患肢，使用弹力绷带促进回流；严重者应尽快找专业医生。淋巴水肿重在预防，目前仍无明确有效治疗方法。

4）伤口感染：也是引起上肢肿胀的重要原因，常可见皮瓣边缘坏死、感染。引起感染的原因多为腋窝积液持续时间过长，或反复引流不畅。此时，局部应积极合理换药，清除不利于伤口愈合的因素，同时也应给予足量的抗生素，控制感染。

9. 对于自我形象紊乱的护理

医护人员应与患者交谈，也可以通过讨论的方式，让他们说出他们的顾虑和问题，可以让患者戴上假乳房或施行人工乳房手术来解决没有乳房的失落感。动员患者家属及亲友来关心、体贴患者，鼓励患者参加社交活动和恢复工作。

10. 患者出院时应向患者家属交代有关事项，如告知患者5年内避免妊娠，及时复查血常规，按时来院复查等，一般术后3个月复查一次，以后每6个月一次。

（三）康复指导

1. 由于绝大部分乳癌是由患者自己发现，故应指导妇女普及乳房自查技能，以利早诊早治。自查技巧：站在镜前以各种姿势对比双侧乳房是否对称、一致，注意皮肤颜色、乳头是否内陷；两臂放松垂于身侧，向前弯腰，双手高举压于头后，双手叉腰用力向中线推压。仰卧床上，手指平放乳房上，轻压，从外向乳头逐圈检查乳房有无包块，被查侧的手臂放于身侧检查一遍，压在头后再检查一遍；同法查对侧；交叉查两侧腋窝；仰卧按前法再检查一遍。最后用拇指及示指轻轻挤压乳头，观察有无液体流出，疑有异常即到医院检查。术后患者也需定期自查，以便及早发现复发征兆。

2. 出院后不宜用患侧上肢测量血压，行静脉穿刺，防止肢体肿胀，避免皮肤破损，减少感染的发生。

3. 避免用患侧上肢搬动、提拉过重物体。

4. 遵照医嘱坚持放射治疗和化学药物治疗，并定期到医院复查。

5. 术后 5 年内避免妊娠，因为妊娠常促使乳癌复发。

6. 根治术后，为矫正胸部形体的改变，可佩戴义乳或行乳房重建术。

（匙国静）

第九章 腹部外科疾病

第一节　腹部损伤

腹部损伤是一常见的外科急症。累及腹内脏器的腹部损伤，多数患者有伤情严重、复杂、变化多而快的特点，同时合并腹外损伤可达50%，其误诊率为10%～40%，死亡率可高达20%。

一、病因和发病机制

腹部损伤可分为闭合性损伤及开放性损伤，在平时多为闭合性损伤，在战时多为开放性损伤。损伤的严重程度一般与外界的暴力大小有关，但亦与腹腔内脏器解剖特点有关。闭合性腹伤的暴力为直接冲击、减速、施力与剪力。直接冲击可造成明显冲击、减速、施力与剪力。直接冲击可造成明显损伤，其严重程度与暴力大小、冲击过程及接触范围密切相关。突然减速多为车祸及高空坠落，身体已停止而内脏仍继续向前运动，因此其较为固定处的血管与组织可撕裂。旋力易造成撕裂伤，剪力往往产生脱手套型损伤，多有大片组织丢失，皮肤与皮下丧失来自其下方肌肉的血供。开放性损伤的致伤原因有刀戳与枪弹伤2种。刀戳伤除直接伤及大血管与生命器官外，很少有致命性结局及严重并发症。枪弹伤则常造成腹内严重破坏，其破坏程度与速度及距离有关。

在诸多致伤因素中，以机械性损伤最多见。平时以坠落伤、撞击伤、挤压伤、压砸伤等多见，且多引起闭合性腹部损伤；战争时则主要为锐器伤和火器伤，多为开放性损伤或多发性复合性损伤。

腹部损伤又可按损伤脏器分为实质性脏器损伤及空肠脏器损伤。实质性脏器损伤可引起腹腔内出血或腹膜后血肿，空腔脏器损伤内容物外溢可引起腹膜炎。因此对腹部损伤的患者，应当及早做出诊断，积极治疗。

二、临床表现和诊断

（一）病史

询问受伤的时间、地点；暴力的性质、大小、方向、速度、作用部位和着力点的面积；伤前是空腹或是饱餐后；伤后腹痛出现的部位、时间；疼痛性质和程度；是否有恶心、呕吐，呕吐物的性质；是否有肛门排气、排便等；是否有腹胀和腰、背、肩部的疼痛；是否有血尿和血便等；受伤后到就诊时的病情发展经过和就诊前的急救处理方法、时间等。伤者有意识障碍或因其他情况不能回答问话时，应向现场目击者或护送人询问。

（二）临床表现

患者有外伤史，应注意详细询问，如受伤情况、受伤部位、受伤至就诊时间以及受伤后至就诊时的病情变化。

1. 症状

1）腹痛：腹部损伤后的最主要症状即是腹痛。伤后早期，患者指出的疼痛最重部位往往是脏器损伤部位，但早期无剧烈腹痛者并不能排除内脏损伤之可能。如脾破裂患者，有时疼痛并不显著，而以失血性休克为主要症状。

2）恶心、呕吐：空腹脏器、实质性脏器损伤均可刺激腹膜，引起反射性恶心、呕吐，腹膜炎引起麻痹性肠梗阻，多发生持续性呕吐。

3）腹胀：多在伤后晚期出现，为腹膜炎造成的肠麻痹所致，多呈持续性，且常伴有肠鸣音减弱或消失。一旦出现水、电解质平衡紊乱，可出现腹胀。

4）胃肠道出血：胃、十二指肠损伤常表现为呕血，多混有胃液、胆汁和食物残渣。如在伤后出现上腹部绞痛，随之出现呕血多半是胆管损伤。伤后大便有鲜血，说明结肠或直肠有损伤。

5）血尿：提示肾脏、输尿管、膀胱和后尿道可能有损伤。

6）肩部疼痛：肝、脾损伤后，刺激膈肌可发生放射性肩部疼痛。左肩疼痛表示可能脾脏损伤；右肩疼痛表示可能肝脏损伤。

7）右侧大腿放射性疼痛：腹膜后十二指肠损伤，十二指肠液流入腹膜后间隙，刺激右侧腰神经，可引起右侧大腿放射性疼痛。

2. 体征

1）伤口与瘀斑：开放性腹部损伤者见腹壁伤口，腹壁挫伤有皮下瘀斑或伴大小不等的腹壁内血肿。

2）腹膜刺激征：腹部压痛、肌紧张及反跳痛是急性腹膜炎的主要体征。压痛、肌紧张最明显处也往往是损伤病灶处。实质脏器破裂出血，腹膜刺激征程度一般较空腔脏器破裂为轻。

3）腹部移动性浊音：腹腔内有 500 ml 的积血或渗液，当患者体位由平卧转为侧卧时，叩诊检查有移动性浊音，对确定腹内脏器损伤较有价值。

4）肝浊音界改变：胃肠破裂，尤以胃十二指肠、结肠破裂，胃肠内气体溢至腹腔，可致肝浊音界缩小或消失。肝脾破裂时因其周围有凝血块积存，故肝浊音界可增宽。

5）肠鸣音减弱或消失：判断应以频率、音调、音响三方面来分析，听诊时间应在 3~5 分钟。腹腔内出血、腹膜炎及肠麻痹都可引起肠鸣音减弱、稀疏或消失。

（三）实验室及其他检查

1. 血常规

红细胞计数、血红蛋白和红细胞比容进行性下降提示有失血。早期白细胞计数和中性粒细胞比例升高提示腹腔内出血，而过后出现白细胞计数升高提示空腔器破裂出现的腹膜炎所致。

2. 尿常规

如出现血尿是泌尿系统损伤的重要标志。严重肾损伤可为全血尿，但肾蒂或输尿管断裂可无血尿。

3. 淀粉酶

血、尿淀粉酶可升高，提示有胰腺损伤，但胃肠道破裂，尤其是腹膜后的十二指肠破裂，血清淀粉酶可升高。

4. X线检查

胸部平片可观察到下位肋骨骨折。腹部平片可观察到膈下积气，某些脏器的大小、形态和位置的改变。这些对于腹内脏器损伤的诊断有一定帮助。如脾破裂时可见左隔升高，胃受压右移，胃结肠间距增宽，左侧下位的肋骨骨折等。口服水溶性造影剂可以显示十二指肠破裂的部位，尤其是对腹膜后十二指肠破裂的患者，可以早期做出诊断。尿道膀胱造影可帮助诊断尿道膀胱损伤；有条件的地方还可行选择性动脉造影，对内脏出血的部位有一定的诊断价值。

5. 超声波检查

对内脏的外形、大小，腹腔内积液的检查有一定帮助。

6. CT检查

对实质性脏器损伤及其范围和程度有重要诊断价值。

7. MRI检查

对血管等特殊部位有重要价值。

8. 选择性血管造影

对实质性脏器破裂有帮助，但仅用于上述检查未能确诊者。

9. 腹腔穿刺或腹腔灌洗

诊断性腹腔穿刺阳性率为90%以上，一般检查方法尚难明确诊断的情况下均可进行此项检查。但在严重腹胀或有肠麻痹，或既往有腹腔严重感染及做过大手术、疑有广泛腹腔粘连的情况应慎重。腹腔穿刺的部位：①脐和髂前上棘连线的中、外1/3交界处；②脐水平线与腋前线交界处；③肋缘下腹直肌外缘。穿刺部位选定后，让患者先排空膀胱并向穿刺侧侧卧5分钟，然后在局麻下用普通8~9号针头或16~20号腰穿针进行腹腔穿刺，亦可用带针芯的套管针进行穿刺。抽到液体后，应观察其性状以推断哪类脏器损伤。如疑有胰腺损伤，可测定抽出液的淀粉酶含量。若诊断性腹腔穿刺阴性而又高度怀疑腹内有严重损伤，可采取诊断性腹腔灌洗术进一步检查。穿刺部位常于腹中线，在脐与耻骨联合连线上方处。穿刺方法与诊断性腹腔穿刺相同。用带针芯套管针刺入腹腔，将有侧孔的塑料管置入腹腔。塑料管尾端连接无菌输液瓶，将500~1 000 ml的生理盐水缓缓注入腹腔。当液体流完后，把输液瓶转移至床面以下，借助虹吸作用使灌洗液流回输液瓶。然后，取瓶中液体三管，每管约10 ml，分送化验检查红细胞与白细胞计数、淀粉酶测定、细菌培养及涂片染色查细菌，有符合以下任何一项结果者为阳性：①肉眼观为血液，胃肠道内容，胆汁或尿液；②显微镜下红细胞计数超过100×10^9/L或白细胞计数超过0.5×10^9/L；③淀粉酶含量超过100 U/L；④灌洗液中发现细菌。

10. 腹腔镜检查

主要应用于临床上难以确诊者。

三、治疗

腹部损伤的治疗效果如何，关键在于准确地处理威胁患者生命的紧急情况，如腹腔内大出血可对生命构成直接威胁，消化道穿孔又会引起腹腔感染造成不良后果。因此，正确选择和尽早进行确定性治疗，对腹部损伤的预后好坏关系极大。

（一）现场急救

首先处理威胁生命的因素，如窒息、开放性气胸、明显的外出血等，包括恢复气道畅通、止血、输液抗休克。若腹部有开放性伤口且有内脏脱出，不能将脱出物强行回纳腹腔，以免加重腹腔污染，应用洁净器皿覆盖脱出物，初步包扎伤口后，迅速转送。全身损伤情况未明时，禁用镇痛剂；确诊者可使用镇痛剂以减轻创伤所致的不良刺激。

（二）治疗要点

1. 非手术治疗

下列情况可考虑非手术治疗：伤后 24～48 小时就诊，无明显腹膜炎征象或内脏损伤症状，或原有的腹膜炎已有局限趋势者，可继续行非手术治疗；一般情况尚好，无明显内脏损伤症状者，应在严密观察下先采用非手术治疗；就诊时已处于重危状态，不能耐受任何立即手术创伤者。

治疗措施：禁食，必要时做胃肠减压，以减少胃肠内容外溢及胃肠胀气。应用广谱抗生素，防治腹腔感染。每 15 分钟测量血压、脉搏、呼吸并进行比较分析。每 30 分钟检查一次腹部体征、血常规、红细胞比容，并进行对比。必要时进行腹腔诊断性穿刺。诊断未明确不可应用止痛剂。有伤口者须同时注射破伤风抗毒素 1 500 U。临床需注意，在有腹内脏器伤的患者中，约 10% 开始并无明确体征，因此暂时决定进行保守治疗者，需要由有经验的医生进行连续观察。当反复观察分析仍难以确定有无内脏伤时，宁可及早剖腹，以免坐失时机，造成严重后果。

2. 手术治疗

有下列情况者应考虑剖腹探查：有明确的腹膜刺激征；有腹腔游离气体；腹腔穿刺或灌洗阳性；胃肠道出血；积极抗休克治疗病情不见好转，反而恶化，并且已排除了内科原因；红细胞计数及红细胞比容进行性下降者。一旦决定手术，就应尽快完成手术术前准备；建立通畅的输液通道，交叉配血，安放鼻胃管及尿管。如有休克，应首先快速输入生理盐水或乳酸钠林格氏液，对于循环血容量严重不足的危重病例，速度可以快到 15 分钟内输入 1 000～2 000 ml。反复测定中心静脉压，可对补液的数量和速度提供极有价值的指导。合理补充有效血容量，会使大多数患者情况好转，此时进行手术，安全性较大，手术死亡率和并发症发生率都会低得多。但如患者有腹腔内活动大出血，上述复苏措施便不会有稳定的疗效，应在积极输血的同时行剖腹检查。不能拘泥于收缩压上升到 90 mmHg 以上方能手术，以免延误手术时机。

腹部损伤患者往往面临休克的威胁，因此一般不宜选择椎管内麻醉或硬膜外麻醉。气管内麻醉比较理想，既能保证麻醉效果，又能根据需要供氧，并防止手术中发生误吸。

剖腹探查时一般采取上腹正中切口，开腹后立即吸尽积血，清除凝血块，迅速查明来源，加以控制。首先探查术前最可疑损伤的脏器；凝血块集中处一般是出血的部位，如出血迅猛，可用手指压迫止血，再给有效措施止血。空腔脏器破裂，应进行全面探查，自膈向胆管、胃、小肠、结肠、膀胱检查，绝不能找到一两处损伤而满足。更应探查后腹膜，脏器处理完毕后，应彻底清除腹内异物、食物残渣和粪便等。对腹腔污染严重，应放置有效的引流管。对腹膜后血肿、无继续扩大或搏动者，则不应切开后腹膜。

四、预后

（一）单纯性腹壁损伤

一般预后良好。

（二）实质性脏器损伤

肝、脾、肾、肠系膜等腹内实质性脏器损伤后主要为内出血，经补充血容量、预防感染和（或）手术等治疗，疗效较好，可康复出院，如有并发症则康复时间长，甚至预后不良。严重肝破裂的死亡率极高，早期主要死于失血性休克，晚期主要死于胆汁化脓性腹膜炎或继发性出血与感染。单纯脾破裂的死亡率为10%，若有多发伤，死亡率为15%~25%。胰腺损伤常并发胰瘘，死亡率为20%左右，死亡的主要原因是难以控制的大出血或所造成的休克、败血症和多器官功能衰竭。

（三）空腔脏器损伤

肠、胃、胆囊、膀胱等空腔脏器损伤主要表现为腹膜炎，多数伤者术后恢复良好，少数出现肠瘘或吻合口瘘、腹腔脓肿等并发症。一般空腔脏器损伤诊断往往较为及时，手术治疗后预后较好，十二指肠损伤属于腹内脏器的严重损伤，诊断和处理较为困难，死亡率为10.0%~27.8%。结肠损伤如诊断处理不及时，也可因出现严重感染而死亡。

五、监护

（一）急救

腹部损伤可并发多发性损伤，在急救护理时应分清主次和轻重缓急，积极配合医生抢救患者。①首先处理危及患者生命的表现，如心搏和呼吸骤停、窒息、大出血、张力性气胸等；②对已发生休克者应迅速建立通畅的静脉通路，及时补液，必要时输血；③对开放性腹部损伤，应妥善处理伤口，及时止血，包扎固定，如伤口有少量肠管脱出，急救时应覆盖保护好，暂不要还纳，以免污染腹腔；较大伤口大量肠管脱出，应先回纳入腹腔，暂行包扎，以免加重休克。

（二）一般护理

1. 休息与体位

绝对卧床休息，大、小便不离床；若病情稳定，可取半卧位。

2. 输液和饮食

禁食期间需补充足量的液体，防治水、电解质及酸碱平衡失调。待肠功能恢复后，可开始进流质饮食。

3. 应用抗生素

腹部损伤后应用广谱抗生素防治腹腔感染。

4. 心理护理

关心患者，加强交流，向患者解释腹部损伤后可能出现的并发症、相关的医疗和护理，使患者解除焦虑和恐惧，稳定情绪，积极配合各项治疗和护理。

5. 完善术前准备

一旦决定手术，应尽快完成手术前准备，除常规准备外，还应包括：①交叉配血，有实质性脏器损伤时，配血量要充足；②留置胃管、尿管；③补充血容量：血容量严重不足的患者，在严密监测中心静脉压的前提下，可在 5 分钟内输入液体1 000~2 000 ml。

（三）症状护理

几乎所有的腹部损伤（除腹壁软组织挫伤外）均需手术治疗。故腹部损伤患者的手术前后护理十分重要。其次肠瘘是其重要并发症，其专科性较强，也是腹部损伤的护理重点之一。

1. 腹部损伤的术前护理

1）心理护理：向患者及家属做好解释工作，说明手术的必要性以取得合作，消除患者的紧张和恐惧心理。

2）做好输血、补液准备：尽早采血送检、配血，用同一针头快速输入平衡液。最好选用上肢静脉补液，因为腹部损伤患者可能有下腔静脉系统的血管损伤，用下肢静脉补液有增加出血的可能。

3）留置鼻胃管，抽出胃内容物，观察有无出血，并持续引流，以防急性胃扩张和吸入性肺炎。

4）一般行剖腹探查术的患者，均宜留置导尿管，有助于了解有无泌尿系器官损伤，有利手术中、术后观察补液情况和预防尿潴留。

5）备皮：按常规备皮。

2. 腹部损伤的术后护理

目的是观察伤情，预防、发现和处理并发症，尽量减少患者痛苦，促进功能恢复。

1）术后护理：接患者回病房后，要平稳和细心地将患者移上病床，尽量减少震动，以免引起血压突然下降。要保护好手术部位和输液肢体，并注意防止体内引流管脱出，了解手术方式进行护理。

2）加强生命体征的观察：患者在术后 1~3 天体温皆略有升高，通常较少超过38.5℃，术前腹膜炎严重者除外，并逐步降至正常，此为术后反应，不需特殊处理。如术后第三天体温不降反而升高，应考虑术后感染。脉搏如在每分钟 100 次以上，且与体温不成比例，血压有下降趋势，应结合全身情况考虑血容量不足或有内出血之可能。应进一步检查和处理。注意呼吸频率及有无呼吸困难，必要时给予吸氧。

3）饮食护理：术后应禁食，经静脉输液，维持营养和水、电解质平衡。准备记录每日出入量。一般禁食48~72 小时，待胃肠道功能恢复，腹胀消失，排气或排便后，开始少量流质饮食，6 天后酌情改为半流质饮食。

4）做好各种引流管的护理：腹部损伤重的患者引流管较多，如胃肠减压管、腹腔引流管、胃肠造瘘管、留置导尿管、输液管、胸腔闭式引流管、T 形引流管等。能否保持这些管道的通畅，关系到患者的预后及生命安全。因此加强各种管道的护理，是腹部损伤护理的重点之一。①胃肠减压：必须持续吸引至肠蠕动功能恢复为止。对胃肠减压护理要注意以下几点：a. 胃管与玻璃接管大小要适宜，保持胃管通畅，防止内容物阻塞。b. 使用胃肠减压器前应检查减压装置有无漏气，是否通畅和吸引力的大小要调整适宜。c. 插管深度要适宜（成人一般 50 ~ 55 cm），固定要稳妥，连接要正确。d. 保持减压管通畅，如有引流不畅现象，应及时处理，确保其通畅，每天用生理盐水冲洗胃管，每次 30 ~ 50 ml。e. 观察并记录引流液的量与性质，一般胃肠手术后 24 小时内，胃液多呈暗红色，2 ~ 3 天渐变浅。如有鲜红胃液吸出，说明有术后出血，应停止胃肠减压，及时与医生联系并协助处理。f. 减压期间禁饮食，必要经口服药时，应将药物研碎，以温开水调成液状经胃管注入，然后夹管 30 分钟，以免将药物吸出，影响疗效。②T 形管引流：用于胆管手术后。护理要注意：a. 引流管要固定牢，严防脱出。导管的长度要合适，在患者翻身起床时，嘱其注意引流管，不要牵拉，以防脱出。b. 保持引流管通畅，如分泌物过稠或砂石堵塞引流管，应立即报告医生，必要时可用生理盐水冲洗；但压力不可过大。严格执行无菌操作，以免引起逆行性感染或胆汁外溢扩散感染。c. 观察并记录胆汁量，包括性质（色泽、浊度）。同时应注意观察患者皮肤、巩膜有无黄疸，大便色泽是否正常，以了解胆汁是否已流入肠道。d. 每日更换引流管及引流瓶，并更换引流口处的敷料，防止引流口感染。e. T 形管一般留置两周左右，当引流管排出的胆汁逐日减少，清晰，呈黄色，大便颜色正常，皮肤、巩膜无黄疸时，经造影证实胆管远端通畅，可试行夹管观察，48 小时后未出现发热、恶心、上腹胀痛、黄疸等，则可拔管。③腹腔引流：常用的有烟卷引流、管状引流及双套管引流。a. 烟卷引流：换药时纱布上可见有分泌物，否则很快可能是引流不畅，应通知医生，做相应处理，使引流发挥作用。b. 管状引流（乳胶管引流）：应接无菌瓶，必要时接受负压吸，引流不多时也可不接床边瓶，将引流管剪短后以厚敷料包扎即可。c. 双套管引流：多用于有大量持续渗液或漏液时的引流。如高位肠瘘、胆瘘、胰腺脓肿引流等。一般均需接负压吸引装置。应注意观察各管道是否通畅，保护好腹壁皮肤，使创面干燥。如在负压吸引期间仍有液体自管周溢出，或引流液突然减少，患者出现腹痛、腹胀、发热等征象时，则说明引流管放置不当，或内导管没有发挥应有的作用，应及时采取措施。若吸出血性渗液，可能为组织糜烂致小血管破裂出血或吸力太大造成，须及时查明原因，进行处理。d. 腹腔引流物的拔除：应根据分泌物的多少而定。一般术后 48 小时如无渗液即可拔除。结肠损伤引流物多在术后 3 ~ 5 天逐渐取出，腹膜后间隙引流保留时间宜稍长，烟卷引流如需超过 5 天，应更换新的或其他引流物。为止血用的填塞物可在 5 天后，每天抽出一小段，10 ~ 12 天完全取出。

5）密切观察伤情变化。①对伤口的观察：随时观察患者伤口有无出血、渗出、包扎是否严密，敷料有无脱落和移动，局部皮肤有无发红、坏死，伤口疼痛程度等，如有异常情况时应酌情给予处理。手术后 2 ~ 3 天切口疼痛逐渐减轻、加重或一度减轻后又加重，体温、白细胞计数增高，则可能有切口感染，应检查切口情况。如已有早期炎症现象，应尽早使用广谱抗生素和局部理疗等。对于健康情况较差，组织愈合能力差或切口感染的患者，在其咳嗽、呕吐、喷嚏时，应特别注意防止腹压突然增加，可用双手扶持切口两侧腹壁，预防切口裂开，同时也可减轻疼痛，有利于咳嗽。②对腹部症状、体征的观察：主要观察腹痛、腹胀、腹膜刺激征，肠鸣音恢复及肛门排气等情况。当麻醉作用消失后，患者开始感觉切口疼痛。手术后 24 小时内最为剧烈。为了减轻患者痛苦，术后 1～2 天应给予镇痛剂及镇静剂。腹部手术后患者常有不同程度的腹胀。但随着胃肠的蠕动恢复，肛门排气即可缓解。如术后数日，仍未有肛门排气，腹胀明显，肠鸣音消失，可能有腹膜炎或其他原因所致的肠麻痹。后期出现阵发性腹痛、腹胀、排便及排气停止，应考虑为粘连性肠梗阻。大便次数多，体温高，下腹胀痛，要考虑盆腔脓肿。应密切观察，记录并及时报告医生及时采取措施。

6）鼓励患者早期活动：可增加呼吸深度，扩大肺活量，促进呼吸道分泌物排出，预防肺部并发症，可促进胃肠道功能恢复，减少腹胀增进食欲，预防肠粘连；可促进血液循环，减少静脉瘀血，预防下肢静脉血栓形成影响伤口愈合。还可防止尿潴留及便秘等。所以护理上要做到以下几点：①当患者麻醉清醒后即开始鼓励其做深呼吸，协助其咳嗽、翻身和四肢活动。②除有禁忌者外，一般于手术后 2～3 天开始在床上活动四肢，注意保暖，拔除胃管后，可酌情下地活动（在护理人员协助下）。活动量及活动范围要逐步增加，不可过分活动。

7）加强口腔及皮肤的护理，防止口腔炎和压疮的发生。

3. 肠瘘的护理

肠瘘护理工作量大，除了病情观察，基础护理外，还要防止压疮及瘘口局部的护理工作，是腹部损伤护理重点之一。

1）高位肠外瘘的护理：①发生瘘的初期，由于炎症、水肿的存在，治疗上应充分引流，及时吸除消化液，使炎症、水肿迅速消退。保证瘘管通畅，必要可用生理盐水冲洗。吸引力不宜过大，以免损伤组织，详细记录冲洗液和引流液的量及性质。②经吸引后，已形成完整的瘘管，但未愈合或已形成唇状瘘，为了减少肠液的流失，可进行"堵"。常用的是硅胶片，将其从瘘口放入肠腔将瘘口堵住，使肠内容物不外漏，达到缩小瘘口，维持营养的目的。注意观察其效果，及早防治营养不良。

2）肠造瘘术后的护理：①结肠造瘘口的局部护理。造瘘口开放后初期，一般粪便稀，次数多，易刺激皮肤而致湿疹。应以油纱布外翻的肠黏膜覆盖，四周皮肤涂氧化锌软膏保护。瘘口敷料需及时更换。保持局部及床铺的整洁。待 3～5 天黏膜水肿消退，大便变稠即可用清水洗净皮肤后使用肛门袋收集粪便。肛袋宜间断使用，否则可致造瘘口黏膜受损。②对瘘口周围伤口很大，不易固定粪袋的患者，应加强局部吸引。③注意饮食调节，术后肠鸣音恢复即可给予流质饮食，能量不足部分可由静脉补充。以后酌情改为半流质至普通饮食。

（四）健康教育

1. 加强宣传劳动保护、安全生产、安全行车、遵守交通规则的知识，避免意外损伤的发生。

2. 普及各种急救知识，在发生意外事故时，能进行简单的急救或自救。

3. 一旦发生腹部损伤，无论轻重，都应经专业医务人员检查，以免贻误诊治。

4. 出院后要适当休息，加强锻炼，增加营养，促进康复。若有腹痛、腹胀、肛门停止排气排便等不适，应及时到医院就医。

（匙国静）

第二节　急性腹膜炎

急性腹膜炎是一种常见的外科急腹症，按其发病机制可分为原发性腹膜炎和继发性腹膜炎；按其病因可分为细菌性和非细菌性两大类；按其累及的范围可分为弥漫性和局限性两类。对具体患者，要结合发病机制、病因和累及的范围才能做出分类和诊断。正确的分类对于决定处理有重要意义，但类型之间也是可以相互转化。这除与不同的治疗方法有重要关系外，同时也很大程度上取决于患者的抵抗力和感染程度，如十二指肠穿孔，开始由于大量的消化液溢入腹腔，易引起的腹膜炎主要是化学性的或称非细菌性，但由于未得到及时有效的治疗，致细菌不断繁殖，又可转化为细菌性的。原为局限性腹膜炎，由于病情发展，也可以扩展为弥漫性的；反之，弥漫性的也可以因抵抗力增强或有效的治疗又可转为局限性，甚至可以完全吸收消散。

一、病因和发病机制

1. 继发性腹膜炎

临床最为常见，约占98%。往往继发于腹腔内脏器的穿孔、破裂、炎症或手术污染。致病菌多为大肠杆菌、厌氧菌，其次是链球菌和葡萄球菌，一般多为混合感染。

2. 腹腔脏器穿孔或破裂

如急性阑尾炎穿孔和胃十二指肠溃疡穿孔，或坏疽性胆囊炎穿孔等。由于胃肠道内容物流入腹腔，对腹膜造成化学性刺激或细菌感染，导致腹膜炎的发生。此外，腹部损伤合并外伤性胃、肠、膀胱或肝脾破裂，亦可引起腹膜炎症。

3. 腹内脏器炎症扩散

如急性阑尾炎、急性胰腺炎、女性生殖器官化脓性炎症等，含有细菌的渗出液；或绞窄性肠梗阻所致的肠坏死，细菌透过坏死肠壁，进入腹腔，都可引起腹膜炎。

4. 腹腔手术污染

如胃肠吻合口渗漏或无菌操作不严，污染腹腔，均可继发腹膜炎。

5. 原发性腹膜炎

原发性腹膜炎又称自发性腹膜炎，腹腔内无原发性病灶。致病菌多为溶血性链球菌、肺炎双球菌或大肠杆菌。细菌进入腹腔的途径一般为：①血行播散，致病菌如肺炎双球菌和链球菌从呼吸道或泌尿系的感染灶，通过血行播散至腹膜。婴儿和儿童的原发性腹膜炎大多属于这一类。②上行性感染，来自女性生殖道的细菌，通过输卵管直接向上扩散至腹腔，如淋病性腹膜炎。③直接扩散，如泌尿系感染时，细菌可通过腹膜层直接扩散至腹膜腔。④透壁性感染，正常情况下，肠腔内细菌是不能通过肠壁的。但在某

·177·

些情况下，如肝硬化并发腹水、肾病、猩红热或营养不良等机体抵抗力降低时，肠腔内细菌即有可能通过肠壁进入腹膜腔，引起腹膜炎。原发性腹膜炎感染范围很大，脓液的性质与细菌的种类有关。常见的溶血性链球菌的脓液稀薄，无臭味。

胃肠内容物或致病菌进入腹腔后，腹膜充血、水肿、液体大量渗出，稀释腹腔内毒素。开始时渗出液清亮，随着炎症发展，渗出液变为混浊或脓液。

腹膜炎后，根据患者的抵抗力、感染严重程度和治疗措施，往往会产生不同的后果。当机体抵抗力强、感染程度轻和治疗及时，病变周围的脏器和大网膜互相粘连，病变仅局限于病灶局部，或局限性腹膜炎，炎症甚至可完全吸收消退而痊愈。如果炎症渗出液未能完全吸收而积聚于膈下、肠袢间、髂窝或盆腔等处，则可形成局限性脓肿。局限性腹膜炎也可发展成弥漫性腹膜炎。

腹膜炎时，大量液体渗出，引起脱水和电解质紊乱、血浆蛋白减低和贫血。此外，细菌和毒素吸收，导致低血容量和感染中毒性休克。肠管麻痹、高度扩张，可迫使膈肌上升，影响肺功能和气体交换，能加重休克。

二、临床表现和诊断

（一）临床表现

询问患者既往病史，尤其注意有无胃、十二指肠溃疡病史，慢性阑尾炎发作史，其他腹内脏器疾病和手术史；了解近期有无腹部外伤史；对儿童，需了解近期有无呼吸道、泌尿道感染病史、营养不良或其他导致抵抗力下降的情况。

1. 腹痛

这是腹膜炎最主要的症状。腹痛多自原发病变部位开始，继而波及全腹，但仍以原发病变部位最重。疼痛多为持续性，深呼吸、咳嗽、变动体位时加重，患者常呈屈曲体位。但也有部分老年患者腹痛轻微，或仅有腹部不适，应引起注意。

2. 恶心、呕吐

最初为反射性呕吐，呕吐物为胃内容物，晚期常因肠麻痹，呕吐物为黄绿色、味苦，甚至为肠内容物。呕吐并不能减轻腹痛、腹胀。

3. 一般状况

如为胃肠道急性穿孔、实质性脏器破裂而引起的腹膜炎，病初体温可不高，以后体温逐渐上升。但在年老体弱的患者，体温可不高但出现精神萎靡，脉搏细数。此外患者还可出现口渴、尿少、皮肤干燥等脱水症。

4. 腹部体征

腹式呼吸运动减弱或消失，明显腹胀、压痛、反跳痛和肌紧张，在原发病灶部位最明显。这些体征早期仅限于病灶附件，晚期至全腹。通常，老人、幼儿或极度虚弱的患者腹肌紧张程度可较轻微，局限于盆腔内的腹膜炎症，也多无明显肌紧张。胃、十二指肠溃疡穿孔时，受胃酸和肠液的刺激，腹肌紧张非常明显，可表现为木板样强直。腹部叩诊可因胃肠胀气而呈鼓音。消化道穿孔时，气体溢入膈下，可使肝浊音界缩小或消失。腹腔内积液多时，可叩出移动性浊音。肠管麻痹，肠鸣音减弱或消失。

（二）实验室及其他检查

1. 实验室检查

血常规检查可发现白细胞计数增高（$> 12 \times 10^9/L$），中性粒细胞比例增高（$> 80\%$），年老体弱者及病情极重者也可能不增高，仅有中性粒细胞比例升高或毒性颗粒出现。进一步可做血培养及腹腔穿刺液培养和药敏试验等检查。

2. X 线检查

腹部 X 线检查可见肠腔普遍胀气并有多个小气液面等肠麻痹征象，胃肠穿孔时，立位片多数可见膈下游离气体存在。体质衰弱的患者，或因有休克而不能站立的患者，行侧卧拍片也能显示有无游离气体存在。

3. B 超检查

可发现腹腔内积液，了解肝、胆、胰、脾状况，确定有无胆石症，胆囊是否肿大，胰腺是否肿大，轮廓是否清晰等。

4. CT 检查

CT 检查对于确定腹腔内少量积气及判断手术时机价值较大。腹腔脓肿显示为边界清楚的圆形或椭圆形低密度影，有异常气体聚积，周围脂肪间隙消失，胃肠道被推挤等。

5. 诊断性腹腔穿刺

多选择右下腹，根据穿刺抽出液体的性质、颜色、气味和涂片检查来确定腹膜炎病因。也可做细菌培养。腹腔抽出的液体大致有透明、混浊、脓性、血性和粪水样几种。结核性腹膜炎为草黄色透明黏性。上消化道穿孔为黄绿色混浊液，含有胃液、胆汁。急性阑尾炎穿孔为稀薄带有臭味脓液。而绞窄性肠梗阻肠坏死，可抽出血性异臭液体。急性出血坏死性胰腺炎可抽出血性液，而且胰淀粉酶定量很高。若腹腔穿刺为完全新鲜不凝血则考虑为腹腔内实质性脏器损伤。一般空腔脏器穿孔引起的腹膜炎多是杆菌为主的感染。只有原发性腹膜炎是球菌为主的感染。如果腹腔液体在 100 ml 以下，诊断性腹腔穿刺不易成功，可进一步行诊断性腹腔灌洗术检查。

6. 腹腔镜检查

腹腔镜可兼作诊断与治疗之用，诊断不明时可选用。

三、治疗

治疗目的是清除病灶，消除引起腹膜炎的病因，清理或引流腹腔，促使腹腔脓性渗出液尽早局限、吸收。治疗方法为手术疗法和非手术疗法，绝大多数需采用手术治疗。

（一）非手术疗法

应在严密观察和做好手术准备的情况下进行。

1. 适应证

①原发性腹膜炎和盆腔器官感染引起的腹膜炎。②局限性腹膜炎或弥漫性腹膜炎已趋局限或已局限为腹腔脓肿。③发病时间较短、临床表现较轻的腹膜炎可暂不手术。

2. 治疗措施

①禁饮水、进食，取斜坡位，胃肠减压，补充液体，纠正水、电解质紊乱和酸碱平

衡，必要时输血或血浆以维持血容量。②诊断未明确之前，原则上不用止痛药。③抗生素应用，在引起化脓性腹膜炎（尤其来源于阑尾穿孔、肠穿孔者）的病菌中，需氧菌和厌氧菌感染常混合存在，以大肠杆菌和脆弱类杆菌为常见，两者可起协同作用，使感染发展，抗菌治疗需兼顾两者。世界卫生组织推荐联合应用氨苄西林＋庆大霉素＋甲硝唑治疗化脓性腹膜炎和腹腔脓肿。氨苄西林对肠球菌和其他革兰阳性菌有效，庆大霉素则治疗大肠杆菌和其他革兰阴性杆菌，甲硝唑则主要对付厌氧菌特别是脆弱类杆菌。近年发现 30% 的革兰阴性杆菌对氨基糖苷抗生素耐药，主张用第三代头孢菌素头孢曲松。当然有条件时根据药敏试验或细菌培养选用抗生素最好。

（二）手术治疗

1. 手术适应证

①腹腔内原发病灶严重者，如腹内脏器损伤破裂、绞窄性肠梗阻、炎症引起肠坏死、肠穿孔、胆囊坏疽穿孔、术后胃肠吻合口瘘所致腹膜炎；②弥漫性腹膜炎较重而无局限趋势者；③患者一般情况差，腹腔积液多，肠麻痹重，或中毒症状明显，尤其是有休克者；④经保守治疗（一般不超过 12 小时），腹膜炎症与体征均不见缓解，或反而加重者；⑤原发病必须手术解决的，如阑尾炎穿孔，胃、十二指肠穿孔等。

2. 手术方式

1）清除病灶、去除病因：感染源消除得越早，则预后越好，原则上手术切口应该越靠近病灶的部位越好，以直切口为宜，便于上下延长，并适合于改变手术方式。探查要轻柔细致，尽量避免不必要的解剖和分离，防止因操作不当而引起感染扩散。对原发病灶要根据情况做出判断后再行处理，如胃十二指肠溃疡穿孔时行穿孔修补术，坏疽性阑尾炎和胆囊炎应予切除，若局部炎症严重，解剖层次不清或病情危重而不能耐受较大手术时可简化操作，只做病灶引流或造瘘术，待全身情况好转、炎症愈合后 3～6 个月来院做择期胆囊切除或阑尾切除术。对于坏死肠段必须切除。条件实在不允许时可做坏死肠段外置术。

2）清理腹腔：在消除病因后，应尽可能地吸尽腹腔内脓汁，清除腹腔内食物和残渣、粪便、异物等。若有大量胆汁，胃肠内容物严重污染全腹腔时，可用大量生理盐水进行腹腔冲洗，冲洗到水清亮为止，若患者体温高时，亦可用 4～10℃ 的生理盐水冲洗腹腔，兼能收到降温效果。当腹腔内大量脓液已被形成的假膜和纤维蛋白分隔时，必须将假膜和纤维蛋白等分开、去除，以达到引流通畅的目的。

3）引流：引流的目的是使腹腔内继续产生的渗液通过引流物排出体外，以便残存的炎症得到控制、局限和消失，防止腹腔脓肿的发生。弥漫性腹膜炎手术后，只要清洗干净，一般不须引流。但在下列情况下必须放置腹腔引流：坏疽病灶未能切除，或有大量坏死组织未能清除时；坏疽病灶虽已切除，但因缝合处组织水肿影响愈合，有漏的可能时；腹腔内继续有较多渗出液或渗血时；局限性脓肿。通常采用的引流物有烟卷引流、橡皮管引流、双套管引流、潘氏引流管、橡皮片引流，引流物一般放置在病灶附近和盆腔底部。

（三）术后处理

为促进胃肠功能恢复，针灸、中药常有帮助。术后营养支持早期可用全胃肠外营养，以后用胃肠营养支持。尽管如此，由于患者的全身情况，原发病、腹膜炎的程度，处理的早晚等因素，仍有相当高的病死率，医护人员在处理时应全面考虑，严密注意变化，及时处理，不可掉以轻心。

四、护理

（一）一般护理

1. 心理护理

注意观察患者的心理及情绪变化，对患者及其家属做好有针对性的解释工作，消除或减轻患者焦虑反应。及时地向家属、患者工作单位或患者说明病情变化及有关治疗、护理措施的意义，帮助患者勇敢面对疾病，增强战胜疾病的信心和勇气，积极配合医疗和护理工作。

2. 体位

在一般情况良好或病情允许条件下，宜取半卧位。半卧位有助改善呼吸和循环功能，有利于腹腔炎症局限向盆腔。

3. 饮食管理

根据病情做好饮食管理。患者入院后暂禁饮食，对诊断不明或病情较重者必须严格禁饮食。

4. 胃肠减压

据病情的需要或医嘱来决定是否施行胃肠减压。但胃肠道穿孔或破裂者以及急性肠梗阻，必须行胃肠减压，以减少消化液自穿孔部位漏出，或减轻胃肠道积气、积液，改善胃肠道血供，缓解腹胀。护理中注意保持胃肠减压引流通畅，每日以生理盐水（30～40 ml）冲洗胃管，观察并记录引流液的量和性质，每日用滴管向插有胃管的鼻孔滴入数滴液状石蜡，减轻胃管对鼻黏膜的刺激。

5. 其他护理

做好口腔护理、生活护理等。体温过高时行物理降温，体温不升者注意保暖。

（二）病情观察与护理

1. 定时测量体温、脉搏、呼吸、血压、尿量及腹部体征变化，对休克患者还应监测中心静脉压及血气分析数值。

2. 密切观察腹痛部位、性质、疼痛程度、有无反跳痛、腹肌紧张程度及范围、有无腹胀等，特别在保守治疗阶段更显重要。此外应注意有无脱水、酸中毒、休克等，并详细记录于护理单上，发现异常及时报告医生。

3. 腹腔穿刺是明确急性腹膜炎的性质，了解腹内脏器有否破裂或属哪个脏器破裂等诊断之用的一项重要手段，护士应协助医生做好物品准备。

（三）手术前、后的护理

1. 术前准备

1）取半卧位，以利腹腔渗液流至盆腔，减少毒素吸收。如有休克应取平卧位。

2）禁食，静脉输液，维持水、电解质平衡。

3）按胃肠减压，并保持通畅，观察记录引流量及性质。

4）做好手术区域皮肤准备，给麻醉前用药，输血准备等。

2. 术后护理

1）定时测体温、脉搏、呼吸、血压等。观察腹部触痛等体征变化。

2）经过麻醉后阶段和血压稳定后，取半卧位。

3）继续禁食，施行胃肠减压和输液，直至肠鸣音恢复和排气后，开始进流食；如无腹胀，逐渐改为半流食、普食。

4）继续采用抗感染以及上述非手术疗法护理措施。

5）若带有腹腔引流，应注意观察引流液，保持引流通畅，及时更换敷料。

6）病情初步好转时，鼓励患者在床上活动，继而下床活动，有利于恢复过程。

7）术后 3~5 天体温仍增高，须注意有无腹部触痛区、排便次数增多和里急后重感、尿频等，及时通知医生检查有无腹腔残余脓肿，以便及时处理。

（四）并发症的预防和护理

1. 加强病情观察

无论术前或术后均需定时监测体温、脉搏、血压和呼吸，密切观察生命体征动态变化，对于危重患者，尤其注意其循环、呼吸及肾功能的监测和维护。观察腹部症状和体征的变化，尤其注意压痛、腹胀有无加剧，了解肠蠕动的恢复情况和有无腹腔脓肿，如膈下或盆腔脓肿的表现，若发现异常，及时通知医师，配合治疗和处理。

2. 保证有效引流

1）连接和固定：正确连接各引流装置，妥善固定引流管，防止脱出或受压；有多根腹腔引流管时，贴上标签标明各管位置，以免混淆。

2）有效负压：负压引流者及时调整负压，维持有效引流。

3）观察和记录：引流液的量、颜色和性状，经常挤捏引流管以防血块或脓痂堵塞，保持引流通畅，以预防腹腔内残余感染。

4）拔管：当引流液量减少、颜色澄清、患者体温及白细胞计数恢复正常，可考虑拔管。

3. 保持切口干燥

观察切口敷料是否干燥，有渗血或渗液时应及时更换敷料；观察切口愈合情况，及早发现切口感染的征象。

4. 适当活动

鼓励患者术后翻身、床上活动；视病情和患者体力可坐于床边和早期下床活动，以促进术后康复。

（五）健康教育

1. 提供疾病护理、治疗知识

向患者说明非手术期间禁食、胃肠减压、半卧位的重要性，教会患者注意腹部症状和体征的变化。

2. 饮食指导

讲解术后恢复饮食的知识，鼓励其循序渐进、少量多餐，进食富含蛋白质、热量和维生素的食物，促进手术创伤的修复和切口愈合。

3. 康复指导

解释术后早期活动的重要性,鼓励患者卧床期间进行床上活动,体力恢复后尽早下床走动,促进肠功能恢复,防止术后肠粘连。

4. 做好出院患者的健康指导,术后定期门诊随访。

(匙国静)

第三节　胃十二指肠溃疡

胃十二指肠黏膜的局限性圆形或椭圆形的全层黏膜缺损,称之为胃十二指肠溃疡。虽然近年来随着强效制酸药物 H_2 受体拮抗剂(如法莫替丁)和质子泵抑制剂(如奥美拉唑)的问世,内科治疗效果不断提高,需要外科治疗的溃疡患者已减少了 1/2 左右,但仍有部分胃十二指肠溃疡患者因出血、穿孔、瘢痕性幽门梗阻以及癌变等并发症需要外科手术治疗。另一方面,长期随访资料证明 H_2 受体拮抗剂停药后,溃疡复发率高达80%。因此胃十二指肠溃疡依然是一个常需外科治疗的疾病。

一、病因和发病机制

消化性溃疡的病因和发病机制迄今尚未完全明确。目前认为,溃疡的形成是由于胃十二指肠黏膜的保护因素和损害因素之间的关系失调所致。

食物的化学性和机械性刺激,胃酸和胃蛋白酶的消化作用等,是对胃黏膜的潜在性损害因素。但因机体具有一系列的保护性机能,如胃黏液、胃黏膜屏障,黏膜细胞的更新高度旺盛,胃肠壁有丰富的血供,碱性十二指肠液中和胃酸的作用,肠抑胃泌素和其他胃肠激素,以及胃十二指肠正常的节律性运动等。所以在正常生理情况下,胃十二指肠不会发生溃疡。如果一旦损害因素增加,或保护因素削弱时,就会导致胃十二指肠溃疡形成。

1. 胃酸、胃蛋白酶的消化作用

胃酸、胃蛋白酶的消化作用是溃疡形成的主要原因,特别是胃酸的作用占主要地位。胃酸是由胃体壁细胞所分泌,胃酸分泌与壁细胞数量有关,在十二指肠溃疡患者壁细胞数增多为重要的发病原因。正常男性其壁细胞总数约10亿个,女性约8亿个,而在十二指肠溃疡可高出正常的1倍。壁细胞数增多可能与体质因素有关,也可能是壁细胞长期遭受刺激所致。有迹象表明迷走神经处于持续兴奋状态不但能使胃酸分泌增多,而且能促进胃窦运动,加速胃排空,其结果是十二指肠球部有持续的过度酸负荷,终于导致溃疡形成。但部分十二指肠球部溃疡患者,胃酸分泌正常,其溃疡形成可能是其他因素所致。

2. 精神、神经和内分泌功能紊乱

大脑皮质和下丘脑通过自主神经系统和内分泌系统两个途径调节胃肠道的分泌、消化、运动等功能和血液循环。迷走神经的异常兴奋，通过刺激壁细胞和 G 细胞，使胃酸分泌过高，在十二指肠溃疡发病机制中起重要作用。自主神经系统受大脑皮质的调节，而后者的功能障碍往往是上述迷走神经兴奋性异常增高的原因，因此，持续和过度的精神紧张、情绪激动等神经精神因素在十二指肠溃疡的发生与复发中占显著地位。

肾上腺皮质激素具有兴奋胃酸、胃蛋白酶分泌和抑制胃黏液分泌作用。当内分泌功能紊乱而有过多肾上腺皮质激素时，上述作用增强，使十二指肠溃疡易于形成。

3. 刺激性食物与药物

长期服用对胃有刺激的食物或药物，以及不规则的进食等，均能直接损伤胃、十二指肠黏膜，导致消化性溃疡的发生与复发。

4. 胃泌素和胃窦部潴留

正常人体的胃窦部具有丰富的胃泌素细胞，所分泌的胃泌素具有兴奋壁细胞，使之分泌胃酸的作用。当副交感神经兴奋，胃窦部黏膜接触蛋白质及其分解物，或因胃窦部动力障碍导致胃窦部潴留、扩张等均能促使胃泌素细胞分泌胃泌素，从而促使壁细胞分泌胃酸增多，易形成溃疡。

5. 削弱保护的因素

正常情况下，胃和十二指肠黏膜不被胃内容物损伤和被胃液消化，是因为有一道胃黏膜屏障。这道屏障的主要组成部分是胃黏膜上皮细胞膜的脂蛋白层。当脂蛋白层遭到破坏（凡能溶解脂肪的化合物，如某些药物、乙醇、胆盐等，均能破坏脂蛋白层），胃液中的 H^+ 回渗到黏膜层里，使胃黏膜受损。胃的炎症亦可削弱黏膜的抗酸能力。目前认为，幽门螺杆菌（HP）与消化性溃疡的发生有密切关系。此外，各种因素导致的十二指肠内容物，特别是胆汁反流入胃，能削弱黏膜屏障的保护作用。

6. 其他因素

许多观察认为，O 型血者患十二指肠溃疡或幽门前区溃疡比其他血型者的发病率约高出 40%。还观察到消化性溃疡患者的亲属中，本病的发病率亦高于常人 2~3 倍。这些可能与遗传因素有一定关系。

上述有关因素，黏膜的损害与保护的关系失调为本病的发病基础。胃溃疡的发生着重于保护因素的削弱，表现为胃黏膜屏障的破坏，胃幽门运动功能失调与十二指肠液反流对胃黏膜抵抗损害能力的削弱等。十二指肠溃疡的发病则着重于损害因素的增强，表现为壁细胞总数的增大，神经内分泌功能紊乱所致的胃酸分泌增加，HP 感染等。

溃疡发生部位多在胃小弯或幽门前区，后壁较前壁常见。十二指肠开始的 3~4 cm 是溃疡的最好发部位，前壁比后壁常见。溃疡数目绝大多数是一个，少数患者可有 2~3 个。十二指肠前后壁的一对溃疡称相吻溃疡，十二指肠和胃同时有溃疡称复合溃疡。溃疡的大小多数直径小于 3 cm，少数（约占 10%）溃疡较大，其直径在 4 cm 以上。溃疡形态多呈圆形或椭圆形，可有各种深度，浅的限于黏膜层，深的可贯穿胃或十二指肠壁的全层。

溃疡的组织形态，在溃疡活动期，其底部由表面向深部依次有以下 4 层：第一层为急性炎症性渗出物；紧接一层是非特异性细胞浸润；第三层为肉芽组织；第四层为瘢痕组织。呈扇形，扩展可延伸到肌层，甚至可达浆膜层。溃疡边缘的黏膜有明显的上皮细胞再生和炎症的变化，并常见到腺体的"肠化生"，在瘢痕区域内的血管壁变厚，偶见内有血栓形成。

二、临床表现和诊断

（一）临床表现

秋冬和冬春之交高发。饮食不当、情绪波动、气候变冷时可使症状加重或诱发。应注意询问以下情况：①不良的饮食习惯，如进食急促、过量的刺激性食物、进食不规律、暴饮暴食等与消化性溃疡发病有关；②不良的生活嗜好，如过量饮酒，饮咖啡，能促进胃酸的分泌；③其他因素，如人格类型、工作性质、重大生活事件，以及既往溃疡病史、慢性胃炎和十二指肠炎病史、服用能使胃黏膜受损的药物史、家族中的溃疡病病史等。

1. 症状

主要表现是节律性上腹痛，其疼痛的性质、部位、时间，可因溃疡的部位不同而有各自的特点。其他有反酸、嗳气、食欲缺乏、恶心、呕吐等胃肠道症状；部分患者因精神紧张、焦虑可有失眠、多汗；久病者因营养失调有消瘦、贫血等全身症状。十二指肠溃疡患者由于进食可缓解疼痛，故频繁进食，体重可不减轻甚至可增加。

2. 体征

溃疡活动期，中上腹或右上腹常有压痛区，胃溃疡的压痛区在中线偏左处，十二指肠溃疡则在中线偏右处，位于后壁的溃疡在第 10～12 胸椎旁可有皮肤过敏区。

3. 并发症

消化性溃疡的并发症，常见于上消化道出血、穿孔、幽门梗阻和癌变。

1）上消化道出血：是本病常见并发症之一。根据统计约有 1/4 患者，在病程中有一次或多次发作。一部分患者大量出血为本病的初发症状。临床表现为呕血和（或）黑粪，原来的溃疡病症状在出血前可加重，出血后可减轻。10%～15% 无溃疡病症状史，而以大量出血为首发表现。宜争取短期内明确诊断，如条件和病情许可，争取在 24～48 小时进行早期纤维胃镜检查，其诊断率准确率为 90% 以上，能使患者得到及时的治疗。

2）穿孔：急性穿孔是消化性溃疡最严重的并发症。当溃疡深达浆膜层时可通透而发生急性穿孔，胃或十二指肠内容物溢入腹腔，导致急性弥漫性腹膜炎。临床表现为突然发生上腹剧痛，继而出现腹膜炎的症状和体征，部分患者呈休克状态。当溃疡深达浆膜层，与邻近组织粘连者，称为慢性穿孔。当溃疡穿透到胰腺脏器时则背部疼痛明显，亦可有一定程度的胰腺炎。慢性穿孔多见于十二指肠溃疡，特别是后壁溃疡。

3）幽门梗阻：十二指肠或幽门管溃疡，可因炎症、水肿、幽门痉挛、胃黏膜脱垂或因瘢痕收缩，造成幽门狭窄通过阻碍，随着炎症的好转症状即消失。在溃疡愈合时有少数患者可因瘢痕形成与周围组织粘连而引起持久性的器质性幽门狭窄。临床体征，上腹部可常见到胃蠕动波、振水音。往往有大量呕吐，此物含酸酵宿食，吐后上述症状可缓解。严重时可引起失水，因胃液的丢失，引起低钾、低氯性碱中毒和肾前性的氮质血症。常出现消瘦和营养缺乏。

4）癌变：据统计约 5% 的胃溃疡可演变为胃癌，十二指肠溃疡癌变则未见报道。故对癌变应早期发现。特别是 45 岁以上胃溃疡患者，经内科积极治疗而失效者，并在临床发现营养状态下降，出现贫血症状，粪便隐血试验持续阳性者，必须立即做纤维胃镜检查及活组织病理检查，以及 X 线钡餐检查来明确诊断。

（二）实验室及其他检查

1. 内镜检查

内镜检查是诊断消化性溃疡的重要方法，内镜窥视结合活检可确定溃疡的部位、形态、大小、数目及判断良恶性。

2. X 线检查

溃疡的 X 线直接征象为龛影，胃小弯溃疡常可显示腔外龛影，十二指肠溃疡则龛影不易显示，常表现为球部变形、激惹和压痛，但球部炎症及溃疡愈合也可有此征象。应用气钡双重造影，阳性率可达 80%。

3. 胃液分析

十二指肠球部溃疡患者 BAO、MAO 多数增加，而胃溃疡则大多正常或偏低。

4. 粪便隐血检查

经食 3 天素食后，如粪便隐血试验阳性，提示溃疡有活动性，经正规治疗后，多在 1～2 周转阴。

5. 幽门螺杆菌检查

胃镜检查时取活检组织以检测幽门螺杆菌之有无。

三、治疗

（一）临床特点

十二指肠溃疡可见于任何年龄，但多见于中青年男性。临床表现为上腹部或剑突下烧灼样痛或钝性痛，疼痛多在进食后 3～4 小时发作。饥饿痛和夜间痛与基础胃酸分泌量过高有关。服用抗酸药物或进食能使疼痛缓解或停止。体检可有右上腹压痛。十二指肠溃疡腹痛有周期性发作的特点，秋冬或冬春季好发，可反复发作并渐渐加重。十二指肠溃疡几乎不发生癌变。

（二）治疗

1. 外科手术治疗适应证

对无严重并发症的十二指肠溃疡以内科治疗为主，外科治疗的重点是对其并发症的处理。因此，外科手术治疗的适应证应为：

1）十二指肠溃疡出现的严重并发症：溃疡急性穿孔、大出血或瘢痕性幽门梗阻的病例应手术治疗。

2）内科治疗无效：十二指肠溃疡有很高的幽门螺杆菌的检出率，该菌清除之后有相当高的溃疡愈合率及较低的复发率。因此，经应用包括抑酸药，同时加用针对抗幽门螺杆菌药物在内的正规内科治疗，停药 4 周后经纤维胃镜复查溃疡未愈者，应按上述方法重复治疗，共经 3 个疗程治疗溃疡仍不愈合者，视为内科治疗无效，应手术治疗。

（二）手术方式

1. 胃大部切除术

这是我国最常用的手术方法，其切除范围为胃远侧的 2/3 ~ 3/4，包括胃体大部、整个胃窦部、幽门部及部分十二指肠球部。根据吻合方式，胃大部切除术可分为毕Ⅰ式和毕Ⅱ式 2 种。

胃大部切除术治疗溃疡的原理是：①胃大部分已被切除，减少了胃液的分泌；②切除了胃窦部，消除了胃泌素引起的胃酸分泌；③切除了溃疡本身及其好发部位。胃大部切除术后可发生吻合口出血、十二指肠残端破裂、倾倒综合征、吻合口梗阻、空肠输出段梗阻、空肠输入段梗阻、反流性胃炎、贫血、吻合口溃疡、残胃癌等并发症。

2. 迷走神经切断术

在国外被广泛用来治疗十二指肠溃疡，国内也已有应用。治疗原理是通过切断迷走神经，完全消除了神经性胃酸分泌。手术方式分为 3 种。

1）迷走神经干切断术：约在食管裂孔水平将左右两支腹迷走神经干各切除一小段。因不良反应大，已被淘汰。

2）选择性胃迷走神经切断术：胃左迷走神经在肝支以下，胃右迷走神经在腹腔支以下，将其切断。为解决胃酸滞留问题，需加行引流手术。

3）高选择性胃迷走神经切断术：将胃近端支配胃体、胃底部壁细胞的迷走神经切断，保留胃窦部的迷走神经。

3. 胃空肠吻合术

未能清除溃疡病因，作为迷走神经切断术的辅助手术，对无法切除的病灶，可以解除梗阻。

四、护理

（一）术前准备

1. 心理护理

理解和关心患者，告之疾病和治疗的有关知识，以及手术有创后的注意事项，解答患者的各种疑问，使患者能积极配合疾病的治疗和护理。

2. 用药护理

按时应用减少胃酸分泌、解痉及抗酸的药物，并观察药物疗效。

3. 饮食指导

指导患者选择营养丰富、高热量、富含维生素、易消化的食物，少量多餐，忌酸辣、生冷、油炸、浓茶、烟酒等刺激性食品。

（二）术后护理

1. 按一般外科术后护理。

2. 硬膜外麻醉后平卧 12 小时。全身麻醉后也取平卧位。预防舌坠和呕吐物误吸，直至患者完全清醒。然后取半卧位。

3. 监测体温、脉搏、呼吸和血压，记液体出入量。

4. 按医嘱输液，维持水、电解质和酸碱平衡，供给热量。

5. 按医嘱使用抗生素，注意药物反应。

6. 使用胃肠减压者，保持引流通畅，胃管有血块堵塞时，可用少量生理盐水冲洗。注意引流物的性质及量，正常情况下可含有少量血液，如手术12小时后仍有鲜血，应通知医生处理。

7. 注意患者胃肠功能恢复情况，有无大便、排气、腹胀、呕吐。术后第一、第二次大便，可因肠道之残余血而呈黑色，后应转为正常。

8. 一般于术后3～4天开始进食，要严格执行医嘱，少量多餐。先给流质，每次30～50 ml，每2～3小时1次（日间）。如无恶心、呕吐、腹胀、腹痛等情况，可逐渐增加每次摄入量。术后1周左右可改半流质饮食，如无不良反应，2周后可进软饭。禁食黏稠和油腻食物。

9. 协助患者咯痰和做深呼吸运动；做好口腔护理；保持皮肤清洁干燥，预防并发症。鼓励和协助患者早期下床活动。

10. 注意患者有无倾倒综合征、低血糖等近期并发症，如发现应通知医生处理。

（三）健康教育

1. 溃疡病是常见的慢性病，当病情不严重时，往往患者及家属不重视。应向患者及家属介绍溃疡病的病因、诱发因素。

2. 讲解有规律的生活和饮食调理，规范化治疗的意义。

3. 讲解溃疡病可以治愈，增强患者战胜疾病的信心。

4. 应使患者知道手术治疗的必要性，手术疗效的可靠。

5. 出院后若有不适等应立即到医院就诊。

（匙国静）

第四节　肠梗阻

肠梗阻是指肠内容物不能正常运行或通过发生障碍，是常见的急腹症之一。本病可发生于任何年龄，性别也无明显差异。随着对肠梗阻病理生理认识的不断提高和治疗方法的改进，特别是开展中西医结合治疗，其效果显著提高，约2/3的患者可经非手术疗法而治愈，但病情较严重者死亡率仍为10%左右。本病主要表现为腹痛、腹胀、呕吐、便秘。

一、病因和分类

按肠梗阻的基本原因可以分为三类。

（一）机械性肠梗阻

本因为最常见的梗阻原因，是因各种原因引起肠腔狭窄，使肠内容物通过发生障碍，多由于肠壁病变如先天性肠道闭锁、炎症性狭窄、肿瘤等引起；肠管受压如粘连带、腹腔内脓肿、肿瘤、嵌顿疝、肠扭转等；肠腔堵塞如蛔虫团、粪块、巨大胆石、异物等。

（二）动力性肠梗阻

发病较少。是由于神经反射或毒素刺激引起肠壁肌功能紊乱，使肠蠕动丧失或肠管痉挛，以致肠内容物不能正常运行，但无器质性的肠腔狭窄，分为麻痹性肠梗阻和痉挛性肠梗阻。

（三）血运性肠梗阻

较少见。是由于肠系膜血管栓塞或血栓形成，使肠管血运障碍，继而发生肠麻痹使肠内容物停止运行。

据肠壁血液循环分类如下。

1. 单纯性肠梗阻

只是肠内容物通过受阻，而无肠管血运障碍。

2. 绞窄性肠梗阻

在梗阻的同时，肠壁血运发生障碍，肠壁发生不同程度的缺血。常见于嵌顿性疝、肠套叠、肠扭转往往合并有肠系膜血管受压。

肠梗阻按梗阻的部位又可分为高位（如空肠一段）和低位（如回肠末段和结肠）2种。

肠梗阻根据梗阻的程度，又分为完全性和不完全性肠梗阻。此外，按发展过程的快慢可分为急性和慢性肠梗阻。

肠梗阻在不断变化的病理过程中，上述各种类型在一定条件下是可以互相转化的。肠梗阻发生后，肠管局部和机体全身将出现一系列复杂的病理变化，其中局部病理变化有肠蠕动增加、肠腔胀气及积液、肠壁充血水肿和通透性增加；全身性病理变化有水和电解质缺失、感染和中毒、休克、呼吸和心脏功能障碍等。

二、临床表现和诊断

（一）临床表现

应询问患者的年龄，有无感染、饮食不当、过劳等诱因，既往有无腹部手术及外伤史、克罗恩病、溃疡性结肠炎、结肠憩室、肿瘤等病史。

1. 症状

尽管肠梗阻有不同的原因、部位、病变程度、发病急缓，但都有一个共同点，即肠内容物不能顺利通过肠腔，因此不同类型肠梗阻的临床表现也有共性。

1）腹痛：机械性肠梗阻时一般表现为梗阻部位以上的阵发性绞痛，疼痛呈波浪式由轻而重，然后又减轻，缓解一段时间后再次发作。绞窄性肠梗阻为持续性腹痛伴有阵发性加剧。麻痹性肠梗阻多为持续性胀痛。

2）呕吐：早期常为反射性呕吐，后期多为反流性。呕吐物的性质和量与梗阻的部位有关。高位肠梗阻时呕吐出现早而频繁，呕吐物主要为胃内容物；低位肠梗阻时，呕吐出现晚而少，呕吐物可以呈粪样。结肠梗阻到晚期才出现呕吐。闭袢性肠梗阻虽容易发生绞窄，但呕吐并不严重。绞窄性肠梗阻的呕吐物呈血性或咖啡样。麻痹性肠梗阻时，呕吐常为溢出性。

3）腹胀：是肠梗阻的后期症状，其程度与梗阻部位和梗阻程度有关。如高位肠梗阻时，腹胀较轻；低位肠梗阻时，腹胀显著，遍及全腹，呈均匀性隆起。

结肠梗阻时，如果回盲瓣关闭良好，梗阻以上结肠可成闭襻，则腹周膨胀显著。腹部隆起不均匀对称，是肠扭转等闭襻性肠梗阻的特点。

4）肛门停止排气、排便：急性完全性肠梗阻者，患者多不再排气、排便，该症状多具有诊断价值；但在梗阻早期，尤其是高位肠梗阻，因梗阻以下肠内尚残存少量粪便和气体，故仍可有少量的排气排便，不能因此而否定肠梗阻的存在。

2. 体征

1）一般情况：单纯性肠梗阻早期，患者全身情况无明显变化，体温、脉率、白细胞计数常为正常，脉象多弦、滑、紧，舌苔多白薄。梗阻晚期，可表现唇干口燥、眼窝内陷、皮肤弹性消失、尿少或无尿等明显缺水征，脉细数无力，苔黄燥或舌质红绛。严重缺水或绞窄性肠梗阻患者，可出现脉细数，血压下降，面色苍白、四肢发凉等休克征象。

2）腹部检查：腹部检查时应注意有无腹外疝。机械性梗阻可见肠型和蠕动波，肠扭转时腹胀多不对称。绞窄性肠梗阻时有固定的压痛和腹膜刺激征，且可叩出移动性浊音，还闻及肠鸣音亢进。麻痹性肠梗阻时，肠鸣音减弱或消失。

3）直肠指检：如触及肿块，常为直肠肿瘤或低位肠外肿物；如指套染有血迹，提示有肠绞窄或肠套叠。

（二）实验室及其他检查

1. 化验检查

单纯性肠梗阻早期变化不明显，随着病情发展，由于失水和血液浓缩，白细胞计数、血红蛋白和红细胞比容都可增高。尿比重也增高。查血气分析和血清 Na^+、K^+、Cl^-、尿素氮、肌酐的变化，可了解酸碱失衡、电解质紊乱和肾功能的状况。如高位梗阻，呕吐频繁，大量胃液丢失可出现低钾、低氯与代谢性碱中毒；在低位肠梗阻时，则可有电解质普遍降低与代谢性酸中毒。当有绞窄性肠梗阻或腹膜炎时，血常规和血生化测定指标等改变明显。呕吐物和粪便检查，有大量红细胞或隐血阳性，应考虑肠管有血运障碍。

2. X 线检查

一般在肠梗阻发生 4～6 小时，X 线检查即显示出肠腔内有气体；立位或侧卧位透视或摄片，可见气胀肠襻和液平面。由于肠梗阻的部位不同，X 线表现也各有其特点，空肠黏膜的环状皱襞在肠腔充气时呈鱼骨刺状；回肠扩张的肠襻多，可见阶梯状的液平面；结肠胀气位于腹部周边，显示结肠袋形。钡灌肠可用于疑有结肠梗阻的患者，它可显示肠梗阻的部位与性质。但在小肠梗阻时忌用胃肠造影的方法，以免加重病情。

（三）诊断

肠梗阻的诊断，需要解决下列几个问题：

1. 是否有肠梗阻

根据腹痛、呕吐、腹胀、肛门停止排便排气，以及肠鸣音亢进、肠型、蠕动波与全身失水等体征变化，一般可做出诊断。3 岁以下婴幼儿在正常情况下也可见到小肠内有气体存在，应予注意。但还应与急性胃肠炎、消化性溃疡穿孔、胆绞痛、肾绞痛、急性阑尾炎、卵巢囊肿蒂扭转等相鉴别。

2. 是机械性肠梗阻还是动力性肠梗阻

机械性肠梗阻有上述典型临床表现；麻痹性肠梗阻则呈持续性胀痛，且腹胀显著，肠鸣音减弱或消失，X 线检查可见全部肠管均匀胀气扩张；而机械性肠梗阻，即使在晚期并发肠麻痹，结肠也不会全部胀气。麻痹性肠梗阻多继发于腹腔内感染、后腹膜损伤与腹部大手术之后。

3. 是单纯性梗阻还是绞窄性梗阻

这点极为重要，因绞窄性肠梗阻，其发展结果是肠坏死、继发性腹膜炎一直到休克，预后严重，应积极采取相应的抢救措施。当肠梗阻有下列表现时，即应考虑有肠绞窄的可能。

1）腹痛发作急骤，初始即为持续性剧烈疼痛，或在阵发性加重之间仍有持续性疼痛，有时出现腰背部痛。

2）病情发展迅速，早期出现休克，抗休克治疗后改善不明显。

3）有腹膜炎的体征，体温上升、脉率增快、白细胞计数增高。

4）腹胀不均匀，腹部有局部隆起或触及有压痛的肿块（孤立胀大的肠襻）。

5）呕吐出现早而频繁，呕吐物、胃肠减压抽出液、肛门排出物为血性。腹腔穿刺抽出血性液体。

6）腹部 X 线检查见孤立扩大的肠襻。

7）经积极的非手术治疗症状体征无明显改善。

4. 是高位还是低位梗阻

高位小肠梗阻的呕吐发生早而频繁，腹胀不明显；低位小肠梗阻的腹胀明显，呕吐出现晚而次数少，并可吐出粪样物；结肠梗阻与低位小肠梗阻的临床表现很相似，因回盲瓣具有单向阈的作用致形成闭襻型梗阻，以腹胀为主要症状，腹痛、呕吐、肠鸣音亢进均不及小肠梗阻明显，体检时可发现腹部有不对称的膨隆。X 线检查有助于鉴别，低位小肠梗阻，扩张的肠襻在腹中部，呈"阶梯状"排列，结肠梗阻时扩大的肠襻分布在腹部周围，可见结肠袋，胀气的结肠阴影在梗阻部位突然中断，直肠胀气最显著。钡灌肠检查或结肠镜检查可进一步明确诊断。

5. 是完全性还是不完全性梗阻

完全性梗阻呕吐频繁，如为低位梗阻则有明显腹胀，完全停止排气排便。X 线检查梗阻以上肠襻明显充气扩张，梗阻以下结肠内无气体。不完全性梗阻呕吐与腹胀均较轻，X 线所见肠襻充气扩张都较不明显，结肠内可见气体存在。

6. 是什么原因引起的梗阻

根据肠梗阻不同类型的临床表现，是判断梗阻原因的主要线索，参考病史、年龄、体征、X 线检查。临床上粘连性肠梗阻最为常见，多发生于以往有过腹部手术、损伤或腹膜炎病史的患者。嵌顿性或绞窄性腹外疝是常见的肠梗阻原因。新生儿以肠道先天性畸形为多见，2 岁以内的小儿多为肠套叠。蛔虫团所致的肠梗阻常发生于儿童。老年人则以肿瘤及粪块堵塞为常见。

（四）鉴别诊断

应与其他急腹症和急性胃和十二指肠溃疡穿孔、急性阑尾炎、急性胰腺炎、急性胆囊炎、卵巢囊肿蒂扭转、胆道蛔虫病、泌尿系结石相鉴别，在确定疾病为急性肠梗阻后，进一步分析判断是机械性还是动力性肠梗阻；是单纯性肠梗阻还是绞窄性肠梗阻；是高位肠梗阻还是低位肠梗阻；是完全性的肠梗阻还是不完全性肠梗阻，以便进行正确的治疗。考虑病因时应详询病史并结合检查所见进行分析。例如有腹部手术史或腹部手术切口瘢痕应考虑有粘连性肠梗阻。腹部外伤史如为过去史应考虑有腹腔内出血引起的粘连，如为现病史应考虑有麻痹性肠梗阻可能。全身如有结核病灶，考虑为肠结核或腹腔结核引起的肠粘连。长期腹泻史应考虑有节段性肠炎合并肠狭窄，近期腹泻应考虑痉挛性肠梗阻，便秘、饱餐后劳动考虑有肠扭转。如有心血管疾病如心房纤颤应考虑肠系膜血管栓塞。腹部检查应包括腹股沟部以除外嵌顿疝，直肠指诊应注意有无粪便填充、肿痛，指套带新鲜血迹应考虑肠套叠。从年龄也可推测病因诊断，新生儿多为先天性胃肠道畸形，幼儿多考虑肠套叠，儿童多考虑蛔虫性肠堵塞，老年人多考虑肿瘤、肠扭转、粪便堵塞等。

三、治疗

肠梗阻的治疗原则是矫正肠梗阻引起的全身生理紊乱和解除梗阻。具体方法要根据肠梗阻的类型、部位和患者的全身情况而定。

（一）保守治疗

1. 胃肠减压

通过胃肠减压，可减轻腹胀，改善肠壁血液循环，减少肠麻痹机会，有利于局部和全身情况的好转。一般采用较短的单腔胃管。但低位肠梗阻时可用较长的双腔管，其下端带有气囊，借肠蠕动推动气囊将导管带到梗阻部位，减压效果较好。

2. 矫正水、电解质紊乱和酸碱失衡

最常用的是输注葡萄糖等渗盐水。根据尿量可适当补钾。单纯性肠梗阻晚期和绞窄性肠梗阻，还需补充血浆或全血。

3. 防治感染和中毒

单纯性梗阻早期可不用抗生素，但对单纯性肠梗阻晚期，特别是绞窄性肠梗阻以及手术患者，应选用对肠道细菌（包括厌氧菌）敏感的抗生素。

4. 其他非手术疗法

包括中医中药治疗、口服或胃肠道灌注生植物油、针刺疗法，以及根据不同病因采用低压气钡灌肠、经乙状结肠镜插管、腹部按摩及颠簸疗法等各种复位法。

（二）手术治疗

非手术治疗出现下列情况时需立即手术治疗。

1. 病情发展迅速，早期出现休克而抗休克治疗后改善不显著者。

2. 有明确腹膜炎体征，体温、脉搏、血白细胞计数及中性粒细胞百分比逐渐上升。

3. 呕吐物、胃肠减压抽出液、肛门排出物为血性，或腹腔穿刺为血性者。

4. 经胃肠减压后腹胀减轻，但腹痛无明显减轻，经补液后脱水和血液浓缩改善不明显者。

5. 腹胀不对称，腹部触及有压痛的肿块。

6. 腹部 X 线摄片示孤立突出胀大的肠袢，不因时间而改变位置者。

7. 腹痛发作急骤，持续性剧痛或阵发性加重之间仍有持续性疼痛；呕吐出现早，剧烈且为持续性。

手术方式因不同病因的梗阻而异，有松解、复位及切除等。

四、护理

（一）术前护理

1. 若患者排气排便、腹痛腹胀消失后可进流质饮食，忌产气甜食。

2. 胃肠减压期间观察并记录引流液的颜色、性状和量。

3. 生命体征稳定者取半卧位。

4. 禁用吗啡类止痛剂。

5. 呕吐时嘱患者坐起或头偏向一侧，及时清除呕吐物，并观察记录呕吐物的性质及量。

6. 遵医嘱及时合理补液，维持水、电解质、酸碱平衡。

7. 严密观察生命体征及腹部体征变化，判断有无肠绞窄。

8. 需手术者，按普外科术前护理常规进行护理。

（二）术后护理

1. 术后测脉搏、血压、体温和呼吸，观察有无休克征象。

2. 平卧 6 小时后取半卧位，休克者取休克卧位。

3. 禁食，待肠蠕动恢复后可进流质饮食，以后视病情更改。

4. 继续胃肠减压，并保持减压管的通畅。观察引流液的性质及数量。如无特殊情况，进流质时即可拔除减压管。

5. 按医嘱静脉输液及应用抗菌药物。

6. 注意切口有无感染和愈合不良。观察是否仍有腹痛、腹胀、呕吐、腹部触痛等情况。必要时重新胃肠减压或再次手术处理。

7. 留置腹腔引流管者，行负压吸引，更换敷料；直至无渗液时取出引流管。

8. 肠造瘘患者要及时更换敷料，造瘘口周围涂氧化锌软膏保护皮肤。进高营养、易消化、少渣食物。出院前指导患者及家属如何护理、调节饮食及使用粪便接收器。

9. 做好患者的生活护理，保持口腔、皮肤的清洁，防止并发症。

10. 鼓励患者早期下床活动，以促进肠蠕动，防止肠粘连，预防肺部并发症。

（三）健康教育

1. 告知患者注意饮食卫生；不吃不洁的食物，避免暴饮暴食。

2. 嘱患者出院后进易消化食物，少食刺激性食物；避免腹部受凉和饭后剧烈活动；保持大便通畅。

3. 老年便秘者应及时服用缓泻剂，以保持大便通畅。

4. 出院后若有腹痛、腹胀、停止排气排便等不适，及时就诊。

（刘丛丛）

第五节　急性阑尾炎

急性阑尾炎是外科常见病，也是最多见的急腹症。Fitz（1886）首先正确的描述本病的病史，临床表现和病理所见，并提出阑尾切除术是本病的合理治疗方法。McBurney（1889）描述了急性阑尾炎的早期表现，包括最明显的腹部压痛点和手术切口的选择。目前，由于外科技术、麻醉、抗生素的应用及护理等方面的进步，绝大多数患者能够早期就医，早期确诊，早期手术，收到良好的治疗效果。然而，临床医生仍时常在本病的诊断或手术处理中遇到困难，因此强调认真对待每一个具体的病例，不可忽视。

一、病因

1. 阑尾管腔阻塞

由于阑尾管腔本身细窄，开口狭小，壁内有丰富的淋巴组织，系膜短使阑尾卷曲成弧形等，这些都是导致管腔易于阻塞的因素。此外，食物残渣、粪石、异物、蛔虫、肿瘤等也常造成管腔阻塞。阑尾远端又为盲端，使异物入内便无法排出，阑尾黏膜所产生的分泌物积滞在无效腔中，使腔内压力不断增高，最终导致血运发生障碍，有利于细菌入侵，而形成化脓性炎症。

2. 胃肠道疾病影响

胃肠道的一些疾病，如急性肠炎、炎性肠病、血吸虫病等，都可直接蔓延至阑尾，或引起阑尾管壁肌肉痉挛，使阑尾腔梗阻，血管痉挛使阑尾血运发生障碍，甚至血管内形成血栓，易造成细菌感染。

3. 细菌感染

阑尾发生梗阻和炎症后，黏膜溃疡，上皮损害，管腔内细菌不再排出而生长繁殖，侵入管壁，使感染加重。其致病菌多为大肠杆菌、链球菌、厌气杆菌等革兰阴性杆菌。此外，细菌也可通过血运及邻近到阑尾壁内发生炎症。

二、病理

分为单纯性、化脓性和坏疽性3种类型。

1. 急性单纯性阑尾炎

炎症局限于阑尾黏膜和黏膜下层，黏膜上可有小溃疡和出血点，腔内可有少量渗出液。阑尾外观轻度肿胀，浆膜充血并失去光泽，常附有少量纤维素性渗出物。

2. 急性化脓性阑尾炎

也称急性蜂窝织炎性阑尾炎。炎症侵及阑尾全层，黏膜溃疡面加大，管壁各层可有

· 194 ·

小脓肿形成，腔内也可有积脓。阑尾外观明显肿胀，浆膜高度充血，有多量纤维素和脓性渗出物附着。阑尾可与周围组织粘连，有时被包裹于大网膜内，并可有局限性腹膜炎。

3. 坏疽及穿孔性阑尾炎

病变进一步加重，阑尾因梗阻，积脓，腔内压力增高，以致阑尾黏膜坏死，同时因血管被细菌栓塞而发生阑尾管壁部分或全部坏死，呈暗红色或黑色，可导致穿孔引起急性弥漫性腹膜炎。

4. 阑尾周围脓肿

急性阑尾炎化脓坏疽或穿孔，如果此过程进展较慢，大网膜可移至右下腹部，将阑尾包裹并形成粘连，形成炎性肿块或阑尾周围脓肿。

急性阑尾炎的转归有以下几种。①炎症消退：一部分单纯性阑尾炎经及时药物治疗后炎症消退。大部分将转为慢性阑尾炎，易复发。②炎症局限化：化脓、坏疽或穿孔性阑尾炎被大网膜包裹粘连，炎症局限，形成阑尾周围脓肿。需用大量抗生素或中药治疗，治愈缓慢。③炎症扩散：阑尾炎症重，发展快，未予及时手术切除，又未能被大网包裹局限，炎症扩散，发展为弥漫性腹膜炎、化脓性门静脉炎、感染性休克等。

三、临床表现和诊断

（一）临床表现

1. 腹痛

典型的腹痛发作始于上腹，逐渐移向脐部，数小时（6~8小时）后转移并局限在右下腹。此过程的时间长短取决于病变发展的程度和阑尾位置。70%~80%的患者具有这种典型的转移性腹痛的特点。部分病例发病开始即出现右下腹痛。腹痛呈持续性。不同类型的阑尾炎其腹痛也有差异，如单纯性阑尾炎表现为轻度隐痛；化脓性阑尾炎呈阵发性胀痛和剧痛；坏疽性阑尾炎呈持续性剧烈腹痛；穿孔性阑尾炎因阑尾腔压力骤减，腹痛可暂时减轻，但出现腹膜炎后，腹痛又会持续加剧。

不同位置的阑尾炎，其腹痛部位也有区别，如直肠后位阑尾炎疼痛在侧腰部，盆位阑尾炎腹痛在耻骨上区，肝下区阑尾炎可引起右上腹痛，极少数左下腹部阑尾炎呈左下腹痛。

2. 胃肠道症状

发病早期可能有厌食，也可为首发症状。恶心、呕吐也可发生，但程度较轻。有的病例可能发生腹泻。盆腔位阑尾炎，炎症刺激直肠和膀胱，引起排便时里急后重的症状。弥漫性腹膜炎时可致麻痹性肠梗阻，腹胀、排气排便减少。

3. 全身症状

早期乏力。炎症重时出现中毒症状，心率增快，发热，达38℃左右。阑尾穿孔时体温会更高，达39℃或40℃。如发生门静脉炎时可出现寒战，高热和轻度黄疸。

（二）体征

1. 右下腹压痛

右下腹压痛是急性阑尾炎常见的重要体征。压痛点通常在麦氏点，可随阑尾位置变异而改变，但压痛点始终在一个固定的位置上。当炎症扩散至阑尾以外时，压痛范围也随之扩大，但仍以阑尾部位压痛最为明显。

2. 腹膜刺激征象

腹肌紧张、反跳痛和肠鸣音减弱或消失等，是腹膜壁层受到炎性刺激后所出现的一种防御性反应，常提示阑尾炎已发展到化脓、坏疽或穿孔的阶段。

3. 其他可协助诊断的体征

1）腰大肌试验：患者取左侧卧位，右下肢向后过伸，引起右下腹痛者为阳性，说明阑尾较深或在直肠后位靠近腰大肌处。

2）结肠逆行充气试验：一手按压左下腹，另一手逆行挤压结肠，而出现右下腹疼痛，为本试验阳性，可提示阑尾炎症存在。

3）闭孔内肌试验：患者平卧，将右髋和右膝屈曲90°，并内旋髋关节时，如引起腹痛加剧，称本试验阳性，提示阑尾位置较低。

4）直肠指检：阑尾位于盆腔或炎症已波及盆腔时，直肠右前方有触痛。如发生盆腔脓肿时，可触及痛性肿块。

（二）实验室及其他检查

1. 实验室检查

血白细胞计数及中性粒细胞多增高。约有70%的患者，血白细胞计数在（10.0～20.0）×10^9/L，但有10%左右的患者血白细胞计数低于10.0×10^9/L。尿常规检查多正常，但少数患者可见到少量白细胞和红细胞。

2. B超检查

急性阑尾炎时，尤其是蜂窝织炎（化脓性）以上病变时，阑尾肿大，阑尾腔内有液体滞留，故能显示强回声包围的囊性"阑尾炎声像"；炎症严重时，阑尾周围的渗出及脓液还可显现液体声像；阑尾粪石显示强光团伴声像；阑尾包块示不均匀的炎性包块影。

3. 腹腔镜

可直视阑尾情况，并能在诊断的同时实施相应的手术治疗。

四、治疗

1. 非手术治疗

仅适用于单纯性阑尾炎或急性阑尾炎的诊断尚未确定，以及有手术禁忌证者。主要措施包括选择有效的抗生素和补液治疗。

2. 手术治疗

原则上急性阑尾炎一经确诊，应尽早做阑尾切除术。因早期手术既安全、简单，又可减少近期或远期并发症的发生。如阑尾发炎化脓坏疽或穿孔后再手术，操作困难且术后并发症显著增加。术前、术后应用有效抗生素予以抗感染治疗。应该强调，忽略了阑尾的梗阻病因，单纯应用抗生素治疗以避免手术是不适宜的。

手术治疗的方法是切除阑尾、闭合直肠，以控制感染的来源。一般简单易行，但有时可能十分困难，处理不当会引起严重并发症，因此，对每一例手术都须认真、慎重对待。麻醉一般采用连续硬脊膜外麻醉，必要时也可采用局部浸润麻醉，小儿可采用全麻。切口多取右下腹斜切口（即麦氏切口）进入腹腔，但如诊断不十分肯定，属探查性质者，应取右下腹直肌切口，以便于延长。切口一般长 3～7 cm，腹壁较薄，单纯性阑尾炎，可以用较小切口完成。寻找到阑尾后，可用阑尾钳夹其末端系膜把阑尾提出腹膜外，分段将其系膜结扎切断。阑尾基部结扎后，在距结扎线远端 0.5 cm 处切断阑尾，其断端先后用石炭酸、乙醇和盐水涂之，也有学者主张不结扎阑尾断端，直接用"乙"形缝合包埋于直肠壁，认为可以消除无效腔而减少感染机会，在直肠壁做大小适中的荷包缝合将残端包埋入直肠壁，再用系膜或邻近脂肪组织覆盖之。在仔细检查腹腔无出血及异物后，缝合腹膜，用生理盐水冲洗切口。对其严重污染的厚层皮下脂肪，有时还需要切除薄层边缘；尽量减少缝线或其尾结的异物残留；对腹壁肥厚且污染较重者，应酌情应用腹膜外或皮下引流。

五、护理

（一）术前准备

1. 术前先对患者及家属做术前谈话，对患者要重视心理护理，给予安慰与解释，以减少患者不必要的忧虑。

2. 做好术前各项检查及准备，对于老年患者更应注意检查心、肺、肾等脏器。有脱水或中毒现象存在时可快速输入葡萄糖盐水或葡萄糖及电解质类溶液。

3. 遵医嘱给予术前用药，以稳定患者情绪，减少恐惧感。

（二）术后护理

1. 患者回病室后按照不同麻醉，给予适当卧位，如腰椎麻醉患者应去枕平卧 6～12 小时，防止脑脊液外漏而引起头痛。连续硬膜外麻醉患者可睡低枕平卧。

2. 观察生命体征每小时测量血压、脉搏 1 次，一般测量 3 次，平稳即可。特殊情况者例外，如脉速或血压下降疑有出血，应及时观察伤口，采取必要措施。

3. 置有引流管，待血压平稳后应改为半卧或低姿半卧位，以利于引流和防止炎性渗出液流向上腹腔。

4. 手术当天禁食，术后第 1 天流食，第 2 天进软食，在正常情况下，第 3～4 天可进普食。

5. 术后 3～5 天禁用强泻剂和刺激性强的肥皂水灌肠，术后便秘可口服轻泻剂。注意伤口换药。

6. 术后 24 小时可起床活动，促进肠蠕动恢复，防止肠粘连发生，同时可增进血液循环。

7. 对老年患者术后注意保暖，每日两次做叩背、助咳动作，防止坠积性肺炎。

（三）健康教育

1. 对非手术治疗的患者，应向其解释禁食的目的，教会患者自我观察腹部症状和体征变化的方法。

2. 指导患者术后饮食，鼓励患者摄入营养丰富齐全的食物，以利于切口愈合；饮食种类及量应循序渐进，避免暴饮暴食；注意饮食卫生，避免进食不洁食品。

3. 向患者介绍术后早期离床活动的意义；鼓励患者尽早下床活动，促进肠蠕动恢复，防止术后肠粘连。

4. 患者出院后，若出现腹痛、腹胀等不适，应及时就诊。

（刘丛丛）

第六节　原发性肝癌

原发性肝癌是指自肝细胞或肝内胆管细胞发生的癌肿，为我国常见恶性肿瘤之一，其死亡率在消化系统恶性肿瘤中列第三位，仅次于胃癌和食管癌。本病可发生于任何年龄，以 40~49 岁为最多，男女之比为（2~5）∶1。

一、病因病理

原发性肝癌的病因尚未完全肯定，可能与下列因素有关。

1. 病毒性肝炎

原发性肝癌患者中约 1/3 有慢性肝炎史，流行病学调查发现肝癌高发区人群的 HBsAg 阳性率高于低发区，而肝癌患者血清 HBsAg 及其他乙型肝炎标志的阳性率可达 90%，显著高于健康人群，提示乙型肝炎病毒与肝癌高发有关。近年发现丙型肝炎病毒感染与肝癌的发病亦有关。都为肝癌发生的促癌因素。

2. 肝硬化

原发性肝癌合并肝硬化者占 50%~90%，肝细胞恶变可能发生在肝细胞再生过程中。近年发现丙型病毒性肝炎发展成肝硬化的比例并不低于乙型肝炎。在欧美国家，肝癌常发生在酒精性肝硬化的基础上。

3. 黄曲霉毒素

黄曲霉毒素的代谢产物黄曲霉毒素 B_1 有强烈的致癌作用。流行病学调查发现在粮油、食品受黄曲霉毒素 B_1 污染严重的地区，肝癌发病率也较高，提示黄曲霉毒素 B_1 与肝癌的发生有关。

4. 其他因素

遗传、污染饮水源、乙醇、有机氯类农药、亚硝胺类、寄生虫等，可能与肝癌有关。

肝癌从病理改变上其形态可分为巨块型、结节型、弥漫型、小癌型四型；细胞分型上分为肝细胞型、胆管细胞型和混合型三型。

原发型肝癌可经血行转移、淋巴转移、种植转移造成癌细胞的扩散。肝内血行转移发生最早、最常见，很容易侵犯门静脉分支形成肝内多发转移灶及肺癌等肝外转移病灶。

二、临床表现和诊断

（一）临床表现

原发性肝癌起病隐匿，早期缺乏典型症状。临床无任何症状和体征，经甲胎蛋白（AFP）普查检查出的早期肝癌称亚临床肝癌。自行就诊患者多属于中晚期，其主要特征如下。

1. 症状

1）肝区疼痛：半数以上的患者有肝区疼痛，痛处与肿瘤的位置一致，多呈持续性胀痛或钝痛，如肿瘤生长缓慢，则无或仅有轻微钝痛。当肝表面的癌结节破裂，坏死的癌组织及血液流入腹腔时，腹痛突然加剧，可有急腹症的表现，如出血量大，则引起晕厥和休克。

2）胃肠道症状：食欲减退、腹胀多见，也可有恶心、呕吐及腹泻等。

3）全身症状：乏力、进行性消瘦、发热、营养不良和恶病质等。少数患者由于癌肿本身代谢异常，可引起低血糖、红细胞增多症、高血钙、高血脂等伴癌综合征，故对肝大伴有上述表现者，应警惕肝癌的存在。

4）转移灶症状：如发生肺、骨、胸腔等处转移，可产生相应症状，胸腔转移以右侧多见，可有胸水征等，骨骼或脊柱转移可有局部压痛或神经受压症状，颅内转移癌可有神经定位体征。

2. 体征

1）肝大：肝呈进行性肿大，质地坚硬，表面凹凸不平，有大小不等结节或巨块，边缘不规则，常有不同程度的压痛。如突出于右肋弓或剑突下，上腹可呈现局部隆起或饱满。如癌肿位于膈面，可使膈抬高而肝下缘可不肿大。如压迫血管，动脉变窄可在腹壁上听到吹风样血管杂音。

2）黄疸：一般在晚期出现，可因肝细胞损害而引起或由于癌肿压迫或侵犯肝门附近的胆管或癌组织和血块脱落引起胆管梗阻所致。

3）肝硬化征象：肝癌伴有肝硬化门静脉高压者可有脾大、腹水、静脉侧支循环形成等表现。

3. 临床分型、分期

1）分型：①单纯型，临床和化验检查无明显肝硬化表现者；②硬化型，有明显肝硬化的临床和化验表现者；③炎症型，病情发展迅速，并伴有持续性癌性高热或谷丙转氨酶升高一倍以上者。

2）分期：Ⅰ期，无明显肝癌症状与体征者；Ⅱ期，介于Ⅰ期与Ⅲ期之间者；Ⅲ期，有黄疸、腹水、远处转移或恶病质之一者。

4. 并发症

1）肝性脑病：是肝癌晚期的并发症，约1/3的患者因此死亡。

2）上消化道出血：出血约占肝癌死亡原因的15%，常因合并肝硬化引起食管、胃底静脉曲张，破裂时发生呕血和黑便。晚期可因胃肠道黏膜糜烂合并凝血功能障碍而有广泛出血。

3）肝癌结节破裂出血：当癌结节破裂局限于肝包膜下，可形成压痛性包块，破裂进入腹腔可引起急性腹痛及腹膜刺激征。

4）继发感染：本病患者在长期消耗或因放射、化学治疗而致白细胞减少的情况下，抵抗力减弱，加之长期卧床等因素，容易并发各种感染如肺炎、败血症、肠道感染等。

（二）辅助检查

1. 肿瘤标志物的检测

1）AFP 测定：是肝癌早期诊断的主要指标。AFP 浓度通常与肝癌大小呈正相关。在排除妊娠和生殖腺胚胎瘤的基础上，AFP 检查诊断肝细胞癌的标准为：①AFP 大于 500 μg/L，持续 4 周；②AFP 由低浓度逐渐升高不降；③AFP 在 200 μg/L 以上的中等水平持续 8 周。

2）γ-谷氨酰转肽酶同工酶 II：在原发性和转移性肝癌的阳性率可提高到 90%，特异性达 97.1%，小肝癌中 GGT-II 阳性率达 78.6%。

3）其他：异常凝血酶原、α-L-岩藻糖苷酶活性升高等。

2. 超声显像

可显示直径为 2 cm 以上的肿瘤，对早期定位诊断有较大价值，结合 AFP 有利于早期诊断。

3. CT 检查

阳性率在 90% 以上，可显示直径 2 cm 以上的肿瘤。结合肝动脉造影，对 1 cm 以下肿瘤的检出率可达 80% 以上，是目前诊断小肝癌和微小肝癌的最佳方法。

4. X 线肝血管造影

能显示直径在 1 cm 以上的癌结节，阳性率达 87%，结合 AFP 检测的阳性结果，常用于诊断小肝癌。

5. MRI 检查

能清楚地显示肝细胞癌内部结构特征，对显示子瘤和癌栓有价值。

6. 放射性核素肝显像

用 ^{99m} 锝—植酸钠等制剂进行肝 γ 照相能显示直径在 3 cm 以上的肿瘤，用 ^{99m} 锝—红细胞做肝血池造影，有助于肝癌与肝脓肿、囊肿、血管瘤等良性占位性病变的鉴别。

7. 肝穿刺活检

近年来在超声或 CT 引导下用细针穿刺癌结节，吸取癌组织检查，癌细胞阳性者即可确诊。

8. 剖腹探查

疑有肝癌的患者，经上述检查仍不能明确，如患者情况许可，应进行剖腹探查以争取早期诊断和手术治疗。

（三）诊断

凡有肝病史的中年人，特别是男性患者，HBsAg 阳性，如有不明原因的肝区疼痛、消瘦、进行性肝大，在排除活动性肝病、妊娠、生殖腺胚胎瘤的情况下，如 AFP > 500 μg/L 持续一个月，AFP > 200 μg/L 持续 8 周，则可诊断为原发性肝癌。AFP 持续低浓度增高但转氨酶正常，往往是亚临床肝癌的主要表现。

三、急救

随着诊断技术的进步以及高危人群的普查和重点随访，早期肝癌和小肝癌的检出率和手术根治切除率逐年增加，加上手术方法的改进和多种治疗措施的综合运用，肝癌的治疗效果明显提高。

1. 手术治疗

手术切除仍是目前根治原发性肝癌的最好方法，凡有手术指征者均应不失时机争取手术切除。普查发现血清 AFP 浓度持续升高并得到定位诊断者，应及时进行手术探查。手术适应证如下。

1）诊断明确，估计病变局限于一叶或半肝者。

2）肝功能代偿良好，凝血酶原时间不低于正常的 50%，无明显黄疸、腹水或远处转移者。

3）心、肺和肾功能良好，能耐受手术者。

严重肝硬化者不能做肝叶切除。肝切除量在肝功能正常患者不超过 70%，中度肝硬化者不超过 50% 或仅能做右半肝切除。据国内资料，即使是小肝癌根治切除，术后 5 年复发率也达 43.5%，因此术后宜加强综合治疗与随访。近年对小肝癌采取局部切除代替肝叶切除，使多数合并肝硬化者耐受手术。对术后复发或有转移灶的患者要积极进行再手术或局部治疗，对大肝癌可采用两步切除术。这些措施为提高切除率，延长生存期起了重要作用。

如剖腹探查发现肿瘤已不适合切除，术中可考虑做肝动脉插管进行局部化学药物灌注治疗，效果优于全身治疗；还可考虑做肝血流阻断术以减少肝癌的血液供应，手术结扎肝动脉和插管化学治疗效果较好，有时可获得缩小肿瘤和延长生命的近期效果，并使部分患者获得第二步手术切除的机会。

此外，对手术不能切除的病例可采用瘤内局部治疗如无水乙醇注射、氩氦刀、射频、微波凝固等，治疗适用于肿瘤范围不大或有严重肝硬化而不能耐受半肝切除者。

2. 经导管动脉栓塞化疗（TACE）

对肝癌有很好疗效，可明显提高患者的 3 年生存率，已成为肝癌非手术疗法中的首选方法，TACE 的步骤是经皮穿刺股动脉，在 X 线透视下将导管插至肝固有动脉或其分支注射抗肿瘤药物和栓塞剂，常用栓塞剂有碘化油和颗粒明胶海绵。碘化油能栓塞直径 0.05 mm 血管，甚至可以填塞肝血窦，发挥持久的阻断血流的作用。现在多用抗肿瘤药物和碘化油混合后注入肝动脉，发挥持久的抗肿瘤的作用，若能成功超选择进行亚肝段栓塞可提高疗效，一般每 6～8 周重复 TACE 一次治疗，可使肝癌明显缩小，再进行手术切除。

3. 放射治疗

原发性肝癌对放射治疗不甚敏感，而邻近肝的器官却易受放射损伤，因此过去的治疗效果不很满意。近年由于定位方法和放射能源的改进，疗效有所提高。常用放射能源为 ^{60}Co 和直线加速器，定位技术上有局部小野放射治疗；适形放射治疗或立体放射治疗，照射方式有超分割放射治疗、移动条野照射等，目的是使照射能量高度集中，对肿瘤组织的杀伤作用加强，尽量减少周围组织的损伤。一些病灶较为局限且肝功能较好的病例如能耐受 40 Gy 以上的放射剂量，疗效可显著提高。目前趋向于手术、介入治疗、放射治疗等联合，如同时结合中药或生物免疫等治疗，效果更好。国内外正试用动脉内注射 Y－90 微球、^{131}I－碘化油或放射性核素标记的单克隆抗体或其他导向物质作导向内放射治疗，有时可使肿瘤缩小，而获得手术切除的机会。

4. 局部治疗

多在超声引导下进行。经皮穿刺乙醇注射疗法是用无水乙醇直接注射到肿瘤中，使癌细胞脱水和变性，肿瘤血管凝固栓塞而产生效果。较小的肝癌可能有根治效果。其他尚有射频消融、氩氦刀、微波凝固、激光、高功率超声聚焦、电化学疗法等。以上均为通过物理方法局部高温或低温冷冻，能使肿瘤组织凝固坏死达到杀伤肿瘤细胞的目的。

5. 全身化学治疗

常用顺铂、阿霉素类、丝裂霉素、5－FU 等药物，近年新药如去氧氟尿苷、卡培他滨为 5－FU 的前体，可经肿瘤内酶的代谢作用转化为 5－FU，大大提高肿瘤内的 5－FU浓度，此外尚有选择 VP－16 等用于肝癌的报道，适用于有肝外转移者或肝内播散严重者。

6. 生物和免疫治疗

在手术切除或化学治疗、放射治疗杀灭大量癌细胞后，应用生物和免疫治疗可起巩固和增强疗效的作用。国内外现在多用基因重组细胞因子和细胞因子激活的细胞进行过继续免疫治疗，如用干扰素、肿瘤坏死因子、白细胞介素 2 等。这些都是通过激活体内杀伤细胞起攻击肿瘤细胞的作用，尚未能用于临床，肝癌疫苗的研究已开始进入临床试验。

7. 中医治疗

多采用辨证施治、攻补兼施的方法，治则为活血化瘀、软坚散结、清热解毒等。中药与化学治疗、放射治疗合用时，以扶正、健脾、滋阴为主，可改善症状，调动机体免疫功能，减少不良反应，从而提高疗效。

8. 综合治疗

肝癌治疗方法很多，肿瘤生物学特性及不同患者个体差异较大，治疗过程中绝非单一的治疗法可贯彻始终，必须合理选择一种或多种治疗方法的联合或序贯应用。在治疗过程中如何维护或修复机体的免疫功能，使之能调动机体自身抗病能力更好地提高治疗效果是至为重要的。对中期大肝癌进行综合治疗有时可使大肝癌缩小变得可以切除或以TACE 为基础，加上放射治疗和免疫治疗，肿瘤缩小后再手术治疗或长期带瘤生存。

9. 并发症的治疗

肝癌结节破裂时，应考虑肝动脉结扎、大网膜包裹填塞、喷洒止血药或紧急肝动脉栓塞等治疗。对不耐受手术的病例，只宜进行补液、输血、止痛、止血等对症处理。

四、预后

肿瘤大小、生物学特性与可采用的治疗方法是决定预后的重要因素。获根治性切除者5年生存率目前可达45%。中晚期肝癌虽经多种治疗，根治机会很少，易发生远处转移，预后较差。

五、预防

一级预防："防水、防霉、防肝炎"七字方针。积极防治病毒性肝炎、乙肝疫苗预防注射、尽可能避免不必要的输血和应用血制品；预防粮食霉变；改进饮水水质。

二级预防：即早期发现、早期诊断、早期治疗。近20年来通过对肝癌高危人群（35岁以上HBV和HCV血清学指标阳性、有肝炎或肝硬化史）采用AFP结合B超定期检查，早期肝癌的检出率得以提高，有效地降低了肝癌的病死率。

六、护理

1. 创造舒适、安静的环境，对病情稳定的患者，可指导适当活动以增强机体抵抗力；对疼痛患者应向其指导控制疼痛分散注意力的方法，必要时遵医嘱给予止痛药物；对晚期伴有腹水、黄疸者应卧床休息，以减少机体消耗。

2. 鼓励患者进食高蛋白、高维生素、易消化饮食，安排洁净清新的进餐环境，以促进食欲。如食欲减退、恶心、呕吐，应给予止吐药，及时清理呕吐物及口腔护理后，鼓励其少量多餐，进餐后应保持坐位或半坐位15~30分钟。进食少者可给予支持疗法，如静脉补液，适量补充维生素B、维生素C、维生素K，以及葡萄糖、胰岛素、氯化钾、清蛋白、改善凝血药物等。如患者伴有肝衰竭或肝性脑病倾向时，应减少蛋白摄入量，甚至暂禁蛋白质饮食。

3. 认真做好晨晚间护理及皮肤护理，嘱腹水、黄疸患者穿柔软舒适的衣服，保持床单位整洁、干燥、无皱褶。对有皮肤瘙痒者可每日用温水擦浴，必要时睡前口服氯苯那尔敏或地西泮等药物以保证睡眠减轻瘙痒。

4. 了解患者的饮食、睡眠、精神状态，观察其言行举止，分析评估患者的焦虑程度，为患者创造一个安静的环境，教会一些消除焦虑的方法。详细手术前指导，介绍成功病例，消除紧张心理，医护人员与家属一起帮助患者树立战胜疾病的信心，使其接受和配合治疗。

5. 注意观察病情的突然变化，在术前护理过程中，有可能发生多种并发症，如肝癌破裂、上消化道出血等。

6. 纠正营养失调，指导患者采取高蛋白、高热量、高纤维素饮食，为患者创造舒适安静的进餐环境，增加食欲，手术前按医嘱给予清蛋白、血浆及全血，纠正营养不良、贫血、低蛋白血症及凝血功能障碍。

7. 静脉给予保肝药物治疗，有黄疸者及时补充维生素K；血浆蛋白过低者给予输血或清蛋白治疗。

8. 做好一般术前准备及术前宣教，劝导患者戒烟酒；练习床上大、小便；学会床上翻身；掌握深呼吸及有效咳痰的技巧，以利于术后排痰预防术后肺部感染；告知患者术后可能要留置的引流管的类型、重要性及其注意事项。

9. 手术前一般放置胃管，备足血液。凝血功能差者，尚需准备纤维蛋白原、新鲜冰冻血浆。

10. 手术后护理

1）密切观察生命体征，预防术后出血和休克。

2）引流管的护理：肝癌术后患者可有腹腔引流管、胸腔引流管、胃管、尿管等，注意无菌操作，保持通畅，固定防脱出，观察记录引流液的量、颜色、性质等。肝叶和肝局部切除术后会放置双腔引流管，胸腹联合切口者，同时放置胸腔引流管，应注意保持引流通畅，如血性渗液逐日增加，疑有内出血时，须及时与医生联系，必要时行手术探查止血。

3）卧位与活动：术后第2天可予患者半坐卧位，避免剧烈咳嗽，过早活动可导致肝断面出血，半肝以上切除者，需间断给氧3~4天。各种引流管拔除后，协助患者下床活动，避免血栓形成，增加肠蠕动，预防肠粘连和肠胀气。

4）安排较安静舒适的环境：减轻疼痛与其他不适。遵医嘱适时给予止痛药物，可使用自控止痛泵。

5）维持体液平衡：遵医嘱补充液体。对肝功能不良伴腹水者，控制水和钠盐的摄入，准确记录出入量。每天观察、记录体重及腹围变化等。

6）防治感染：遵医嘱给患者输入抗菌药，注意无菌操作。

7）术后并发症的监护：如肝昏迷、肝肾综合征等。肝昏迷表现为意识障碍和昏迷，意识障碍可有意识模糊、行为失常、昏睡、精神错乱等。肝肾综合征可有如下表现：肝昏迷、突然发生少尿或无尿；肾功能受损，血尿素氮升高；低血钠、低尿钠、尿肌酐/血肌酐之比大于20:1；腹水。

（匙国静）

第七节　急性胆囊炎

急性胆囊炎是一种急性胆囊炎性疾病，细菌感染在发病中起着重要作用。临床上以发热、右上腹部疼痛、白细胞升高为常见的临床表现，多发生于有结石的胆囊，亦可继发于胆管结石、胆管感染、胆管蛔虫病等疾病。本病多见于中年以后的女性，经产妇较多，男女比例为1:（1~2）。

一、病因

（一）化学性刺激

1. 胆囊管梗阻

由于结石阻塞了胆囊颈部和胆囊管，使胆囊内胆汁排出受阻，胆囊膨胀，胆汁浓缩，高浓度的胆汁可刺激损伤胆囊黏膜，引起胆囊的急性化学性炎症。胆囊缺血损伤的同时，囊壁抵抗下降，易招致细菌感染，使胆囊的病理过程加重。

2. 胰液反流

胰液反流入胆管后，胰液消化酶原被胆汁激活，可侵蚀胆囊壁产生化学性炎症。

3. 其他

如创伤、出血、麻醉、感染等因素，均可使胆汁黏稠度增加，胆囊排空延迟，导致胆汁淤滞。

（二）细菌感染

细菌感染常继发于胆管的阻塞或引流不畅，细菌可通过血源性、淋巴性、胆管的上升感染进入胆囊，其中以后者为最主要的感染途径。急性胆囊炎时细菌多为革兰阴性杆菌，以大肠杆菌最为常见，其次为产气杆菌、变形杆菌、绿脓杆菌和类链球菌。近年来由于厌氧培养技术的普及，在感染胆汁中厌氧菌的检出率为 3%～33%。

二、病理

1. 急性水肿型

此型病情最轻。大体解剖见胆囊稍胀大，胆囊黏膜仅有不同程度的充血和水肿，而浆膜层一般无炎性反应或仅轻度充血。邻近淋巴经常肿大、充血。病变较重时浆膜表面可有纤维蛋白渗出物，并可与邻近组织相粘连。

2. 急性化脓型

此型病情较重。胆囊炎因炎症浸润而明显增厚。囊壁可因血运障碍而形成局限性坏死区域。胆囊内积液变为浑浊，或为脓样。

3. 急性坏疽型

此型病情最严重，胆囊壁有穿破倾向。胆囊壁坏疽常由于结石压迫胆囊壁局部，导致血运障碍而引起。因而穿孔多位于胆囊底部或胆囊颈的 Hartmann 囊处，这是由于这些部位易发生胆石压迫或嵌顿，并导致坏死和穿孔之故。老年患者较易罹患坏疽性胆囊炎。老年人常有胆囊壁肌层的退行性变，加以动脉粥样硬化的存在，胆囊壁受压时易引起缺血、坏死和穿孔。

三、临床表现和诊断

（一）临床表现

多见于女性，发病年龄多在 20～50 岁。常有胆管蛔虫、胆结石等病史。

轻型患者仅有低热、倦怠、消化不良及右上腹中度疼痛与压痛。90% 以上患者有胆绞痛，多发生在饱餐或进较油腻的食物之后，开始疼痛主要在上腹部，逐渐转至右上腹，呈持续性疼痛伴有阵发性加剧。约有 50% 的患者疼痛放射至右肩胛下角。如有结石梗阻于胆囊管，则疼痛更剧。此外，常伴有恶心呕吐，可有发冷、发热、寒战、黄疸、嗳气、口苦、咽干、大便秘结、食欲锐减等，病程一般不长，多持续数小时至数日。如有胆囊积脓，疼痛和压痛可持续数周，有些病例因胆结石退回胆囊，自胆总管排出或蛔虫退出胆管，因而梗阻解除，症状可减轻或消失。

（二）实验室及其他检查

1. 实验室检查

血白细胞计数可轻度增多（$< 15 \times 10^9/L$），尿液尿胆原量常增加，血清淀粉酶常增高（一般不超过 500 U/L），黄疸呈阻塞性。

2. 腹部 X 线平片检查

可见扩大的胆囊阴影、胆囊壁钙化阴影，相当于胆囊区有阳性结石。进行静脉胆管系统 X 线造影，如胆囊不显影，则支持急性胆囊炎的诊断。

3. B 超检查

胆囊液性暗区增大，胆囊壁增厚，有时胆囊内可见结石反射光团。

（三）诊断和鉴别诊断

1. 诊断标准

1）右上腹痛并放射右肩胛部，伴有恶心、呕吐和发热。

2）右上腹压痛，肌紧张，墨菲征阳性；若胆囊管梗阻可扪及触痛的肿大胆囊；若胆囊壁坏死穿孔可出现腹膜刺激征。

3）白细胞总数及中性粒细胞值显著升高。

4）B 超显示胆囊肿大，囊壁增厚，水肿呈双边影。

判定：具备第 1～3 项可诊断，兼有第 4 项可确诊。

2. 鉴别诊断

1）急性胰腺炎：急性胰腺炎患者腹痛和压痛多在上腹正中或偏左侧，血清淀粉酶升高幅度较急性胆囊炎为高，B 超显示胰腺肿大水肿、边界不清等急性胰腺炎征象而没有急性胆囊炎征象，CT 检查对诊断急性胰腺炎较 B 超更为准确。

2）急性溃疡穿孔：多数患者有溃疡病病史，腹部板样强直、压痛、反跳痛明显，肠鸣音消失，腹部 X 线平片或透视显示腹腔内有游离气体，鉴别诊断多不困难。

3）高位急性阑尾炎：发病开始时腹痛在上腹部或脐周围，随后转移至右上腹或右侧腹部而与急性胆囊炎相混淆，B 超检查没有急性胆囊炎征象，有助于两者鉴别。

4）右肾结石：肾绞痛位于右上腹部，有可能误诊为胆绞痛，肾结石多伴腰背痛，放射至会阴部，肾区有叩击痛，往往有肉眼血尿或显微镜下血尿，发热不多见，X 线腹部平片可显示阳性结石，B 超显示肾结石或伴有肾盂扩张。

5）心绞痛：有时与急性胆绞痛、胆囊炎相混，心电图检查有助于二者鉴别。

（四）并发症

急性胆囊炎可有下列的并发症，出现并发症提示病情严重。

1. 急性胆囊穿孔

如胆囊向周围组织穿破，则形成局限性胆囊周围脓肿。如穿破入腹腔，则引起急性弥漫性化脓性（或胆汁性）腹膜炎。如向腹壁穿破，则引起胆汁性胆囊外瘘。

2. 结石嵌顿胆囊颈、胆囊管或胆总管

可引起胆绞痛。胆总管下端梗阻或反射性 Oddi 括约肌痉挛时还伴有阻塞性黄疸。

3. 上行性胆管炎与肝脓肿

含有致病菌的胆囊胆汁流入胆总管（特别是有梗阻）时，可逆行入肝管与肝内胆管，引起上行性化脓性胆管炎与多发性细菌性肝脓肿。

4. 急性化脓性胰腺炎

含有致病菌的胆囊胆汁流入胆总管后，可逆行进入胰导管，引起急性化脓性胰腺炎，特别是胆总管下端有狭窄或阻塞时。

四、治疗

（一）内科治疗

1. 一般治疗

卧床休息、禁食。静脉滴注葡萄糖盐水及钾盐等。

2. 抗生素治疗

选择适当抗生素，种类和剂量视病情而定。常用氨苄西林 8 g/d 静脉滴注；庆大霉素 20 万 U/d 静脉滴注；阿米卡星 0.4～0.6 g/d 静脉滴注或肌内注射。也可选用氯霉素和头孢菌素类。在厌氧菌，尤其是脆弱类杆菌感染时，可用林可霉素 0.9～1.8 g 加入葡萄糖溶液内静脉分次滴入。

3. 解痉止痛

阿托品 0.5～1 mg 肌内注射，或加异丙嗪 25 mg 肌内注射，皮下注射苯巴比妥钠 0.1 g，每 4～6 小时 1 次。疼痛严重者可使用哌替啶 50 mg 或优散痛 7.5 mg 肌内注射，忌单独使用吗啡，必要时可与阿托品同用。

4. 利胆

33% 硫酸镁 10 ml 和去氢胆酸 0.5 g，每日 3 次，饭后口服。

（二）手术治疗

胆囊一旦发炎，即使急性症状消失，多数易复发。近年来，对急性胆囊炎多主张早期手术，可以避免许多并发症和后遗症。理由是急性胆囊炎的病理变化与临床表现症状并不完全一致。早期手术可以解除坏疽、穿孔、腹膜炎等危险，降低死亡率。而且早期手术，因组织水肿粘连的不牢固易于分离。但是早期手术并不等于紧急手术，必须在术前有一定的准备时间，就会大大提高手术的安全性。一般发病在 72 小时以内者，应早期手术。发病超过 72 小时者，应先采取非手术疗法，因此时胆囊周围组织严重的充血、水肿、粘连、解剖关系不清，极易出血，操作困难，应继续观察治疗，待炎症完全消退后 4～6 周，择期行胆囊切除术。在内科保守治疗急性胆囊炎时，如出现下列情况应采取手术治疗：经非手术治疗无效，出现胆囊肿大、毒性症状加重；胆囊坏死、穿孔，伴弥漫性腹膜炎，全身与局部的症状较重者；以往频繁发作，影响生活和工作，B 超和 X 线造影已证实胆囊结石或胆囊未显影者；并发重症急性胰腺炎者；60 岁以上的老年患者，容易发生严重并发症者，应多采取早期的手术处理。

（三）腹腔镜胆囊切除术（LC）

腹腔镜胆囊切除术已成为常规胆囊切除术的最佳选择。以往将急性胆囊炎视为 LC 的相对禁忌证，认为镜下手术时间长、并发症高。随着腹腔镜器材及手术水平的不断提高，目前认为发病时间长、高热、腹膜炎不是手术绝对禁忌证，仅增加手术难度而已，只要掌握好正确的手术时机，LC 治疗急性胆囊炎仍是安全、可靠的。因此，如果外科医师技术熟练均可先试行 LC，必要时再中转开腹。但 LC 是由传统三维视觉变为对着荧光屏操作的二维视觉，视野局限，并且缺少了手术者手部的直接感觉，因此要求的技术性更强。即使对于有较多肝胆外科专科经验的医师，急诊腹腔镜技术应用在急性胆囊炎中仍然具有较大风险与挑战性，应慎重选择。

五、护理

（一）非手术治疗的监护和术前准备

1. 给高糖、高蛋白、低脂饮食。

2. 采取非手术治疗时应严密观察病情，注意血压、脉搏变化，体温超过 39℃ 应对症处理。服中药时观察粪便中有无结石排出。

3. 稳定患者情绪。起病急，剧烈的疼痛刺激常给患者心理造成较大的恐慌。护士对患者的主诉可采取同感性倾听，以亲切适当的语言予以安慰，解释病情和手术方式，降低或消除因对麻醉、疼痛、疾病预后等问题所产生的焦虑和压力，说明尽快手术的重要性和必要性。

4. 卧床休息。协助患者更换体位、按摩背部，绞痛发作时用手重压痛区可使绞痛减轻，增加安全及舒适感。术后帮助翻身，早期起坐。

5. 协助解痉的药物应用，如阿托品、硝酸甘油酯等，禁用吗啡。避免因 Oddi 括约肌收缩，增加胆道压力。及时评价止痛效果。

6. 给予维生素 K 等止血药。

7. 补液和调整电解质。急性期患者可因未能进食、呕吐、胃肠减压持续引流等原因易造成脱水和电解质不平衡。须迅速建立静脉输液途径，适量补充液体和电解质，以保持体液平衡。

8. 黄疸患者有瘙痒时，注意皮肤护理。

9. 术前安胃管，备无菌引流瓶。

（二）术后监护

1. 术后根据麻醉方法取一定的卧位，然后改半卧位，休克者取休克卧位。

2. 立即接好引流管，引流装置的接管及引流瓶不可高于患者的腋中线，并保持无菌。

3. 测体温、脉搏、血压、呼吸。

4. 禁食。按医嘱行胃肠减压。肠蠕动恢复和排气后开始进流食，如无不良反应，逐渐改为半流食等。

5. 禁食和给流食期间应按医嘱静脉输液。

6. 按医嘱继续使用抗生素。

7. 观察病情变化，包括体温、黄疸、腹部体征、休克表现。

8. 术后置腹腔引流者，注意保持引流通畅，观察引流液性状及量，及时更换敷料。

9. 对于胆囊造口者，应在病情好转后，多在术后第 2 周行胆囊造影，如胆总管远端通畅，可拔除造瘘管。更换敷料直至瘘口愈合。

10. 对放置 T 形管引流患者执行 T 形管引流护理常规。

（三）健康指导

1. 术前须建立教育目标，预防术后并发症。特别要告诉患者术后可有需放置引流管。鼓励患者学习术后翻身、起坐、深呼吸及 T 形管护理知识，并让患者复述、实践、理解和掌握术后 T 形管自我护理及控制不适的方法。

2. 指导患者定时定量采用低脂肪饮食。患者应尽量不吃肥肉等高脂肪饮食。为预防复发，可根据结石成分选择饮食，如对胆固醇结石者应指导避免食用胆固醇含量高的食物，如蛋黄、鱼卵、家禽类皮及动物的内脏。改变煮调方式，不吃油炸食品。避免食用花生、核仁类及减少食油用量。如胆汁引流过多，应增加含钾食物。

3. 指导患者对异常现象的观察。胆囊切除术后常有大便次数增多现象，数周或数月后逐渐减少。若持续存在或有腹胀、恶心、呕吐、黄疸、白陶土大便、茶色尿液，全身不适或伤口红肿痛热等症状出现都应及时到医院检查。

（匙国静）

第八节　急性胰腺炎

急性胰腺炎是常见的急腹症之一，它不仅引起胰腺本身及胰周的炎性肿胀、渗出、坏死，而且常导致全身重要脏器功能的改变，因此，对部分急性胰腺炎的治疗至今仍是一个难题。

一、病因

急性胰腺炎的病因有多种，主要与胆道疾病或过量饮酒有关。

（一）胆汁排空不畅，反流至胰管（共同通道学说）

胆道结石或蛔虫嵌顿阻塞于法特壶腹部造成局部水肿或 Oddi 括约肌痉挛、十二指肠乳头损伤后狭窄、乳头旁憩室炎等因素导致胆汁入十二指肠排空不畅，反流至胰管，增高了胰管内压力，胰小管和腺泡破裂，胰蛋白酶激活，引起胰腺组织的"自身消化"。多见于胆、胰管汇合后有一共同通道开口于十二指肠乳头。

（二）十二指肠液反流

十二指肠液反流至胰管，内含的肠激酶可激活胰液中的胰酶原，产生消化作用。

（三）饮食不当

暴饮暴食，特别是进食油腻或饮酒，可使胰液分泌旺盛。饮酒可引起胃和十二指肠炎、Oddi 括约肌痉挛，上述因素均可引起胰液分泌增加、排泌障碍而发病。乙醇可刺激 G 细胞分泌促胃液素，从而使胃酸分泌增多，高酸进入十二指肠后刺激缩胆囊素及促胰液素分泌，导致胰液胆汁分泌增多，十二指肠液反流入胰管，引起胰管内压力增高，胰管上皮增生，以及消化功能紊乱等。如伴有剧烈呕吐而致十二指肠内压力骤增，亦可导致十二指肠液反流。大量脂质饮食除刺激胰腺分泌外还导致短暂的高脂血症，使血液黏滞度增高，加重胰腺的血循环障碍。国外资料多强调过度饮酒是本病的主要原因。随着生活条件的改善，我国因饮食、乙醇诱发的急性胰腺炎的比例正在增高，即使在胆源性病因存在的前提下，或多或少，饮食因素也参与了发病。

（四）手术和外伤

腹部手术后6%～32%患者的淀粉酶增高，其中仅极少数真正有胰腺炎，非胰腺手术患者，术后并发胰腺炎约占5%。胃及胆道手术后最易并发胰腺炎，其并发率分别为0.8%～17%（胃）及0.7%～9.3%（胆道）。手术后胰腺炎的发病机制为：①手术时对胰腺及其血供的直接影响。②手术后胰腺内胰蛋白酶抑制物减少，使胰腺易遭损害。③胰腺缺血：如体外循环及大血管再建手术时。

（五）感染

急性胰腺炎继发于急性传染性疾病者多数较轻，随感染痊愈而自行消退，如急性流行性腮腺炎、传染性单核细胞增多症、柯萨奇病毒、Echo病毒和肺炎衣原体感染等。同时可伴有特异性抗体浓度升高。沙门菌或链球菌败血症时可出现胰腺炎。

（六）其他病因

高脂蛋白血症、妊娠及一些药物如皮质类固醇、噻嗪类利尿剂等均可引起急性胰腺炎。

关于急性胰腺炎的发病机制，近年来，许多学者提出了防御机制与致病因素失衡学说，该学说认为，在胰腺内具有不同形式的自身防御机制，能有效地防止胰酶的激活和对胰腺组织的自体消化。当防御机制遭到破坏或由于某些原因胰液分泌异常亢进或胰酶在胰腺管道中被激活时，才引起胰腺组织的自体消化，导致胰腺炎的发生。

二、病理

当胰液排出受阻，混合的胰胆液逆流，使胰管压力增高，扩张，胰管上皮受损，大量胰酶激活而对胰组织起消化作用，于是胰腺发生充血、水肿及急性炎症反应，此时，为水肿型胰腺炎。如果梗阻因素未及时解除，病变发展，或发病初期即伴有胰腺细胞的大量破坏，则胰腺可发生广泛的自体消化，如胰蛋白酶、糜蛋白酶消化蛋白组织；磷脂酶A可使逆流胆汁中的卵磷脂变为溶血卵磷脂，致胰腺组织坏死；脂肪酶分解中性脂肪，产生脂肪酸，与血钙结合形成脂肪酸钙，即皂化斑；弹力纤维酶分解血管壁弹力纤维；胶原酶使胶原纤维溶解等，上述变化结果导致胰腺出血和坏死，使之失去正常形态。胰液侵犯后腹膜和腹腔可发生血性腹水，大小网膜、肠系膜、腹膜后脂肪广泛溶解。胃肠道亦有水肿、出血等严重病理改变。

此外，在胰腺组织坏死分解过程中，胰腺周围及腹腔内大量渗液，使血容量锐减，从而导致休克。随后又可继发化脓性感染，由肠道革兰阴性菌或厌氧菌等引起化脓性腹膜炎，胰周围组织脓肿及败血症等。同时，因大量细菌毒素损害、休克、组织缺血缺氧，又可导致多器官功能衰竭，如急性肾衰竭、急性呼吸窘迫综合征、中毒性脑病、心力衰竭、肝功能衰竭等。急性炎症被控制后，部分病例可形成胰腺假性囊肿、慢性胰腺炎及复发性胰腺炎等。

综上所述，急性胰腺炎，特别是出血坏死型胰腺炎的病理演变过程极为凶险，绝不能与一般化脓性炎症等同视之。

三、临床表现和诊断

（一）临床表现

1. 腹痛

腹痛是本病的主要症状。常于饱餐和饮酒后突然发作，腹痛剧烈，多位于左上腹，向左肩及左腰背部放射。胆源性者腹痛始发于右上腹，逐渐向左侧转移。病变累及全胰时，疼痛范围较宽并呈束带状向腰背部放射。

2. 腹胀

与腹痛同时存在。是腹腔神经丛受刺激引起肠麻痹的结果，早期为反射性，继发感染后则由腹膜后的炎症刺激所致。腹膜后炎症越严重，腹胀越明显，腹腔积液时可加重腹胀，患者排便、排气停止。腹腔内压增高可导致腹腔间隔室综合征。

3. 恶心、呕吐

早期即可出现，呕吐往往剧烈而频繁。呕吐物为胃十二指肠内容物，偶可呈咖啡色。呕吐后腹痛不缓解。

4. 腹膜炎体征

急性水肿性胰腺炎时压痛多只限于上腹部，常无明显肌紧张。重症急性胰腺炎腹部压痛明显，可伴有肌紧张和反跳痛，范围较广，可累及全腹。肠鸣音减弱或消失，腹腔渗液量大者移动性浊音为阳性。

5. 其他

轻症急性胰腺炎可不发热或轻度发热。合并胆道感染常伴有寒战、高热。胰腺坏死伴感染时，持续性高热为主要症状之一。若胆道结石嵌顿或肿大胰头压迫胆总管可出现黄疸。重症胰腺炎患者可有脉搏细速、血压下降，乃至休克。早期休克主要是由低血容量所致，后期继发感染使休克原因复杂化且难以纠正。伴急性肺功能衰竭时可有呼吸困难和发绀。胰腺坏死伴感染时，可出现腰部皮肤水肿、发红和压痛。少数严重患者胰腺的出血可经腹膜后途径渗入皮下，在腰部、季肋部和下腹部皮肤出现大片青紫色瘀斑，称 Grey - Turner 征；若出现在脐周，称 Cullen 征。胃肠出血时可有呕血和便血。血钙降低时，可出现手足抽搐。严重者可有 DIC 表现及中枢神经系统症状。

（二）实验室及其他检查

1. 淀粉酶测定

血清淀粉酶起病后 6 ~ 12 小时开始升高，12 ~ 24 小时达到高峰，一般持续 3 ~ 5 天后下降，超过 500 U（Somogy 法）即有确诊价值。尿淀粉酶升高较晚，下降较慢，持续 1 ~ 2 周，超过 256 U（Winslow 法）或 500 U（Somogyi 法）提示本病。

2. 血常规

白细胞计数升高，严重者可有粒细胞核左移。

3. 血清脂肪酶测定

此酶升高较晚，发病后 48 ~ 72 小时开始升高，可持续 7 ~ 10 天，急性胰腺炎时常超过 1.5 U（Cherry - Crandall），对就诊较晚的患者有诊断价值。

4．C 反应蛋白（CRP）

CRP 是组织损伤和炎症的非特异性标志物，有助于评估急性胰腺炎的严重程度，CRP > 250 mg/L 提示广泛的胰腺坏死。

5．影像学检查

腹部 X 线平片可显示肠麻痹，B 超可显示胰腺肿大、脓肿或假性囊肿，CT 检查对胰腺炎的严重程度有较大价值。

6．其他

可根据病情酌选其他的检查项目，如血钙降低，常提示病情严重；有胸水、腹水患者，胸、腹水中淀粉酶含量增高；血糖、血胆红素、心电图等都有价值。

（三）诊断

典型病例诊断不难，有剧烈上腹痛、恶心、呕吐等症状，且血清或尿淀粉酶升高者，可初步诊断本病。如腹痛剧烈、发热、血清淀粉酶持续不降，出现休克、腹水、低血钙、高血糖、低血氧和氮质血症者，可诊断为出血坏死型胰腺炎。

四、治疗

（一）治疗原则

应按照病因、临床表现和分型选择恰当的治疗方法。对于急性水肿性胰腺炎一般采用非手术治疗，而对于急性出血坏死性胰腺炎则在非手术治疗的同时，严密观察病情，对合并坏死感染者，则需手术治疗。

（二）治疗方法

1．非手术治疗

尽量减少胰腺分泌，即"胰腺休息方法"，防止感染以及防止 MODS 的发生。

1）禁食和胃肠减压：胃和十二指肠液对胰腺分泌有强烈的刺激作用，另外，急性胰腺炎常常引起腹胀和肠麻痹。因此，绝对禁食和持续胃肠减压十分重要。

2）补充体液，防治休克：急性胰腺炎可以导致局部和腹腔内大量的渗出，并可引起呕吐和肠麻痹，使血容量明显减少。所以在治疗中，应注意纠正急性胰腺炎所造成的大量功能体液的丢失，维持循环的稳定。特别是重症胰腺炎的救治中要积极经静脉补液，补充新鲜血浆和全血。

3）纠正水、电解质和酸碱平衡：由于急性胰腺炎发病中大量的体液丢失同时伴有大量电解质的丢失，重症胰腺炎还可能引起血钙的明显改变，所以，在补液中应该密切监测电解质和酸碱的变化，积极处理。

4）解痉止痛：阿托品 0.5 mg 或山莨菪碱 10 mg，肌内注射，必要时每 4～6 小时注射 1 次，但高度胀气或肠麻痹者不宜应用。剧痛者可应用哌替啶 50～100 mg，肌内注射。禁忌吗啡。持续疼痛不止，可用 0.5～1 g 普鲁卡因加入 5% 葡萄糖液 500～1 000 ml，静脉点滴。

5）控制感染：胆源性胰腺炎或出血性坏死性胰腺炎应控制感染：氧氟沙星、环丙沙星对胰腺感染细菌有较好的杀菌效应。也可选用头孢霉素类广谱抗生素。甲硝唑对各种厌氧菌有强大杀菌作用。

6）营养支持：急性胰腺炎患者因长期禁食，处于高度营养消耗状态，营养支持十分重要。可通过中心静脉或周围静脉完全胃肠外营养（TPN），也可以在手术中附加空肠造瘘术，待肠道功能恢复后给予肠道内营养。

7）减少胰液分泌：抗胆碱药物如阿托品、山莨菪碱等可减少胰液分泌。奥美拉唑、H_2 受体拮抗剂如西咪替丁、胰高血糖素等可以试用。近年来，生长抑素及其衍生物研究表明，有抑制胰液分泌的作用。奥曲肽 100 μg 静脉注射，以后 250 μg/h 持续静脉点滴 5～7 天，应用于急性出血性坏死性胰腺炎。

8）减低胰酶活性：仅适应于出血性坏死性胰腺炎早期。抑肽酶 8 万～12 万 U/d，静脉点滴，但疗效不肯定。加贝酯（FOY）为目前临床应用最广泛的全成胰酶抑制剂。100～200 mg/d，静脉点滴，但有恶心、皮疹、暂时性血压下降等不良反应。

9）中药治疗：在呕吐基本控制的情况下，通过胃管注入中药，注入后夹管 2 小时，常用如复方清胰汤加减：银花、连翘、黄连、黄芩、厚朴、枳壳、木香、红花、生大黄（后下）。也可单用生大黄 15 g 胃管内灌注，每天 2 次。

10）腹腔渗出液的处理：急性胰腺炎的腹腔渗出液含有多种有害物质，可致低血压、呼吸衰竭、肝衰竭和血管通透性的改变等。在重症胰腺炎中，一般认为，腹腔渗出液可自行吸收。如腹胀明显，腹腔渗出液多者应做腹腔灌洗。

2. 手术治疗

1）手术适应证：①急性腹膜炎不能排除其他急腹症时；②伴胆总管下端梗阻或胆道感染者；③合并肠穿孔、大出血或胰腺假性囊肿；④胰腺和胰周坏死组织继发感染。

2）手术方式：最常用的是坏死组织清除加引流术。

可选用开放手术（经腹腔或腹膜后小切口途径）或使用内镜（肾镜、腹腔镜等）行坏死组织清除引流术。开腹手术可经上腹弧形或正中切口开腹，进入网膜囊清除胰周和腹膜后的渗液、脓液以及坏死组织，彻底冲洗后放置多根引流管从腹壁或腰部引出，以便术后灌洗和引流。若坏死组织较多，切口也可敞开填塞，以便术后反复多次清除坏死组织。同时行胃造口、空肠造口（肠内营养通道），必要时可以行胆道引流术。后腹膜途径需术前影像学定位，经腰胁部侧方小切口进入脓腔进行坏死组织清除和引流术。若继发肠瘘，可将瘘口外置或行近端肠管外置造口术。形成假性囊肿者，可择期行内引流或外引流术。

3）胆源性胰腺炎的手术治疗：目的是解除梗阻，畅通引流，依据是否有胆囊结石及胆管结石处理方法不同。仅有胆囊结石，且症状轻者，可在初次住院期间行胆囊切除。胰腺病情严重需要等待病情稳定择期行胆囊切除。胆管结石合并胆道梗阻，且病情较严重或一般情况差，无法耐受手术者宜急诊或行早期内镜下 Oddi 括约肌切开、取石及鼻胆管引流术。

五、护理

（一）一般护理

1. 卧床休息，让患者保持在舒适的体位。

2. 按医嘱给予解痉镇痛药物治疗。常用药有阿托品和异丙嗪，疼痛严重者给地西洋和哌替啶以缓解疼痛。持续应用阿托品者应注意心动过速、加重麻痹性肠梗阻等不良反应。指导患者减轻疼痛的方法，如松弛疗法等。

3. 初始时要禁食。同时，行胃肠减压，可抑制胰腺分泌功能，减轻腹痛和腹胀。

（二）病情观察与护理

1. 注意监测血压、脉搏，观察患者的排泄物、呕吐物，注意色泽变化及出血倾向。监测血气分析。发现患者出现发绀、呼吸困难、呼吸次数大于 35 次/分，氧分压（PO_2）＜60 mmHg 等低氧血症表现时，应及时给予高浓度氧气吸入，并立即通知医师，共同防治成人型呼吸窘迫综合征，准备气管切开插管或呼吸机辅助呼吸。

2. 观察有无低血容量性休克表现，早期应迅速补充液体和电解质。

3. 详细记录 24 小时出入液量，如尿量＜30 ml/h、血清肌酐＞120 μmol/L，遵医嘱给予碳酸氢钠静脉滴注，应用利尿剂，必要时，给予血液透析，防治肾衰竭。

（三）手术患者的护理

1. 术前准备

1）按普通外科术前一般准备。

2）对水肿型胰腺炎进行非手术治疗时，应严密观察病情，如出现出血坏死性胰腺炎征兆，须立即做好术前准备。

3）化验监测，定时取血测血、尿淀粉酶等指标。

4）绝对禁食，给予胃肠减压和半卧位。注意生命体征和腹部体征的监测。

5）静脉补液，输入抑肽酶、抗生素等，皮下注射奥曲肽 0.1 mg，每 8 小时一次。

2. 术后护理

1）术后按麻醉种类取一定卧位，以后血压平稳者改半卧位。严密观察有无多器官功能衰竭的临床表现，及时监测血气，血氧饱和度等指标。

2）持续吸氧。维持有效的胃肠减压，静脉输液，并保持通畅。

3）注意保持腹腔引流，T 形管引流的通畅，必要时可加用负压吸引，每日更换无菌引流瓶，记录引流液的性质和量。

4）渗出较多的胰腺炎患者在术后常需进行 24 小时连续腹腔灌洗，灌洗液要新鲜配制，现用现配，注意灌洗液进出是否平衡。如灌入液体不能及时引出，应行间断灌洗或与持续灌洗交替。

5）警惕胰瘘的发生，胰瘘引流液的特点为透明、水样，类似唾液。胰瘘以保守治疗为主，平时应注意保持腹腔引流通畅，必要时可加负压吸引，并用氧化锌糊剂保护造瘘口周围皮肤。

6）患者出院时，嘱其定期复查，并注意调整饮食。

（四）健康教育

1. 向患者及家属讲解胰腺炎与油腻饮食、饱食、饮酒、胆道疾病病史、病毒感染病史等诱发因素的关系及易复发的特性。掌握控制方法。

2. 急性期患者禁食、禁水，口干时可含漱或湿润口唇。症状缓解后从低脂、低糖流质开始，逐渐恢复正常饮食。应忌油腻。

3. 重症胰腺炎者术后康复需持续较长时间，应向患者及家属讲解并发症：如呼吸功能衰竭、出血、胰瘘、肠瘘、感染及腹腔脓肿形成可能。观察防治过程，使患者及家属具有充分的思想准备，积极配合抢救治疗，共同努力挽救生命。

（刘晓辉）

第九节 胰腺癌

胰腺癌是一种恶性程度很高的消化道肿瘤。本病早期确诊率不高，而中晚期胰腺癌的手术切除率低，预后很差。因此，如何提高胰腺癌的早期诊断率是改善本病预后的重要课题。本病多发于 40～70 岁的中老年，男女发病比例为 1.5∶1。胰腺癌多发于胰腺头部，约占 75%，其次为体尾部，全胰癌较少见。

一、病因

高危因素及人群包括：①长期大量吸烟为确定及可逆的危险因素，戒烟 20 年后其风险可降至同正常人群；②肥胖，BMI＞35 kg/m²，患病风险增加 50%；③慢性胰腺炎，特别是家族性胰腺炎患者；④＞10 年的糖尿病病史，风险增加 50%；⑤男性及绝经期后的女性；⑥家族中有多位直系亲属 50 岁以前患病者；⑦某些遗传综合征患者：Peutz - Jeglers 综合征、家族性非典型多痣及黑素瘤综合征；常染色体隐性共济失调毛细血管扩张症及 BRCA2 基因及 PALB2 基因的常染色体显性遗传突变；Lynch 综合征；家族性腺瘤息肉病。

二、病理

胰腺癌的病理类型较多，原发性胰腺癌以发生在胰头部最为多见，为 2/3～3/4，发生在胰腺体部及尾部仅占 1/4～1/3。少数病例为多发性或弥漫性。其病理组织学常见有以下 3 种：

（一）导管细胞癌

导管细胞癌是常见的一种类型，间质多较丰富，由致密的纤维组织构成。

（二）腺泡细胞癌

较常见，腺泡细胞癌的间质少，浸润性强。

（三）其他

较少见的有多形性腺癌、纤毛细胞癌、黏液癌、鳞状细胞癌、鳞腺癌等。

胰腺癌发展较快，确诊时大多已有转移和扩展。胰体尾癌较胰头癌转移更广泛。癌可直接蔓延至胆总管末端、胃、十二指肠、左肾、脾及邻近大血管；经淋巴管转移至邻近器官、肠系膜及主动脉周围等处淋巴结；血循环转移至肝、肺、骨、脑和肾上腺等器官；也常沿神经鞘浸润或压迫腹腔神经丛，引起顽固剧烈的腹痛和腰背痛。

三、临床表现和诊断

（一）临床表现

临床表现取决于癌肿的部位、病程、胰腺破坏程度以及邻近器官浸润转移等情况。一般而言，起病隐匿，早期无特殊表现，可诉上腹不适、食欲明显减退、乏力。当出现明显症状时，病程往往已进入晚期。病程短，病情发展快和迅速恶化为其特点。

1. 上腹饱胀不适和上腹痛

上腹饱胀不适和上腹痛是最早出现的症状。由于胰管梗阻而引起胰管压力增高，甚至小胰管破裂，胰液外溢至胰腺组织呈慢性炎症，因此出现上腹饱胀不适或上腹痛，并向背部或腰肋部放射。胰头癌患者多有进食后上腹饱胀或腹痛加剧，而胰体尾部癌出现腹痛症状往往已属晚期，且腹痛在左上腹或脐周。晚期胰腺癌呈持续性上腹痛，并出现腰背痛，腹痛多剧烈，日夜不止，影响睡眠和饮食，常取膝肘位以求缓解。这种疼痛是因为癌肿侵及腹膜后神经组织所致。

2. 消化道症状

早期上腹饱胀、食欲缺乏、消化不良，可出现腹泻。腹泻后上腹饱胀不适并不消失，后期无食欲，并出现恶心呕吐、呕血或黑便，常系肿瘤浸润或压迫胃十二指肠所致。

3. 黄疸

黄疸是胰腺癌主要的症状，尤其是胰头癌，其接近胆总管，使之浸润或被压迫，造成梗阻性黄疸。一般呈进行性加重，尿呈红茶色，大便呈陶土色，出现皮肤瘙痒。肝和胆囊因胆汁淤积而肿大，胆囊常可触及，并有出血倾向及肝功能异常。

4. 其他

多数患者有低热、乏力、消瘦。因腹痛夜不能寐，患者睡眠不足，疲惫。晚期上腹部可扪及肿块，质硬且固定。腹水形成后，腹部膨胀。合并胆道感染时，可出现高热。最后出现恶病质及肝、肺和骨骼等转移癌的表现。

5. 体征

患者消瘦、营养不良、黄疸、全身状况极差。50％的患者可以扪及肿大的肝脏和胆囊，肝边钝质硬。上腹部肿块质硬，结节感，边缘不清，有压痛和肌紧张；出现黄疸的患者扪及肿大的胆囊是胰头部癌肿的重要体征。

（二）实验室及其他检查

1. 实验室检查

1）血清生化学检查：胰头癌导致胰管梗阻的早期可有血、尿淀粉酶的一过性升高，空腹或餐后血糖升高，糖耐量试验有异常曲线。胆道梗阻时，血清总胆红素和直接胆红素升高，碱性磷酸酶、转氨酶也可轻度升高，尿胆红素阳性。

2）免疫学检查：目前尚未找到有特异性的胰腺癌标志物，有几种血清学标记物在胰腺癌患者可升高，包括 CA19 - 9、CEA、CA12 - 5、CA24 - 2 等，其中 CA19 - 9 的临床意义较大，故常用于胰腺癌的辅助诊断和术后随访。

2. CT 检查

可显示 >2 cm 的胰腺癌，增强扫描时多呈低密度肿块；胰腺弥漫或局限性肿大、胰周脂肪消失、胰管扩张或狭窄；可见大血管受压、淋巴结或肝转移等征象。

3. 腹部超声

发现的胰腺癌多已晚期。

4. 超声内镜

图像显示较体表超声清晰，可以探测到直径约 5 mm 的小肿瘤，呈局限性低回声区，回声不均，肿块边缘凹凸不规整，结合细针穿刺活检，提高检出率。

5. ERCP

能直接观察十二指肠壁和壶腹部有无癌肿浸润，诊断正确率可达 90%。直接收集胰液做细胞学检查及壶腹部活检做病理检查，可提高诊断率。必要时可同时放置胆道内支架，引流以减轻黄疸，为手术做准备。

（三）诊断

1. 进行性加重的中或左上腹部疼痛与闷胀，放射至腰背部。仰卧与侧卧时疼痛加重，前俯时疼痛可减轻。可有进行性梗阻性黄疸及严重消瘦等。

2. 上腹深部肿块，肝脏、胆囊肿大。

3. 血清癌胚抗原阳性。

4. 影像检查符合或经皮胰腺穿刺细胞学检查找到癌细胞，或手术探查及活组织检查可确诊。

四、治疗

对病灶较小的胰腺癌应争取手术切除，对失去手术机会者，常做姑息性短路手术、化学治疗和放射治疗。

1. 外科治疗

胰十二指肠切除术（Whipple 手术）是治疗胰腺癌最常用的根治手术。术后 5 年存活率 <10%。

2. 内科治疗

晚期或手术前后病例均可进行化学治疗、放射治疗和各种对症支持治疗。

胰腺癌对化学治疗药物不敏感，全身治疗主要用于新辅助或辅助治疗，主要处理局部不可切除或转移患者。单药治疗有：吉西他滨、氟尿嘧啶、丝裂霉素、表柔比星、链佐星、紫杉醇、多西他赛及卡培他滨等。吉西他滨被已发生转移的胰腺癌患者视为一线治疗药物，联合化学治疗优于单药化学治疗。靶向药物治疗，如贝伐单抗、西妥昔单抗和厄罗替尼可与化学治疗药物合并使用或是单用。

对有顽固性腹痛者可给予镇痛及麻醉药，必要时可用 50% 乙醇或神经麻醉剂行腹腔神经丛注射或交感神经节阻滞疗法、腹腔神经切除术，也可硬膜外应用麻醉药缓解腹痛。

此外，各种支持疗法对晚期胰腺癌及术后患者均十分必要，如胰酶制剂改善消化吸收功能，肠外营养改善营养状况，治疗糖尿病或精神症状等。

五、预后

本病预后甚差。在症状出现后平均寿命约 1 年，扩大根治术治疗的 5 年存活率为 4%，近来采用全胰切除术生存期有所延长。

六、预防

由于胰腺癌的病因尚未定论，所以目前还没有理想的预防方法。但注意以下几点可能对预防本病有利，如不吸烟、不大量饮酒和及时治疗糖尿病、慢性胰腺炎等；平时应饮用洁净水，进食无污染之食品、避免长期过量摄入高脂饮食；保持心情舒畅，尽量避免或减少不良的精神刺激和过度的情志变动；亦可根据身体情况，尽早开始锻炼。

七、护理

（一）术前护理

1. 护士应以同情、理解的态度对待患者

通过讲解相关知识、温和的态度与语言给患者心理支持，帮助患者树立战胜疾病的信心。

2. 增强患者舒适感

对于疼痛剧烈的患者，及时给予有效的镇痛剂，并教会患者应用各种非药物止痛的方法，如采取舒适体位。皮肤瘙痒患者，注意勤洗澡更衣，不要用力抓挠。

3. 改善营养状态

能进食的患者鼓励患者进食高蛋白、高糖、低脂和丰富维生素的饮食。不能进食的患者可通过肠外营养改善营养状态。有黄疸者，静脉补充维生素 K。

4. 控制血糖

对合并高血糖者，应用胰岛素调节血糖。若有低血糖表现，适当补充葡萄糖。

5. 预防皮肤感染

胰腺癌患者常合并黄疸而出现皮肤瘙痒，应教育患者穿着柔软棉、丝质内衣，不要用手抓挠痒处，可用温水擦洗或氧化锌软膏涂抹，以免引起皮肤感染；术前常规应用抗生素。

6. 肠道准备

术前 2 天患者应进流质饮食，术前 1 天晚灌肠后禁食、禁水。

（二）手术后护理

1. 生命体征监测

由于胰腺癌手术范围大且复杂，术后应严密观察血压、脉搏、呼吸、体温及神志的变化，术后常规给予心电监护至少 2 天。

2. 监测和预防休克

因胰腺癌手术时间长、创伤大，加之手术后大量引流液的丧失，均可使血容量减少，故手术后应早期严密监测和预防低血容量性休克。如患者出现脉搏细速、血压下降、面色苍白、尿量少且色深、呼吸急促、意识淡漠或烦躁不安，应立即通知医生积极止血和补充血容量。

3. 卧位与活动

患者病情平稳后取半卧位。鼓励患者早期床上活动，预防压疮。

4. 维持水、电解质平衡

准确记录出入量。保持静脉通畅，补充水和电解质。

5. 饮食与营养支持护理

术后一般禁食 2~3 天，给予肠外营养支持，随着病情恢复逐步增加肠内营养支持，要做好营养支持护理。拔除胃管后给予流食，再逐步过渡至正常饮食，以后患者最好少食多餐，少进含脂肪高的饮食。胰腺切除术后，患者消化能力下降并出现腹泻，应给予消化酶或止泻剂。

6. 控制血糖

监测患者血糖、尿糖和酮体水平。按医嘱给予胰岛素，控制血糖。

7. 预防感染

遵医嘱继续使用抗生素。

8. 了解各种引流导管的引流部位和作用

如胃肠减压管、胆管引流管、胰管引流管、腹腔引流管等。观察与记录每日引流量和引流液的色泽、性质，警惕胰瘘或胆瘘的发生。腹腔引流一般需放置 5~7 天，胃肠减压一般留至胃肠蠕动恢复，胆管引流需 2 周左右；胰管引流管在 2~3 周可拔出。

9. 术后并发症的护理

1）出血：是胰十二指肠切除术后早期严重的并发症，发生率为 3%~15%，包括腹腔内出血和消化道出血。术后早期腹腔内出血多为止血不彻底或凝血功能障碍所致，常发生于术后 24~48 小时，表现为腹腔引流管内出现鲜血和伤口渗血。术后迟发腹腔内出血常与腹腔内感染、胆瘘和胰瘘等造成血管糜烂有关。术后消化道出血常由于吻合口吻合不当、应激性溃疡引起。护理要点：①观察各引流管内引流液颜色和量，观察伤口敷料渗血渗液情况，正常引流液为淡血性，量逐渐减少。如引流液突然增多，出现鲜红色血性液表明有活动性出血。②腹腔少量渗血可以自行停止，大量出血应进腹止血，并同时给予输血和止血剂。保持腹腔各引流管通畅，密切监测生命体征变化，观察每小时尿量，防止失血性休克。③若是消化道出血者，应保持胃肠减压通畅，根据医嘱应用 H_2 受体阻滞剂，并予以冰盐水加去甲肾上腺素灌注，使胃黏膜血管收缩。

2）应激性溃疡：发生在术后 1~2 周，表现为胃液内出现大量血性液、呕血、柏油便，同时出现休克表现，应采取积极抢救措施，给予止血药，输入新鲜血。

3）胰瘘：发生在手术后 5~10 天，表现为腹腔引流液增多，引流液中可测得淀粉酶升高。处理方法是必须保持腹腔引流通畅，充分引流，防止胰液积存或腐蚀皮肤。

4）胆瘘：较少发生，表现为腹腔引流中出现胆汁，严重者可出现化学性腹膜炎。术后须严密观察胆汁引流量、色泽及患者黄疸消退情况，维持 T 形管或 PTCD 置入的引流管通畅，降低胆管内压力。

5）胃肠吻合口瘘：发生率低，一旦发生，除行腹腔引流外，可行腹腔冲洗，禁食并给予 TPN 治疗，以促进吻合口愈合。

（刘晓辉）

第十章 直肠肛门疾病

第一节　直肠肛管周围脓肿

直肠肛管周围脓肿是指直肠肛管组织内或其周围间隙内的感染，发展成为脓肿，多数脓肿在穿破或切开后形成肛瘘。

一、病因和病理

多数起源于肛管直肠壁内的感染，如肛隐窝炎，粪便内尖锐异物可损伤肠壁而引起感染，由于间隙内为脂肪疏松组织，一旦感染极易扩散，甚至可延及两侧。少数肛管直肠周围脓肿可继发于外伤、炎性病变或药物注射；肛周皮肤内的毛囊，皮脂腺感染，也可形成脓肿，最后也可形成肛瘘。

发病过程可分为三个阶段：①肛隐窝炎阶段，感染发生后渗出液积存于隐窝内，加之肛门括约肌因炎症刺激收缩，以致引流不畅，使感染加重。②肛管直肠周围炎阶段，经隐窝深处的肛腺或经淋巴而侵入周围蜂窝组织内，形成肛管直肠周围炎。③脓肿阶段，如炎症继续发展，形成脓肿，在肛门周围皮下的为肛旁皮下脓肿；在肛提肌以下肛旁间隙的，为坐骨直肠窝脓肿；肛提肌以上直肠两侧，盆腔腹膜以下的为骨盆直肠脓肿，在骶骨前直肠后两侧韧带之间的为直肠后窝脓肿。

二、临床表现和诊断

（一）临床表现

1. 肛门周围脓肿

局部持续性跳痛，排便加重，脓肿表浅，全身症状不明显。初起时局部红肿、发硬、压痛、脓肿形成则波动明显，如未及时治疗，脓肿可自行从皮肤穿破，形成外瘘或向肛窦引流，形成内瘘。

2. 坐骨直肠窝脓肿

较常见。脓肿较大，位置较深，症状较重，全身可发热，畏寒，局部呈持续性胀痛而逐渐加重为跳痛，排便可加重，有时出现排尿困难和里急后重症。检查肛周，病初无明显体征，以后出现红肿、压痛，直肠指检可扪及柔软有波动、有压痛的肿块，穿刺可抽出脓液。

3. 骨盆直肠窝脓肿

位置较深，全身症状更明显而局部症状轻，造成诊断上困难。有持续高热、头痛、恶心等，局部肛门坠胀，便意不尽，排尿不适等。检查肛周区无异常发现，指检在直肠侧壁外有隆起的肿块或波动感，依靠穿刺抽脓确诊。

4. 其他

如直肠后窝脓肿，直肠黏膜下脓肿等，由于位置较深，局部症状不显，诊断较困难。患者有不同程度的全身感染症状以及局部坠胀，常有便意等，脓肿大者，可扪及压痛性包块。

（二）实验室及其他检查

血白细胞可超过 $10 \times 10^9/L$，甚至可见中毒颗粒。穿刺可抽出脓液。

（三）诊断

根据患者典型临床表现，穿刺抽出脓液，诊断不难。

三、治疗

肛门直肠周围脓肿明确诊断无误后，应尽早实行手术治疗。手术的目的是要正确处理原发病灶，并使之得到确实而通畅的引流；同时根据中医辨证施治，实证以清热利湿解毒为主，虚证以养阴清热补气血为主，中西医结合治疗，疗效明显。

（一）非手术治疗

①抗生素治疗：选用对革兰阴性杆菌有效的抗生素；②温水坐浴；③局部理疗；④口服缓泻剂或液状石蜡以减轻排便时疼痛。

（二）手术治疗

1. 肛周脓肿成脓后宜早期切开排脓，不应让其自溃。因皮肤较坚韧，脓液易向深部及左右扩窜，而穿破皮肤较难，如不早期切开，脓腔必增大加深。因此，对于肛门直肠周围脓肿，应当将它看作是一种急症，争取时间，尽早切开，在可能的情况下，尽量做一次根治手术，以免病情继续发展后遗为复杂性肛瘘。

2. 手术切口的选择，浅部脓肿可用放射状切口，深部脓肿及马蹄型脓肿应行弧形切口，其原则是既要清创彻底，引流充分通畅，又要使括约肌损伤最小，以保证其正常的肛门功能。

3. 脓肿切开后局部必须保持清洁卫生。每日坐浴后更换敷料，对遗留之瘘管，一个月后再行手术为宜，过早手术，因其管壁未愈，易于造成假道。

4. 引流伤口要里小外大，以防皮肤过早黏合而影响引流。

5. 手术方法，因脓肿的部位不同而异。肛门周围脓肿在局麻下就可进行，在波动最明显的部位做"十"字形切口，剪去周围皮肤使切口呈椭圆形，无须填塞以保证引流通畅。坐骨肛管窝脓肿，要在腰麻或骶管麻醉下进行，在压痛明显处用粗针头先作穿刺，抽出脓液后，在该处做一平行于肛缘的弧形切口，切口要够长，可用手指探查脓腔。切口应距离肛缘 3～5 cm，以免损伤括约肌。应置管或放置油纱布条引流。骨盆直肠窝脓肿要在腰麻或全麻下进行，切开部位因脓肿来源不同而不同：①源于括约肌间的脓肿，应在肛门镜下行相应部位直肠壁切开引流，切缘用肠线缝扎止血；若经坐骨直肠窝引流，日后易出现肛管括约肌外瘘。②源于坐骨直肠窝脓肿，引流方式与坐骨直肠窝脓肿相同，若经直肠壁切开引流，易导致难以治疗的肛管括约肌上瘘。其他部位的脓肿，若位置较低，在肛周皮肤上直接切开引流；若位置较高，则应在肛门镜下切开直肠壁引流。

术中注意：①定位要准确，一般先穿刺，待抽出脓液后再切开引流。②浅部脓肿行放射状切口，深部脓肿行直切口，避免损伤括约肌。③引流要彻底，切开脓肿后要用手指探查脓腔，发开脓腔内的纤维间隔。④预防肛瘘形成。术中仔细寻找有无内口，若能同时切开，常可防止肛瘘形成。⑤脓液培养。

四、护理措施

1. 指导患者采取舒适体位，避免局部受压加重疼痛。

2. 用1:5 000高锰酸钾溶液3 000 ml坐浴，温度为43~46℃，每日2~3次，每次20~30分钟。

3. 嘱患者多饮水，食入香蕉、绿叶蔬菜、蜂蜜等有助排便的食物，鼓励患者排便。

4. 遵医嘱给予麻仁丸或液状石蜡等口服。

5. 遵医嘱全身应用抗革兰阳性菌药物，或根据药敏试验结果选择用药控制感染。

6. 对脓肿切开引流者，应密切观察引流液的色、量、性状并记录。定时冲洗脓腔，保持引流通畅。当引流量小于50 ml/d、脓液变稀薄时，可考虑拔管。

7. 健康教育保持排便通畅；腹泻时及时应用抗生素控制感染。出现肛门不适、疼痛及时就诊。

（刘丛丛）

第二节 肛 裂

肛裂是消化道出口从齿状线到肛缘这段最窄的肛管组织表面裂开，形成小溃疡，方向与肛管纵轴平行，呈梭形或椭圆形，长0.5~1.0 cm，常引起肛周剧痛。肛裂最常见的部位是肛门的前后正中，以后正中为多。肛裂的发病率约占肛肠病的20%，多以年轻人为主，但肛裂更青睐女性，尤其是年轻女性。我国女性发病率约是男性的1.8倍，日本大肠肛门病会志报告的结果是1.6倍。肛裂有急性和慢性之分，慢性肛裂由于病程长和反复发作，裂口上端的肛门瓣和肛乳头水肿，造成肛乳头肥大，下端皮肤呈袋状垂向下突出于肛门外，形成"前哨痔"，肛裂、前哨痔、肛乳头肥大常同时存在，称为肛裂三联征。

一、病因

1. 大便异常

肛裂首先是因为来自外力的冲击或摩擦。如果粪便过粗过硬，此时肛门适应性较差，会使肛管裂开，有人研究发现，不仅是便秘，腹泻也会产生肛裂，可占到肛裂诱因的4%~7%。

2. 内括约肌痉挛

肠道、肛管或肛窦的炎症刺激、酸性粪便刺激、括约肌外露、气愤及紧张等异常情绪，均可引起肛门内括约肌张力高，可造成肛管静息压明显增高，如此时肛门的舒展性不够，当干硬的粪便通过时，会产生裂口。

3. 解剖缺陷

肛门外括约肌在肛管前后形成两个三角形裂隙，对肛管缺乏足够的支撑，但粪便撞击时可产生裂口。同时肛门动脉从两侧向中间分布，在肛门前后交叉，结果在肛门前后形成两个分布薄弱区，导致此区供血亦较差。肛管与直肠成90°角相延续，排便时肛管后壁承受压力最大，故后正中线处最易发生肛裂。

二、临床表现和诊断

（一）临床表现

肛裂的典型临床表现为疼痛、便血和便秘。

1. 疼痛

疼痛是肛裂的最主要症状，疼痛的程度和持续的时间预示着肛裂的轻重。一次典型的肛裂疼痛周期是：疼痛—缓解—高峰—缓解—再疼痛。排便时粪便刺激溃疡面的神经末梢，造成便后严重的烧灼样或刀割样疼痛，可放射到臀部、会阴部、骶尾部或大腿内侧，称为排便时疼痛。便后数分钟疼痛缓解，此期称疼痛间歇期。之后因内括约肌痉挛，产生剧痛，持续数分钟或数小时，此时患者会坐立不安，难以承受，直至括约肌疲劳后，肌肉松弛，疼痛逐渐缓解。待到再次排便，疼痛再次发生。

2. 便血

以排便时滴血或便后纸上擦血为主，血色鲜红，出血的多少与裂口的深浅、大小有关，但不会像痔疮一样出现喷血，很少大出血。肛裂便血也会周期性反复发作。

3. 便秘

很多肛裂患者本身就有便秘，一些患者在患肛裂后因肛门疼痛恐惧排便，久而久之引起粪便更为干硬，便秘又可使肛裂加重，如此往复形成恶性循环。

（二）检查

肛裂检查也很简单，不需要特殊设备，在肛肠科门诊即能完成。但要注意，可看，可触，但不要随便用肛镜，避免造成患者更大痛苦和肛门撕裂伤。

1. 看

1）看"哨兵痔"：肛裂患者一般都会在肛缘前后侧长赘皮，这在临床被形象称为"哨兵痔"，是肛裂的重要标志之一。

2）看裂口：位于肛门的前后正中位置，需要轻轻把肛门牵开才能看到。看看裂口是否新鲜，深度如何。有时会看到裂口内是白色的，这说明比较深，已经裂到内括约肌表面的筋膜组织。

2. 摸

肛裂指诊一定要轻、缓、柔。

1）摸肛管紧张度：指套多放润滑油，轻轻放入肛管，感受肛管的紧张度，借此判断肛裂的严重程度。肛管张力过大，即使没有裂口，也应该治疗。

2）摸瘢痕组织和瘘管：瘢痕组织轻重预示肛裂的病程和预后。肛裂合并的皮下瘘也需要指诊来判断。

3）摸肛乳头：肛裂患者尽量不要用肛镜，可以用手指去检查是否有肛乳头肥大。

（三）诊断

根据病史、典型临床症状和检查时所见，不难诊断。若肛裂边缘柔软、整齐，底浅无瘢痕，色淡红，易出血，表明为急性肛裂。若裂口周围有瘢痕，底深不整齐，呈灰白色，不易出血，并有"肛裂三联征"，表明为慢性肛裂。

三、治疗

治疗原则：治疗疼痛，解除肛括约肌痉挛，保持大便通畅及局部清洁，促进愈合。对经久不愈非手术治疗无效的肛裂可行肛裂切除术。

（一）润肠通便

内服缓泻药物，如果导片、液状石蜡，或番泻叶 10 g 代茶冲饮，每晚 1 杯。以保证粪便稀软，通畅排出。

（二）熏洗坐浴

便前便后可用 1∶5 000 高锰酸钾溶液坐浴，亦可用食盐、花椒各 10 g 水煎后先熏洗后坐浴，以减轻肛门括约肌痉挛和排便时疼痛。

（三）外敷药物

如选用复方氯化钠注射液 100 ml，胰岛素 80 ml，两液混合后加肾上腺素 1 mg，后浸入适量无菌纱条，分装备用。敷药前嘱患者排大便，用温水洗净肛门。0.1% 新洁尔灭消毒，然后再将盐水胰岛素纱条敷贴于裂损处，每日换药 1 次，一般新鲜肛裂 2～4 次，陈旧性 4～8 次即愈。局部涂 10%～20% 硝酸银，促进创面愈合。

（四）封闭

1. 复方丹参注射液

用注射器抽取 1∶1 丹参祖师麻混合液 4～8 ml（新鲜肛裂可注射 4 ml，陈旧肛裂可注射 8 ml）。在肛裂基底部距肛缘 0.5～1 cm 处刺入，深 3～5 cm，边注药边退针，退至皮下时再向两侧扇形注射，使药液注入肛裂基底和两侧括约肌内，每隔 1～2 天 1 次，注意保持肛门清洁，局部可坐浴涂药，矫正便秘。一般注射 1～3 次可愈。

2. 复方当归注射液

20% 当归注射液 10 ml 加 2% 普鲁卡因 2 ml，用 6 号针头在肛裂基底部进针，针刺裂口下深约 3 cm，使肛裂以及周围组织膨胀，裂口因膨胀而裂开出血为度。注射间隔为 1 周。早期肛裂一般注射 1～2 次，陈旧性肛裂注射 2～4 次，裂口即可愈合。

3. 泼尼松

膝胸卧位或侧卧位，皮肤常规消毒，取用 2% 普鲁卡因配制泼尼松混悬液 1～2 ml（每毫升含泼尼松 25 mg），扇形注射到肛裂两侧括约肌内和肛裂基底部。注射完毕揉按片刻，以利药液均匀分布。对肛裂伴有肛管狭窄者，可伸入二指扩肛，大便后用温水坐浴。注射后 1 周复查，如未痊愈，可重复注射 1 次，最多注射 4 次，每次注射完毕揉按片刻后，若仍有不同程度的疼痛，则需追加注射，否则影响疗效。

（五）肛管扩张

适用于急性肛裂或慢性肛裂不并发乳头肥大及"前哨痔"者。方法：局麻后，患者侧卧位，先以二食指用力扩张肛管，以后逐渐伸入二中指，维持扩张 5 分钟。肛管扩张后，可去除肛管括约肌痉挛。故术后能立即止痛，能使痉挛解除约 1 星期。扩肛后为了加速溃疡愈合，应继续非手术疗法。

（六）手术治疗

适用于非手术治疗无效或经久不愈的陈旧性肛裂者。手术方式包括：①肛裂切除术：即切除肛裂缘及周围不健康的组织、"前哨痔"和肥大的肛乳头，创面敞开引流、交换敷料直至愈合。②肛管内括约肌切断术：肛管内括约肌为环形不随意肌，其痉挛收缩是引起肛裂疼痛的主要原因。垂直切断部分内括约肌时，同时切除肥大的肛乳头和"前哨痔"；数周后自行愈合。

（刘丛丛）

第三节　痔

痔是最常见的肛肠疾病。任何年龄都可发病，但随年龄增长，发病率增高。内痔是肛垫的支持结构、静脉丛及动静脉吻合支发生病理性改变或移位。外痔是齿状线远侧皮下静脉丛的病理性扩张或血栓形成。内痔通过丰富的静脉丛吻合支和相应部位的外痔相互融合为混合痔。

据有关普查资料表明，肛门直肠疾病的发病率为 59.1%，痔占所有肛肠疾病的 87.25%，而其中又以内痔最为常见，占所有肛肠疾病的 52.19%。男女均可得病，女性的发病率为 67%，男性的发病率为 53.9%；任何年龄都可发病，其中 20~40 岁的人较为多见，并随着年龄的增长而逐渐加重，故有"十人九痔"之说。英、美等国的学者称痔为 Hemorrhoids 或 Piles，前者是以出血为临床特征命名的，后者是从痔的外形似球而命名的，泛指内外痔。目前，英国学者多称痔为 Piles，美国学者则称为 Hemorrhoids。

治疗嵌顿痔的最重要的一点就是要及时还纳脱出的痔块，解除嵌顿。

一、病因

1. 不好的大便习惯

上厕时下蹲位看书看报，造成下蹲和大便时间延长，容易造成肛门直肠内瘀血而引发疾病。上厕时吸烟能缓冲大脑的大便反射，极容易造成大便秘结。大便时用力过猛，一些人不管大便感受是否强烈，盲目不停地猛力努挣，只能使直肠肛门和盆底肌肉增多不必要的负担与局部瘀血，致使疾病发生和蔓延。

2. 大便异常

腹泻和大便秘结均是痔疮的重要致病原因。大便秘结是最大的祸根，直肠内长期滞留有毒物质不仅可引发直肠癌，且粪便堆积，影响血液循环。用力解出干燥粪块，必然会使肛门承受较大压力，发生瘀血、胀肿、裂口等一系列病理变化。腹泻常是结肠疾病的医学体现，腹泻也能使肛门局部感染机会增多，发生肛窦炎、炎性外痔、肛周脓肿等疾病。

3. 慢性疾病

如长期营养不好的，体质虚弱，导致肛门括约肌松弛无力。长期患慢性支气管炎、肺气肿，由咳喘造成腹压上升，盆腔瘀血。慢性肝炎、肝硬化、腹泻、结肠炎等均是肛肠疾病发生的诱因。故在防治中应注重患者的全身状态，采用合理有效的防治措施。职业性原因：长期站立或长时间坐。因直立或静坐姿势，肛门直肠居人体下部，痔静脉回流不畅。

4. 饮食原因

日常生活中，饮食规律或饮食品种难免发生变化，这是很自然的。如食品质量的精粗，蔬菜种类的变化与量的增减，蛋白质、脂肪、淀粉、纤维素等含量的多少，水分摄入情形，都能直接影响粪便成分，导致肛门直肠疾病。长期饮酒或喜食辛辣食品的人，因酒和辛辣物可刺激消化道黏膜，造成血管扩张，结肠功能紊乱，肛肠疾病的致病率明显上升。

5. 生理原因

结肠、直肠为运送食品残渣，存留粪便的主要器官，而食品经体内分解吸收后，残渣中常带有大量有害物质，长期滞留在结肠直肠中，可引发肿瘤。

6. 解剖原因

肛门直肠部有大量特殊性结构，如肛门隐窝、肛门腺、肛乳头、直肠瓣和特殊的血管构造。直肠静脉中缺少静脉瓣，血液易于淤积。门静脉系和腔静脉系在直肠下端，有许多静脉丛和吻合枝，静脉壁薄弱，对压力的抵抗力减低，直肠黏膜下组织疏松，有利于静脉扩大曲张变形，容易形成痔。

7. 胚胎发育异常原因

肛门直肠部是人体在胚胎发育过程中内胚层与外胚层相互融合而成，如发育过程异常，可在肛门直肠部发生许多先天性肛肠疾病，如先天性无肛症、先天性直肠阴道瘘、先天性巨结肠等。

8. 遗传原因

因遗传基因的缺陷，可发生多发性结肠息肉，P－J综合征等遗传性肛肠疾病。

二、分类

（一）内痔

临床上最为多见，是直肠上静脉丛的曲张静脉团块，位于齿线以上，表面为黏膜所覆盖。常见于左侧、右前及右后三处。

（二）外痔

外痔是直肠下静脉丛的曲线静脉团块，位于齿线以下，表面为肛门皮肤所覆盖。单纯性外痔，位于肛门周围，常因静脉内血栓形成隆起突出在外。结缔组织外痔（皮垂）及炎性外痔也较为常见。

（三）混合痔

由于直肠上、下静脉丛互相吻合，痔块位于齿线上下，表面同时为直肠黏膜和肛管皮肤所覆盖，成为混合痔或称为内外痔。

混合痔逐步发展，静脉曲张的程度不断加重，周围组织被破坏和发生萎缩，痔块逐渐增大、下移、脱出到肛门外。当脱出痔块在肛周呈梅花状时，称为"环形痔"。脱出痔块若被痉挛的括约肌嵌顿，以至水肿、出血甚至坏死，临床上称为嵌顿性痔或绞窄性痔，为临床常见急症。

三、临床表现

（一）内痔

内痔的主要临床表现是出血和脱出。无痛性间歇性便后出鲜血是内痔的常见症状。未发生血栓、嵌顿、感染时内痔无疼痛，部分患者可伴发排便困难，内痔的好发部位为截石位3、7、11点。

内痔的分度：Ⅰ度，便时带血、滴血或喷射状出血，便后出血可自行停止，无痔脱出；Ⅱ度，常有便血，排便时有痔脱出，便后可自行还纳；Ⅲ度，偶有便血，排便或久站、咳嗽、劳累、负重时痔脱出，需用手还纳；Ⅳ度，偶有便血，痔脱出不能还纳或还纳后又脱出。

（二）外痔

平时无感觉，当出现外痔血块形成，即血栓性外痔时，可出现剧烈疼痛及局部肿胀。肛门表面有暗红色肿块，大小似黄豆或胡桃不一。

（三）混合痔

具有内痔和外痔两者的症状。

痔核根据临床表现与肛门检查，即可明确诊断。内痔需在肛门镜检下，可见局部黏膜呈暗红色隆起，好发于膀胱截石位3、7、11点。外痔于肛门表面即可见红色或暗红色硬结，大小不一。

四、诊断和鉴别诊断

主要靠肛门直肠检查。首先做肛门视诊，内痔除一期外，其他三期都可在肛门视诊下见到。血栓性外痔表现为肛周暗紫色长条圆形肿物，表面皮肤水肿、质硬、压痛明显。对有脱垂者，最好在蹲位排便后立即观察，可清晰见到痔块大小、数目及部位。直肠指检虽对痔诊断意义不大，但可了解直肠内有无其他病变，如直肠癌、直肠息肉等。最后做肛门镜检查，不仅可见到痔块的情况，还可观察到直肠黏膜有无充血、水肿、溃疡、肿块等。

痔的诊断不难，但应与下列疾病鉴别。

（一）直肠癌

临床上常将直肠癌误诊为痔而延误治疗，主要原因是仅凭症状及大便化验而诊断。未进行直肠指检和直肠镜检查。直肠癌在直肠指检时可扪到高低不平的硬块；而痔为暗红色圆形柔软的血管团。

（二）直肠息肉

低位带蒂息肉脱出肛门外易误诊为痔脱出。但息肉为圆形、实质性、有蒂、可活动，多见于儿童。

（三）直肠脱垂

易误诊为环形痔，但直肠脱垂黏膜呈环形，表面平滑，括约肌松弛；而后者黏膜呈梅花瓣状，括约肌不松弛。

五、治疗

痔无症状不需治疗，只需注意饮食，保持大便通畅，保持会阴部清洁，预防并发症的发生。只有并发出血、脱垂、血栓形成及嵌顿等才需要急诊治疗。痔很少直接导致死亡，但若治疗不当，产生严重的并发症，则可致命。因此，对痔的治疗要慎重，不能掉以轻心。

（一）内痔

1. 非手术疗法

1）使用栓剂：通过局部给药，药物直接作用于痔局部，有止血、止痛、收敛、消炎作用，发挥作用快，效果好，常用有洗必泰痔疮栓、马应龙痔疮栓等。

2）坐浴法：用中药煎汤或 1∶5 000 高锰酸钾溶液熏洗肛门会阴部，每日 1～2 次，适用于并发感染和水肿者。

3）注射疗法：将硬化剂注入内痔黏膜下，产生无菌炎性反应，使小血管闭塞和纤维组织增生，从而硬化萎缩。

（1）消痔灵：适用于各期内痔及晚期内痔发展而成的混合痔。早期内痔每个痔区注入原液 2～4 ml（注射到痔的黏膜下层），中、晚期内痔用 1% 普鲁卡因稀释原液使成 1∶1 或 2∶1。每个内痔注入 8～13 ml。采用四步注射法，第一步注射到内痔上方黏膜下层动脉区；第二步注射到内痔黏膜下层；第三步注射到痔黏膜固有层；第四步注射到齿线上方痔底部黏膜下层。急性肠炎、内痔发炎时须待消炎后使用。外痔皮赘忌用，不可注入肌层。痔核多时，每次注射 1～2 个痔核为宜，每周注射 1 次，防止并发症的发生。

（2）明矾注射液：用明矾制成 15% 或 18% 注射液注入痔核，对各期痔及混合痔、黏膜脱垂，均有效果，且疗程短，不良反应少。据数百例的观察，一般在治疗后 5～7 天痔核即可脱落，绝大多数于 1～2 周愈合。

（3）消痔液：患者膝胸卧位，暴露痔核，用 10 ml 注射器抽取 1∶3 消痔液（消痔液 1 份，普鲁卡因 3 份）以封闭针头刺入痔核内，无阻力、无吸力、无回血时，再将药液缓慢注入痔内，待痔核表面颜色变白、稍有红丝时退出针头。一般用量 20～30 ml，痔核多时应分批注射。注射完毕，将四黄膏棉球塞入肛内，用纱布和丁字带固定。当日不大便，5～10 天痔核瘪缩消失。

禁忌证：任何外痔及有并发症的内痔栓塞、感染或溃烂等。

4）胶圈套扎疗法：其原理是通过器械将小型胶圈套入内痔的根部，利用胶圈较强的弹性阻断内痔的血运，使痔缺血、坏死、脱落而治愈。适用于各期内痔及混合痔的内痔部分，但以二期及三期的内痔最适宜。不宜用于有并发症的内痔。

5）冷冻疗法：应用液态氮（－196℃）通过特制探头与痔块接触，达到痔组织冻结坏死脱落，以后创面逐渐愈合。适用于一期及二期内痔。

2. 手术疗法

当保守治疗效果不满意、痔脱出严重、套扎治疗失败时，手术切除痔疮是最好的方法。

1）痔切除术：主要用于二、三、四期内痔和混合痔的治疗。痔的切除方法有许多种，依据在切除痔核后肛管直肠黏膜和会阴部皮肤是否缝合，可分为开放式和闭合式痔核切除术两大类。目前国内多采用下述方法：

取侧卧位、截石位或俯卧位，骶管麻醉或局麻后，先扩肛至 4～6 指，显露痔块，在痔块基底部两侧皮肤上做 V 形切口，分离痔块，直至显露肛管外括约肌。用止血钳于底部钳夹，贯穿缝扎后，切除痔核。齿状线以上黏膜可吸收线予以缝合；齿状线以下的皮肤切口不予缝合。

2）吻合器痔上黏膜环切术（PPH）：主要适用于Ⅱ～Ⅲ期内痔、环状痔和部分Ⅳ期内痔。其方法是环形切除齿状线上 2 cm 以上的直肠黏膜 2～3 cm，使下移的肛垫上移固定。国内外已有大宗病例报道，取得较好的临床效果。传统的痔环形切除术严重破坏肛管的正常结构，现已逐渐摒弃。但徒手痔上黏膜的环切术是在齿状线 2 cm 以上施行，理论上亦有与 PPH 手术同样的效果。

（二）外痔

对于血栓性外痔，可在局麻下将痔表面的皮肤梭形切除，摘除血栓，伤口内填入油纱布，不缝合创面。

（刘丛丛）

第四节　肛　瘘

肛瘘是肛门瘘管的简称，是肛管直肠与肛门周围皮肤相通的感染性管道，其内口位于齿线附近，外口位于肛门周围皮肤上，长年不愈。

一、病因与分类

大部分肛瘘由肛门直肠脓肿破溃或切开排脓后形成。脓肿逐渐缩小，但肠内容物仍不断进入脓腔，在愈合缩小的过程中，常形成迂曲的腔道，引流不畅不易愈合，日久后腔道周围有许多瘢痕组织，形成慢性感染性管道。行走在内外括约肌附近，外口皮肤生长较快，常有假性愈合，引起反复发作。管道的感染多数为脓性感染，少数为结核性。

根据瘘口和瘘管的位置、深浅、高低以及数目，其分类有：

1. 外瘘和内瘘

外瘘至少有内外二个瘘口,一个在肛门周围皮肤上,多数距肛门 2~3 cm,称为外口,另一个在肠腔内,多数在齿线处肛窦内,称为内口,少数内口在中齿线上方,直肠壁上。内瘘的内口与外瘘相同,并无伤口,临床所见 90% 为外瘘。

2. 低位瘘和高位瘘

瘘管位于肛管直肠环平面以下者为低位瘘,在此平面以上为高位瘘。后者对治疗方法的选择有关。

3. 单纯性肛瘘和复杂性肛瘘

前者只有一个瘘管,后者可有多个瘘口和瘘管。

从临床治疗角度以肛瘘和括约肌的关系较重要,可分为以下 4 种类型。①括约肌间型:最常见一种,内口位于齿线;瘘管在内外括约肌间行走,外口在肛门周围皮肤;②经括约肌型:瘘管经外括约肌及坐骨肛管间隙而在肛周围皮肤上穿出;③括约肌上型:不常见,瘘管同上穿破肛提肌而在肛门周围远处皮肤上穿出;④括约肌外型:少见,内口在齿线上直肠壁,外口在肛周远处皮肤上,瘘管在内外括约肌外,经肛提肌而下。

二、临床表现和诊断

流脓是主要症状,脓液多少与瘘管长短,多少有关,新生瘘管流脓较多,分泌物刺激皮肤而瘙痒不适,当外口阻塞或假性愈合,瘘管内脓液积存,局部肿胀疼痛,甚至发热,以后封闭的瘘口破溃,症状开始消失。由于引流不畅,脓肿反复发作,也可溃破出现多个外口。较大较高位的肛瘘,常有粪便或气体从外口排出。检查时外口常为一乳头状突起或是肉芽组织的隆起,挤压有少量脓液排出,多为单一外口,在肛门附近。也有多个外口,外口之间皮下瘘管相通,皮肤发硬并萎缩。也有多个外口位于两侧,瘘管成"马蹄形",直肠指诊在病变区可触及硬结或条索状物,有触痛,随索状物向上探索,有时可扪及内口。若外口不整齐,不隆起,有潜行边缘,肉芽灰白色或有干酪样稀薄分泌物,应怀疑为结核性肛瘘。

肛瘘内口是原发病灶部位,定位不清必然造成治疗上失败,因为切除或切开内口是治愈肛瘘的关键。寻找和确定的肛瘘内口的方法有以下 4 种。

1. 肛镜检查

直视下看到齿线全部,内口常在红肿发炎的肛瘘,有分泌物,对可疑的肛隐窝可用银质圆头探针探入。

2. 探针检查

先于肛门内插入手指,用银质圆头探针,由外口沿管道向肠腔方向轻轻探入,完全性肛瘘,肠腔内手指在齿线附近可摸到探针确定内口,探时切忌盲目用力,造成假道,使感染扩散。

3. 染色检查

将干纱布放入直肠内,将亚甲蓝 1~2 ml 由外口徐徐注入,然后拉出纱布,如有染色,即证明有内口存在。

4. 手术检查

切开瘘管，沿瘘管寻找内口，一般容易找到。

三、治疗

1. 急性感染

发作期，应用抗菌药物，局部理疗，热水坐浴，脓肿形成应切开引流。

2. 瘘管切开术

适用低位单纯性肛瘘，内外括约肌之间的外瘘。切开瘘管仅损伤部分内括约肌，外括约肌皮下部及浅部，不会引起术后肛门失禁。一般在局麻下，用探针由外口插入，通透瘘管的内口穿出，沿探针方向切开瘘管，将腐烂肉芽组织清除干净，为保证瘘管从底部向外生长，可将切口两侧皮肤剪去少许，呈底小口大的 V 形伤口，同时注意有无分支管道，也应一一切开。

3. 挂线疗法

适用高位单纯性肛瘘，即内口在肛管直肠环平面上方，手术切断可引起肛门失禁。采用瘘管挂线，使要扎断的括约肌与四周组织先产生粘连，因结扎后局部缺血、坏死，经 10 ~ 14 天自行断裂，此时不发生收缩失禁，瘘管敞开成创面，达到逐渐愈合。方法：将探针从外口经瘘管在内口穿出，探针引导一无菌粗丝线或橡皮筋，将此线从内口经瘘管而在外口引出，然后扎紧丝线。挂线时须注意：①找到内口的确切位置，不可造成假道，以免手术失败；②收紧丝线或橡皮筋前，要切开皮肤及括约肌皮下部，以减轻术后疼痛，缩短脱线日期；③结扎要适当收紧，过松不易勒断瘘管。术后热水坐浴，经 3 ~ 5 天再拉紧一次，一般在 2 周可完全断裂。

4. 肛瘘切除术

适用低位单纯性肛瘘，与切开不同之处在于将瘘管及周围组织分开并切除，直至显露健康组织创面内小外大，一般不缝合，术后坐浴、换药，直至愈合。高位或复杂性肛瘘在手术中要注意保护肛管直肠环，以免术后大便失禁。

四、护理

（一）一般护理

1. 饮食

宜清淡易消化，忌油腻辛辣刺激之品，忌酗酒，多食蔬菜、水果，防止便秘。

2. 保持肛门清洁

每日便后用温水或肛肠洗剂坐浴，每日 1 ~ 2 次，每次 15 ~ 30 分钟。

3. 观察

肛门疼痛、瘙痒时，观察流出脓液的色、质、量并记录。

4. 清热利湿

解毒药宜偏凉服，一般口服药必须按时服，勿遗忘。

5. 情绪调节

针对紧张、恐惧、害羞的心理状态，耐心疏导、安慰，消除其思想顾虑，使之配合治疗手术。

（二）术前护理

1. 每日测休温、脉搏 3~4 次，发现异常及时汇报医生。

2. 术前 1 日嘱病员洗澡，更换清洁内衣，但要保暖不要受凉感冒而延误手术时间，做好手术野皮肤准备工作。

3. 术晨行清洁灌肠或术前排空大便，便后及时用温水清洗会阴部。

4. 术晨督促患者按时进食早餐。

5. 遵医嘱确定血型、备血，完成常规药物的皮肤敏感试验，如青霉素、先锋霉素等。

6. 准备术中用物，如特殊药品、病历等，遵医嘱给予术前用药。

（三）术后护理

1. 术后因括约肌痉挛，或肛管内敷料填塞过多过紧而另剧伤口疼痛，应适当给予止痛剂，若肛管内敷料填塞过紧，应予以松懈。

2. 饮食和排便，术后一天进流质，术后 2~3 天进半流质，以后逐渐改为普食，手术当天不宜排便，术后 48 小时即保持大便通畅，但切忌临厕努挣。

3. 术后排尿困难者，下腹部热敷，按摩或诱导法促其排尿，经上述方法无效时，应留置导尿。

4. 行挂线治疗后嘱患者不要拖拉留在肛管外的橡皮筋，以免引起疼痛和断裂，每天检查结扎橡皮筋是否松弛，如已松弛应再紧 1 次。同时鼓励患者适当活动，以便引流和加速瘘管剖开。在 2~3 周橡皮筋脱落时，应注意有无活动性出血。

5. 便后需及时用温水或肛肠洗剂清洗后用九华膏换药，换药时保持伤口引流通畅，防止粘连和闭合，注意创面有无渗血，一旦渗血必须立即报告医生，迅速处理。

（四）康复期护理

1. 平时保持肛门清洁，如发现肛门附近脓肿应及时治疗。

2. 避免诱发因素，生活规律，按照休息，避免过劳；减少或避免肛门感染；合理调理饮食，保持排便通畅。

（刘丛丛）

第五节 直肠脱垂

直肠壁部分或全层向下移位，称为直肠脱垂。直肠壁部分下移，即直肠黏膜下移，称黏膜脱垂或不完全脱垂；直肠壁全层下移称完全脱垂。若下移的直肠壁在肛管直肠腔内称内脱垂，下移到肛门外称为外脱垂。

一、病因和病理

本病的病因尚不完全清楚，现多认为与下列因素有关。

（一）解剖因素

肛提肌与盆底筋膜薄弱无力，直肠周围组织对其固定作用减弱。多见于发育不良、营养不良的儿童及老人。

（二）腹压增加

如便秘、腹泻、前列腺肥大、多次妊娠等均可增加腹压，推动肠管下移脱出。

（三）其他因素

如内痔、直肠息肉脱出时使肠壁向下移位脱出。

目前主要认为有 2 种学说：①滑动疝学说；②肠套叠学说，是引起完全脱垂的原因。有些人则认为这 2 种学说实际上是一回事，只不过是程度的不同。

本病病理改变是直肠下端黏膜下层与肌层之间的结缔组织过于松弛，使黏膜下移。或固定直肠的组织过于松弛，致使全层下移、脱出。

二、分类

直肠脱垂的分类方法较多，常见的有以下几种。

（一）按脱垂的层次分类

1. 不完全性直肠脱垂

不完全性直肠脱垂是直肠的黏膜层脱向肛门外，脱出物呈半球形，其表面可见以直肠腔为中心呈纵形放射状的黏膜沟。多伴有痔核脱出。

2. 完全性直肠脱垂

完全性直肠脱垂是直肠全层脱出，脱出的直肠呈圆锥形，脱出部分可见以直肠腔为中心呈同心圆状排列的黏膜环状沟。

（二）根据脱出的直肠长度分类

我国 1975 年全国首届肛肠学术会议制订的直肠脱垂统一分类分度标准为三度分类法：

1. Ⅰ度脱垂

排便或增加腹压时，直肠黏膜下移，脱于肛门外。长度在 2~4 cm，脱出物淡红色，有放射状纵沟，触之柔软，无弹性，不易出血，便后可自行回复，肛门括约肌功能良好，属于前分类法中的不完全性脱垂。

2. Ⅱ度脱垂

排便或增加腹压时，直肠全层脱出。长度为 5~8 cm，色红，圆锥形，表面为环状而有层次的黏膜皱襞，触之较厚，有弹性，肛门松弛，便后需帮助复位。属于前分类法中的完全性脱垂。

3. Ⅲ度脱垂

排便或增加腹压时，肛管直肠全层和部分乙状结肠脱出。长达 8 cm 以上，呈圆柱形，色红、环状皱襞消失，触之很厚，质软，肛门松弛无力。亦属前分类法中的完全性脱垂。

三、临床表现和诊断

(一)临床表现

初期大便时肠壁由肛门脱出,脱出黏膜呈鲜红色,便后尚可自行还纳,随着病情的加重,脱出更甚,须借外力或卧床休息方能复位。严重者带有黄色黏液由肛门流出,黏液过多可引起肛周湿疹。病程日久则下蹲、久行、咳嗽以及喷嚏亦可脱出,肛门坠胀。脱出如不及时还纳,则易感染、溃烂、疼痛。舌体胖,边有齿痕,舌质淡红,脉细弱。根据脱垂程度可分为Ⅰ度、Ⅱ度、Ⅲ度脱垂。

(二)诊断

直肠脱垂诊断不难。患者蹲下做排便动作,腹内用力,脱垂即可出现。部分脱垂呈圆形,红色,表面光滑的肿物,黏膜呈放射状皱襞,排便后行自行缩回。完全脱垂脱出较长,脱出物呈宝塔样或球形,表面可见环状的直肠黏膜皱襞,直肠指诊括约肌松弛无力。

诊断标准如下。

1. 不完全性脱垂

多见于排便或努挣时,直肠黏膜脱出,色淡红,长度小于 4 cm,不出血,便后能自行回纳,肛门括约功能良好。

2. 完全性脱垂

排便或腹压增加时,直肠全层脱出,色红,长度在 4 ~ 8 cm,圆锥形,质软,表面为环状而有层次的黏膜皱襞,便后需手法复位,肛门括约功能下降。

3. 重度脱垂

排便或增加腹压时,直肠全层及部分乙状结肠脱出,长度大于 8 cm,圆柱形,表面有较浅的环状皱襞,触之很厚,需手法复位,肛门松弛,括约肌功能明显下降。

(三)鉴别诊断

1. 内痔

内痔脱出物为充血肥大的痔核,呈梅花状或环状,可伴有出血,痔核之间有凹陷的正常黏膜。而直肠黏膜脱垂,脱出物是直肠,有明显的放射状纵形沟纹和直肠环圈,色淡白或淡红,无出血,指诊时可有括约肌松弛。

2. 直肠息肉

所谓直肠息肉,是指发生在直肠黏膜上的新生物。直肠息肉多数是带蒂的圆形或椭圆的肿物,可突入肠腔上下移动。

四、治疗

直肠脱垂的治疗依年龄、严重程度而不同,主要是消除直肠脱垂的诱发因素;幼儿直肠脱垂以保守治疗为主;成人的黏膜脱垂多采用硬化剂注射治疗;成人的完全性直肠脱垂则以手术治疗为主。

（一）一般治疗

幼儿直肠脱垂有自愈的可能，应注意缩短排便时间，便后立即将脱出直肠复位，取俯卧位，用胶布固定双臀等。成人也应积极治疗便秘、咳嗽等引起腹压增高的疾病，以避免加重脱垂程度和手术治疗后复发。

（二）注射治疗

将硬化剂注射到脱垂部位的黏膜下层内，使黏膜与肌层产生无菌性炎粘连固定。常用硬化剂为5%苯酚植物油、5%盐酸奎宁尿素水溶液。对儿童与老人疗效尚好，成年人容易复发。

（三）手术治疗

可根据脱垂的具体情况，选用下列手术方法。

1. 直肠悬吊及固定术

1）Ripstein 手术：经腹游离直肠后壁至尾骨尖，提高直肠，用宽5 cm 的 Teflin 网悬带围绕上段直肠，并固定于骶前筋膜和骨膜。主要是提高盆腔陷凹，不需切除肠管，手术方法简单，复发率较低。

2）Well 手术（lvalon 海绵植入术）：也称直肠后方悬吊固定术。此手术优点在于直肠与骶骨的固定，使直肠变硬，防止肠套叠形成。死亡率及复发率均较低。主要并发症是盆腔感染。

3）直肠前壁折叠术：折叠直肠前壁，可使直肠缩短、变硬，并与骶部固定，不仅解决了直肠本身病变，也加固了乙状结肠、直肠交界处的固定，符合治疗肠套叠的观点。

4）Nigro 手术：主要目的是建立"肛直角"。由于耻骨直肠肌失去收缩作用，不能将直肠拉向前方，则盆底缺损处加大，"肛直角"消失，直肠呈垂直位，以致直肠脱出。此手术优于骶骨固定术。并发症为出血及感染。

5）将直肠悬吊在骶骨上：悬吊材料可用大腿阔筋膜、尼龙或丝绸带、腹直肌前鞘等，脱垂复发率不高。

2. 脱垂肠管切除术

1）Altemeir 手术：经会阴部切除脱垂的直肠乙状结肠。尤其适用于老年人不宜经腹手术者，脱垂时间长、不能复位或肠管发生坏死者。

2）Goldberg 手术：经腹切除冗长的乙状结肠，游离直肠后，提高直肠，将直肠侧壁与骶骨骨膜固定。效果较好。

3）肛门圈缩小术：将宽1.5 cm 筋膜或尼龙网带或硅橡胶网带置于肛管皮下周围，使肛门缩小制止直肠脱垂。适用于老年和身体衰弱者。术后易发生感染和粪便嵌塞，复发率较高。

（刘丛丛）

第六节　直肠癌

直肠癌是指乙状结肠下界至齿线之间的癌肿，约占大肠癌的 60%，是肠道常见的恶性肿瘤之一。其以排便习惯和粪便性状的改变、腹痛、便血、肛门坠痛、里急后痛，甚至腹内结块，消瘦为主要临床表现。

直肠癌是胃肠道中常见的恶性肿瘤发病率仅次于胃和食管癌是大肠癌的最常见部分（60% 左右），绝大多数基因患者在 40 岁以上 30 岁以下者约占 15%，男性较多见男女之比为（2~3）:1。在我国的发病率虽较欧、美等西方国家低，但近几年有不断上升的趋势。其诊断主要依靠病史、临床表现、实验室检查、肛门指诊、内镜检查、X 线检查、大便潜血实验、CT 检查、直肠腔内 B 超检查，并排除其他直肠疾病。

1. 直肠癌的高发性

全球每年新发（结肠癌＋直肠癌）患者高达 93 万，在我国每年新发病例高达 13 万~16 万人，在消化道肿瘤中发病率仅次于胃癌；在我国目前患病率已经高达 46.8/10 万；已经成为中国三大癌症之一，其发病率正以 4.2% 的速度递增，远超 2% 的国际水平；本病发病还有一个明显的特点：发病年龄以 40~60 岁居多，平均发病年龄为 48.3 岁，比西方人足足早了 10~15 年，在中国青年患者比欧美更为多见，30 岁以下的患者并不少见。

2. 直肠癌的严重性

直肠癌术后生活质量明显下降，包括：性功能、排泄功能下降，心理障碍增加、社交活动减少；直肠癌如此多见，但是大部分患者发现时已是晚期，失去了最佳的治疗时机，导致直肠癌患者确诊后 5 年生存率很低；在我国每 5 分钟就有 1 人死于直肠癌。

3. 直肠癌早期发现可防可治

直肠癌并非不可防治，实际上直肠癌是最易自我筛查的病症，如能早期发现也是最能治愈的病症。直肠癌生长很慢，潜伏期较长，93% 的直肠癌来源于腺瘤（一种癌前病变），从腺瘤发展到癌需 5~7 年；美国研究表明，每年进行便隐血检测，可使直肠癌死亡率降低 33%。虽然直肠癌可防可治，但是在我国实际上超过 80% 患者确诊时已发展到中晚期，早期诊断率仅 10%~15%；国内调查显示，早期直肠癌术后存活率为90% 以上，而晚期则只有 5%。

一、流行病学

（一）流行趋势

直肠癌具有明显的地域分布差异，其发病率高低相差可达 25 倍。这种差异又随时间的推移发生变化，原来属于低发区的非洲、亚洲及拉丁美洲和欧洲的部分地区，近年来直肠癌的发病率不断攀升，由低发趋向高发，增长最快的有日本、中国香港、新加坡、匈牙利、波兰、以色列和波多黎各。我国亦不例外，直肠癌也由低发趋向于高发，亟须引起重视，加强对直肠癌的防治研究。

国内 20 多年来的研究认为，直肠癌是由环境、饮食以及生活方式与遗传因素协同作用的结果，致癌物的作用结合细胞遗传因素，导致细胞遗传基因突变，逐渐发展为肿瘤。直肠癌患病的危险因素包括饮食因素（高动物脂肪、高动物蛋白、高能量和低纤维素）、遗传因素（家族性腺瘤性患肉病和遗传性非患肉病性直肠癌）和疾病因素（直肠腺瘤和息肉病）。

久坐及高强度体力工作者直肠癌的发病率与其他人群有显著差别。

（二）高危人群

1. 直肠息肉患者

特别是大肠腺瘤性息肉患者，资料显示有仅 80% 的直肠癌是经腺瘤性息肉转变来的。

2. 慢性直肠炎症患者

特别是慢性溃疡性结肠炎的患者，由于直肠长期受慢性炎症的刺激而导致恶变。此外，血吸虫病患者其直肠癌的发生率也较高。

3. 有恶性肿瘤病史的患者

特别是已经患过直肠癌的人群，其再患直肠癌的风险要比普通人高 10 倍左右。

4. 有家族直肠癌遗传病史者

主要是指直系血亲中有患直肠癌者，特别是连续两代以上都有者，其罹患直肠癌的概率明显增加。

二、病因

到当前为止仍然不十分明了，不过多数认为与食物或遗传有关。其发病与社会环境、饮食习惯、遗传因素等有关。直肠息肉也是直肠癌的高危因素。目前基本公认的是动物脂肪和蛋白质摄入过高，食物纤维摄入不足是直肠癌发生的高危因素。

根据临床和流行病学调查一般认为与以下几方面有关：

1. 饮食结构

饮食结构与直肠癌发生之间的关系确切机理尚不完全清楚，一般认为可能与动物脂肪的代谢产物、细菌分解产物以及由于低纤维素饮食状态下，肠蠕动减慢，肠道的毒素吸收增加等因素有关。

2. 直肠息肉

直肠息肉可分为腺瘤性息肉、增生性息肉、炎性息肉和错构瘤性息肉。根据息肉的组织学结构腺瘤性息肉可分为绒毛状息肉和管状息肉；根据直肠息肉的多少及其遗传性，腺瘤性息肉又可分为单发、多发和家族遗传性息肉病。

3. 直肠慢性炎症

慢性溃疡性结肠炎、慢性血吸虫病形成的肉芽肿等与直肠癌的发生有直接的关系。其病程愈长，发生直肠癌的可能性愈高，患病 20 年以上的溃疡性结肠炎患者直肠癌的发生率为 20% ~40%。

4. 遗传因素

除了家族性息肉病或溃疡性结肠炎恶变的引起的直肠癌患者外，在其他直肠癌患者中，有 5%～10% 的患者有明显的家族肿瘤史，统称为遗传性非家族息肉病性直肠癌，又称 Lynch 综合征。具体表现为：

1）家庭成员中有三人以上患有直肠癌，其中两人以上为同一代。

2）至少相近的两代人均有发病。

3）其中至少有一人是在 50 岁以前诊断为结直肠癌。

三、临床表现

直肠癌的症状以便血和排便习惯改变（大便次数增多、里急后重、肛门坠胀等）多见。当肿瘤浸润肠壁引起直肠狭窄，可出现大便变形、变细，如病情继续发展，则可出现肠梗阻。直肠癌蔓延至直肠周围，向后侵犯神经可出现腰骶部酸痛、坠胀，向前累及前列腺或膀胱可出现尿频、尿急、排尿不畅、血尿等症状，侵及阴道可出现阴道出血。肿瘤累及输尿管时出现肾盂积水。

（一）症状

1. 初期症状

1）大便中有脓血、黏液。

2）大便习惯改变，次数增多或腹泻，里急后重。

3）大便带血或出现黑色粪便。

4）大便形状发生改变，变稀、变扁或带槽沟。

5）腹泻与便秘交替出现。

6）突发的体重减轻。

7）原因不明的贫血。

8）腹胀、腹痛、消化不良、食欲减退。

9）肛门部或腹部有肿块。

10）发现有多发性息肉或乳头状腺瘤。

2. 晚期症状

1）肛指检查，多可触及肿块，晚期直肠癌患者除一般常见的食欲下降、体重减轻、贫血等全身症状外，尚有排便次数增多，排便不尽、便意频繁、里急后重等癌肿局部刺激症状。

2）癌肿增大可致肠腔狭窄，出现肠梗阻征象。癌肿侵犯周围组织器官，可致排尿困难、尿频、尿痛等症状；侵及骶前神经丛，出现骶尾和腰部疼痛；转移至肝脏时，引起肝大，腹水黄疸，甚至恶病质等表现。

3）肠道黏膜受刺激分泌物增加，而有小量的黏液分泌随大便排出。癌瘤继续发展，对直肠黏膜刺激更大，患者始感到直肠内有轻度的不适，或经常有一种虚无的便意感，同时黏液分泌增加，大便表面上常可见有条状黏液。有时也可出现便秘症状，但并非是肠腔狭窄所致。在癌瘤形成溃疡之前期患者常有腹泻，并且大便含较多黏液。当癌瘤表面溃烂时，大便则更加稀薄，可如水样而混有黏液和血液。

4）癌肿侵犯周围组织器官，可致排尿困难、尿频、尿痛等症状。

5）侵及骶前神经丛，出现骶尾和腰部疼痛；转移至肝脏时，引起肝大，腹水、黄疸，甚至恶病质等表现。

6）直肠癌晚期癌肿进一步扩大时会侵犯周围组织器官，使患者排尿困难、尿频、尿痛等。直肠癌晚期侵及骶前神经丛，会出现骶尾和腰部疼痛症状直肠癌晚期转移至肝脏时，引起肝大，腹水黄疸，甚至恶病质等症状。

（二）转移

1. 局部扩散

先是肠壁内扩散，癌浸润至肌层后易发生血道转移，还可以侵袭整个肠壁乃至肠周围器官，如膀胱、阴道等。

2. 淋巴道转移

直肠癌细胞沿肠壁淋巴道进入肠旁淋巴结，继而进入直肠上动脉或乙状结肠动脉旁淋巴结，至肠系膜下动脉淋巴结，进入腹主动脉旁淋巴结，再到锁骨上淋巴结。

3. 血道转移

多转移至肝脏，其次为肺，再为骨、脑、卵巢。

4. 种植转移

癌细胞脱落种植在腹腔及盆腹膜形成结节。

四、分型

1. 大体分型　也可区分为肿块型、浸润型、溃疡型三型。

1）溃疡型：多见，占50%以上。形状为圆形或卵圆形，中心陷凹，边缘凸起，向肠壁深层生长并向周围浸润。早期可有溃疡，易出血，此型分化程度较低，转移较早。

2）肿块型：亦称髓样癌、菜花形癌。向肠腔内突出，肿块增大时表面可产生溃疡，向周围浸润少，预后较好。

3）浸润型癌：亦称硬癌或狭窄型癌。癌肿沿肠壁浸润，使肠腔狭窄，分化程度低，转移早而预后差。

2. 组织学分类

1）腺癌：直肠腺癌细胞主要是柱状细胞、黏液分泌细胞和未分化细胞，进一步分类主要为管状腺癌和乳头状腺癌，占75%～85%，其次为黏液腺癌，占10%～20%。①管状腺癌：癌细胞排列呈腺管或腺泡状排列。根据其分化程度可分为高分化腺癌、中分化腺癌和低分化腺癌。②乳头状腺癌：癌细胞排列组成粗细不等的乳头状结构，乳头中心索为少量血管间质。③黏液腺癌：由分泌黏液的癌细胞构成，癌组织内有大量黏液为其特征，恶性度较高。④印戒细胞癌：肿瘤由弥漫成片的印戒细胞构成，胞核深染，偏于胞浆一侧，似戒指样，恶性程度高，预后差。

2）腺鳞癌：亦称腺棘细胞癌，肿瘤由腺癌细胞和鳞癌细胞构成。其分化多为中分化至低分化。腺鳞癌和鳞癌主要见于直肠下段和肛管，较少见。

3）未分化癌：癌细胞弥漫呈片或呈团状，不形成腺管状结构，细胞排列无规律，癌细胞较小，形态较一致，预后差。

直肠癌可以在一个肿瘤中出现两种或两种以上的组织类型，且分化程度并非完全一致，这是直肠癌的组织学特征。

五、扩散与转移

1. 直接浸润

癌肿首先直接向肠管周围及向肠壁深层浸润性生长，向肠壁纵轴浸润发生较晚。估计癌肿浸润肠壁一圈需 1.5～2 年。直接浸润可穿透浆膜层侵入邻近脏器如子宫、膀胱等，下段直肠癌由于缺乏浆膜层的屏障作用，易向四周浸润，侵入附近脏器如前列腺、精囊腺、阴道、输尿管等。

2. 淋巴转移

淋巴转移是主要的扩散途径。上段直肠癌向上沿直肠上动脉、肠系膜下动脉及腹主动脉周围淋巴结转移。发生逆行性转移的现象非常少见。如淋巴液正常流向的淋巴结发生转移且流出受阻时，可逆行向下转移。下段直肠癌（以腹膜返折为界）向上方和侧方转移为主。大宗病例报道（1 500 例），发现肿瘤下缘平面以下的淋巴结阳性者 98 例（6.5%）；平面以下 2 cm 仍有淋巴结阳性者仅 30 例（2%）。齿状线周围的癌肿可向上、侧、下方转移。向下方转移可表现为腹股沟淋巴结肿大。淋巴转移途径是决定直肠癌手术方式的依据。

3. 血行转移

癌肿侵入静脉后沿门静脉转移至肝；也可由髂静脉转移至肺、骨、和脑等。直肠癌手术时有 10%～15% 的病例已发生肝转移；直肠癌致肠梗阻和手术时挤压，易造成血行转移。

4. 种植转移

直肠癌种植转移的机会较小，上段直肠癌偶有种植转移发生。

六、实验室及其他检查

（一）物理检查

1. 腹部视诊和初诊

检查有无肿块。

2. 直肠指检

直肠指检是诊断直肠癌的必要检查步骤，采取左侧卧位可以扪及更高位的癌瘤，检查时要了解肿块的位置、形态、大小以及占肠周的范围、基底部活动度、肠腔有无狭窄、病灶有无侵犯邻近组织脏器，观察指套有无血染。

（二）生化检查

1. 大便隐血试验

早期直肠癌在临床上没有明显症状，但肿瘤组织的坏死和表面黏膜充血，可以使粪便中混有肉眼难以察觉的血液。因此，大便隐血试验可作为直肠癌筛查手段。

2. 肿瘤标志物测定

糖抗原 19 - 9（CA19 - 9）和癌胚抗原（CEA）不是大肠癌的特异性抗原，不能用作早期诊断，但对于估计预后，监察疗效和术后转移复发方面有一定的价值，连续测定血清 CA19 - 9、CEA 可用于观察手术或化学治疗效果。手术或化学治疗后 CA19 - 9、CEA 明显降低，表示治疗效果良好。如手术不彻底或化学治疗无效，血清 CA19 - 9、CEA 常维持在高水平。如手术后 CA19 - 9、CEA 下降至正常复又升高，常提示肿瘤复发。

3. 端粒酶活性检测

端粒酶的活性可作为直肠肿瘤的发展程度的检测。直肠肿瘤细胞分裂较快，端粒酶的活性就高；而细胞分裂较慢的肿瘤组织，端粒酶的活性就低。正常人体内存在着抑制细胞无限增殖的复杂机制：一是细胞周期性控制；二是随着每次细胞分裂而发生端粒进行性缩短所引起的细胞凋亡或程序性死亡。端粒酶活性的强弱与直肠肿瘤细胞在积液中的生存时间呈正相关。端粒酶的活性是直肠癌的早期诊断、预后判断的重要指标。从大便脱落细胞中检测端粒酶活性可作为直肠癌的一种无创、早期诊断方法。

（三）其他辅助检查

1. 气钡灌肠对比造影

有助于了解和排除大肠的多发癌灶，直肠癌的影像表现为：

1）结节状充盈缺损，多在直肠的内侧壁，圆形光滑或轻度分叶，局部肠壁僵硬，凹入。

2）菜花状肿块，较大，表面不平，分叶明显，其底宽，肠壁僵硬。

3）不规则的环状狭窄，管壁僵硬，黏膜中断，分界截然。

4）不规则的腔内龛影，三角形、长条形等，较浅，周围环堤宽窄不均。

5）完全性肠梗阻，或肠套叠征象，阻塞近段有时难以显示。应该注意的是，钡灌肠的 X 线检查有时无法显示直肠病变，易让人们产生无病变的错觉。

2. B 超检查

肝脏 B 超可发现肝转移。腔内超声能清楚显示肠壁结构及周围组织器官，对直肠癌浸润深度、范围、扩散方向及毗邻脏器受累程度等方面具有特殊价值。

3. CT 检查

CT 检查并不是直肠癌诊断的必须检查，直肠癌的确诊并不需要 CT 检查。但在有些时候，直肠癌的 CT 检查却是有它独特的作用，尤其 CT 扫描诊断病变侵犯肠壁的情况，向外蔓延的范围，周围脏器及淋巴结有无转移等情况，对直肠癌分期有重要意义。CT 术前分期准确率 D 期为 85.7%，B - 2 期为 20%，术后局部复发准确率为 60%，远处转移准确率为 75%。CT 术前主要适用于晚期患者的分期，以便采取合适的治疗方案，避免不必要的手术；术后对监测局部复发和远处转移起重要作用。

4. MRI 检查

MRI 可从三个位检查盆腔，对显示直肠癌非常理想。在 T_1 加权像上，肿瘤呈低于或等于肠壁组织信号强度的软组织肿块，在 T_2 加权像上肿瘤的信号强度增高，接近或超过脂肪组织的信号强度。在肠管内气体和肠壁外脂肪组织的对比下，肠壁增厚及腔狭窄易于发现。轴位扫描有利于观察肿瘤与肠腔的关系，矢状位及冠状位扫描有助于确定肿瘤的范围、大小及对邻近结构的影响以及盆腔淋巴结转移肿大。使用小视野和直肠内线圈，可观察到肿瘤对黏膜和黏膜下层的侵犯情况。

5. 直肠镜检

可窥见肿瘤大小、形状、部位并可直接取组织做病理检查。

七、诊断与鉴别诊断

（一）诊断

首先必须要知道直肠癌是占大肠癌概率的 50% 左右，这是确诊患者患得直肠癌最重要的依据，像早期直肠癌病者症状不是很突出只会出现大便有血，表现很像痔疮病者，时常会被患者所忽略，还有一部分的患者会出现大便次数增多或是稀便，被误认为是腹泻病者，而中期的病患者除了大便次数增多以外，还会出现黏液血便或脓血便，而每次排便时会有腹痛或坠痛感。晚期的患者除了以上的症状会加重以外，还会出现贫血、肛门坠痛、腹胀、腹痛、恶心、呕吐等症状。同时也会出现腹水、尿频、尿痛等病症。

（二）鉴别诊断

1. 与痔的鉴别诊断

痔为常见的肛肠良性疾病，其临床表现为肛门出血，血色鲜红，一般量不多，为手纸染血、便后滴血、粪池染血等，大便本身不带血，或仅有少许血迹。出血一般为间歇性，多为大便干结时或进食辛辣刺激食物后出现。不伴腹痛、腹胀。无大便变细或大便性状改变（如大便带沟槽）。直肠指诊无明显肿块，指套一般不染血。反之，直肠癌为大便带血，血色鲜红或暗红，一般为每次大便均带血。直肠癌导致肠梗阻时可有腹痛、腹胀等。大便可变形。直肠指诊多数情况下可触及肿块，指套多染血。

2. 与直肠息肉的鉴别诊断

直肠息肉也可出现大便带血，但一般不会引起腹痛、腹胀等。一般不会引起全身症状（如乏力、体重下降）。直肠指诊可触及质软肿块，指套可染血。而直肠癌可引起肠梗阻症状，可引起乏力、体重下降等全身症状。直肠指诊可触及质硬肿块，指套可染血。

3. 与肛裂的鉴别诊断

肛裂为肛门出血，血色鲜红，一般量不多。其特点是伴排便时及排便后肛门剧痛。肛门视诊可见肛门皮肤裂口，有时可见"前哨痔"。指诊有时可触及肥大肛乳头，一般指套无染血。

八、治疗

直肠癌治疗以手术为主，术后配合放射治疗、化学治疗及免疫疗法。

（一）手术治疗

分根治性和姑息性两种。

1. 根治性手术

手术固然能切除癌肿，但还有残癌、区域淋巴结转移或血管中癌栓存在等，复发转移概率非常高。手术方式根据癌肿在直肠的位置而定。直肠壁内有黏膜下淋巴丛和肌间淋巴丛两个系统，癌细胞在肠壁内淋巴系统的转移不多见。一旦癌细胞穿透肠壁，就向肠壁外淋巴系统扩散。一般首先累及癌肿同一水平或稍高处的肠旁淋巴结，然后向上逐渐累及与痔上动脉伴行的中间淋巴结群，终至肠系膜下动脉旁淋巴结群。上述向上方的淋巴转移是直肠癌最常见的转移方式。如癌肿位于直肠下段，癌细胞也可以横向沿肛提肌和盆壁筋膜面的淋巴管侵及闭孔淋巴结，或沿痔中动脉流至髂内淋巴结。有时癌细胞也可以向下穿过肛提肌，沿痔下动脉引流至坐骨直肠窝内淋巴结、腹股沟淋巴结，由于直肠上段癌的淋巴转移方向几乎均向上，手术切除癌肿邻近和在此平面以上的淋巴组织，即可达到根治目的，手术有保留肛括约肌的可能。直肠下段癌的淋巴转移虽主要也是向上，但同时尚有横向转移至髂内淋巴结和闭孔淋巴结的可能，根治性手术需包括直肠肛管周围组织和肛提肌，故无法保留肛括约肌。

1）腹会阴直肠癌联合切除术：即 A－P 切除术，又称 Miles 手术，这是治疗直肠癌的经典术式，1908 年 Miles 首先详细描述了这种手术的操作过程，手术要求将肛门、肛管、直肠及其周围的提肛肌和脂肪组织及部分乙状结肠予以切除，还要切除盆腔内结直肠系膜以及系膜内的淋巴组织、盆底腹膜等，并需做永久性乙状结肠造口以使粪便改道。现在人们所做的 Miles 手术已有别于 Miles 本人所做的手术，在诸多方面有所改良，这主要表现在：①适应证的改变，许多病例已由后来的一些保肛手术所替代，此种改变的理论基础是对直肠癌淋巴转移规律和逆行直肠壁内扩散的认识；②骶前间隙及会阴部伤口的处理，Miles 只用敷料填充伤口，任其开放等待二期愈合，而现在一般将会阴部伤口一期缝合，骶前间隙内放置胶管引流；③淋巴结廓清范围的扩大及相应的自主神经保留的功能性扩大淋巴结廓清；④与 Miles 手术相结合的联合盆腔内脏器切除；⑤腹壁造口技术，在这方面有了许多的研究和改进。

2）低位前切除术：是 Dixon 于 1939 年倡导的保肛手术。手术时将直肠病变根治性切除后作乙状结肠与直肠的端端吻合，该术式最突出的优点是符合生理要求，最大缺点是吻合操作较为困难，尤其是肥胖、骨盆狭小等不利因素时更甚。其指征一般限于距肛缘 8 cm 以上的直肠癌或其他恶性肿瘤，在使用吻合器的条件下，可使距肛缘 5 cm 以上的直肠癌获得切除并完成低位或超低位吻合。

3）结肠经肛管拖出术：这种手术由 Babcock（1932）首创，后由 Bacon（1945）推广，现在进行的多为改良的 Bacon 手术。适应于距肛缘 6～10 cm 的直肠癌。如乙状结肠系膜太短。切除肿瘤后无足够长度的结肠拖出肛门，或游离直肠和乙状结肠后血供不良，则不适应做这种手术。腹部操作基本同 Dixon 手术，会阴部操作是经肛在齿状线上方切断直肠，将乙状结肠从肛门拉下固定于肛门。10～14 天后切除肛门外多余结肠，这种手术由于操作比较烦琐，目前多由 Dixon 手术取代。

4）经腹直肠切除结肠肛管吻合术：又称为肛管袖套内结肠肛管吻合术，Parks 于1972 年提出这一手术方法，他在 Bacon 手术的基础上进行了改良，同时保留了肛门内外括约肌。这要求保留一定长度的直肠，并将保留之直肠残端黏膜自齿状线上剥除（仅保留内括约肌），然后将结肠自保留之肛管袖套内拖出与肛管行单层缝合。这一手术方法适用于距肛缘 5 cm 以上的直肠癌，癌肿远侧直肠切除不少于 2 cm。经过长期观察，Parks 手术的长期效果是良好的，其 5 年生存率与术后复发率均与 Dixon 手术差不多。但并发症较多，处理困难。

5）直肠切除乙状结肠造口术：经腹将直肠癌病灶切除后，将远侧直肠残端关闭，并将乙状结肠造口于左下腹部。适用于直肠肿瘤姑息性切除术后或病灶切除后的全身或局部情况不允许行结肠直肠吻合的病例。经过观察如果患者生存超过 2 年以上而无复发征象者，还可考虑行结肠直肠吻合，消除造口以改善生存质量。

6）其他：除了以上几种比较常用的术式之外，还有一些术式可供选择：①经肛门直肠肿瘤局部切除术；②后盆腔清除术；③全盆腔清除术；④经骶尾直肠肿瘤局部切除术；⑤经腹骶直肠切除术；⑥经耻骨径路直肠癌低位切除术；⑦腹会阴切除、肛门成形术；⑧腹会阴切除、原位肛门重建术；⑨腹腔镜下直肠癌切除术；⑩姑息性手术：如乙状结肠造口，姑息性局部切除等。这些术式各有其相应的指征，可根据病情需要、医者技术而选择。

2. 姑息性手术

如癌肿局部浸润严重或转移广泛而无法根治时，为了解除梗阻和减少患者痛苦，可行姑息性切除，将有癌肿的肠段作有限的切除，缝闭直肠远切端，并取乙状结肠作造口。如不可能，则仅做乙状结肠造口术，尤在已伴有肠梗阻的患者。

（二）放射治疗

放射治疗在直肠癌治疗中的地位已日益受到重视。

1. 直肠癌放射治疗的适应证

直肠癌细胞对放射线杀伤具有中等敏感度，因此在直肠癌的治疗中，放射治疗往往作为综合方法之一，与手术、化学治疗相配合，以期达到根治目的。放射治疗在直肠癌治疗中适用于：术前放射治疗、术中放射治疗、术后放射治疗、姑息放射治疗、治疗转移癌等几个方面。

1）术前治疗：术前放射治疗可减少术中肿瘤种植，降低术后盆腔小肠粘连的发生率；可使原发肿瘤体积缩小，若肿瘤位置接近齿状线，则可使保留肛门括约肌的手术由原来的不可能变为可能，提高了患者的生存质量；可降低盆腔淋巴结分期，减少肿瘤的局部复发率，并能改善患者的 5 年生存率，对 DukesC 期的患者更是如此。

2）术中放射治疗：可以减少局部皮肤放射性损伤，减少局部复发。对于某些较晚期的病例，在手术切除肿瘤病灶并进行淋巴结清扫后，在术中实施整个术野的放射治疗，剂量较大，然后缝合皮肤。这样做可以一次性杀灭残存的癌细胞，防止术后复发，延长生存期。

3）术后放射治疗：可以减少局部和区域性复发，限制远处转移。

4）单纯根治性放射治疗：对某些年迈体弱的早期直肠癌患者，同时又患有心血管疾病或其他内脏疾病而不适宜手术者，可以实施根治性放射治疗。

5）姑息放射治疗：对某些已经丧失根治性手术机会的直肠癌患者，仍然可以实施放射治疗，以达到抑制肿瘤发展、控制病情、延长生命的目的。

6）治疗转移癌：放射治疗是目前为止治疗骨转移疼痛的最好方法。对脑转移也可以起到抑制肿瘤生长，延缓生命的作用。

2. 直肠癌的放射治疗反应

放射治疗的不良反应的严重程度取决于所用照射设备、照射剂量、照射面积、照射速度以及患者的具体体质状况。

放射治疗中会出现直肠黏膜充血、水肿和尿路刺激症状，表现为腹泻、肠痉挛、肠出血、尿频尿急、排尿困难等，对症处理后均可缓解。大部分患者术前常规放射治疗术后基本无并发症发生，但使用术前短程放射治疗则术后较容易发生并发症，如吻合口瘘、会阴部伤口感染或裂开、伤口延期愈合等。

（三）化学治疗

直肠癌约半数患者在术后出现转移和复发，除部分早期患者外，晚期和手术切除后的患者均需接受化学治疗。化学治疗在直肠癌综合治疗中是除外科治疗后又一重要治疗措施，分为术后辅助化学治疗和术前新辅助化学治疗。化学治疗会产生近期和远期毒性反应，如骨髓抑制、胃肠道反应，需加强支持治疗，减轻化学治疗药物的毒副作用，改善患者生存质量。化学治疗是直肠癌综合治疗的重要组成部分，目的是减少转移复发。化学治疗可分为术前、术中和术后化学治疗。

1. 术前化学治疗

可将 5 - FU 乳剂或栓剂放于直肠内，400 mg，分 2 次给予，总剂量在 6 ~ 8 g。尽管理论上有较好效果，但实际应用得较少。

2. 术中化学治疗

术中向直肠内注入 5 - FU 0.5 ~ 1.0 g，以减少术中医源性种植。

3. 术后化学治疗

目前多主张从术后第 1 天就开始，将 5 - FU 0.75 ~ 1.0 g 加入 5% 葡萄糖液 1 000 ml 中，缓慢静脉滴注维持 12 小时以上，连续 3 天。这种术后短期化学治疗一般无明显不良反应，大多数患者能够耐受，对伤口愈合也无不良影响。术后 2 周至 1 个月开始进行第 2 疗程。目前化学治疗的方案较多，但就直肠癌来说，5 - FU 是最有效的药物，一般采用以 5 - FU 为主的方案。亚叶酸钙（CF）+ 5 - FU 是目前认为比较合理的方案，亚叶酸钙作为 5 - FU 的增敏剂一般用 200 ~ 500 mg，在 5 - FU 使用前 2 小时内静脉滴入或与 5 - FU 同时静脉滴入。现认为 5 - FU 长时间低浓度滴注比一次性静脉注射对肿瘤细胞杀伤效果要好，原因是直肠癌细胞生长速度较慢，静止期细胞较多，一次性高浓度给药，药效维持时间短，往往达不到应有的杀伤效果。化学治疗期间应常规测定血常规，尤其是白细胞计数和分类，当白细胞 $< 4 \times 10^9/L$ 时应暂时停药。术后化学治疗的常用途径有：

1）口服给药：如口服 FT - 207，去氧氟尿苷（氟铁龙）等。

2）静脉给药：主要用于 DUKESB、C、D 期患者。

3）直肠内给药。

4）腹腔内给药：对腹腔内有转移者，可在腹腔内置管给药，近年来有报道采用热化学治疗，效果比单纯化学治疗更好。

5）动脉给药：直肠癌广泛浸润、固定，无法切除时，可在直肠上动脉插管、埋泵给药，进行区域性化学治疗；肝转移时可做肝动脉化学治疗性栓塞或肝动脉插管化学治疗。

（四）生物治疗

近年来一些生物制剂用于直肠癌的治疗，如干扰素、阿地白介素（白细胞介素 - 2）等，多作为辅助治疗，确切疗效有待进一步临床验证。

（五）中医治疗

1. 原则

直肠癌由于发病隐匿，多数确诊时已为晚期，临床上局部治疗难以有满意的效果，中医治疗作为一种全身性疗法，在直肠癌的治疗中有其独特的优势：

1）中医有很强的整体观念，往往能从患者全身的特点加以考虑，而不只是局限在癌症病灶本身。中医调理能纠正机体的某些失调，去除肿瘤的复发因素，减少转移的机会；其次，中药对健康细胞的伤害比较小，一般不会因治疗本身的原因对体力产生新的破坏，在癌症好转的同时，体力也会逐渐得到恢复，逐步增强免疫力。

2）直肠癌的中医治疗可减轻"三板斧"的毒副作用。手术、放射治疗、化学治疗是目前直肠癌常规治疗的"三板斧"，中医药的配合可在减轻这"三板斧"毒副作用上产生特殊的疗效，大幅提高患者的存活期及生存质量。直肠癌患者在手术治疗后如能及时配合中医治疗，扶正固本，改善患者的饮食与睡眠状况，增强患者的体质，那么对防止直肠癌的复发和转移会大有益处。倘若在直肠癌化学治疗的同时或在化学治疗后配合健脾和胃、益气生血、补益肝肾、软坚化瘀等中医药治疗，则可以较好地缓解化学治疗反应，有助于化学治疗的顺利进行；如果在直肠癌放射治疗期间及放射治疗后配合补益气血等中医治疗，对增加白细胞的数量、增强免疫功能均有较好的效果，从而保证放射治疗顺利进行。

3）中医可扶正祛邪。采用中医治疗直肠癌，应遵循中医辨证施治的原则，根据患者的症状、体征、所采用的西医治疗手段、不同的治疗阶段以及患者病后的气血盛衰、脏腑功能的阴阳虚实等进行综合分析，再提出相应的治疗方案。

4）中医治疗直肠癌根据直肠癌的不同类型选择最合适的中药进行治疗。临床上一些中药特色疗法如中药扶正祛邪，改善症状，无论是直肠癌早期中药治疗还是中晚期直肠癌的中医治疗都有着十分显著的效果。因此对于晚期直肠癌患者的治疗中医治疗，已是现阶段直肠癌治疗的主要趋势走向。

2. 用药用法

中医中药治癌可减轻患者的症状和痛苦，提高生存质量，延长生命，降低癌症的死亡率。

1）湿热蕴结型：白头翁汤加减。

白头翁 30 g，秦皮 15 g，黄连 3 g，黄柏 9 g，红藤 15 g，败酱草 15 g，苦参 15 g，马齿苋 15 g，白槿花 12 g，藤梨根 30 g。

2）瘀毒内阻型：膈下逐瘀汤加减。

桃仁 9 g，红花 9 g，赤芍 9 g，当归 9 g，川芎 6 g，五灵脂 9 g，香附 9 g，元胡 15 g，莪术 15 g，甲珠 9 g（现用其他药代替），土茯苓 30 g。

3）脾虚气滞型：香砂六君子汤加减。

木香6 g，砂仁3 g，党参15 g，白术12 g，茯苓12 g，陈皮6 g，八月札12 g，枳壳9 g，乌药9 g，绿萼梅9 g，沉香曲9 g。

4）脾肾阳虚型：理中汤加减。

党参15 g，炒白术12 g，炮姜炭3 g，肉豆蔻9 g，补骨脂12 g，五味子6 g，吴茱萸3 g，附子6 g，肉桂3 g。

（六）其他治疗方法

1. 肿瘤局部冷冻、激光和烧灼治疗。晚期直肠癌患者伴有不全肠梗阻征象，可试用肿瘤局部冷冻或烧灼（包括电烙烧灼和化学烧灼）治疗，使肿瘤组织缩小或脱落，暂时缓解梗阻症状。近年来开展激光治疗，应用 nd－yag 激光，功率65W，分点照射局部肿瘤组织，遇有出血，改用功率40 W 在出血点四周聚集照射止血，每隔2～3周重复照射，个别病例的肿瘤可见缩小，暂时缓解症状，可作为一种姑息治疗方法。

2. 免疫治疗尚无定论。

3. 基因治疗直肠癌仍较遥远。

九、护理与康复

（一）护理措施

1. 直肠癌术前护理

1）心理护理：需做永久性人工肛门时，会给患者带来生活上不便和精神上的负担，应关心患者，讲明手术的必要性，使其能以最佳心理状态接受手术治疗。

2）加强营养，纠正贫血，增强机体抵抗力。尽量给予高蛋白、高热量、高维生素、易于消化的少渣饮食，以增加对手术的耐受力。

3）充分的肠道准备，以增加手术的成功率与安全性。

4）术前3日给肠道抗生素抑制肠道细菌，预防术后感染。

5）术前3日给流质，术前1日禁食，以减少粪便和容易清洗肠道。

6）术前1日根据病情行全肠道灌洗，同时应观察灌洗效果。

2. 直肠癌术后护理

1）观察患者的生命体征及病情变化，观察伤口渗血情况。

2）术后禁食、胃肠减压至肠蠕动恢复后可进食。饮食应循序渐进。

3）保持引流通畅，并遵医嘱定时冲洗引流管。

4）长期置尿管者，应每日清洗尿道口，预防尿路感染。

5）保持造瘘口周围皮肤清洁干燥。

6）做好肛门的护理。

（二）饮食护理

直肠癌患者的饮食要多样化，不偏食，不挑食，不要长期食用高脂肪、高蛋白的饮食，常吃富含维生素的新鲜蔬菜，如西红柿、深绿色和十字花科蔬菜（芹菜、莴苣、甘蓝、芥菜、萝卜等）、大豆制品、柑橘类水果、麦芽及麦片、葱、蒜、姜等。

1. 直肠癌患者多有反复发作、迁延不愈的腹泻，消化能力弱，故应予以易于消化吸收的食物。

2. 直肠癌患者多有便中带血，晚期患者常大量便血，故应少服或不服刺激性和辛辣的食物。

3. 患者久泻或晚期患者长期发热、出汗、损伤津液，故宜多饮水或汤液，主食可以粥、面条等半流质饮食为主。

4. 患者多有食欲下降、恶心，甚至呕吐等症状，故宜摄取清淡饮食，切忌油腻。

5. 直肠癌晚期患者久泻、便血、发热，大量营养物质和水分丢失，身体消瘦，体重减轻，气血两亏，宜服富有营养的滋补流质药膳。

（三）心理护理

1. 创造良好的休养环境

环境对人的身心健康有着很大的影响，所以病房要注意保持空气清新，布置合理，物品摆设有序，温、湿度适宜，无噪声，使患者觉得像住在家里一样，消除他们对医院的恐惧和陌生感。

2. 区别不同情况，对病情适度保密

对患者的真实病情注意适度保密，尤其是对老年人及缺乏医学常识的人，以免患者过于紧张和恐惧，影响患者的康复。

3. 换位思考，满足患者心理需求

对持有怀疑心理的患者，耐心细致地向患者说明有关情况。

4. 抚慰患者，给予精神鼓励

对消极绝望的患者，根据不同情况分析原因，给予他们精神安慰。除了做好精神调养和生活指导等服务性工作，还给患者讲述一些治愈病例的治疗过程和疗养方法，使患者树立信心，在精神上得到鼓励，在治疗上看到希望。

5. 呵护重症患者

对需要做永久性人工肛门的患者，需在手术前委婉地将该手术对患者造成的影响告诉患者，讲解其必要性，使患者有心理准备。术后要精心护理，尊重患者。

6. 注意术后情绪养护

患者术后一周内，尤其是发生粪便外溢的现象时，患者自我形象紊乱，常会产生一种生不如死的痛苦感，所以这一时期应尽量减少亲戚朋友的探视，避免刺激患者。

7. 态度端正，尊重患者

护士对患者应抱有高度的同情心和责任感，一视同仁，不怕脏，不怕累，以自己饱满的精神和热情的态度来感染患者，主动与患者握手、交谈。精心的护理可消除患者精神上的痛苦，增强患者对护士的信任感和安全感，使患者树立战胜疾病的信心。

8. 要做好出院患者的心理护理

举办肠造口患者联谊会：针对肠造口患者自卑心理较多见这一现象，举办肠造口患者联谊会，动员、鼓励肠造口患者参加联谊会，使其与众多的肠造口患者一起交流、娱乐，减轻他们的孤独感。在联谊会中使患者接触生活已经恢复正常的肠造口患者，激发他们恢复术前生活和重归社会活动的信心；开展门诊咨询和定期随访：每周1次，对肠造口患者提供心理咨询，根据需要进行帮助和指导。对出院6个月内的肠造口患者进行每月1次的随访，通过面对面的交流，针对饮食、肠造口护理、粪便以及化学治疗或放射治疗中出现的一些副反应引起的相应的心理行为变化进行咨询，并给予指导和帮助。

9. 做好患者家属的思想工作，共同配合促进患者康复

家属心情的好坏能直接影响患者的情绪，要做好患者的心理护理与家属的配合是分不开的。患者由于被病痛折磨，常将急躁情绪发泄到家人身上，而家人的辛苦和委屈又不能得到患者的认可，极易产生心理不平衡，对患者失去耐心，因此要非常注重家属的思想工作，并在术前使他们对疾病和手术有一定的了解，劝导他们克制自己，与医护人员配合，一起稳定患者的情绪，使患者早日康复。

十、并发症

（一）常见并发症

1. 肠梗阻

肿瘤增大可致肠腔狭窄，肠内容物通过障碍，而导致机械性肠梗阻。

2. 肠穿孔

临床有典型的急腹症表现，腹肌紧张、压痛、反跳痛，X线平片见隔下新月状游离气体等，可做出初步的诊断。

3. 出血

急性大出血是直肠癌较少见的并发症。

（二）放射治疗的并发症

1. 放射性皮炎

放射初期可见皮肤发红，发痒，类似日晒性皮炎改变；放射中期皮肤色素沉着，变厚粗糙，毛孔粗黑；放射后期在皮肤皱褶、腹股沟区出现湿性脱皮，局部皮肤浮肿，严重时出现水疱，继而破溃、糜烂，甚至溃疡。

2. 放射性肠炎

在放射中后期，患者可感到腹部不适，进食或饮水后加重，严重时可出现肠梗阻。这是由于肠道在放射线损伤下，出现黏膜充血、水肿所致。

3. 软组织纤维化

在放射后期出现，常表现为局部组织变硬，失去正常组织的弹性。

十一、预防控制

（一）预防控制直肠癌的策略

1. 提高认识，确立直肠癌的防治观点

直肠癌多以腺瘤开始，发展过程较长，如能及早发现癌前病变并予以去除，可以有效预防肿瘤的发生。直肠癌早期治疗效果非常好，完全可达到治愈。可以说，直肠癌是可防可治的肿瘤。

2. 确立预防为主的观点

世界卫生组织明确指出，40%的肿瘤是可以预防的。从"上工治未病"到以预防为主，长期以来贯穿于我国医学发展史，这种观点同样也要体现在肿瘤防治工作中，应克服重治疗轻预防的思想。

3. 领导重视，立足社区，全社会参与

与预防其他肿瘤一样，控制直肠癌流行需要各级领导重视，加大投入，立足社区防治网，动员人人参与，才有可能事半功倍，才可能达到目的。

（二）控制直肠癌的对策

1. 加强防癌健康教育

让群众了解什么是直肠癌，有什么致病危险因素，如何能预防和早期发现，使人们自觉选择健康的生活方式，积极参与筛查。

2. 合理安排饮食（平衡饮食）

大量研究资料显示，高脂肪、高动物蛋白、高能量摄入和纤维素不足，会助长直肠癌的发生。所以，预防直肠癌应从饮食干预入手，合理安排膳食结构，培养良好的饮食习惯。

3. 积极治疗癌前病变

直肠癌癌前病变较为明确，主要有腺瘤、家族性腺瘤性患肉病和溃疡性结肠炎，如能早期去除这些病变，可望大大减少直肠癌的发生。

4. 养成良好生活行为

除均衡饮食外，亦应注意限制饮酒和戒烟，积极参加体育活动，提高身体素质和免疫功能，控制体重防止肥胖。

5. 定期筛查

凭借粪便隐血试验、病史查询表、选择性肠镜检查，可以发现更多的癌前病变，并予以去除。筛查还可以早期发现肿瘤，及时治疗会获得良好效果。

6. 加强监测

建立直肠癌病例登记随访信患库和网络，及时统计分析，为控制肿瘤流行提供依据。

十二、预后

近年来，直肠癌在诊断和治疗方面已取得了较大的进展，直肠癌根治术后 5 年生存率由过去的 30% 提高到 50% 左右。但总的预后改善并不明显，其原因是影响直肠癌预后的因素众多。

1. 临床因素与预后

1）年龄和性别：青年人直肠癌的预后早已引起国内外学者的关注。据国内统计，30 岁以下的青年人直肠癌预后较差。在 3 147 例直肠癌中，青年人术后 5 年生存率为 40.1%，而老年患者则为 51.4%。影响青年人直肠癌预后不佳的原因可能是：①青年人患病后就诊较晚，从而延误诊断，影响及时治疗；②青年人患浸润型病变的比例明显高于老年组。组织类型则以黏液腺癌、中分化腺癌、低分化腺癌和印戒细胞癌较多；③青年人患直肠癌侵及浆膜外的比例和淋巴结转移的比例均高于老年组。总之，青年人直肠癌预后差的主要原因可能与肿瘤分化较差、诊断偏晚、印戒细胞癌较多有关。男女患者预后的差异不大。

2）临床症状和并发症一般认为，有临床症状和无临床症状的两组患者 5 年生存率不同，Beahrs 报道，有症状组的 5 年生存率为 49%，普查时发现大便有隐血而提示患者就诊的无症状组，其 5 年生存率则为 71%。

当患者患病过程中出现并发症时，预后较差。根据不同的并发症判断其预后也有差异。

（1）出血：以出血为主要症状的患者预后较好。这与患者早就诊、早治疗有关，Thoms 报道，以出血为主就诊者，5 年生存率为 54%。

（2）梗阻：合并梗阻的患者预后较差，切除术后的 5 年生存率为 30% ~ 40%。其主要原因是患者出现梗阻时仅 50% 的患者可行根治术，无肠梗阻的患者约 80% 可行根治术。

（3）穿孔：合并穿孔的患者预后较差，游离穿孔和局限性穿孔的预后也有差异。Glonn 报道，1 815 例结直肠癌患者中癌性穿孔患者 89 例，其中 41 例穿孔至腹腔内，5 年生存率仅为 7.3%；另 48 例穿孔至肠腔周围形成炎性包囊，5 年生存率为 41.1%。

3）原发肿瘤的部位：结直肠癌发生的部位与预后有关。右结肠癌的预后最好。Diron 报道，右结肠癌患者的 5 年生存率为 72%，降结肠癌为 68%，乙状结肠癌为 44%，直肠癌为 47.4%。我国的统计以回盲部及升结肠癌患者的预后最好，5 年生存率分别为 57% 和 58%。就直肠癌而言，病变部位在腹膜返折以上和腹膜返折以下的预后也不同，Gifehrist 报道，腹膜返折以下无淋巴结转移的直肠癌患者 5 年生存率为 49%，腹膜返折以上伴淋巴结转移者则为 40%。另外，结直肠癌肿瘤的大小与预后也有关系。据统计，肿瘤小于 2 cm 时，患者 5 年生存率为 73.2%，大于 2 cm 时，5 年生存率为 50% 左右。

2. 病理因素与预后

1）癌肿的组织学类型和分化程度：组织学类型反映了癌的生物性质，是判断预后的最基本的因素，它与分化程度密切相关。近年来，Grinnell 根据组织腺体排列结构、核极性及核分裂提出的分级法应用最广。组织学类型中高分化组有高分化腺癌、乳头状腺癌，其预后最好；中分化组有中分化腺癌、黏液腺癌，其预后次之；低分化组有低分化腺癌，预后最差。三组 5 年生存率分别为 70.3%、49.6% 和 26.6%，差异显著。鳞癌和腺鳞癌 5 年生存率为 54% 和 55%。印戒细胞癌预后最差，类癌预后最好。黏液腺癌的预后也不好，5 年生存率仅为 34%。

2）淋巴结转移和浸润深度：有无淋巴结转移及转移淋巴结的数目对预后有很大影响，浸润深度与预后也有密切关系，浸润越深，预后越差，而淋巴结转移情况对预后的影响比浸润深度更为明显。

3）远处转移：是否有远处转移是判断预后好坏的重要标志，结直肠癌发生远处转移的比例较大。在诊断时已发现 10% ~ 25% 的大肠癌患者有肝转移，根治术后发生肝转移（异时性肝转移）的患者为 16% ~ 22%。据报道，1 387 例孤立性肝转移瘤切除术后的 5 年生存率为 36%。同时性肝转移与结肠癌同期切除后的 5 年生存率为 27%，异时性肝转移切除后的 5 年生存率为 31%。同时合并其他器官转移时预后较差。脑转移并非少见，约为 10%，预后更差。

3. 生物学参数与预后

1）癌胚抗原（CEA）：CEA 是从大肠腺癌及胚胎大肠黏膜组织中分离出来的抗原，为糖蛋白。CEA 的血清正常值在 5 mg/ ml 以下。大量临床资料证明，大肠癌患者术前血清 CEA 值升高，表示病变范围较广，术后预后较差。CEA、CA19 - 9 和 CA - 50 的测定对预后的判断有一定的意义。单项检测敏感度不高，联合检测有诊断价值。瑞金医院报道，182 例结直肠癌根治术后，随访在 2 ~ 10 年间，进行 CEA 检测，敏感性为 63%，两项联合检测，敏感性为 86.36%。因此，联合检测可作为判断预后的指标。

2）癌细胞核 DNA：应用细胞流式仪测定肿瘤细胞 DNA 的倍性来判断患者的预后已成为热点，但对结直肠癌预后的判断价值仍有争论。Kokal 等分别分析了 77 例及 147 例原发性直肠癌细胞核 DNA 含量与其复发和预后的关系，发现癌细胞核 DNA 含量与其复发和预后的关系密切，非整倍体直肠癌无复发期及生存期明显低于二倍体肿瘤患者。回归分析表明，直肠癌细胞核 DNA 倍体是预测复发及预后最有意义的指标。

4. 治疗方式与预后

直肠癌的预后受多方面的影响，但最重要的是根据肿瘤侵犯的范围，按 Duke's 分期采取合理的以外科手术为主的综合治疗措施。目前直肠癌根治性切除术后 5 年生存率仍在 50% 左右，故单纯外科手术治疗不能令人满意。为提高治愈率，获得最佳的预后，早期诊断和治疗仍然是提高生存率的关键。对直肠的癌前病变不容忽视，息肉或腺瘤应根据病理特征及时处理。以手术为主，既要彻底切除，又能保存机体功能，提高生活质量，降低手术病死率。手术中尽量做到不触摸肿瘤所在肠段，以避免由于触摸肿瘤而导致播散，由此可使 5 年生存率提高 16%。加之在术前、术后进行综合治疗，如辅助放射治疗、化学治疗、免疫治疗，可进一步消灭局部残留癌灶或远处微小转移癌灶，进一步提高生存率。

（刘丛丛）

第十一章　泌尿外科疾病

第一节　泌尿生殖系统损伤

肾损伤

肾脏损伤占所有泌尿生殖道损伤的 65% 左右。原因有钝性损伤（80%）、贯通伤（战争期间及高犯罪地区增加）以及医源性损伤（由于手术、体外震波碎石或肾活检），开放性肾损伤往往伴有腹内其他脏器损伤。并发症包括出血不止、尿外渗、脓肿形成和高血压。肾脏位置较深且有脂肪囊和周围组织结构的保护，受伤机会较少。肾脏损伤多由火器伤、刺伤以及局部直接或间接暴力所致。依创伤的程度分为挫伤、撕裂伤、碎裂伤和肾蒂伤 4 种类型。

一、病因和病理

（一）病因

按外伤病因的不同，可分为开放性外伤和闭合性外伤两类。

1. 开放性外伤

因弹片、枪弹、刀刃等锐器致伤，外伤复杂而严重，常伴有胸、腹部等其他组织器官外伤，有创口与外界相通。

2. 闭合性外伤

因直接暴力（如撞击、跌打、挤压、肋骨或横突骨折等）或间接暴力（如对冲伤、突然暴力扭转等）所致，一般没有创口与外界相通。

此外，肾本身病变时，如肾积水、肾肿瘤、肾结核或肾囊性疾病等更易受外伤，有时极轻微的外伤，也可造成严重的"自发性"肾破裂。经皮肾穿刺活检、肾造瘘、经皮肾镜碎石术、体外冲击波碎石等医疗操作有可能造成不同程度的肾外伤。体外冲击波碎石术操作时正常能量冲击波一般不会造成严重后果。肾脏外伤严重程度与冲击次数、频率呈正相关，低冲击次数和频率可有效减轻肾外伤。多次、高频的体外冲击波碎石术可引起较为严重的肾脏外伤。经皮肾镜碎石术及肾造瘘常见并发症是肾脏出血，主要包括静脉性肾出血、动脉性肾出血、肾周血肿。

（二）病理

肾外伤有多种类型，临床上最多见为闭合性肾外伤，由于外伤的病因和程度不同，有时多种类型的肾外伤同时存在。现根据其外伤的程度将闭合性外伤分为以下病理类型。

1. 肾挫伤

外伤仅局限于部分肾实质，形成肾瘀斑和（或）包膜下血肿，肾包膜及肾盏肾盂黏膜完整。外伤涉及肾集合系统可有少量血尿。

2. 肾部分裂伤

肾近包膜部位裂伤伴有肾包膜破裂，可致肾周血肿。若肾近集合系统部位裂伤伴有肾盏肾盂黏膜破裂，则可有明显血尿。

3. 肾全层裂伤

肾实质深度裂伤，外及肾包膜，内达肾盏肾盂黏膜，常引起广泛的肾周血肿、血尿和尿外渗。肾横断或碎裂时，可导致部分肾组织缺血。

4. 肾蒂血管外伤

比较少见。肾蒂或肾段血管的部分或全部撕裂，可引起大出血、休克。由于此类外伤引起肾急剧移位，肾动脉突然被牵拉，致血管内膜断裂，形成血栓，易造成肾功能丧失。

晚期病理改变：由于持久尿外渗可形成尿囊肿；血肿、尿外渗引起组织纤维化，压迫肾盂输尿管交界处可导致肾积水；开放性肾外伤偶可发生动静脉瘘或假性肾动脉瘤；部分肾实质缺血或肾蒂周围纤维化压迫肾动脉，可引起肾性高血压。

二、临床表现和诊断

（一）临床表现

1. 休克

多数患者均有不同程度的休克表现，常伴有严重的血尿和腰部包块。如休克重而血尿轻，则应想到广泛的肾损伤或肾盂破裂的可能。有时肾脏仅有轻伤，但因腹腔内其他脏器损伤重，休克可能显著，在诊断上应加之鉴别。

2. 出血和血尿

出血和血尿是肾脏损伤最常见和最重要的症状，常与肾损伤程度成正比。轻度损伤可为显微镜下血尿，肾实质破裂和肾盏、肾盂相通时，则出现肉眼血尿。但肾蒂血管裂伤，输尿管完全断裂或被血块堵塞，可不出现血尿。有时血尿停止1周后，因感染而发生继发性出血。

3. 肿块和疼痛

多因局部组织创伤和血、尿外渗至肾周围组织所致。疼痛加剧，患侧出现明显腰肌痉挛、压痛和叩击痛。肿块的大小，与出血和尿外渗的多少成正比。尿渗入肾周围组织经 12～36 小时，可引起蜂窝织炎，体温急剧上升，局部疼痛更为剧烈。

4. 肾周围感染

如果尿外渗和出血较轻，继发感染的机会较小，如肾周围组织的尿外渗较重，则感染的机会较大。如有感染，伤后数日伤员体温升高，局部压痛和肌紧张等体征亦随之增加。

5. 其他

可发现皮肤擦伤、裂伤、肿胀明显、肌紧张和压痛，可伴有腹膜刺激征。也可有发热及其他脏器损伤。

（二）实验室及其他检查

1. 尿常规

可见大量红细胞。

2. 血常规

了解有无活动性出血及继发感染情况。

3. X 线平片

对初步诊断为肾损伤的患者在情况允许的情况下，应首先拍包括肾、输尿管、膀胱的腹平片。

4. 静脉肾盂造影

静脉肾盂造影对肾损伤的伤情分类至关重要。

5. 动脉造影

怀疑肾蒂伤者应行动脉造影以明确诊断。

6. CT 检查

为无损伤性检查，使用方便、迅速，能精确地估计肾实质伤情，显示肾皮质裂伤、尿外渗、肾周血肿范围以及血管损伤。

7. 其他

核素肾扫描是一安全、简单的检查，敏感性较 CT 差。B 超可观察肾周血肿的大小、出血程度及对侧肾脏情况。逆行性尿路造影可能导致感染，不宜应用。

三、治疗

肾损伤的处理与损伤程度直接相关。轻微肾挫伤经短期休息可以康复，多数肾挫裂伤可用保守治疗，仅少数需手术治疗。

（一）紧急治疗

有大出血、休克的患者需迅速给以抢救措施，观察生命体征，进行输血、复苏、同时明确有无合并其他器官损伤，做好手术探查的准备。

（二）保守治疗

1. 绝对卧床休息 2～4 周，病情稳定，血尿消失后才可以允许患者离床活动。通常损伤后 4～6 周肾挫裂伤才趋于愈合，过早过多离床活动，有可能再度出血。恢复后 3 个月内不宜参加体力劳动或竞技运动。

2. 定时测量血压、脉搏、呼吸、体温，注意腰、腹部肿块范围有无增大。观察每次排出的尿液颜色深浅的变化。定期检测血红蛋白和血细胞比容。

3. 及时补充血容量和热量，维持水、电解质平衡，保持足够尿量。必要时输血。

4. 应用广谱抗生素以预防感染。

5. 使用止痛、镇静剂和止血药物。

（三）手术治疗

1. 开放性肾外伤

几乎所有这类外伤的患者都要施行手术探查，特别是枪伤或从腹壁进入的锐器伤，需经腹部切口进行手术，包括清创、缝合及引流，并探查腹部脏器有无外伤。

特殊类型：如经皮肾镜穿刺外伤，出血较多时，可改变穿刺部位，或停止手术，或改为其他手术方法。

2. 闭合性肾外伤

一旦确定为严重肾部分裂伤、肾全层裂伤及肾蒂血管外伤需尽早进行手术。若肾外伤患者在保守治疗期间发生以下情况，则需施行手术治疗：①经积极抗休克后生命体征仍未见改善，提示有活动性内出血；②血尿逐渐加重，血红蛋白和血细胞比容继续降低；③腰、腹部肿块明显增大；④怀疑有腹腔其他脏器外伤。

手术方法：经腹或者经腰部切口施行手术，怀疑腹腔脏器外伤时，先探查并处理腹腔其他外伤脏器，再切开后腹膜，显露并阻断肾蒂血管，而后切开肾周筋膜和脂肪囊，探查伤侧肾，快速清除血肿，依具体情况选择做肾修补、肾部分切除术或肾切除。必须注意，在未控制肾动脉之前切开肾周筋膜，往往难以控制出血。只有在严重肾全层裂伤或肾蒂血管外伤，无法修复，而对侧肾功能良好时，才可施行伤侧肾切除。

（四）并发症处理

由于出血、尿外渗以及继发性感染等情况易导致肾外伤后并发症出现。腹膜后尿囊肿或肾周脓肿需穿刺引流或切开引流；输尿管狭窄、肾积水需施行成形术或肾切除术；恶性高血压要做血管狭窄处扩张或肾切除术；持久性血尿且较严重者可施行选择性肾动脉分支栓塞术。

四、护理

1. 休息

绝对卧床休息 2 ~ 4 周，即使血尿消失，仍需继续卧床休息至预定时间。

2. 严密监测血压、脉搏、呼吸、神志

肾脏为实质性器官，结构比较脆弱，血流又很丰富。故开放性肾损伤，约85%合并休克，闭合性肾损伤约有40%合并休克。

3. 病情观察

1）动态观察血尿颜色的变化，若血尿颜色逐渐加深，说明出血加重。

2）准确测量并记录腰腹部肿块的大小、观察腹膜刺激征的轻重，以判断渗血、渗尿情况。

3）定时检测血红蛋白和血细胞比容，以了解出血情况及其变化。

4）定时观察体温和血白细胞计数，以判断有无继发感染。

4. 观察疼痛的部位及程度

伤侧躯体或上腹部疼痛一般为钝痛。尿液、血液渗入腹腔或同时有腹腔内脏损伤，可出现腹部疼痛及腹膜刺激症状。

5. 维持水、电解质及血容量的平衡。

6. 有手术指征者，在抗休克同时，积极进行各项术前准备。

输尿管损伤

输尿管位于腹膜后间隙，周围组织对其有良好的保护，因此外界暴力所致的输尿管外伤很少见，多为医源性外伤。输尿管外伤后易被忽视，多在出现症状时才被发现，往往延误诊治。

一、病因

1. 医源性外伤

1）与输尿管腔内器械操作有关：经膀胱镜逆行输尿管插管、扩张、套石、活检、输尿管镜检查、取（碎）石等操作均可能发生输尿管穿孔、撕裂、断裂、剥脱等情况。当输尿管有狭窄、扭曲、粘连或炎症时上述情况更易发生，务必慎重处理。

2）与输尿管腔外手术操作有关：常发生在盆腔、腹膜后的开放及腹腔镜手术时，如结肠、直肠、子宫切除术以及周围大血管手术。由于解剖复杂，手术野不清，匆忙止血，大块钳夹、结扎极易累及输尿管；肿瘤将输尿管推移或粘连，后腹膜纤维化等会使手术困难加重，累及输尿管的概率也会增加。术中不一定能发现，术后发生漏尿或无尿时才察觉。

2. 开放性外伤

多见于枪击伤所致，偶见于锐器刺伤。另外，交通事故、从高处坠落也可引起输尿管撕裂。输尿管开放性外伤常伴有大血管或腹腔内脏器外伤。

3. 放射性损伤

见于宫颈癌、前列腺癌等放射治疗后，表现为输尿管下段局限性狭窄、广泛性盆腔输尿管狭窄或广泛性输尿管壁放射性硬化等。其病理特点是引起输尿管及周围组织的充血、水肿和炎症，局部瘢痕纤维化粘连而导致输尿管狭窄。在原有肿瘤浸润输尿管的基础上，很快可引起输尿管梗阻。

二、病理

输尿管损伤的病理改变依损伤类型、处理时间不同而异，可有挫伤、穿孔、结扎、钳夹、切断或切开、撕裂、扭曲、外膜剥离后缺血、坏死等。输尿管轻微的挫伤均能自愈，并不引起明显的输尿管狭窄。输尿管损伤后发生腹膜后尿外渗或尿性腹膜炎，感染后可发生脓毒血症。输尿管被结扎或切断，近端被结扎，可致该侧肾积水，若不及早解除梗阻，会造成肾萎缩。双侧均被结扎，则发生无尿。输尿管被钳夹、外膜广泛剥离或被缝在阴道残端时，则可发生缺血性坏死。一般在 1~2 周形成尿外渗或尿瘘，伴输尿管狭窄者可致肾积水。

三、临床表现和诊断

（一）临床表现

有外伤或手术误伤史。

1. 尿瘘与尿外渗

可分为①急性尿瘘或尿外渗：发生于损伤时或数日后，尿液由输尿管损伤处渗入后腹膜间隙，引起腰痛、腹痛、腹胀、局部肿胀、包块及触痛。如尿液漏入腹腔，则会产生腹膜刺激症状。②慢性尿瘘：尿液与腹壁伤口或阴道、肠道创口相通，形成尿瘘，经久不愈。

2. 梗阻症状

输尿管被缝扎、结扎后可引起完全性梗阻，患者可出现患侧腰部胀痛、腰肌紧张、肾区叩痛及发热等症状。如孤立肾或双侧输尿管断裂或被结扎，则可发生无尿。输尿管损伤致不完全性梗阻者，也会出现腰部胀痛及发热等症状。

3. 感染症状

输尿管损伤后，局部组织可发生炎症反应，有尿瘘或尿外渗时很容易继发感染。表现为发热、腰痛及腰部压痛等，如尿液进入腹腔，则可出现腹膜刺激症状。

4. 血尿

输尿管损伤并不一定出现血尿。血尿常见于器械操作损伤输尿管黏膜时，大多自行缓解。若输尿管完全断离者，可无血尿出现。

（二）诊断

1. 早期诊断

输尿管损伤的早期诊断十分重要，由于损伤早期组织没有水肿、炎症及粘连，手术修复效果良好，并发症少。在处理外伤或施行腹部、盆腔手术时，应注意检查有无尿外溢、外伤创口是否经过输尿管行径、手术野有无渗尿或直接可见的输尿管损伤。术中怀疑输尿管损伤时，可由静脉注射靛胭脂，检查有无蓝色尿液从输尿管裂口流出。

2. 损伤的后期诊断

除了部分手术损伤病例外，大部分输尿管损伤不易早期发现，一般在损伤后数天或数周出现症状后才被察觉。此时由于损伤时间较久，局部组织水肿、炎性反应明显，失却了及时修复的时机。确定输尿管损伤的方法如下。

1）静脉尿路造影：95％以上的输尿管损伤都能通过静脉尿路造影确定：①输尿管误扎，可表现为输尿管完全梗阻，造影剂排泄受阻或肾盂输尿管不显影；②输尿管扭曲或成角可表现为输尿管不完全性梗阻，造影剂排泄受阻，病变上方肾盂输尿管可见扩张；③输尿管断裂、穿孔、撕脱等，可表现为造影剂外渗，损伤部位以上输尿管肾盂扩张等。

2）逆行输尿管插管和输尿管肾盂造影：当静脉尿路造影不能明确诊断或有疑问时，应配合逆行输尿管插管和逆行造影以提高损伤的诊断率。

3）当表现为阴道漏尿时，要与膀胱阴道瘘鉴别。

（三）鉴别诊断

通过导尿管注入亚甲蓝溶液可鉴别输尿管瘘与膀胱瘘，若膀胱或阴道伤口流出的液体仍澄清，可排除膀胱瘘。结扎双侧输尿管引起无尿，应与急性肾小管坏死鉴别，必要时做膀胱镜检查及双侧输尿管插管，以明确有无梗阻存在。

四、治疗

1. 外伤性输尿管损伤的处理原则

应先抗休克，处理其他严重的合并损伤，尔后处理输尿管损伤。只要病情允许，输尿管损伤应尽早修复，以利尿液通畅，保护肾功能。尿外渗应彻底引流，避免继发感染。输尿管挫伤和逆行性插管所致的小穿刺伤可不做特殊处理。术中和术后早期发现输尿管损伤，在清除外渗尿液后，按具体情况进行处理：

1）钳夹伤或小穿孔：宜从输尿管切口插入双 J 形输尿管支架引流管（F6），其近端插入肾盂，远端进入膀胱，留置 7～10 天，经膀胱镜拔除。

2）输尿管被结扎：一旦发现结扎有误，立即去除结扎线，除大块组织结扎外，一般都会引起该处缺血坏死，需切除该处输尿管缺血段，做对端吻合，并留置输尿管支架引流管 3～4 周。

3）输尿管断离、部分缺损：输尿管断离部位较高，两断端对合后无张力者可施行对端吻合术。下 1/3 段损伤，部分缺损宜做输尿管膀胱再吻合或膀胱壁瓣输尿管下段成形术。对输尿管中段或下段部分缺损难以施行上述手术者，也可将断离的输尿管与对侧输尿管作端侧吻合。输尿管缺损较长时，游离并下移患侧肾，右侧还可将肾静脉切断并吻合于较低部位，以缩短肾和膀胱距离。

2. 晚期并发症治疗

1）输尿管狭窄：可试行输尿管插管、扩张或留置双 J 形输尿管支架引流管，依不同情况决定留置时间长短。狭窄严重或置管不成功，应视具体病情决定下一步手术，即进行输尿管周围粘连松解术或狭窄段切除端端吻合术。

2）尿瘘：输尿管皮肤瘘或输尿管阴道瘘多发生在伤后 3 个月，待伤口水肿、尿外渗及感染所致炎性反应消退后应进行输尿管修复，或与膀胱吻合。

3）输尿管完全梗阻：对输尿管外伤所致完全性梗阻暂不能解除时，可先行肾造瘘术，3 个月后再行输尿管修复。

4）肾功能重度损害或丧失：对外伤性输尿管狭窄所致严重肾积水或感染，肾功能重度损害或丧失者，若对侧肾正常，可施行病侧肾切除术。

五、护理

1. 与患者建立良好的护患关系，掌握患者的心理变化并给予相应的健康指导，减少医疗纠纷的发生。在密切观察病情的同时要向患者宣讲损伤后注意的问题，鼓励患者树立信心，积极配合治疗。

2. 帮助患者完成生活护理，保持"七洁"：皮肤、头发、指甲、会阴、口腔、手足、床单位的干净整洁，使患者感到舒适。

3. 观察并保持各种管路的清洁通畅，正确记录引流液的颜色及量，尿袋、引流袋定期更换。

4. 观察尿外渗的腹部体征，腹痛的程度；观察体温的变化，每天测量体温 4 次，观察 24 小时尿量，注意血尿情况，少尿、无尿要立即通知医生处理。

5. 饮食要均衡，富于营养，易消化。不吃易引起腹胀的食物，如牛奶、大豆等。保持排便通畅。

膀胱损伤

膀胱损伤是各种暴力引起的膀胱组织结构的挫伤、裂伤及挫裂伤。膀胱空虚时不易受伤，充盈时伸展至下腹部，壁薄而紧贴于腹前壁，易受损伤。膀胱损伤可分为，①闭合性损伤：多见于猛击、足踢、坠落或交通事故，骨盆骨折的碎骨片是引起膀胱破裂，当膀胱已有病变时，可在无明显外界暴力或轻微外界暴力作用下破裂，称为膀胱自发性破裂。②开放性损伤：由火器或锐器所致，常常合并有其他脏器损伤。③医源性损伤：盆腔手术、子宫阴道手术、尿道扩张术等均可因操作不当损伤膀胱。

一、病因

1. 开放性外伤

由弹片、子弹或锐器贯通所致，常合并其他脏器外伤，如直肠、阴道外伤，形成腹壁尿瘘、膀胱直肠瘘或膀胱阴道瘘。

2. 闭合性外伤

当膀胱充盈时，若下腹部遭撞击、挤压极易发生膀胱外伤。可见于酒后膀胱过度充盈，受力后膀胱破裂。有时骨盆骨折骨片会直接刺破膀胱壁。产程过长，膀胱壁被压在胎头与耻骨联合之间也易引起缺血性坏死，可致膀胱阴道瘘。

3. 医源性外伤

见于膀胱镜检查或治疗，如膀胱颈部、前列腺、膀胱癌等电切术以及盆腔手术、腹股沟疝修补术、阴道手术等有时可能伤及膀胱。压力性尿失禁行经阴道无张力尿道中段悬吊（TVT）手术时也有发生膀胱外伤的可能。

4. 自发性破裂

有病变的膀胱（如膀胱结核、长期接受放射治疗的膀胱）过度膨胀，发生破裂，称为自发性破裂。

二、病理

1. 挫伤

仅伤及膀胱黏膜或浅肌层，膀胱壁未穿破，无尿外渗，可发生血尿。

2. 膀胱破裂

可分为腹膜外型与腹膜内型两类。

1）腹膜外型：单纯膀胱壁破裂，而腹膜完整，尿液极易外渗入膀胱周围组织及耻骨后间隙，沿骨盆筋膜到盆底，或沿输尿管周围疏松组织蔓延到肾区。大多由膀胱前壁破裂引起，常伴有骨盆骨折。

2）腹膜内型：膀胱壁破裂伴腹膜破裂，裂口与腹腔相通，尿液流入腹腔，可引起腹膜炎。多见于膀胱后壁和顶部外伤。

三、临床表现和诊断

（一）临床表现

膀胱壁轻度挫伤仅有下腹部疼痛，少量终末血尿，短期内自行消失。膀胱全层破裂时症状明显，依腹膜外型或腹膜内型的破裂而有其特殊的表现。

1. 休克

骨盆骨折所致剧痛、大出血，膀胱破裂引起尿外渗及腹膜炎，伤势严重，常发生休克。

2. 腹痛

腹膜外破裂时，尿外渗及血肿引起下腹部疼痛，压痛及肌紧张，直肠指检可触及肿物和触痛。腹膜内破裂时，尿液流入腹腔而引起急性腹膜炎症状，并有移动性浊音。

3. 血尿和排尿困难

有尿意，但不能排尿或仅排出少量血尿。当有血块堵塞时，或尿外渗到膀胱周围、腹腔内，则无尿液自尿道排出。

4. 尿瘘

开放性损伤可有体表伤口漏尿；如与直肠、阴道相通，则经肛门、阴道漏尿。闭合性损伤在尿外渗感染后破溃，可形成尿瘘。

（二）实验室及其他检查

1. 导尿检查

膀胱破裂时，若有导尿管插入膀胱，将无尿液导出或仅导出少量血。

2. 膀胱内注水试验

经导尿管注入膀胱 150～300 ml 的无菌生理盐水，保留 2～5 分钟，如能抽出等量或接近等量的液体，说明膀胱无破裂；如仅能吸出少量液体，则说明膀胱破裂的可能性很大。此方法可因导尿操作不当而出现假阳性及假阴性结果，但在无其他诊断条件或需要初步判断时，仍是一种有用的检查方法。

3. X 线检查

如有骨盆骨折，腹部平片可以显示骨折状况。膀胱造影自导尿管向膀胱内注入 15% 泛影葡胺 300 ml，摄前后位片，抽出造影剂后再摄片，如膀胱破裂，可发现造影剂漏至膀胱外，排液后的照片更能显示遗留于膀胱外的造影剂。腹膜内膀胱破裂时，则显示造影剂衬托的肠袢。

4. 实验室检查

当膀胱破裂的患者未能及时就诊或是出现误诊而延误治疗，可出现血肌酐水平升高。发生腹膜内型膀胱破裂 24 小时内 11 例患者血肌酐、血钾的平均水平升高，血钠降低。但有半数患者的肌酐在正常范围内。24 小时后，所有患者的血肌酐、尿素氮、血钾都明显升高，而血钠降低。在行开放手术修补膀胱后 24 小时内血肌酐、尿素氮明显下降。

（三）诊断

若有典型的外伤病史和临床表现，即局部损伤后，有尿意，试图排尿但无尿液排出，并引起耻骨上区疼痛或腹痛，应警惕膀胱损伤。

四、治疗

膀胱破裂往往同时还有其他合并伤，治疗方案的选择首先应对最危及生命的合并伤进行处理，包括防治休克，积极准备手术探查，应根据不同的损伤类型，采用不同的治疗方法。膀胱破裂不论伤势轻重，均应尽早预防感染。

1. 一般治疗

膀胱挫伤或膀胱破裂口较小的患者，损伤时间＜12小时且无明显感染者，可行非手术治疗。留置导尿管引流，给予抗感染治疗，大量饮水，卧床休息，密切观察血肿、尿外渗有无继发感染。单纯膀胱挫伤留置导尿管7～10天；若怀疑有膀胱破裂，需保留导尿管2～3周或以上。

2. 腹膜内型膀胱破裂

只有极少的腹膜内膀胱破裂患者膀胱造影提示只有很小的破口并且无其他手术指征，可以考虑非手术治疗。多数情况下腹膜内膀胱破裂都有较大的裂口需要手术修补。手术中应同时对腹腔内其他脏器进行探查，并注意是否有腹膜外膀胱破裂，清除腹腔内尿液，缝合腹膜并在膀胱外修补膀胱破口，行高位膀胱造口。充分引流膀胱周围外渗的尿液和血肿。

3. 腹膜外型膀胱破裂

钝性暴力所致下腹部闭合性损伤，如患者情况较好，不伴有并发症，可仅予以尿管引流。主张采用大口径尿管（F22），以确保充分引流。2周后拔除尿管，但拔除尿管前推荐行膀胱造影。同时应用抗生素持续至导尿管拔除后3天。下列情况可考虑行膀胱修补术。

1）钝性暴力所致腹膜外破裂，有发生膀胱瘘、伤口不愈合、菌血症的潜在可能性时。

2）因其他脏器损伤行手术探查时，如怀疑膀胱损伤，应同时探查膀胱，发现破裂修补。

3）骨盆骨折行内固定时，应对破裂的膀胱同时修补，防止尿外渗，从而减少内固定器械发生感染的机会。而对于膀胱周围血肿，除非手术必需，否则不予处理。

4. 混合型膀胱破裂

因火器贯通伤、刀刺伤，常合并其他脏器的损伤，如肠道、子宫、阴道等，在处理上要严谨，术中在处理完膀胱损伤后，一定要检查和处理腹腔其他部位的损伤，不能遗漏。

5. 医源性膀胱破裂

此型膀胱损伤多在手术中发生，一旦术中发现膀胱损伤，应先检查损伤的程度和类型，如程度较轻，如输尿管镜检或碎石中穿破膀胱壁，外渗尿量较小，可立即置双"J"管结束手术，置气囊导尿管引流，2～3周再行输尿管内碎石治疗。膀胱内置F20号气囊导尿管若是行前列腺电切过程中损伤膀胱，应尽早结束手术、置气囊导尿管引流，2～3周再行输尿管内碎石治疗。

6. 膀胱贯通伤

明确诊断后，如有创伤性休克应先抗休克治疗，休克纠正后，在做好术前准备的同时，应立即进行手术探查，术中注意以下情况。

1）有无腹腔内脏器官的损伤。

2）有无泌尿生殖系其他组织的损伤。

3）清除血肿及吸尽尿液。

4）探查发现膀胱破裂时，应分层用可吸收线逐层修补、防止吻合口漏；同时观察有无三角区、膀胱颈部或输尿管及肾损伤，视损伤情况做对应处理。当并发直肠或阴道损伤时，处理同上。

5）腹腔留置的引流管需在腹壁另外戳洞引出，防止尿性腹膜炎。

6）术后应用敏感、足量抗生素预防感染。

7）视出血量及腹腔损伤程度，术后可适当应用支持疗法。

五、护理

1. 保守治疗期的护理

1）急救护理：密切观察患者病情变化，注意生命体征的监测，血尿的观察，记录24 小时尿量。损伤严重伴出血休克者，需立即开放静脉通道，做好输血准备工作，及时补充血容量，纠正休克。合并骨盆骨折的患者需平卧，勿随意搬动，以免加重损伤。腹膜内膀胱破裂的患者，若经留置尿管后症状缓解不明显甚至持续加重者，应及时转为手术治疗。

2）观察患者腹胀情况：骨盆骨折引起的膀胱损伤有时症状不明显，或被骨折疼痛所掩盖病情，容易被漏诊。因此护士在工作中应认真仔细观察腹部情况，做好腹部诊察。观察患者有无腹胀、腹痛等腹膜刺激征，有无便血、尿血及排尿、排便障碍，及早发现腹膜后血肿引起的麻痹性肠梗阻，为临床诊断及治疗提高依据。

2. 手术治疗期的护理

1）术前护理：①心理护理，向患者解释手术的必要性和重要性，帮助患者了解手术方式、术前、术后注意事项及其预后，取得患者的配合。主动与患者沟通，了解患者的心理状态。指导患者自我放松的方法。保证患者的充分休息，减轻焦虑心情。针对不同患者进行针对性的心理护理。与患者的家属或朋友进行沟通，使其给予患者必要的关心和支持。②术前准备，术前进食易消化食物，保持排粪通畅。指导患者合理补充水分及营养，使其能较好地接受手术治疗。评估患者膀胱损伤的表现及程度，有无合并感染、尿外渗等情况。完善术前常规检查，评估患者能否耐受手术。术前给予相应的抗生素皮试并记录结果。根据手术方式给予相应区域的备皮。术前晚清洁肠道，根据手术方式选择相应的肠道准备方式。术前禁食12 小时，禁饮 4 小时。术晨贴身穿上清洁的病员服，取下金属物品，取下活动性假牙，根据手术室安排，进行患者、药物核对后，将患者送入手术室。

2）术后护理

（1）术后护理常规：了解麻醉方式和手术方法，了解术中的情况，出血量，补液、补血量，血压变化等；根据麻醉方式旋转相应的体位，根据需要持续低流量吸氧；监测生命体征的变化，根据需要持续心电监护；切口敷料是否干燥，切口引流情况；床档保护防止坠床。根据麻醉方式选择合适的体位，一般取去枕平卧位6小时，头偏向一侧，保持呼吸道通畅，6小时后取半卧位。术后患者若留置导尿管或膀胱造瘘管，躯体移动受限，可协助翻身，并保证冲洗管有足够的长度，以防翻身时脱出。在允许的情况下，尽量鼓励患者早期下床活动，以防止肠粘连的发生。给予高能量饮食，由流质饮食逐步恢复至半流质和普食，适当增加纤维素的摄入，保持排粪通畅。

（2）疼痛的护理：使用疼痛评分量表评估患者疼痛程度。做好心理疏导。根据医嘱合理使用止痛药物并评估效果。使用自控镇痛泵（PCA）时做好相应护理，用药期间应注意观察患者有无恶心、呕吐情况发生，并及时进行相应处理。由于膀胱内手术创面以及留置导尿管气囊牵引压迫的刺激，可引起膀胱痉挛。患者精神紧张、烦躁恐惧也是诱发膀胱痉挛的因素。合理调整留置导尿管的气囊，保持导尿管引流通畅。遵医嘱应用一般解痉止痛药，如山莨菪碱等，并注意观察用药后反应及其疗效。

（3）管道的护理：留置导尿管的患者，定时挤捏导尿管，妥善固定，避免折叠、受压，保持有效引流。更换引流袋每周1～2次，引流袋不能高于耻骨联合。观察尿液的颜色、量及性质并进行记录。每日两次会阴护理，保持尿道口及会阴部清洁干燥。恢复饮食后指导患者多饮水，每日尿量为2 000～3 000 ml。若行膀胱持续冲洗时，应注意调节膀胱冲洗液的速度。膀胱冲洗的速度不可过快，以防止冲洗液快速进入膀胱，会引起膀胱过度充盈，冲洗液从膀胱破裂缝合处渗出，影响伤口愈合。一般采用持续低压冲洗，避免压力过大。应注意观察腹部有无腹胀、腹痛等不适。观察进出量是否平衡。加强胱造瘘管的护理，保持膀胱造瘘管引流通畅，观察尿液的颜色、量及性质并进行记录。保持造瘘口周围皮肤的清洁干燥。观察敷料有无渗液，若有应及时进行更换。膀胱造瘘管一般在术后10天可拔除，在拔管之前应进行夹管试验，若排尿通畅2～3天，方可拔除。长期留置者，应定期更换，一般首次换管时间为术后3～4周，之后可根据患者情况每4～6周更换一次。

尿道损伤

尿道损伤在泌尿系损伤中常见，90％以上是骨盆骨折或骑跨伤等闭合性损伤引起，开放性贯通伤罕见，偶可遇到开放性枪伤损伤尿道。尿道损伤占泌尿生殖道损伤的5％。国外资料表明在发展中国家泌尿系损伤占创伤的3％。该伤几乎全部发生于男性尿道，尤其是较固定的球部或膜部。此外也见于尿道器械使用不当。女性尿道损伤较男性要低得多，只有严重的骨盆骨折移位导致膀胱颈或阴道受损才可产生尿道损伤。骨盆骨折引起的尿道损伤常伴有膀胱、脾、肝或肠道等器官的损伤，合并伤时死亡率可高达30％。尿道损伤的初步处理取决于尿道损伤的程度、部位、患者的血流动力学是否稳定和相关的损伤情况。近年经尿道手术，特别是根治性前列腺切除、前列腺汽化电切及激光切除前列腺的增加，医源性尿道损伤的发生率逐年增多。

一、病因

尿道损伤以闭合性骑跨伤为多见。伤者从高处两腿分开跌下，会阴骑跨在硬物上，尿道球部被挤压在耻骨弓和骑跨物之间，以致尿道断裂，后尿道损伤常合并耻骨或坐骨骨折。不适当的器械检查，亦为尿道损伤的原因之一。女性尿道损伤可发生于难产。

轻度尿道损伤仅有黏膜挫伤或部分裂伤，患者大多仍能自行排尿。如尿道大部断裂，则尿流中断，并发血肿或有尿外渗。尿外渗的范围以尿生殖膈为分界。前尿道损伤时，尿外渗范围在阴茎、会阴和下腹壁。后尿道前列腺部损伤时，尿外渗主要在前列腺及膀胱周围，外阴部并不明显。外渗的尿液及血液易继发感染。愈合后常使尿道形成瘢痕狭窄，造成排尿困难。

二、临床表现和诊断

（一）临床表现

外伤史如骑跨伤或骨盆骨折等，个别患者因尿道器械检查致伤。

1. 休克

伴有骨盆骨折的尿道损伤，可由于骨盆内大量出血或剧烈疼痛，引起休克。

2. 血尿

尿道黏膜损伤一般在 2～3 天，血尿或滴血可自行停止。大量出血并不多见。

3. 血肿和疼痛

尿道球部破裂，常发生会阴部血肿和皮下瘀血，局部疼痛以排尿时为重。

4. 排尿困难

除少数尿道黏膜轻度损伤，能自行排尿外，较严重的尿道损伤，因疼痛、括约肌痉挛、局部水肿或血肿压迫，都可有不同程度的排尿困难和尿潴留。

5. 尿外渗

范围随损伤的部位而异。如前尿道损伤时，尿外渗范围在会阴、阴茎及下腹壁。后尿道损伤时，尿外渗限于膀胱周围及腹膜外间隙。组织受尿液浸润可继发感染，严重时造成蜂窝织炎甚至脓毒血症。

（二）实验室及其他检查

1. 诊断性导尿

可了解尿道的完整性和连续性。如一次导尿成功，提示尿道外伤不严重，可保留导尿管引流尿液并支撑尿道，应注意固定导尿管。如果导尿管滑脱，第二次再插有失败的可能。如一次插入困难，说明可能有尿道裂伤或断裂伤，不应勉强反复试插，以免加重外伤，易感染。

2. 逆行尿道造影

逆行尿道造影可显示尿道外伤部位及程度。尿道挫伤无造影剂外溢；如有外溢则提示部分裂伤；如造影剂未进入后尿道而大量外溢，提示尿道有严重裂伤或断裂。

（三）诊断

尿道受伤后有血尿、尿痛、排尿困难和尿道口出血者，应想到尿道损伤可能；如为骑跨伤，同时有会阴部肿胀和青紫，常有尿道伤；如有典型的尿外渗表现，可以诊断为尿道球部破裂。骨盆骨折而有前述症状时可行直肠指诊检查，可能触及移位的骨折片、直肠前壁肿胀（有血肿和尿外渗），膜部尿道完全断裂时不能触及前列腺，尿道近侧断端向上、向后移位，应诊断为后尿道断裂。

三、治疗

1. 紧急处理

尿道球部海绵体严重出血可致休克，应立即压迫会阴部止血，并进行抗休克治疗，宜尽早施行手术。

2. 尿道挫伤

因尿道连续性尚存在，不需特殊治疗，可止血、止痛，同时应用抗生素预防感染，必要时插入导尿管引流尿液 1 周。

3. 尿道裂伤

如导尿管插入顺利，可留置导尿管引流 2 周左右。如插入失败，可能有尿道部分裂伤，应即行经会阴尿道修补术，并留置导尿管 2~3 周。

4. 尿道断裂

球部远端和阴茎部的尿道完全性断裂，会阴、阴茎、阴囊内会形成大血肿，应及时经会阴切口予以清除，然后行尿道端端吻合术，留置导尿管 3 周。条件不允许时也可仅做耻骨上膀胱造瘘术。

5. 并发症处理

1）尿外渗：应尽早在尿外渗的部位作多处皮肤切开，切口深达浅筋膜以下，置多孔引流管引流。同时做耻骨上膀胱造瘘，3 个月后再修补尿道。

2）尿道狭窄：晚期发生尿道狭窄，可根据狭窄程度及部位不同选择不同的方法治疗。狭窄轻者定期尿道扩张即可。尿道外口狭窄应行尿道外口切开术。如狭窄严重引起排尿困难、尿流变细，可行内镜下尿道内冷刀切开，对瘢痕严重者再辅以电切、激光等手术治疗。如狭窄严重引起尿道闭锁，经会阴切除狭窄段行尿道端端吻合术常可取得满意的疗效。

3）尿瘘：如果尿外渗未及时得到引流，感染后可形成尿道周围脓肿，脓肿破溃可形成尿瘘，狭窄时尿流不畅也可引起尿瘘。前尿道狭窄所致尿瘘多发生于会阴部或阴囊部，应在解除狭窄的同时切除或清理瘘管。

四、护理

1. 评估患者疼痛的部位、性质、程度，遵医嘱给予患者镇痛药，观察药物疗效及不良反应。

2. 密切监测患者的生命体征，观察有无其他合并伤，积极预防和治疗失血性休克。如有异常，及时通知医师。

3. 妥善固定导尿管和膀胱造瘘管，以防受压、扭曲、脱出，保持引流通畅。观察尿液及引流液的颜色、性质和量，定期更换引流袋。保持造口周围皮肤清洁，及时更换敷料。

4. 测量患者体温，若患者出现体温上升、伤口疼痛、血白细胞数量增加，则提示可能存在感染的情况，应及时通知医生进行检查，使用抗生素治疗。

五、健康指导

1. 指导患者学会自我监测病情，注意观察尿流的情况，若出现尿流变细、排尿不畅时，则提示可能发生尿道狭窄，应及时到医院诊治。

2. 饮食要从高维生素、低脂、易消化的食物慢慢转向高蛋白、高营养、利于骨折和身体机能恢复的食物。多饮水，尽量每天饮 2 000 ~ 3 000 ml，多吃新鲜水果、蔬菜和富含粗纤维的食物，避免便秘。

3. 遵医嘱定期复诊。

阴茎损伤

阴茎损伤分为闭合性损伤和开放性损伤两大类。闭合性阴茎损伤主要有阴茎折断、阴茎挫伤、阴茎绞窄、包皮创伤性淋巴管炎和阴茎脱位。开放性阴茎损伤主要有阴茎皮肤撕脱伤、阴茎截断、阴茎咬伤、阴茎穿通伤及包皮系带伤。临床上单纯阴茎损伤少见，常与尿道外伤同时发生，且表现类型多样。

一、病因与病理

（一）闭合性阴茎损伤

1. 阴茎折断

为阴茎损伤中相对常见且对患者影响较大的一种损伤。阴茎在勃起状态下遭受撞击或弯曲力量所致。阴茎折断的病因在西方国家主要为暴力性交，占 30% ~ 50%，由于性交时勃起阴茎撞击女方耻骨所致；亚洲国家的报道以往主要为手淫及揉搓阴茎所致。在勃起时受到踢、打、跌等创伤也可导致阴茎折断。阴茎在非勃起状态下白膜厚度为 2 mm，勃起时白膜明显变薄而张力较大，此时白膜厚度只有 0.25 ~ 0.5 mm。当钝性暴力作用于阴茎时致单侧或双侧海绵体白膜破裂，甚至发生海绵体组织折断或合并尿道损伤。此时患者及其性伴侣能听到"砰"的折断声，并伴有勃起消退、变色、肿胀、疼痛及阴茎偏位，形成典型的"弯茄子畸形"。由于海绵体及白膜破裂出血，尿道迅速肿胀。血肿一般局限于阴茎体，若 Buck 筋膜破裂，血肿可沿阴囊、会阴部延伸。

2. 阴茎挫伤

多由于阴茎在非勃起状态下遭受直接暴力打击或踢伤、骑跨伤所致。手淫时过度揉搓或粗暴性交也可造成阴茎挫伤。病理变化主要是阴茎皮肤及阴茎海绵体的炎症水肿，有时有少量出血。

3. 阴茎绞窄

发生阴茎绞窄的最常见原因为性欲异常，有些患者为增加勃起时间或寻求性兴奋，用金属环、瓶子、安全套等环状物套住阴茎所致。第二个常见原因是部分患者为防止尿失禁、遗尿等用绳索、橡皮筋等扎住阴茎根部引起绞窄。阴茎被束缚的初期主要是浅静脉及淋巴回流受阻，可造成阴茎肿胀、剧烈疼痛，多数患者对排尿影响不大。

4. 包皮创伤性淋巴管炎

包皮创伤性淋巴管炎是对阴茎长期反复刺激所引起的阴茎淋巴管纤维增生。患者发病前有频繁手淫、粗暴性交史，由此导致淋巴管硬化。

5. 阴茎脱位

在阴茎疲软状态下其根部受到严重外力作用，造成阴茎、耻骨韧带及支持组织撕裂、阴茎移位，可位于会阴部、阴囊部、下腹壁或腹股沟皮下。由于组织损伤严重，局部血肿明显。

（二）开放性阴茎损伤

1. 阴茎皮肤撕脱伤

由于阴茎及会阴皮肤松弛、移动性大加之男性外生殖器位置突出。易发生阴茎皮肤撕脱伤。可发生于机器卷入伤、打架斗殴或树枝刮伤。

2. 阴茎截断

为锐利器具直接切割所致，可发生于意外伤、自虐或个人攻击情况下。包皮切割伤者仅包皮处出血炎症，而海绵体及尿道无损伤。阴茎部分或完全离断者常为利器切割所致。

3. 阴茎咬伤

多为动物或人类咬伤。被动物咬伤多是由于犬、猫或大型牲畜攻击所致，多数损伤严重，有时远端缺失。被人类咬伤多发生于口交时，一般为表浅伤。

4. 阴茎穿通伤

多为枪伤或锐器刺伤所致。

5. 包皮系带伤

多由于性交所致，发生损伤的患者往往有包皮系带过短或解剖异常。

二、临床表现和诊断

（一）临床表现

主要的临床表现包括疼痛、肿胀、阴茎断裂、局部出血、尿血、排尿障碍等，甚至可发生创伤性休克，失血过多者亦可出现失血性休克。

1. 阴茎挫伤

患者感觉阴茎疼痛且触痛明显，能自行排尿。轻者皮下组织瘀血形成青紫色瘀斑、阴茎肿胀，重者海绵体白膜破裂，形成皮下、海绵体或龟头肿胀，皮下出血及大小不等的血肿，使阴茎肿大呈纺锤形，疼痛难忍。若合并尿道损伤，则可见尿道流血或排尿障碍。

2. 阴茎绞窄

可见阴茎上有套扎物或金属环，阴茎被束缚的初期主要是浅静脉及淋巴回流受阻，可造成阴茎肿胀、剧烈疼痛，多数患者对排尿影响不大。如不及时解除嵌顿，水肿加重，甚至发生动脉阻断及深静脉回流受阻，出现远端阴茎缺血及肿胀；当感觉神经坏死后，出现感觉缺失及溃烂、尿潴留严重或出现尿瘘。患者就诊时因皮肤及软组织肿胀而看不到绞窄物，应详细询问病史，仔细查体。

3. 包皮创伤性淋巴管炎

在阴茎背侧冠状沟下出现一条或多条索状结节，有时呈分支状。结节如软骨般质硬、光滑、无压痛。少数患者出现性交时疼痛。患者多因发现条索状物就诊。

4. 阴茎脱位

一般表现为阴茎疼痛，周围软组织肿胀。局部特异体征有阴茎、尿道海绵体在冠状沟外与包皮发生环形撕裂，阴茎、耻骨韧带以及周围组织撕裂，阴茎脱离其皮肤，于腹股沟、耻骨下部、股根部或阴囊会阴部的皮下可发现或触及脱位的阴茎，存留原位的包皮分离，空虚无物，伤后可出现尿失禁。阴茎脱位伤多伴有尿道外伤及尿外渗，有时即使无尿道撕裂或断裂，因尿道挫伤较重，亦可有尿外渗及会阴部血肿。

5. 阴茎折断

多发生于阴茎根部，可为一侧或双侧海绵体破裂。折断的阴茎常伴有勃起消退、变色、肿胀、疼痛及阴茎偏位，形成典型的"弯茄子畸形"。由于海绵体及白膜破裂出血，尿道迅速肿胀，血肿一般局限于阴茎体，若 Buck 筋膜破裂，血肿可沿阴囊、会阴部延伸。阴茎折断以根部最多见，中央部位次之，前部少见。患者排尿一般无影响，当尿道流血或排尿困难时应考虑有尿道损伤可能。Naraynsingh 等认为在肿胀的阴茎上发现一明确固定的孤立包块即可确定白膜破裂部位。

6. 阴茎皮肤撕脱伤

多数患者阴茎阴囊皮肤同时撕脱，表现为撕脱伤呈脱手套式，常同时累及会阴部皮肤，部分撕脱的皮片特点多以会阴部皮肤为顶点，阴茎根部或耻骨联合为基边的三角形。阴茎撕脱的分离层面一般在 Colles 筋膜与 Buck 筋膜之间，一般不累及海绵体和尿道。

7. 阴茎截断伤

包皮切割伤者仅包皮处出血炎症，而对海绵体及尿道无损伤。阴茎部分或完全离断者常伴有大出血，患者表现为面色苍白、四肢冰凉、血压下降，出现休克现象。患者离断远端如为外伤或动物咬伤则创面不整齐，挫伤明显。如为刀剪切割伤，则创面整齐，疼痛剧烈。有时伤者或家属会将离断的远端阴茎一并带进医院就诊。

8. 阴茎穿通伤

受伤部位有不同程度的出血、坏死、裂伤或缺损。多数患者有尿道损伤。接诊时可见阴茎伤口既有入口，也有出口，中间可通过软质导管。

9. 包皮系带伤

包皮系带可见裂口、渗血、疼痛，系带损伤后患者有时可出现痛性勃起现象，但临床少见。

（二）诊断

阴茎损伤的诊断较复杂，一般根据外伤史及阴茎局部损伤各种情况，如皮肤瘀斑、裂口、出血、皮肤撕脱、阴茎肿胀、阴茎离断、弯曲变形等表现，做出诊断一般不困难。

B超可确定阴茎白膜缺损处及阴茎折断者的破裂位置。阴茎海绵体造影可见海绵体白膜破损处有造影剂外溢。但由于造影剂外渗，可引起严重的海绵体纤维化，以及一定假阴性率和假阳性率，已较少采用。对于有明确病史和体征，即使B超不能明确诊断，当患者出现尿道滴血或排尿困难时，应想到尿道损伤的可能，应考虑逆行低浓度泛影葡胺（12.5%）尿道造影检查，了解阴茎损伤的部位及程度。对不完全阴茎损伤者，也可在麻醉情况下于术前、术中行输尿管镜检查，了解其尿道、阴茎损伤程度。

三、治疗

阴茎损伤的治疗，应尽量保存有活力的组织，特别是海绵体，以利再植或再造，考虑性功能的恢复和排尿功能。术后应加强抗感染治疗，给予适量的雌激素，防止术后阴茎勃起。

1. 阴茎挫伤的治疗

对于无尿道损伤的阴茎挫伤仅需适当休息、镇痛、阴茎局部抬高如用软毛巾托起阴囊和阴茎、常规应用抗生素预防感染即可。较严重的阴茎挫伤，如皮下出血不止，血肿持续增大，应行穿刺或切开引流，放出积血并冲洗创面，必要时结扎出血点，轻轻挤压阴茎海绵体，以防止血肿机化。如就诊较晚，血肿液化或合并感染形成脓肿或气肿时，可切开引流或穿刺排脓。

2. 阴茎折断的治疗

过去认为主要是非手术处理，包括冷敷、加压包扎、留置尿管、镇静镇痛、应用抗生素和（或）应用抑制阴茎勃起的药物。但非手术治疗总的并发症发生率为29%，也有报道并发症的发生率可为30%~44%，如血肿加重、局部感染形成脓肿、阴茎硬结、阴茎弯曲、痛性勃起、性生活障碍、尿道狭窄等并发症。因此，目前国内外大多数学者主张早期手术治疗，不仅可以降低伤后并发症的出现，而且可以使阴茎功能早日恢复。阴茎损伤治疗应遵循泌尿外科创伤的处理原则，根据不同伤情采用不同处理方法，以免延误病情，影响预后，造成阴茎畸形，排尿及性生活障碍等。

3. 阴茎皮肤损伤的治疗

1）根据阴茎皮肤损伤的范围、损伤程度和邻近皮肤状况而定。原则上伤后应立即修补，因延期修补会导致瘢痕形成、挛缩和生殖器畸形。处理前需仔细检查损伤范围、深度、阴茎海绵体、尿道海绵体是否完整，阴囊及阴囊内容物是否受累等。彻底清创，剪除无活力的组织。对阴茎皮肤缺损近侧有活力的组织要尽量保留，但远侧皮肤及包皮则须切除，即使有活力也要剪除至距阴茎头2~3 cm处，以防术后淋巴水肿。

2）刺伤及切割伤因其伤口不大，彻底清创后一期缝合，多可愈合；对于阴茎皮肤部分撕脱伤者，先彻底清洗创面，尽可能清除污染坏死组织，保留有生机的皮肤及组织。若撕脱皮肤与正常组织相连，且色泽无明显变化者，可在清创时尽量保留，并将皮肤与皮下组织缝合。术后包扎要求恰到好处，不宜过紧，数天后撕脱皮肤便可以复活。如果创面已经发生感染，应将丧失生机的感染组织清除，每日更换两次湿敷料。待感染被控制，创面长出健康肉芽组织之后，于1周之内行成形术。当阴茎皮肤缺损较多时，无论皮片移植还是将近侧皮肤延长覆盖创面，阴茎远端残留之皮肤必须游离、切除达冠状沟 3~5 mm 处，否则术后包皮长时间水肿，影响外形及功能。

3）对于阴茎皮肤完全撕脱者，多伴有阴囊皮肤损伤或撕脱，则应切除后采用其他部位皮肤植皮。可采取股内侧、腹股沟区或下腹部带蒂皮瓣植皮，亦可采取中厚皮片游离植皮。其中，以下腹部皮瓣较好。该处皮瓣具有移动性好、抗感染力强、存活率高，且术后 6 个月即可恢复感觉。皮肤移植者皮肤对接处不宜对合成直角，以利于愈后的性生活，如皮片移植处位于海绵体缝合处，则应放置引流物，同时合理地使用抗生素控制感染，提高移植皮肤的存活率。

4）皮瓣修复是治疗阴茎皮肤缺损的重要方法，阴茎创面对供应皮瓣的要求须具备：①要有较敏感的触觉，利于保持性兴奋；②要有较强的伸展性，以适应阴茎的勃起及疲软状态；③要与阴茎皮瓣外观相近；④要血供丰富，易于成活。而阴囊皮瓣具有：①有多条动脉分支供应，各分支间相互吻合，组成多源性血供系统，而且阴囊深层组织筋膜内有丰富的胶原纤维和血管网并与肉膜相连，即使主干血管切断后，通过筋膜血管网的血供仍能使皮瓣成活；②有多条神经分布，包括髂腹股沟神经、生殖股神经的生殖支、会阴神经的阴囊后分支，能保留皮瓣的神经支配，保证术后皮瓣感觉的敏感性；③阴囊皮肤与肉膜紧密结合，内含平滑肌纤维、弹性纤维和致密结缔组织，阴囊皮肤薄、弹性好、伸缩性强，不易形成瘢痕挛缩，利于阴茎的收缩。尽管阴茎损伤的矫治方式多须个性化处理，利用阴囊皮瓣修复阴茎皮肤缺损则具有明显的优势。适用于阴囊皮肤充裕的阴茎皮肤缺损患者；对一些阴茎缺损或短小患者，经阴茎海绵体延长术后，阴茎皮肤缺损也可采用，术前要充分估计所需阴囊皮瓣大小，以便合理利用。

4. 阴茎切割伤的治疗

切割伤浅、未伤及海绵体白膜者按一般软组织切割伤处理；切割伤深达海绵体时，对因严重出血而致休克者，应及时采取防治措施，动脉出血者应立即缝合止血，海绵体渗血者，可连同白膜一起缝合压迫止血，并积极纠正失血性休克。

5. 包皮系带伤的治疗

因单纯原位系带缝合术可使原来过短的系带更加缩短，容易发生勃起后疼痛，龟头不能伸直，有再次系带断裂可能，多不主张行单纯的原位系带缝合术。而包皮系带成形术能使系带延长、阴茎完全伸直，增加局部承张能力，得到大家认可。部分患者可一并行包皮环切术，术后效果好。

（戴永花）

第二节 尿路梗阻

肾积水

尿液从肾盂排出受阻，蓄积后肾内压力增高，肾盂肾盏扩张，肾实质萎缩，功能减退，称为肾积水。肾积水容量超过 1 000 ml 或小儿超过 24 小时尿液总量时，称为巨大肾积水。

一、发病机制

肾积水可分为原发性和继发性两种。原发性肾积水又称为先天性肾积水、自发性肾积水、特发性肾积水。最主要的病因是肾盂输尿管连接部的梗阻，它往往是由于该部位的肌细胞被大量胶原纤维分离，失去了正常的排列，不能有效传递来自起搏细胞的电活动，阻断正常蠕动的传送。

1. 先天性肾积水多由机械性梗阻所致，其原因主要如下。

1）异位血管，如来自肾下极的迷走血管压迫。

2）纤维条索压迫。

3）输尿管肾盂高位插入及腔静脉后输尿管。

4）肾盂输尿管连接部狭窄（UPJO）和瓣膜。

5）膜性粘连造成的局部输尿管纡曲。先天性肾积水也可以由动力性原因造成，如节段性无动力性功能失调。

2. 继发性肾积水多由于泌尿系的其他疾病所致，通过常规检查一般都可以找到原发的疾病，有些疾病则需要通过特殊的检查（如 CT、MRI 等）才能确诊。这些疾病主要包括如下。

1）上尿路的梗阻性病变：肿瘤、息肉、结石、结核、炎症、损伤、畸形、憩室、肾下垂等。

2）上尿路外部的压迫：腹部、盆腔或腹膜后的肿块，特发性腹膜后纤维化，异位血管，妊娠期和月经期充血的卵巢静脉压迫。

3）下尿路梗阻性病变：前列腺增生症、前列腺癌、尿道狭窄、膀胱输尿管反流等。

泌尿系统的正常功能是尿液的形成、储存和排出。尿液的形成是由肾小球的滤过、肾小管的分泌和再吸收所组成。正常情况下，肾盂收缩、舒张的协调动作，从而产生肾盂静水压约为 10 cmH$_2$O 左右，保证尿液顺利通过。当尿路梗阻时，肾盂内压可增到 50～70 cmH$_2$O，一方面使包囊压增高，另一方面使肾小球毛细血管压降低，由此肾小球的滤过压降低直至停止。尿液的反压力使肾小管远端扩张，近端变性，丧失原有的分泌及再吸收功能。由于肾内压增加使血管受压，尤其是肾小球的输出动脉受压后，肾组织营养发生障碍，肾乳头退化萎缩，由凸形变凹形，肾小管系统退化而使肾实质变薄，最后萎缩成纤维组织囊状。用光学和电子显微镜观察肾盂输尿管连接部梗阻处，主要是该处壁肌有改变，如胶原组织增生、沉积及纤维组织浸润，这可能是造成局部狭窄继而形成梗阻的主要原因。输尿管收缩的节律失调，尿液滞留也同样可以形成梗阻。这就是部分肾积水患者，肾盂输尿管连接部管腔虽然通畅但仍可导致梗阻的原因。肾内积液并非静止不变，而是经常循环。在积水 2 周后，肾盂尿内尿素即有明显减少，而葡萄糖及氯化物却有明显增加。肾盂内尿液再吸收的途径可能是：①肾盏穹隆静脉反流；②肾小管反流；③间质反流；④淋巴管反流。故急性完全梗阻若能在 5 ~ 6 周解除梗阻，肾功能仍可有所恢复，这也就提示我们对肾积水，尤其急性梗阻时，不能轻易决定行肾切除。梗阻形成后肾积水是否继续发展，取决于梗阻的严重程度（梗阻是否继续发展），肾盂肾盏的适应性（缓冲作用）及尿流的速度，若达到相对的平衡，则可停止发展，从而稳定在轻度肾积水阶段。

二、临床表现和诊断

（一）临床表现

1. 腰痛

为持续性钝痛或坠胀不适。

2. 腰腹部肿块

起初始于肋缘下，逐渐向侧腹部及腰部延伸，大者可越过中线为表面光滑的囊性肿块，边缘规则，有波动感，压痛不明显。

3. 血尿

一般为镜下血尿。并发感染、结石或外伤后血尿加重。

4. 少尿或无尿

若双侧肾、孤立肾或仅一侧有功能的肾出现积水，同时伴肾功严重受损害者，则出现少尿或无尿。

5. 少尿与多尿交替出现

见于一部分原发性肾积水患者。可于 1 次大量排尿后肿块骤然缩小，疼痛减轻，尿量减少时则肿块迅速增大，疼痛加重。

6. 高血压

重度肾积水患者中 1/3 出现高血压，呈轻度或中度升高。可能由于扩张的肾盂肾盏压迫小叶间动脉引起肾实质缺血所致。

7. 自发性肾破裂

在无创伤情况下，因继发感染致肾盂破溃，造成肾周围血肿及尿外渗。表现为突发性腰腹疼痛，有广泛性明显压痛伴肌紧张。

8. 发热

继发感染时体温升高。

9. 消化道症状

可有腹痛、腹胀、恶心、呕吐，大量饮水后上述症状加重。

10. 其他

双侧梗阻出现慢性肾功能不全，尿毒症。

肾积水常无典型的临床表现，主要表现为原发病的症状和体征，肾积水诊断时，首先应明确肾积水的存在，而后查明肾积水的原因、病变部位、梗阻程度、有无感染以及肾功能损害情况。

（二）诊断

通过全面细致的病史采集、症状与体征的分析，以及实验室和各项影像学检查综合分析，多可明确诊断。

（三）鉴别诊断

1. 多囊肾

发病年龄为 40～60 岁，1/2 以上患者合并有高血压。一侧或两侧上腹部可触及囊性肿块。但肿块表面呈多发囊性结节状，无波动感。IVU 示肾盂肾盏受压伸长或变形而无扩张。超声检查和放射性核素肾扫描示两侧肾体积增大，肾区有多发圆形囊肿影像。CT 检查示双肾增大，肾实质内可见多数边缘光滑、大小不等的囊性肿块。

2. 单纯性肾囊肿

体积增大时常可触及囊性肿块。超声检查示肾区有单个边缘整齐的圆形透声暗区。IVU 示肾盂肾盏受压、变形、移位但无积水。CT 检查示一圆形壁薄、界限清楚的低密度肿块，增强后肾实质密度增强而肿块无增强。

3. 肾周围囊肿

腰部可出现边界不清的囊性肿块，肿块活动度差，波动感不明显；但往往有外伤史。IVU 示肾缩小、移位，但肾盂肾盏形态正常无扩张。超声检查示肾周围出现透声暗区。

4. 肾上腺囊肿

腰部可发现巨大囊性肿块。X 线片可见环状钙化；IVU 示肾下移及肾轴受压移位，肾盂肾盏无变形、扩张。腹膜后充气造影、超声检查、CT 检查均显示肾上腺区域囊性肿块影像。

5. 肠系膜囊肿

腹部可触及边缘清楚的囊性肿物，但肿块较表浅并向左右移动；有肠梗阻症状；胃肠道钡剂 X 线检查有受压征象。

6. 胰腺囊肿

左上腹可触及边缘不清的囊性肿块，但常伴有腹部外伤或急性胰腺炎史；多见于成人；无泌尿系统表现；尿糖试验阳性；胃肠道钡剂 X 线检查有受压征象。

7. 肝囊肿

右上腹部或剑突下可触及囊性肿块，但囊肿位置表浅，易于触及，压痛较明显；不伴有泌尿系统症状；超声检查及放射性核素肝扫描显示囊肿征象。

8. 马蹄肾

腹部脐区触及均匀实质性肿块。伴发积水时则可触及不规则的囊性肿块，但 IVU 示肾轴呈倒八字形，中间可见连接两肾的峡部的阴影，两侧肾盏位置较低并向中线靠拢，肾盏向内侧伸展。

9. 正常妊娠期间常有轻度肾、输尿管积水

除了妊娠子宫压迫输尿管外，是由于妊娠期间黄体酮的分泌引起肾输尿管肌肉松弛所致。这是一种生理性改变，由于解剖关系，几乎都发生在右侧。

三、治疗

1. 非手术治疗

1）肾积水较轻，病情进展缓慢，肾功能已达平衡和稳定状态可观察，但应定期检查了解积水进展情况。

2）可自行解除的梗阻者，如孕妇生理性肾积水。

2. 手术治疗

1）手术指征：肾积水进行性加重，临床症状明显，肾功能不断下降，梗阻病因明确，有并发症存在，应及早行手术治疗。

2）手术治疗的原则

（1）解除造成肾积水的梗阻性疾病：如结石应去除；解除纤维束带或迷走血管的压迫；前列腺增生可行电切或摘除等。

（2）严重的肾积水致患侧肾功能全部丧失或有严重感染积脓，但对侧肾功能良好，可行患肾切除术。

（3）肾积水致患侧肾功能极差，对侧肾由于其他疾病功能不佳，甚至尿毒症，积水肾宜先行肾造瘘术，待肾功能恢复，再进一步处理梗阻。

（4）双侧肾积水，注意排除下尿路梗阻原因。一般先治疗情况好的一侧，待情况好转后，再处理严重的一侧。通常先做一侧肾造瘘术。

（5）肾小盏积水，漏斗部梗阻多由结石引起，如无临床症状，一般无须手术。

（6）整形手术原则，注意正常的肾输尿管解剖关系，保持肾输尿管的畅通引流，吻合处应在肾盂的最低处。吻合时防止内翻，力争缝合后呈漏斗状。修复时尽量将纤维组织粘连瘢痕切除干净，勿伤及血管，适当保留周围脂肪组织，以覆盖手术野。

3）术后问题及处理：一般说来，由于尿路梗阻后所引起的肾积水是长期的病理过程，手术解除梗阻只是从形态学上解决了问题，为肾功能的恢复创造了条件。梗阻解除后肾功能在恢复过程中会出现一系列的问题，必须引起泌尿外科医生的高度重视。否则，对这些问题的处理不当，同样会造成很严重的后果。其问题包括如下。

（1）梗阻后利尿：上尿路急性梗阻缓解后的 1～3 天，患者可出现利尿现象。24 小时尿量可为 3 000～8 000 ml。在短时期内持续排出大量的尿液，必然会造成水、电解质、酸碱平衡的失调，严重者还会威胁患者的生命。造成梗阻后利尿的原因主要有两个方面。其一，梗阻后血中尿素氮和排钠激素的蓄积，使肾小管对水、钠和氯的重吸收功能降低。其二，肾小管上皮变平、吸收面积减少、碱性磷酸酶和 $Na^+ - K^+ - ATP$ 酶明

显减少。随着病程的进展，肾小管的功能逐渐得到恢复，尿量会逐渐恢复正常。

（2）对抗平衡问题：根据肾功能恢复过程中的对抗平衡问题，患侧肾功能的恢复有赖于体内代谢负荷的刺激。因此，一侧肾积水而肾功能严重受损时，如对侧肾功能完全正常，即使患侧肾的梗阻得到解除，它也得不到体内代谢产物的刺激，故其肾功能的恢复将很慢。而如果对侧肾也有一定的损害，患侧肾在梗阻解除后功能的恢复会快一些。由此可知，如果两侧肾均有梗阻时，在保证患者全身情况许可的情况下，可先解除肾功能相对较好的一侧肾的梗阻，然后再尽快解除另一侧肾的梗阻。

（3）梗阻对肾的影响：梗阻后由于水钠潴留，全身血容量随之增加；肾素活性增加，可导致高血压。在梗阻解除或切除患肾后，部分患者的血压即可随之下降。肾积水时由于肾产生红细胞生成素增加，可导致红细胞增多症，肾切除后也会恢复正常。

四、护理

1. 饮食保健

患者在生活中要坚持健康的饮食结构，不能过多地食用含蛋白质较多的食物，避免加重肾脏的负担，不利于身体的恢复。如果患者是单侧性肾积水，没有必要限制饮水的数量，而出现肾功能障碍的患者，要限制每天饮用的水量。

2. 药物保健

患者在日常离不开药物的服用，尤其是在尿路梗阻没有恢复之前，为了避免发生感染，同时为了保护肾功能，可以在医生的指导下，使用一些抗菌的药物，比如最常见的红霉素等。也可以通过中药进行治疗，可以起到清热解毒的功效。

以上就是肾积水患者需要注意的日常护理，希望本文的讲解能够给大家带来实质性的帮助。温馨提示，肾积水患者除了积极配合好主治医师的治疗，还要注意心态的调整，保持平和愉悦的心情，这样才能有效促进治疗效果。

良性前列腺增生

良性前列腺增生（BPH），也称前列腺增生症。前列腺增生症为老年男性常见病。前列腺增生是细胞增多，不是肥大。男性自 35 岁以上前列腺可有不同程度增生，50 岁以后出现临床症状。

一、病因和病理

近年来认为，本病主要由雄性激素代谢异常所致，雌性激素对前列腺增生发病也起一定作用。我国 1987 年报道 26 例清宫太监老龄无睾丸前列腺的状况受到国际重视。太监在 10～26 岁时行阴茎、睾丸、阴囊切除术，1960 年检查时已经过 41～65 年，平均72 岁，虽已高龄，但因没有功能性睾丸，前列腺均呈高度萎缩状态，这是国际上独一无二的青少年切除睾丸以后随访至老年的前列腺情况报告。1991 年美国出版的泌尿外科肿瘤学书中予以全文刊载。这对于前列腺生长发育和维持依赖睾丸的存在提供了可靠的依据。

前列腺增生从整体上讲发生在后尿道周围，从解剖上看最明显增生部位为两个侧叶及中叶，其主要危害是引起尿道梗阻，最初膀胱逼尿肌可代偿增厚，增加收缩力，保持排尿平衡，较长时间后膀胱肌束增厚突出形成小梁，小梁之间形成小室，当膀胱代偿失调后，逼尿肌收缩无力，逐渐萎缩、变薄、扩张。残余尿渐增多，膀胱肌肉的萎缩对壁段输尿管的括约作用失控。当膀胱内压增高时，尿可反流入输尿管，使输尿管肾盂扩张积水，损害肾功能，出现慢性肾衰竭。

二、病理生理改变

BPH 导致后尿道延长、受压变形、狭窄和尿道阻力增加，引起膀胱高压并出现相关排尿期症状。BPH 病理学改变应包括两个方面的内容：一是 BPH 的病理改变；二是 BPH 引起膀胱出口梗阻（BOO）的病理改变。

1. 机械梗阻

主要引起 BOO。中叶增生或膀胱颈后唇抬高比单纯的侧叶增生梗阻严重些。

2. 动力性梗阻

系前列腺尿道、前列腺组织和前列腺包膜张力增高所致。

3. 逼尿肌损害

前列腺增生的许多临床症状是由于梗阻造成膀胱功能的改变所致，而非单纯的流出道梗阻。逼尿肌不稳定，又称不稳定性膀胱；逼尿肌收缩功能受损；膀胱顺应性改变，表现为低顺应性膀胱或高顺应性膀胱。

三、临床表现和诊断

（一）临床表现

下尿路症状（LUTS）的临床症状，包括储尿期症状、排尿期症状及排尿后症状。储尿期症状包括尿频、尿急、尿失禁及夜尿增多等；排尿期症状包括排尿踌躇、排尿困难及间断排尿等；排尿后症状，包括排尿不尽、尿后滴沥等。

1. 早期表现为尿频，尤其夜尿次数明显增多。随着梗阻加重，白天也出现尿频，导致男性 LUTS 明显。

2. 排尿困难是前列腺增生最重要的症状，可表现为排尿踌躇、尿线中断、终末滴尿、尿线细而无力、排尿时间延长、排尿不尽感、尿潴留和充盈性尿失禁等。前列腺增生的任何阶段可因劳累、饮酒或便秘等因素，致前列腺包膜、腺体及后尿道平滑肌中丰富的 α 受体兴奋，使得前列腺收缩及张力增加，引起急性尿潴留。

3. 前列腺黏膜表面毛细血管及小血管扩张，当膀胱收缩时可引起镜下血尿或肉眼血尿。大量出血可凝结成血块，引致急性尿潴留。

4. 直肠指检，在直肠前壁可扪及增生的前列腺，表面光滑，质地中等，边缘清楚。临床按不同方法描述前列腺增大的程度。

Ⅰ度增生：前列腺较正常增大 1.5 ~ 2 倍，中央沟变浅，突入直肠高度为 1 ~ 2 cm。

Ⅱ度增生：腺体呈中度增大，大于正常 2 ~ 3 倍，中央沟消失或略有突出，突入直肠 2 ~ 3 cm。

Ⅲ度增生：腺体增大严重，突入直肠 3 cm 以上，中央沟明显突出，检查时手指不能触及上缘。

应当指出，梗阻症状明显，直肠指检前列腺两侧叶不增大或增大不明显，应考虑前列腺中叶增生或前列腺纤维化所致的膀胱颈挛缩。

5. 其他症状，当并发尿路感染时，可有发热、腰痛等症状，合并有肾功能损害时，可出现食欲减退、贫血、血压高、嗜睡和意识迟钝等表现。并发膀胱结石时，则出现相应症状。长期依赖增加腹压帮助排尿者，可引起腹股沟疝、痔和脱肛。

（二）诊断

诊断 BPH 引起的 LUTS 需要根据症状、体格检查尤其是直肠指检、影像学检查、尿动力学检查及内镜检查等综合判断。而对于 LUTS 的治疗除了对因治疗以外，越来越多的泌尿外科医生开始重视 LUTS 的对症治疗。目前，针对 BPH 引起的 LUTS，治疗上主要包括观察等待、药物治疗及外科治疗；治疗目的为减轻症状，改善生活质量，延缓疾病进展及预防并发症发生。

以 LUTS 为主诉就诊的 50 岁以上男性患者，首先应该考虑 BPH 的可能。

（三）鉴别诊断

前列腺增生症引起排尿困难，应与下列疾病鉴别：

1. 前列腺癌

若前列腺有结节，质地硬，或血清 PSA 升高，应行 MRI 和前列腺穿刺活检等检查。

2. 膀胱颈挛缩

膀胱颈挛缩亦称膀胱颈纤维化。多为慢性炎症、结核或手术后瘢痕形成所致，发病年龄较轻，多在 40～50 岁出现排尿不畅症状，但前列腺体积不增大，膀胱镜检查可以确诊。

3. 尿道狭窄

多有尿道损伤及感染病史，行尿道膀胱造影与尿道镜检查，不难确诊。

4. 神经源性膀胱功能障碍

临床表现与前列腺增生症相似，可有排尿困难、残余尿量较多、肾积水和肾功能不全，但前列腺不增大，为动力性梗阻。患者常有中枢或周围神经系统损害的病史和体征，如有下肢感觉和运动障碍，会阴皮肤感觉减退、肛门括约肌松弛或反射消失等。静脉尿路造影常显示上尿路有扩张积水，膀胱常呈"圣诞树"形。尿流动力学检查可以明确诊断。

四、治疗

前列腺增生症应根据患者的症状、梗阻程度及并发症情况选择治疗方案。主要有如下治疗方法：

1. 观察等待

若症状较轻，不影响生活与睡眠，一般无须治疗可观察等待。但需密切随访，一旦症状加重，应开始治疗。

2. 药物治疗

治疗前列腺增生的药物很多，常用的药物有肾上腺素能受体阻滞剂（α受体阻滞剂）、5α还原酶抑制剂和植物类药等。

α受体分为1、2两型，其中α₁受体主要分布在前列腺基质平滑肌中，对排尿影响较大，阻滞α₁受体能有效地降低膀胱颈及前列腺的平滑肌张力，减少尿道阻力，改善排尿功能。常用药物有特拉唑嗪、阿夫唑嗪、多沙唑嗪及坦索罗辛等，对症状较轻、前列腺增生体积较小的患者有良好的疗效。副作用多较轻微，主要有头晕、鼻塞、体位性低血压等。

5α还原酶抑制剂是通过在前列腺内阻止睾酮转变为有活性的双氢睾酮，进而使前列腺体积部分缩小，改善排尿症状。一般在服药3个月左右见效，停药后症状易复发，需长期服药，对体积较大的前列腺效果较明显，与α受体阻滞剂联合治疗效果更佳。常用药物有非那雄胺和度他雄胺。

3. 手术治疗

对症状严重、存在明显梗阻或有并发症者应选择手术治疗。经尿道前列腺切除术（TURP）适用于大多数良性前列腺增生患者，是目前最常用的手术方式。近年以来，经尿道前列腺剜除手术和经尿道前列腺激光手术也得到越来越多的应用。开放手术仅在巨大的前列腺或有合并巨大膀胱结石者选用，多采用耻骨上经膀胱或耻骨后前列腺切除术。手术疗效肯定，但有一定痛苦与并发症。如有尿路感染、残余尿量较多或有肾积水、肾功能不全时，宜先留置导尿管或膀胱造瘘引流尿液，并抗感染治疗，待上述情况明显改善后再择期手术。

4. 其他疗法

经尿道球囊扩张术、前列腺尿道支架以及经直肠高强度聚焦超声（HIFU）等对缓解前列腺增生引起的梗阻症状均有一定疗效，适用于不能耐受手术的患者。

五、护理

1. 术后密切监测患者的生命体征，观察体温和血白细胞的变化，及时发现感染症状。注意观察尿量及尿液颜色变化，持续膀胱冲洗，保持导尿管引流通畅以避免膀胱痉挛引起疼痛。观察伤口渗出情况，及时更换敷料。

2. 评估患者疼痛的部位、性质、程度及发作频率等，必要时遵医嘱给予患者镇痛药，并观察药物疗效及不良反应。

3. 指导患者进行提肛锻炼，减轻患者的尿频及尿失禁的症状。

4. 遵医嘱给予患者药物，密切关注患者用药前后的病情变化，注意观察尿的颜色、性质和量，观察用药后有无异常情况发生，如有异常应及时报告医生处理。

六、健康指导

1. 嘱患者养成良好的生活习惯，戒除烟酒，食清淡及富含纤维素多的食物，少进辛辣刺激性饮食。

2. 适量多饮水，日饮水量2 000～3 000 ml，达到自洁的作用，以预防尿路感染。

对心功能不全的患者需要限制摄入量。

3. 保持积极、乐观的心态，适当参加体育锻炼，避免久坐，注意劳逸结合，提高机体的抵抗能力。

4. 术后1个月内避免用力排便，保持大便通畅，必要时口服缓泻药。

5. 嘱患者一定要做到有尿就排，不可憋尿。因为憋尿会造成膀胱过度充盈，使膀胱逼尿肌收缩力减弱，从而发生排尿困难，易诱发急性尿潴留。

（戴永花）

第三节 尿石症

肾及输尿管结石

尿路结石是泌尿外科的常见病。男性多于女性，约3:1。由于结石形成机制未完全明了，所以对多数结石尚无十分理想的预防方法，治疗后复发率高。我国尿石症多见于南方地区，北方相对少见。上尿路（肾、输尿管）结石发病率明显高于下尿路（膀胱、尿道）结石。

一、病因

上尿路结石与下尿路结石的形成机制、病因、结石成分和流行病学有显著差异。大多数结石的形成原因不清，但许多因素影响尿路结石的形成。尿中形成结石晶体的盐类呈超饱和状态，尿中抑制晶体形成物质不足和核基质的存在，是形成结石的主要因素。结石成分有草酸钙、磷酸钙和磷酸镁铵、尿酸、胱氨酸等。

1. 流行病学因素

包括年龄、性别、职业、饮食成分和结构、水分摄入量、气候、代谢和遗传等，多种因素影响尿路结石的形成。

2. 尿液因素

1）形成结石的物质排出过多：尿液中钙、草酸或尿酸排出量增加。长期卧床骨质脱钙，代谢紊乱如甲状旁腺功能亢进（再吸收性高尿钙症）、特发性高尿钙症（吸收性高尿钙症、肠道吸收钙增多或肾性高尿钙症肾小管再吸收钙减少）及肾小管酸中毒等，均使尿钙排出增加。痛风、慢性腹泻及噻嗪类利尿剂，使尿酸排出增加。内源性合成草酸增加或肠道吸收草酸增加，可引起高草酸尿症。

2）尿pH值改变：磷酸钙及磷酸镁铵结石易在碱性尿中形成，尿酸结石和胱氨酸结石在酸性尿中形成。

3）尿液浓缩：尿量减少致尿液浓缩时，尿中盐类和有机物质的浓度相对增高。

4）抑制晶体形成的物质不足：尿液中枸橼酸、焦磷酸盐、酸性黏多糖、肾钙素、某些微量元素等可抑制晶体的形成和聚集，这些物质含量减少则促使结石形成。

3. 泌尿系局部因素

1）尿路梗阻：导致晶体或基质在引流较差的部位沉积，尿液滞留继发尿路感染有利于结石形成。

2）尿路感染：产生脲酶的细菌分解尿液中的尿素而产生氨、尿液碱化（pH 值≥7.2）易使磷酸盐沉淀。细菌、感染产物及坏死组织可为形成结石的核心。

3）尿路异物：尿路内存有不可吸收的缝线、长期留置的导管，可促使尿液中基质和晶体黏附，还易继发感染而诱发结石。

二、临床表现和诊断

（一）临床表现

肾和输尿管结石的主要表现是与活动有关的疼痛和血尿。其程度与结石的部位、大小、活动与否及有无损伤、感染、梗阻等有关。极少数患者可长期无自觉症状，直到出现感染或积水时才发现。

1. 疼痛

结石大、移动小的肾盂、肾盏结石，可引起上腹和腰部钝痛。结石活动或引起输尿管完全性梗阻时，出现肾绞痛，发作时伴出汗、恶心呕吐。疼痛位于腰部或上腹部，并沿输尿管行径向下腹和外阴部放射；可伴明显肾区叩击痛。结石位于输尿管膀胱壁段和输尿管口处或结石伴感染时可有尿频、尿急、尿痛症状，尿道和阴茎头部放射痛。

2. 血尿

患者活动或绞痛后出现肉眼或镜下血尿，以后者常见。有时活动后镜下血尿是上尿路结石的唯一临床表现。

3. 其他症状

结石引起严重的肾积水时，可触到增大的肾脏；继发急性肾盂肾炎或肾积脓时，可有发热、畏寒、脓尿、肾区压痛。双侧上尿路完全性梗阻时可导致无尿。

（二）实验室及其他检查

1. 尿液检查

常规检查尿液中有无红细胞、脓细胞及晶体，并应测定尿 pH 值、钙、磷等。

2. 血液检查

了解钙、磷及尿酸等水平；甲状旁腺素（PTH）测定，以了解甲状旁腺功能。

3. 结石成分测定

化学定性或定量分析，了解结石含有的主要成分。

4. B 型超声检查

了解尿石部位、大小、肾及输尿管积水情况。

5. X 线检查

泌尿系平片能发现 95% 的尿石；不显影的阴性结石通过尿路造影检查可以发现，其中排泄性尿路造影还可以了解肾功能情况。

6. 膀胱镜检查

可直接观察到膀胱内结石的情况，并可同时进行碎石及取石术。检查禁忌证：①尿道狭窄以致无法插入膀胱镜；②膀胱容量小于 50 ml（易招致膀胱穿孔）；③膀胱急性炎症期；④全身出血性疾病；⑤1 周内使用过膀胱镜；⑥心血管功能严重不全，全身衰竭。

三、治疗

根据结石的大小、数目、位置、肾功能和全身情况、有无明确病因及并发症，制订治疗方案。

1. 非手术治疗

适用于肾绞痛，结石小于 0.6 cm、光滑、无尿路梗阻，纯尿酸或胱氨酸结石的患者。

1）止痛：肾绞痛发作时通过单独或联合药物应用，如注射阿托品、哌替啶，输液，钙离子阻滞剂、吲哚美辛、黄体酮等可缓解肾绞痛。

2）大量饮水：保持每日尿量在 3 000 ml 以上，有利于结石排出。

3）控制感染：根据尿细菌培养及药物敏感试验选用抗生素。

4）调节尿 pH 值：口服枸橼酸钾、碳酸氢钠等碱化尿液，使尿 pH 值保持在 7 以上，可治疗尿酸和胱氨酸结石。

5）饮食调节：根据结石成分调节饮食。

6）中西医结合疗法：包括中西药、解痉、利尿、针刺等，可促进排石。中药有金钱草、石苇、滑石、车前子、鸡内金、木通、瞿麦等。

7）影响代谢的药物：别嘌呤醇可降低血和尿的尿酸含量，D 青霉胺、巯丙酰甘氨酸、乙酰半胱氨酸有降低尿胱氨酸及溶石作用。

2. 体外冲击波碎石

在 X 线、B 型超声定位下，将冲击波聚焦后作用于结石使之粉碎，然后随尿流排出。大多数上尿路结石适用此法，最适宜于小于 2.5 cm 的结石。

3. 手术治疗

1）非开放手术：①输尿管肾镜取石或碎石术适用于因肥胖、结石硬、停留时间长而不能用 ESWL 的中、下段输尿管结石；②经皮肾镜取石或碎石术适用于大于 2.5 cm 的肾盂结石及下肾盂结石，可与 ESWL 联合应用治疗复杂性肾结石。

2）开放手术：仅少数患者，如结石远端存在梗阻、部分泌尿系畸形、结石嵌顿紧密及非手术治疗失败、肾积水感染严重或病肾无功能等，需要开放手术治疗。手术方式有输尿管切开取石术、肾盂切开或肾窦内肾盂切开取石术、肾部分切除术和肾切除术。

四、护理

（一）非手术治疗

1. 肾绞痛的护理

发作期患者应卧床休息，遵医嘱立即用药物止痛，病情较重者应输液治疗。

2. 促进排石

鼓励患者大量饮水，在病情允许的情况下，适当做一些跳跃或其他体育运动，改变体位，以增强患者代谢，促进结石排出。

3. 病情观察

观察尿液内是否有结石排出，每次排尿于玻璃瓶或金属盆内，可看到或听到结石的排出。尿白细胞增多者，口服抗生素；体温高、血白细胞计数增多时，须输液和应用敏感的抗生素，控制感染。

（二）体外冲击波碎石

1. 术前护理

1）心理护理：向患者讲明该方法简单、安全有效、可重复治疗，以解除患者恐惧心理，争取其主动配合，术中不能随意移动体位。

2）术前准备：术前 3 天忌进易产气食物，前 1 天服缓泻剂，术晨禁食、禁水。

2. 术后护理

1）饮食：若患者无药物反应，如头晕、恶心、呕吐等可正常进食。多饮水可增加尿量，促进结石排出。

2）体位：若患者无全身反应及明显疼痛者，适当活动、经常变换体位，可增加输尿管蠕动，促进碎石排出。肾下盏结石可采用头低位，并叩击背部加速排石。巨大肾结石碎石后因短时间内大量碎石突然充填输尿管而发生堵塞，可引起"石街"和继发感染，严重者引起肾功能改变；因此，碎石后应采用患侧在下的侧卧位，以利结石随尿液逐渐排出。

3）病情观察：严密观察和记录碎石后排尿及排石情况。淡红色血尿一般可自行消失；用纱布过滤尿液，收集结石碎渣做成分分析；定时摄腹部平片观察结石排出情况。若需再次治疗，间隔时间不少于 7 天。

（三）手术治疗

1. 术前护理

1）心理护理：多关心和帮助患者，解除思想顾虑，消除恐惧心理。

2）术前准备：输尿管结石患者入手术室前需再摄腹部平片定位。继发性结石或老年患者，应注意全身情况和原发病的护理。

2. 术后护理

1）体位：上尿路结石术后侧卧位或半卧位，以利引流。肾实质切开者，应卧床 2 周。经膀胱镜钳夹碎石后，适当变换体位，增加排石。

2）输液和饮食：肠蠕动恢复后，可进食；输液并鼓励患者多饮水，每日 3 000 ~ 4 000 ml，以保证充足的体液量；血压稳定者可用利尿剂，以增加尿量，达到冲洗尿路和改善肾功能的目的。

3）病情观察：严密观察和记录尿液颜色、量及患侧肾功能情况。

4）引流管的护理：见各种导尿管的护理。

（四）健康教育

根据结石成分、代谢状态及流行病学因素，坚持长期预防，对减少或延迟结石复发十分重要。

1. 大量饮水

大量饮水以增加尿量，稀释尿液，可减少尿中晶体沉积。成人保持每日尿量在 2 000 ml 以上，尤其是睡前及半夜饮水，效果更好。

2. 解除局部因素

解除局部因素尽早解除尿路梗阻、感染、异物等因素，可减少结石形成。

3. 饮食指导

根据结石成分调节饮食。含钙结石者宜食用含纤维丰富之食物，限制含钙、草酸成分多的食物，避免大量摄入动物蛋白、精制糖和动物脂肪。浓茶、菠菜、西红柿、土豆、芦笋等含草酸量高。牛奶、奶制品、豆制品、巧克力、坚果含钙量高。尿酸结石者不宜服用含嘌呤高的食物，如动物内脏。

4. 药物预防

根据结石成分，血、尿钙磷、尿酸、胱氨酸和尿 pH 值，采用药物降低有害成分、碱化或酸化尿液，预防结石复发。维生素 B 有助减少尿中草酸含量，氧化镁可增加尿中草酸溶解度。枸橼酸钾、碳酸氢钠等可使尿 pH 值保持在 7.0 以上，对尿酸和胱氨酸结石有预防意义。口服别嘌醇可减少尿酸形成，对含钙结石亦有抑制作用。口服氯化氨使尿液酸化，有利于防止感染性结石的生长。

5. 预防骨脱钙

伴甲状旁腺功能亢进者，必须摘除腺瘤或增生组织。鼓励长期卧床者功能锻炼，防止骨脱钙，减少尿钙排出。

6. 复诊

治疗后定期行尿液化验、X 线或 B 型超声检查，观察有无复发、残余结石情况。若出现腰痛、血尿等症状，及时就诊。

膀胱结石

膀胱结石的发生在性别方面差异也很大。一般男：女为 10：1，上海为 27.5：1，安徽省城市组为 8.87：1，近农村组为 18.41：1。这主要是由于男性尿道长而细（小儿尤细），且较弯曲，加之老年前列腺增生，易造成梗阻，而诱发结石。

一、病因

膀胱结石分为原发性和继发性两种。原发性膀胱结石多由营养不良所致，现在除了少数发展中国家及我国一些边远地区外，其他地区该病已少见。继发性膀胱结石主要继发于下尿路梗阻、膀胱异物、泌尿系感染、代谢性疾病、肠代膀胱、膀胱外翻—尿道上裂及寄生虫性膀胱结石等。

1. 营养不良

原发性膀胱结石主要发生于贫困饥荒年代，营养缺乏、动物蛋白摄入不足人群。只要改善婴幼儿的营养，使新生儿有足够的母乳或牛乳喂养，婴幼儿膀胱结石是可以减少的。

不少小的肾和输尿管结石以及在过饱和状态下形成的尿盐沉淀，在膀胱排尿无梗阻的情况下，均可随尿排出。但当有下尿路梗阻时，如尿道狭窄、先天性畸形、前列腺增生、膀胱颈部梗阻、肿瘤、膀胱膨出、憩室等，均可使小结石和尿盐结晶，沉淀积聚而形成结石，这也是现今膀胱结石在男性小儿及老年人最常见的重要原因。

2. 膀胱异物

膀胱异物如子弹头、发卡、电线、圆珠笔芯等，均可作为结石的核心，使尿盐沉积于其周围而形成结石。医源性的膀胱异物主要有长期留置的导尿管、被遗忘的输尿管支架管、不被机体吸收的残留缝线、膀胱悬吊物、由子宫内穿至膀胱的 Lippes 环等。

3. 尿路感染

继发于下尿路梗阻或膀胱异物的感染，尤其是尿素分解细菌的感染，可使尿 pH 值升高，促使磷酸钙、铵和镁盐的沉淀而形成膀胱结石。这种由产生尿素酶的微生物感染所引起、由磷酸镁铵和碳磷灰石组成的结石，又称为感染性结石。

4. 代谢性疾病

结石由人体代谢产物构成，因此与新陈代谢有极密切的关系。不同类型的结石，如胱氨酸、尿酸、黄嘌呤和含钙结石各具有不同特点。

1）胱氨酸尿症为先天性疾病，常以结石为主要临床表现。胱氨酸尿症的发生率为 1/2 万人（Smith，1994）。胱氨酸结石占全部尿石的 1%。当食物中胱氨酸不足或吸收障碍时，蛋氨酸可作为胱氨酸和半胱氨酸的前身参与代谢，其是人体硫的主要来源。从食物中摄取的含硫氨基酸在肝中代谢形成半胱氨酸和胱氨酸，最后形成尿素和硫酸盐排于尿中。

2）草酸的代谢及其异常：草酸是形成含钙结石的重要因素，尿石中最多见的成分是草酸钙。草酸在人类是代谢的终末产物，不再进一步分解。尿中草酸的来源主要（85%~90%）为内生的，其中 20%~40% 来自维生素 C。从食物中直接摄取的只占 10%~15%。

3）钙、磷代谢及其异常：尿石种类最多的是草酸钙结石和磷酸钙结石，因此钙磷代谢在尿石形成中占有重要地位，尤其是钙代谢异常有其特殊的意义。Flocks 注意到一些尿石患者不论低钙或高钙饮食，其尿钙水平均比正常人高。在国外资料中，结石患者 30% 有高尿钙，作者统计因尿石症住院的患者中有 23.8% 为无特殊原因的高尿钙。

4）尿酸结石成石的危险因素：尿酸结石成石的危险因素除尿量外尿酸量和尿的 pH 值是主要因素。

5）其他，如甲状旁腺功能亢进症、制动综合征、类肉瘤病、皮质醇症、过量使用维生素 D，口服磺胺类药物；肠大部切除、肠吻合短路及慢性消化道疾病等均可导致膀胱结石。

5. 肠道膀胱扩大术

肠道膀胱扩大术后膀胱结石的发生率为 36%~50%，主要原因是肠道分泌黏液所致。

6. 膀胱外翻—尿道上裂

膀胱外翻—尿道上裂患者在膀胱尿道重建术前因存在解剖及功能方面的异常，易发生膀胱结石。重建术后，手术引流管、尿路感染、尿液滞留等又增加了结石形成的危险因素。

7. 寄生虫

在埃及的血吸虫病流行区，可发生血吸虫病伴发的膀胱结石，其核心为虫卵。

二、病理

膀胱结石如表面光滑且无感染者，在膀胱内存在相当长时间，也不至造成膀胱壁明显的病理改变。一般而言，因结石的机械性刺激，膀胱黏膜往往呈慢性炎症改变。膀胱镜观察时，最早期的改变是局部黏膜血管增多，继而黏膜充血。有继发感染时，充血更明显，且可出现大疱状水肿、出血和溃疡，在膀胱底部和结石表面，黏附有脓苔。如结石造成膀胱颈部梗阻，膀胱内可有小梁和憩室形成，并使膀胱壁增厚和肌层纤维组织增生。长期梗阻后可因反压力作用，使上尿路发生梗阻性病变，导致肾功能受损，且可因继发感染而致肾盂肾炎及输尿管炎。长期感染者可产生膀胱周围炎，使膀胱与盆部组织发生粘连，甚至发生穿孔。结石长期慢性刺激，局部上皮组织可发生增生性改变，甚至出现乳头样增生或者鳞状上皮化生，可使膀胱壁发生鳞状上皮癌。

三、临床表现和诊断

（一）临床表现

大多数膀胱结石，由于对膀胱局部的刺激、创伤、梗阻和继发感染，可产生各种症状，但也有少数病例，尤其是下尿路梗阻且已有残余尿者，结石有时虽然较大，却无明显症状，仅在做 X 线尿路检查时发现。

膀胱结石的主要症状为尿痛、排尿障碍和血尿。疼痛可为下腹部和会阴部钝痛，亦可为明显或剧烈疼痛，常因活动和剧烈运动而诱发或加剧。如疼痛系结石刺激膀胱底部黏膜而引起，常有尿频和尿急。排尿终末时疼痛加剧，且可伴终末血尿。患者常欲卧位以求疼痛缓解。结石嵌于膀胱颈口，出现明显排尿困难，排尿时常呈滴沥状，亦可尿流中断或发生急性尿潴留。出现排尿困难时，患者必须改变体位或摇晃身体，才能继续排尿，此时突然发生剧痛，可放射至阴茎、阴茎头和会阴部。尿流中断后再继续排尿时伴有血尿。

小儿患者，常疼痛难忍，大汗淋漓，大声哭叫，用手牵拉或搓揉阴茎或排尿时伴有血尿，或变换体位以减轻痛苦。疼痛有时可放射至背部和髋部，甚至可放射至足跟和足底。患者因排尿困难当用力排尿时，可使尿粪同时排出，甚至可引起直肠脱垂或疝。

老年男性膀胱结石多继发于前列腺增生症，可同时伴有前列腺增生症的症状；神经性膀胱功能障碍、尿道狭窄等引起的膀胱结石亦伴有相应的症状。

膀胱结石合并感染时，出现膀胱刺激症状、血尿和脓尿。

（二）诊断

膀胱结石的诊断，主要是根据病史、体检、B 超、X 线检查，必要时做膀胱镜检查。虽然不少病例可根据典型症状，如疼痛的特征，排尿时突然尿流中断和终末血尿，做出初步诊断。但这些症状绝非膀胱结石所独有。

体检对膀胱结石的诊断帮助不大，多数病例无明显的阳性体征。结石较大者，经双合诊可扪及结石。婴幼儿直肠指检有时亦可扪及结石。目前此法已被 B 超及 X 线等检查取代。

实验室检查可发现尿中有红细胞或脓细胞，伴有肾功能损害时可见血肌酐、尿素氮升高。

腹部 X 线平片亦是诊断膀胱结石的重要手段，结合 B 超检查可了解结石大小、位置、形态和数目，还可了解双肾、输尿管有无结石。应注意区分腹部 X 线平片上的盆部静脉石、输尿管下段结石、淋巴结钙化影、肿瘤钙化影及粪石。必要时行静脉肾盂造影检查以了解上尿路情况，做膀胱尿道造影以了解膀胱及尿道情况。纯尿酸和胱氨酸结石为透 X 线的阴性结石，用淡的造影剂进行膀胱造影有助于诊断。

膀胱镜检查是诊断膀胱结石最可靠的方法，尤其对于透 X 线的结石。结石在膀胱镜可一目了然，不仅可查清结石的大小、数目及其具体特征，还可明确有无其他病变，如前列腺增生、尿道狭窄、膀胱憩室、炎症改变、异物、癌变、先天性后尿道瓣膜及神经性膀胱功能障碍等。膀胱镜检查后，还可同时进行膀胱结石的气压弹道及钬激光碎石。

四、治疗

膀胱结石的治疗应根据结石体积大小选择合适的治疗方法。一般来说，直径 < 0.6 cm，表面光滑，无下尿路梗阻的膀胱结石可自行排石或通过口服排石中药排石。但绝大多数的膀胱结石均需行外科治疗，方法包括体外冲击波碎石、内镜手术和开放性手术。手术治疗取出结石后，应做结石成分分析后同时进行病因治疗，合并感染时，应用抗生素控制感染。

1. 中药排石

排石颗粒（市面有售），每次 6~12 g，冲服，2 次/天，同时服用 654-2 10 mg，2 次/天，疗效更好。

2. 体外冲击波碎石

小儿膀胱结石多为原发性结石，可首选体外冲击波碎石术；成人原发性膀胱结石≤ 2.5 cm 者亦可以采用体外冲击波碎石术。

膀胱结石进行体外冲击波碎石时多采用俯卧位或蛙式坐位，对阴囊部位应做好防护措施。由于膀胱空间大，结石易移动，碎石时应注意定位。较大的结石碎石前膀胱需放置气囊尿管，如需再次碎石，间断时间应 >7 天。

3. 经尿道钬激光碎石术

目前比较常用，操作简便，碎石效果理想，适合 2 cm 以下膀胱结石。钬激光碎石优势在于它能够将结石击破成米粒状大小，随尿排出体外。也能将 >2 cm 结石击碎，但较费时。

4. 经尿道气压弹道碎石术

气压弹道碎石于1990年首先在瑞士研制成功，至今已发展到第四代，同时兼备超声碎石和气压弹道碎石的超声气压弹道碎石清石一体机。当膀胱结石直径>2 cm时，可选用经尿道气压弹道碎石术，其碎石速度较钬激光碎石快，尤其是第四代混合动力气压弹道碎石机，可同时碎石及清理结石，碎石后需要用Ellik冲洗器冲洗或用取石钳将结石碎片取出，取石过程中注意动作要轻巧，防止损伤尿道及膀胱黏膜。

5. 开放性手术取石

耻骨上膀胱切开取石术不需特殊设备，简单易行，安全可靠，但随着腔镜技术的发展，目前采用开放手术取石已逐渐减少，开放手术取石不应作为膀胱结石的常规治疗方法，仅适用于需要同时处理膀胱内其他病变或结石体积>4 cm时方可采用。

五、护理

1. 急诊观察与护理

1）排尿突然中断后可指导患者改变排尿姿势，继续排尿。

2）排尿疼痛剧烈者可遵医嘱使用镇痛药。

3）经膀胱镜碎石术按膀胱镜检查前准备。

4）膀胱切开取石术者做好下腹部皮肤准备。

5）关心和安慰患者，消除恐惧心理。

2. 术后护理

1）休息与体位：行膀胱镜碎石术的患者手术当天卧床休息，次日即可下床活动，膀胱切开取石术的患者需卧床休息2~3天，鼓励患者早期下床活动。

2）饮食护理：鼓励患者多饮水，每日饮水量>3 000 ml，以增加尿量，起到内冲洗的作用。

3）病情观察：经膀胱镜行碎石术后，注意观察排尿及出血情况，记录尿液颜色、性质及量。术后留置导尿管者，保持引流管的通畅，妥善固定，避免折曲。行膀胱切开取石术后，注意伤口有无漏尿、出血情况，敷料浸湿应及时更换。

4）药物治疗：遵医嘱应用抗生素及止血药物。

5）健康指导：鼓励多饮水，保持尿路通畅。不憋尿，有尿液及时排出。尿道结石易并发尿道狭窄，必要时需定期行尿道扩张，应向患者解释行尿道扩张的意义。

（戴永花）

第十二章　骨科疾病

第一节　脊柱骨折

脊柱骨折很常见，占全身骨折 5%～6%，在战伤及地震中更为多见。伤情常较严重复杂，需积极进行抢救。

一、临床分型

1. 按发病机理可分为屈曲型和伸直型。

1）屈曲型：由暴力使脊柱过度屈曲所造成，占脊柱骨折总数的 95% 以上。

2）伸直型：由暴力使脊柱过度背伸所造成。

2. 根据骨折之稳定程度可分为：

1）稳定型骨折：椎体压缩不超过 1/2，无附件骨折，伤后搬动或脊柱活动不发生移位者。

2）非稳定型骨折：椎体压缩 1/2 以上，伴有附件骨折，脊柱的稳定因素受到破坏，在伤后搬运或活动脊柱时，易造成脱位、损伤脊髓或马尾神经。

3）伴有脊髓损伤型：在其损伤平面下，呈完全性或不完全性瘫痪。

二、临床表现和诊断

有严重外伤病史，如高空坠落，重物撞击腰背部，塌方事件被泥土、矿石掩埋等。

胸腰椎损伤后，主要症状为局部疼痛，站立及翻身困难。腹膜后血肿刺激了腹腔神经节，使肠蠕动减慢，常出现腹痛、腹胀甚至出现肠麻痹症状。

检查时要详细询问病史，受伤方式，受伤时姿势，伤后有无感觉及运动障碍。

注意多发伤，多发伤病例往往合并有颅脑、胸、腹脏器的损伤。要先处理紧急情况，抢救生命。

检查脊柱时暴露面应足够，必须用手指从上至下逐个按压棘突，如发现位于中线部位的局部肿胀和明显的局部压痛，提示后柱已有损伤；胸腰段脊柱骨折常可摸到后突畸形。

检查有无脊髓或马尾神经损伤的表现，如有神经损伤表现，应及时告诉家属或陪伴者，并及时记载在病史卡上。

X 线摄片可明确骨折部位、类型及脊柱的稳定程度。

三、治疗

（一）急救处理

避免发生脊柱扭转、屈伸等动作，应将患者滚动至门板或担架上搬运。如为颈椎损伤，应双手托住患者枕部及下颌略加牵引，或颈部裹以棉衣或毛毯固定头颈部。

（二）颈椎损伤的治疗

颈椎活动性大，单纯压缩骨折少见，常为骨折脱位，单纯脱位或半脱位。

1. 寰椎骨折

无神经症状时，颈部用 Minerva 石膏固定 3 个月。当伴有神经症状时，先用头颅环牵引数周后，再改用 Minerva 石膏固定。如果存在颈椎不稳定应行手术治疗。术中使用移植骨块和钢丝将颈 1 颈 2 棘突或椎突或椎板相融合。术后在围领或支具保护下卧床 2 ~ 4 周。围领和支具使用至融合部位骨性愈合。

2. 齿状突骨折

齿状突骨折合并寰椎向前脱位，用颅骨牵引使之复位后，于颈过伸位维持牵引，6 周后改用颈轻度后伸位石膏固定 6 ~ 8 周。合并寰椎向后脱位，可颅骨牵引下使颈椎屈曲，复位后维持牵引 6 周，换用石膏固定。对移位明显或有神经症状者，经以上治疗无效，可在牵引下早期行手术复位及枕颈融合术，后期若神经症状加重，应行枕颈融合术。

3. 第 2 颈椎骨折

保持颈椎中立位常可以使骨折复位，复位后 Minerva 石膏或头颅环固定 3 个月，牵引时可产生过牵，导致骨折不愈合和韧带不稳。

4. 第 3 颈椎、第 7 颈椎骨折和骨折脱位

1）单纯压缩性骨折：无神经损伤者，颈椎后伸位石膏固定 3 个月，有神经症状者，多因椎间盘破裂，压迫神经根或脊髓，应行前路颈椎手术。

2）颈椎棘突骨折：在排除颈椎其他严重损伤后，使用颈部围领制动 3 ~ 6 周即可。

3）颈椎过屈型骨折脱位：行头颅环牵引，当骨折脱位完全复位后，患者病情平稳行后路棘突植骨融合术或前路椎体间植骨融合术。术后围领制动半年至 1 年。

4）颈椎关节半脱位：颈椎置于伸展位，使半脱位复位，石膏固定 2 ~ 3 个月。

5）颈椎关节脱位：于颈微屈位行颅骨牵引，牵引重量酌情渐增至 10 kg，每隔半小时摄 X 线片复查一次，当跳跃的关节被牵开后，在肩下垫薄枕，使颈部逐渐后伸以达复位，复位后牵引重量减至 2 ~ 3 kg 维持，6 ~ 8 周后改用石膏固定。颈椎不稳定者可行融合术。牵引复位失败及伴神经症状者，可行手术切开复位钢丝内固定植骨融合术。

6）颈部扭伤：避免颈部活动，用颈托保护 3 ~ 4 周。

7）颈椎过伸损伤：保持颈椎直线方向或稍前屈位行颅骨牵引，4 ~ 6 周改用颈托固定。

（三）胸腰椎骨折的治疗

对屈曲型稳定性骨折，一般均可行非手术治疗，如单纯椎体压缩性骨折变形不到 1/2，可卧板床休息，功能锻炼，或早期复位石膏背心固定。对椎弓根、小关节突骨折，最好早期采用脊柱融合术。如椎体压缩明显伴有棘间韧带断裂及小关节的骨折脱位，亦属不稳定性骨折。其合并脊髓损伤率较高，如考虑非手术治疗能达预期效果则已，否则宜采用切开复位内固定，同时行植骨融合术。对过伸型脊椎损伤应避免脊柱后伸，可卧床休息或以石膏背心固定。

（四）脊柱骨折合并截瘫的治疗

伤后要尽快整复骨折脱位，以恢复椎管内径，解除脊髓及马尾神经受压。损伤早期，脊髓及马尾神经充血水肿，可应用激素及脱水剂，并配合高压氧治疗，以利于神经功能恢复。此外，应加强护理，积极防治压疮、肺部及泌尿系感染等。

对于 X 线检查或 CT、MRI 显示椎管内有骨片、椎间盘等物压迫脊髓或马尾神经，应根据情况，选择前方、侧方或后方减压，神经断裂后可予吻合，并酌情复位，内固定及植骨融合。

功能锻炼：包括医疗体育、物理治疗、矫形术、职业训练等。因此，截瘫患者的康复治疗是长期的，多方面的。他们虽然失去下半身的自主能力，但他们有健康的上肢和智力。经过治疗和训练，使之能对社会有所贡献。

五、护理

1. 执行骨外科一般护理。

2. 患者应取平卧位，安置在木板床上，颈椎骨折应防止头部活动，以保护脊髓不再受损伤，并测量血压、脉搏、呼吸。

3. 给予高热量、高蛋白、高维生素、富含粗纤维饮食。协助患者进食，按时喂饭、喂水等。应注意避免呛咳，以防加重伤情或发生并发症。特别是颈椎骨折者，因为在损伤早期，任何活动头颈部的动作，均可引起血肿扩散，有压迫延髓而突然死亡的危险。

4. 注意保暖，勿使患者着凉，以避免打喷嚏、咳嗽等剧烈活动。

5. 加强心理护理，尤其对生活不能自理、截瘫的患者，生活上需特别照顾。精神上比较苦闷，易产生悲观失望情绪。医护人员应及时了解其思想情况，给予关心及安慰，消除悲观失望等不良情绪，积极配合治疗。

6. 对长期卧床的患者，瘫痪肢体应给予按摩及被动运动，防止肌肉挛缩及关节强直。

7. 注意观察体温、脉搏、呼吸、血压情况，有休克者应按休克护理，及时输血、输液、补充血容量，保持呼吸道畅通，呼吸困难者立即吸痰。如不能改善，需配合医生行气管切开，同时给予氧气吸入。

8. 患者剧烈头痛者需给予吗啡或其他止痛药物。合并胸部、颅脑损伤昏迷者不宜使用吗啡、哌替啶，以免抑制呼吸、增加颅内压等。

9. 鼓励和协助患者进行功能锻炼。压缩性脊柱骨折伤后早期，按医嘱进行躯干和肢体锻炼。先以伤椎为中心，背部垫以薄枕，逐日增高，使被压缩的椎体逐渐复原。单纯压缩性骨折，于伤后 2～3 日病情稳定、疼痛减轻时，即可开始仰卧位功能练习。

10. 健康教育

1）不断向患者和家属宣传医学知识，介绍有关治疗、护理和康复的方法和意义，以取得配合。

2）截瘫患者的病程长，甚至伴随人的一生，遗留形态、能力、社会适应力等方面的缺陷或下降。

3）患者出院时必须确认患者的自理能力，便于回归家庭回归社会前，做相适应的康复指导。

4）继续功能锻炼，使残存的功能得以最大限度的发挥，培养日常生活动作的自我能力，预防并发症的发生。

5）定期返院检查，以获得功能康复、心理康复、社会能力恢复的指导。

（吴九云）

第二节 脊髓损伤

脊髓损伤是脊柱骨折的严重并发症，由于椎体的移位或碎骨片突出于椎管内，使脊髓或马尾神经产生不同程度的损伤。胸膜段损伤使下肢的感觉与运动产生障碍，称为截瘫；而颈段脊髓损伤后，双上肢也有神经功能障碍，为四肢瘫痪，简称"四瘫"。

一、病因和病理

（一）病因

脊髓损伤的原因有很多，一般分为五类：

1. 挫伤

如脊椎骨折脱位、挫伤脊髓。

2. 压迫

如椎管内骨折块或血肿压迫脊髓。

3. 缺血

如胸腹主动脉瘤突然破裂或手术阻断，致其供养的脊髓发生缺血。

4. 锐器伤

如刀伤切割。

5. 火器伤

枪弹、弹片除直接击伤脊髓外，椎管外火器伤还可由于冲击压力波进入椎管而损伤脊髓。

脊柱骨折脱位损伤脊髓时，同时存在几种损伤因素，如严重脱位可将脊髓切断；一般骨折脱位除损伤当时挫伤脊髓外，移位的骨折片可持续压迫脊髓；骨折可损伤脊髓的根动脉或前动脉，导致脊髓血供障碍而发生缺血性损伤。

（二）病理

按脊髓和马尾损伤的程度可分为：

1. 脊髓震荡

脊髓损伤后立即发生的暂时性的功能抑制，呈弛缓性瘫痪，使损伤平面以下的感觉、运动、反射及括约肌功能丧失，可为不完全性，常在数小时或数日内逐渐恢复，最后可完全恢复。

2. 脊髓损伤

常伴有较严重的脊椎骨折和脱位。脊髓可以是部分挫裂，也可以是完全横断。早期也呈弛缓性瘫痪，损伤平面以下肢体的感觉（痛觉、温觉、触觉、位置觉），运动和反射（包括深浅反射）完全或部分丧失。脊髓受压，如骨折脱位的移位、小骨折片、突出的椎间盘及硬膜外血肿等所致，及时解除压迫后，脊髓功能可部分或全部恢复。在第10胸椎至第1腰椎之间，脊髓损伤有时可合并神经根损伤。

3. 脊髓和神经根损伤

在第10胸椎至第1腰椎体之间，腰段、骶段脊髓与腰、骶神经根相邻。该处骨折脱位可发生：①脊髓损伤，神经根完整；②脊髓损伤并发部分神经根损伤；③脊髓和全部神经根损伤。脊髓横断后，功能不能恢复，神经根若损伤不严重，经过神经再生，可有功能恢复，若支配髋、膝关节的重要肌群的功能得以恢复，患者还能行走。

4. 马尾神经损伤

第2腰椎以下骨折脱位可能引起马尾损伤。马尾完全断裂者少见，可导致损伤平面以下感觉、运动、反射消失，膀胱无张力。若马尾未完全断裂，或断裂后进行缝合，经过神经再生，可完全或大部分恢复功能。

二、临床表现和诊断

（一）临床表现

常有部分遭受外力或高处跌坠史。

1. 脊髓损伤

在脊髓休克期间表现为受伤平面以下出现弛缓性瘫痪，运动、反射及括约肌功能丧失，有感觉丧失平面及大小便不能控制。2~4周逐渐演变成痉挛性瘫痪，表现为肌张力增高，腱反射亢进，并出现病理性锥体束征。胸段脊髓损伤表现为截瘫，颈段脊髓损伤则表现为四肢瘫。上颈椎损伤的四肢瘫均为痉挛性瘫痪，下颈椎损伤的四肢瘫由于脊髓颈膨大部位和神经根的毁损，上肢表现为弛缓性瘫痪，下肢仍为痉挛性瘫痪。

1）脊髓半切征：又名Brown-Sequard征。损伤平面以下同侧肢体的运动及深感觉消失，对侧肢体痛觉和温觉消失。

2）脊髓前综合征：颈脊髓前方受压严重，有时可引起脊髓前中央动脉闭塞，出现四肢瘫痪，下肢瘫痪重于上肢瘫痪，但下肢和会阴部仍保持位置觉和深感觉，有时甚至还保留有浅感觉。

3）脊髓中央管周围综合征：多数发生于颈椎过伸性损伤。颈椎管因颈椎过伸而发生急剧容积变化，脊髓受皱褶黄韧带、椎间盘或骨刺的前后挤压，使脊髓中央管周围的传导束受到损伤，表现为损伤平面以下的四肢瘫，上肢重于下肢，没有感觉分离，预后差。

2. 脊髓圆锥（第3~5骶椎）及马尾损伤

正常人脊髓终止于第1腰椎体的下缘，因此，第1腰椎骨折可发生脊髓圆锥损伤。脊髓圆锥内有脊髓排尿中枢、损伤后不能建立反射性膀胱，只能形成自律性膀胱，大小便失禁，并有阳痿、直肠括约肌松弛及臀肌萎缩，会阴部皮肤鞍状感觉缺失。膝腱和跟腱反射存在，肛门和龟头—球海绵体肌反射消失。如果损伤仅只在圆锥部可无肢体瘫痪。第 2 腰椎以下的椎骨骨折及脱位，仅能损伤马尾神经，且多为不完全性损伤。表现平面以下下肢弛缓性瘫痪，腱反射消失，感觉障碍不规则，括约肌和性功能障碍明显，没有病理性锥体束征。

脊髓损伤后各种功能丧失的程度可以用截瘫指数来表示。"0"代表功能完全正常或接近正常；"1"代表功能部分丧失；"2"代表功能完全丧失或接近完全丧失。一般记录肢体自主运动、感觉及两便的功能情况，相加后即为该患者的截瘫指数，如某患者自主运动完全丧失，而其他两项为部分丧失，则该患者的截瘫指数为 4（2 + 1 + 1）。三种功能完全正常的截瘫指数为 0；三种功能完全丧失则截瘫指数为 6。从截瘫指数可以大致反映脊髓损伤的程度、发展情况，便于记录，还可比较治疗效果。

（二）脊髓损伤的检查方法

1. 全身检查

要注意有无其他脏器复合伤存在。做任何检查及搬动患者时，注意勿加重脊髓损伤。

2. 局部检查

清醒患者在脊髓损伤的局部有压痛、肿胀、畸形及棘突分离等现象。

3. 神经系统检查

脊髓损伤患者的神经系统检查所见，一般与相应部位的脊髓肿瘤相同，只有在病理改变及其临床经过有不同而已。

4. X 线检查

摄脊柱前后位及侧位片，或加摄两侧斜位片，疑有第 1、2 颈椎损伤时需摄张口位片，必要时进行薄层连续断层摄片。

5. 腰穿及压迫颈静脉试验

观察椎管是否阻塞，脑脊液是否含血等，对进一步诊断处理有帮助。但必须注意患者体位，防止加重骨折脱位造成的症状。

6. 其他

必要时进行脊髓造影、椎间盘造影或选择性脊髓动脉造影。脊椎脊髓 CT 检查，是目前诊断脊髓损伤的精确有效方法。

（三）诊断

根据临床表现及检查结果，脊髓损伤诊断并不困难。需注意的是在损伤早期由于脊髓水肿、出血或脊髓血管损伤，感觉障碍平面可能高于实际损伤的平面。有时受伤瞬间颈椎脱位后自行复位，因此颈椎 X 线像正常并不能排除脊髓损伤，而应以临床表现为主要诊断根据。

三、治疗

（一）现场急救

脊髓损伤现场急救的关键是保持呼吸道通畅，采用正确的搬运方法，防止脊髓损伤的进一步加重。在现场，凡疑有颈椎骨折患者，一律用颈托或沙袋进行头部制动，如呼吸困难需要辅助通气，紧急情况下可先行环甲膜穿刺，再行气管切开术。如病情允许，也可行经鼻气管插管术，切不可行经口气管插管术。因为经口气管插管需颈部过伸，对有颈椎损伤患者可能产生严重的后果。

对于脊椎脊髓损伤患者，正确的搬运方法以使用平板或质地较硬的材料做的担架为好。搬动时必须非常小心，要求 3~4 人一组，由一人统一指挥，统一行动，动作一致，平抬平放，绝不可使头颈或躯干扭曲和弯曲。疑有颈椎损伤时，还需有一人专门负责头部，将头颈部固定并略加牵引。如果只有 1~2 人，可采取滚动方式，将伤员移到担架上，切忌搂抱，或一人抬头、一人抬足的方法，禁用凉椅、藤椅之类工具运送伤员。运送合并截瘫伤员时，禁用热水袋或热水瓶等进行保暖，以免发生烫伤。

（二）急诊室处理

脊髓损伤患者送到急诊室后，首先对伤员进行全面而详细的检查，以确认有否合并其他部位的严重损伤。如合并胸腹腔内脏器的损伤或颅脑损伤，则需优先处理危及生命的损伤。凡脊髓损伤患者，来院后需放置导尿管，防止尿潴留和尿失禁。根据脊髓损伤后病理改变，对脊髓损伤的治疗是越早越好。脊髓损伤急诊处理可分为非手术治疗和手术治疗两大类，同时还需防治并发症。

1. 非手术治疗

1）一般处理：脊髓损伤常伴有其他脏器的损伤，尤其对有脊髓休克的患者，在处理上必须做全面细致的检查和周到的考虑。伴有颅脑损伤者，应先处理颅脑伤，包括必要的颅脑手术；伴有内脏损伤及出血性休克者，应先纠正休克，处理内脏伤，后处理脊髓损伤；对高颈位损伤者可有呼吸困难，宜早期做气管切开；如患者瘫痪时间较长，应加强基础护理，防治压疮，定期膀胱冲洗，防止因留置导尿管所致的尿路感染。患者应卧床休息，伤部可垫上枕头，保持躯干处于过伸位，可望改善畸形或骨折脱位复位。

2）药物治疗

（1）脱水剂：各种急性脊髓损害中，组织的水肿反应是一种重要的病理改变，由于软脊膜的包裹，使脊髓组织受压而发生坏死易导致不可恢复的瘫痪，故积极处理病变组织的水肿，有相当重要的作用。由于有些患者因条件限制不能立即手术，因此选用较强的脱水剂，如尿素、甘露醇、甘油等，可减轻脊髓水肿，达到一定治疗效果，但脱水剂使用不宜过长，否则有引起低血钾和肌无力症等潜在危险。在治疗时要密切观察肾功能情况。此外脱水剂仅能减轻脊髓病变的水肿，但不能阻止缺血或出血以防止瘫痪的进展。

（2）利血平：文献报道利血平能使神经系统中的儿茶酚胺减少，干扰多巴胺转变为去甲肾上腺素，在脊髓损伤后 15 分钟给药，并在 12 小时后再给药，能有效地防止出血性坏死，且比手术减压、高压氧或肾上腺皮质激素的疗效为优。

（3）甲泼尼松：该药可增加脊髓血流量，减少脊髓类脂质过氧化和组织变性，促进脊髓冲动的产生。Mean 报告脊髓损伤后 1 小时使用大剂量甲泼尼龙可保护脊髓微血管灌注，明显增强脊髓伤后功能的恢复。

（4）甲状腺素：文献报道，在动物和患者脊髓损伤后均有甲状腺功能受抑制。国外有人实验证明，甲状腺素能促进脊髓损伤的功能恢复。机理推测可能是增加了脊髓的血流。

（5）纳洛酮：脊髓损伤后可释出内啡肽使自动调节丧失，从而引起局部血流降低，纳洛酮可阻断内啡肽的这种病理生理反应，增加局部血流，减轻脊髓损伤。Faden 等的实验证实纳洛酮于脊髓损伤早期（伤后 1 小时）和后期（伤后 4 小时）均有治疗作用，功能恢复比对照组明显。

（6）胰蛋白酶：有人在脊髓损伤后早期试验用胰蛋白酶治疗显示出比对照组更快恢复功能。机理可能与胰蛋白酶有助于脊髓神经再生、抗炎和减少胶原、结缔组织瘢痕有关。苏联学者用胰蛋白酶和弹性蛋白酶的实验观察，同对照组比较，显示出酶治疗的效果，且以两种酶合用者为著。

（7）可乐定：可乐定是一种 α_2 肾上腺素受体激动剂，对中枢神经系统的 α_2 肾上腺素受体有高度选择性，并能影响在脊髓回路中相互密切联系的 5 - 羟色胺能及多巴胺能神经元，故被试用于脊髓损伤而取得显著效果。有人报告脊髓损伤（胸段）后用可乐定处理者，原已消失的皮质感觉诱发电位均重新出现，肢体的感觉运动及自主神经功能均完全恢复，即使伤后数周才用药也一样出现功能恢复，但以伤后立即进行治疗的效果为好。

（8）α - 甲基酪氨酸：研究认为，脊髓伤后去甲肾上腺素含量增加，是灰质出血坏死的直接因素。α - 甲基酪氨酸是去甲肾上腺素的抑制剂，可减少病变处去甲肾上腺素的堆积，在损伤后 15 分钟给药，可防止出血性坏死。

（9）二甲亚砜（DMSO）：这是一种特殊的化学药品，兼有脂溶性和水溶性，易透过血脑屏障，许多实验显示 DMSO 对脊髓损伤的疗效较肾上腺素为高，恢复运动功能更为迅速。机制相当复杂，归纳起来有稳定溶酶体膜，保护细胞膜和神经组织的作用，增加中枢神经系统的血流，可能同抑制血小板聚集，防止产生血栓及阻塞血管有关，此外还可增加组织的氧代谢、利尿以减轻或消除水肿，包括脊髓水肿，还具有抗炎和抑菌作用。

（10）其他：文献报道氨茶碱、α - 甲基多巴、6 - 羟基多巴胺、双硫醒、异丙肾上腺素、胍乙啶及溴苄胺等均有减轻脊髓病变的作用。

2. 手术治疗

手术处理包括脊柱骨折处的减压、不稳定骨折的内固定以及应用大网膜脊髓血运重建等。

1）手术指征：①符合脊柱骨折的手术指征者，如损及中柱或后柱的不稳定骨折，以及脊柱骨折脱位；②不完全性脊髓损伤，或脊髓恢复过程突然中止，需做脊髓探查者；③影像学证实有椎间盘突出、椎体或椎板突入椎管压迫脊髓者。对完全截瘫及患者条件甚差以及局部有感染者，不宜手术或宜慎重考虑。

2）手术入路：常选用后路减压探查并同时经椎弓根行复位固定；亦有人倡用经前路切除后凸的椎体，同时植骨融合，并行椎体钢板固定；亦可对胸腰椎骨折经侧前方切除部分椎板及椎弓根，并做环形或半环形减压。手术入路应根据病情及部位而定：颈椎椎体爆裂骨折或骨折脱位，可经前路椎间盘及椎体切除，植骨融合。

3）脊髓探查：软膜对脊髓有较大约束力，脊髓肿胀出血时，需切开软膜才能使脊髓得到减压。有肿胀感或囊肿感者，可切开硬膜，并经后中线切开软膜减压；有囊肿或血肿表现者，可在后中线避开血管，以利刀刀刃沿后中线切开脊髓，引流出血液及坏死组织，利于改善局部血液循环，保护白质不受损伤。

四、护理

1. 截瘫患者由于突然失去了独立生活的能力，对个人生活、婚姻、工作、前途等会有许多顾虑，表现为抑郁、愤怒、内疚。针对患者的心理情况应做好精神护理，给予安慰与鼓励，帮助患者树立战胜疾病的信心，积极配合治疗。

2. 脊髓损伤平面以下截瘫，痛觉失去，可在椎体骨折部位仍有疼痛感觉存在。为此，必须保持局部的稳定，方可止痛。翻身时勿扭转躯干，搬运颈椎骨折的患者，应注意保持颈椎的生理曲度，颈椎双侧可置沙袋固定，防止头部转动。

3. 反复多次地由远端至近端地测定感觉平面，并做好记录，可明确病情变化和治疗的效果。若感觉平面逐渐上升，应考虑椎管内出血、血肿压迫，应及时手术探查。同时也要检查肢体的活动范围，不能自主活动的部位应给予按摩及被动活动，能做自主活动的部分，必需指导功能活动，防止关节畸形。

4. 截瘫患者易发生呼吸道梗阻及感染，也是截瘫患者早期死亡的主要原因，因此，应鼓励、帮助患者排出呼吸道的分泌物，如拍打胸背部，定时翻身、体位引流，通过运动促进肺部的血液循环，帮助痰液排出。痰液不易排出时，可给予超声雾化吸入，如用糜蛋白酶、庆大霉素等药，使痰液稀释、松动易于咳出。高位截瘫患者出现呼吸困难时可行气管插管并用呼吸机辅助呼吸，而气管切开对改善呼吸困难无多大意义。此外，应适当应用抗生素，防治肺部感染。

5. 瘫痪患者泌尿系统可出现多见的三种并发症：感染、结石、尿失禁。护理应注意以下几点：

1）尿潴留应留置导尿，操作注意无菌，引流瓶每日更换，尿管每周更换。

2）为防残留尿引起感染、结石，应用呋喃西林液（1∶6 000）或生理盐水冲洗膀胱，鼓励患者多饮水，每天在1 500 ml以上为宜，以便冲出尿中沉渣，预防结石。

3）保持尿道口清洁，每日用新洁尔灭棉球擦洗尿道口2次。

4）伤后6周可以训练排尿功能，管道夹闭定时开放，每次放尿后用双手挤压耻骨联合上端以排出残余尿。一旦反射性膀胱建立，可拔除尿管。

6. 患者体温常高达40℃以上，要注意以下几点：调节室温、保持通风；鼓励患者多饮水；物理降温，可采用冷敷、擦浴等方法。

7. 截瘫患者皮肤失去感觉，自主神经功能紊乱局部缺血，容易发生压疮，好发部位为骨突起处。间歇性解除压迫是有效预防压疮的关键，在早期应每2~3小时翻身一次，分别采用仰卧，左右侧卧，有条件的可使用特制翻身床、小垫床、明胶床垫、分区域充气床垫、波纹气垫等。特别要注意保护骨突部位，可使用气垫或棉圈等，使骨突部位悬空，每次翻身对受压的骨突部位进行按摩。压疮的早期征象是受压皮肤呈暗红色，弹性降低，继而出现水疱。此时，如能加强护理，使局部不再受压，将水疱抽空，保持皮肤干燥，并在周围轻轻按摩，可望恢复。对面积较大，组织坏死较深的压疮，则应按外科原则处理创面。

8. 患者的饮食及消化道护理

1）截瘫患者消化功能紊乱，多有食欲缺乏和便秘。伤后一周内为避免腹胀可适当限制食量，用输液等方式补充营养。2～3周病情稳定，消化功能逐步恢复，应给高热量、高蛋白、高脂肪、高维生素饮食，多食新鲜水果。及时了解患者进餐及消化的情况。

2）鼓励患者自行排便，便秘者按医嘱服用液状石蜡等润肠缓泻药物，必要时用灌肠或手法清除粪块。

3）如有肠管胀气，可行腹部按摩、胃肠减压、肛管排气或灌肠等。

9. 肢体护理

1）早期被动活动关节，防止萎缩，按摩肌肉每日4次，每次按摩要有顺序，捏起要有力，同时要注意手法。

2）急性期2个月后，视病情让患者由轻到重，由坐到起，由近到远，循序渐进地进行功能锻炼，疗效比较好。

10. 健康教育

1）不断向患者和家属宣传医学知识，介绍有关治疗、护理和康复的方法和意义，以取得配合。

2）截瘫患者的病程长，甚至伴随人的一生，遗留形态、能力、社会适应力等方面的缺陷或下降。

3）患者出院时必须确认患者的自理能力，便于回归家庭回归社会前，做相适应的康复指导。

4）继续功能锻炼，使残存的功能得以最大限度的发挥，培养日常生活动作的自我能力，预防并发症的发生。

5）定期返院检查，以获得功能康复、心理康复、社会能力恢复的指导。

（吴九云）

第三节　骨盆骨折

骨盆骨折多发生于从前后或两侧挤压的、强大的直接暴力所致。在临床上比较多见，因该骨折出血多，故易发生出血性休克，在处理骨盆骨折时必须给予高度重视。

一、应用解剖

骨盆是由骶骨、尾骨及两侧髋骨（耻骨、坐骨和髂骨）构成。两侧髂骨与骶骨构成骶髂关节，并借腰骶关节与脊柱相连；两侧髋臼与股骨头构成髋关节，与双下肢相连。因此，骨盆是脊柱与下肢间的桥梁，具有将躯干重力传达到下肢，将下肢的震荡上传到脊柱的重要作用。骨盆的两侧耻骨在前方借纤维软骨连接构成耻骨联合，因此，骨盆呈一环状，其前半部（耻、坐骨支）称为前环；后半部（骶骨、髂骨、髋臼和坐骨结节）称为后环。骨盆的负重支持作用在后环部，故后环骨折较前环更为重要；但前环是骨盆结构最薄弱处，故前环骨折较后环多。骨盆对盆腔内脏器，如泌尿和生殖器官、肠管、神经和血管等，有重要保护作用。当骨折发生时，也容易损伤这些器官。盆腔内有骶神经丛，盆腔的血管主要是髂内动脉，在骶髂关节前方由髂总动脉分出，静脉分为壁静脉与脏静脉，前者与同名动脉伴行，后者构成静脉丛，最后都注入骶内静脉。由于盆腔内血管丰富，骨折时易造成血管破裂而出血。

二、病因和发病机制

骨盆两侧髋骨是由髂骨、坐骨、耻骨等共同构成，髋臼为薄弱处，易发生损伤。髋骨为下肢带骨，左右各一，在前借纤维软骨构成耻骨联合，在后与骶骨借耳状关节面相连。形成四对骨盆弓（后方的两对为负重弓；前方上下各一对约束弓），能传递重力和维持骨盆稳定性。骨折多因（直接）强大暴力引起，如被车辆碾轧或倒塌的重挤压等。少数可因间接暴力造成，如因肌肉突然收缩发生抵止点的撕脱性骨折，或侧方挤压而发生耻骨骨折。骨盆骨折的严重性，决定于骨盆环的破坏程度及是否伴有盆腔脏器、血管、神经损伤。

三、分类

骨盆骨折可分为稳定性与不稳定性两种：

（一）稳定性骨折

骨盆环连接性未被破坏，或虽有破坏，但不在负重部位，因而对骨盆稳定性无大影响者。这类骨折又可分为两类。

1. 骨盆环连接性未受破坏的骨折

包括：①髂骨翼骨折；②骶骨横形骨折；③尾骨骨折或脱位；④髂前上、下棘或坐骨结节撕脱骨折。

2. 前环骨折

包括：①耻骨支骨折；②坐骨支骨折；③耻骨联合分离。

（二）不稳定性骨折

骨盆连接性被破坏，骨折常移位和变形，对骨盆的稳定性影响较大者。也可分为两类。

1. 前、后环同时骨折

常见的有：①一侧骶髂关节脱位或髂骨骨折并同侧或对侧耻骨上、下支骨折；②一侧骶髂关节脱位或髂骨骨折并发耻骨联合分离；③前、后环多处骨折。

2. 髋臼骨折或髋臼骨折并发股骨头中心型脱位。

四、临床表现和诊断

（一）临床表现

有严重外伤史，常有休克。

受伤部位疼痛，翻身及下肢活动困难。检查可见耻骨联合处肿胀、压痛，耻骨联合增宽，髂前上棘因骨折移位而左右不对称，髋关节活动受限，骨盆挤压分离试验阳性。有腹膜后出血者，腹痛、腹胀、肠鸣音减弱或消失。膀胱或尿道损伤可出现尿痛、血尿或排尿困难。直肠损伤时，肛门出血，肛门指诊有血迹。神经损伤时，下肢相应部位神经麻痹。

出血多时即表现神志淡漠、皮肤苍白、四肢冰冷、尿少、脉快、血压下降等失血性休克征象，多为伴有血管损伤内出血所致。

骨盆骨折常合并盆腔内脏器损伤，常见的有：

1. 休克

骨盆骨折出血较多，严重者在 1 000 ml 以上，积聚于后腹膜，患者可表现为轻度或重度休克。

2. 直肠肛管损伤及女性生殖道损伤

坐骨骨折可损伤直肠或肛管，女性生殖道损伤常伴有该道前或后方组织的损伤。伤后早期并无症状，如果直肠损伤撕破腹膜，可引起腹内感染。否则仅引起盆壁感染。阴道检查及肛门指诊有血是本合并伤的重要体征。进一步检查可发现破裂口及刺破直肠的骨折断端。

3. 尿道及膀胱损伤

尿道损伤后排尿困难，尿道口可有血流出。膀胱在充盈状态下破裂，尿液可流入腹腔，呈现腹膜刺激症状。膀胱在空虚状态下破裂，尿液可渗出到会阴部。

4. 神经损伤

骨盆骨折由于骨折部位的不同，神经损伤的部位也不同。骶骨管骨折脱位可损伤支配括约肌及会阴部的马尾神经；骶骨孔部骨折，可损伤坐骨神经根；第 1 骶椎侧翼骨折可损伤第 5 腰神经；坐骨大切迹部或坐骨骨折，可伤及坐骨神经；耻骨支骨折可损伤闭孔神经或股神经；髂前上棘撕脱骨折可伤及股外侧皮神经。损伤后出现该神经所支配的皮肤感觉减退或消失，支配的肌肉萎缩无力。

5. 大血管损伤

骨盆骨折可损伤髂外动脉或股动脉。损伤局部出现血肿及远端足背动脉搏动减弱或消失。

（二）诊断

患者有明确的外伤史，伤后局部疼痛、肿胀、瘀斑，不能起坐、站立和翻身，下肢活动困难。损伤局部压痛明显，骨盆挤压（术者两手掌置两侧髂前上棘外侧向内对向挤压）和分离试验（术者在两侧髂前上棘处向外推压）阳性，若尾骨有压痛可进行肛门指诊检查。

X 线骨盆正、侧位像可明确骨折部位和类型。髂骨翼内旋时，其宽度变小，耻骨联合向对侧移位或耻骨支发生驾叠，闭孔变大；髂骨翼外旋时，其宽度增加，闭孔变小，耻骨联合向同侧移位或耻骨支骨折端发生分离。必要时可摄骶尾椎正侧位或骶髂关节斜位片。

五、治疗

（一）急救

对严重损伤病例，首先要抢救治疗危及生命的休克、重要脏器损伤等并发症。

（二）治疗其他并发症

骨盆骨折常见的并发症为尿道损伤、直肠损伤、膀胱损伤、血管神经损伤等，情况允许时，应及时予以相应治疗。

（三）处理骨盆骨折

1. 髂前上棘撕脱骨折

可于髋、膝屈位卧床休息 3～4 周；坐骨结节撕脱骨折采用大腿伸直、外旋位卧床。

2. 骶、尾骨有移位的骨折

可将手指插入肛内，将骨片向后推挤复位。

3. 骨盆环单处骨折无移位者

仅卧位 3～4 周，即可下地行走。

4. 盆弓 1 处或 2 处断裂的骨折

对于单纯的耻骨联合分离，可用骨盆悬吊或骨盆兜夹板复位、固定；骨折片移位明显或因骶髂关节分离移位造成一侧上移短缩，可在硬脊膜外麻醉下手法复位或采用骨牵引复位；错位严重造成畸形和功能损害者，待伤情稳定后做切开复位和内固定术。

5. 髋臼骨折合并股骨头中心性脱位

大多数可用闭合整复治疗。复位的主要目的是恢复髋臼穹窿部与股骨头负重部位的正常关系。在硬膜外麻醉下，于股骨大转子和股骨髁上各做一骨牵引。股骨大转子牵引方向与股骨颈长轴一致，重 7～10 kg；股骨髁上牵引重 15～18 kg。1～2 天摄片检查如复位不满意可适当增加牵引重量，直至满意后可逐步减少牵引重量。当髋臼在 X 线片显示复位良好时，大转子牵引维持 4～6 周，髁上牵引维持 6～8 周。在 X 线片显示骨折线愈合前不宜过早负重行走。髋臼骨折的切开复位因手术范围较大，在粉碎性骨折又不易做到良好的内固定，故切开整复要慎重。

六、护理

1. 执行骨外科一般护理。

2. 将患者安置于木板床上，平卧，减少不必要的搬动与检查，防止骨折移位而使骨折端更多地刺伤软组织、血管、神经等引起大出血和剧烈疼痛。

应首先抢救休克及对内脏损伤进行手术治疗，而骨盆损伤待休克症状解除后再行处理。

3. 调节饮食，加强营养，保持大便通畅。

4. 对于长期卧床的患者，应做好皮肤护理，防止压疮发生。

5. 单纯骨盆骨折的患者，骨折无移位者，一般只需卧床 2 ~ 3 周即可持拐杖下床活动。

6. 加强心理护理，需长期卧床的患者生活不能自理，易产生悲观失望情绪，医护人员应给予安慰及鼓励，消除悲观等不良情绪，积极配合治疗。

7. 病情观察与护理

1）血管损伤，出血性休克

（1）密切动态观察血压、脉搏变化，要定时复查血红蛋白，及时发现大出血，早期处理。

（2）迅速建立静脉通路，快速输入平衡盐液等，并立即合血、输血等。

（3）备好各种抢救物品及药物。做好手术的准备工作。

2）腹膜后血肿

（1）动态观察血压、脉搏及临床表现。

（2）随时观察腹部肿块大小，注意有无扩大，有无腹膜刺激症状。

（3）腹胀严重行肛管排气，轻度按摩腹部以协助排气。

（4）必要时禁食，留置胃管行胃肠减压。

3）泌尿系统损伤

（1）观察排尿情况，注意有无排尿困难、血尿或尿道口流血。

（2）膀胱胀满，耻骨上、会阴部压痛及下腹部压痛等均应给予留置尿管，定期开放。

（3）观察下腹部及腹股沟、会阴部皮下有无肿胀，及时发现膀胱破裂，及时处理。

4）直肠损伤

（1）观察肛门，注意有无血液流出。

（2）了解患者有无直肠刺激症状，必要时做肛门指诊。

（3）做好随时手术的准备工作。

5）神经损伤

注意观察有无神经感觉障碍和运动障碍，如足下垂等。

8. 牵引患者的护理

应按牵引常规护理，防止长期卧床引起的肺部、泌尿系统及压疮三大并发症。如有肌力减弱和足下垂等情况出现，应指导患者做抗阻力肌肉锻炼，踝关节应用软枕衬垫支撑，保持踝关节功能位，防止跟腱挛缩、踝跖屈畸形。

9. 功能锻炼

1）卧床期间，可在床上做上肢伸展运动，下肢的肌肉等长收缩和足踝活动。

2）2 周后可进行半卧位及坐位练习，同时可做双下肢、髋关节、膝关节的伸屈运动。

3）骨盆环完整的骨折患者 3 ~ 4 周可下床缓慢行走，4 周后就可练习正常行走及下蹲。骨盆环完整受影响的骨折患者，6 ~ 8 周拔除牵引，扶拐行走，12 周后逐渐弃拐负重行走。

10. 健康教育

1）帮助患者及家属了解疾病的有关知识，介绍有关治疗、护理和康复的方法和意义，以积极配合治疗。

2）因治疗周期长，患者情绪波动大，应在整个治疗进程中根据患者的心态，用美好的语言，切实的医疗护理知识，友善的态度，对患者进行精神上安慰、支持、疏导等。

3）辅导患者逐步地自己按计划进行功能锻炼。并指导患者提高自我护理、自我照顾的能力。

（吴九云）

第四节　颈椎病

颈椎病是指颈椎间盘退行性变及其继发性椎间关节退行性变，刺激或压迫颈神经根、脊髓、椎动脉、交感神经，引起相应的症状和体征，称为颈椎病，亦称颈椎退行性关节炎、颈椎骨关节炎、颈椎综合征。根据受累组织的临床表现不同，颈椎病常分为四型：即神经根型颈椎病、脊髓型颈椎病、交感神经型颈椎病、椎动脉型颈椎病。本病常在中老年以后发病，在40岁以上之患者可占80%。男性多于女性，约为3∶1。颈椎病散见于中医"痹证""痿证""头痛""眩晕""项强""颈筋急""颈肩痛"等条目之下。

一、相关解剖

1. 颈椎共有7个，椎间盘6个，前方的椎体具有负重、减震功能；后方的椎弓及其上的关节突，具有导向、滑动的功能。

2. 第1颈椎名寰椎，呈环形，无椎体，无棘突和关节突。仅在其正中后面有一关节面，称齿突凹。第2颈椎名枢椎，在椎体向后伸出一根指状突起，称齿突，和齿突凹相关联。

3. 第1、第2颈椎之间，既无椎间盘，又无椎间孔。第1、第2颈神经离开脊髓后，直接沿椎体进入分布区，因此其不存在受椎间孔压迫的可能性，但却容易遭受直接外伤损伤。

4. 颈椎的椎弓根，较细且短。椎骨上下切迹也较浅，颈椎间孔的前后径和上下径均较细小，是颈神经根易受挤压的原因之一。

5. 相邻椎体的上、下关节突构成滑膜关节。关节腔内有半月形皱襞，若皱襞被夹挤时，可产生急性疼痛，其关节囊也较松弛，且关节面是倾斜的。倾斜的程度具有个体差异，颈神经根即位于此关节的前方。当此关节变性发生增生变化时，易受挤压。

6. 从第3到第7颈椎椎体上面两侧缘向上突起为椎体沟与上位椎体的唇缘相接，

形成钩椎关节，可加强椎体的稳定性能。但其在增生时，能挤压位于其侧方的椎动脉，使之歪斜扭曲，影响椎动脉的血液循环，并能压迫位于其后方的神经根和椎间动脉、静脉。

7. 颈椎的横突较小，短而宽，发自椎体和椎弓根的侧方，其根部有一圆孔，称横突孔，有椎动脉、静脉和交感神经丛通过。据观察，第 5 颈椎横突孔离椎体较近，因此椎动脉和交感神经丛容易与第 5 椎体的上下方受到增生物的挤压。

8. 颈部脊髓前后径较小而左右径较大，所以颈部脊髓外观呈扁圆柱形，颈膨大是颈部脊髓最粗大的部分，但此处椎管并不相应扩大，形成颈部椎管的相应狭窄，这是脊髓型的颈椎病的重要内因。

二、病因

1. 颈椎的退行性变

颈椎退行性改变是颈椎病发病的主要原因，其中椎间盘的退变尤为重要，是颈椎诸结构退变的首发因素，并由此演变出一系列颈椎病的病理解剖及病理生理改变。①椎间盘变性；②韧带—椎间盘间隙的出现与血肿形成；③椎体边缘骨刺形成；④颈椎其他部位的退变；⑤椎管矢状径及容积减小。

2. 发育性颈椎椎管狭窄

近年来已明确颈椎管内径，尤其是矢状径，不仅对颈椎病的发生与发展，而且与颈椎病的诊断、治疗、手术方法选择以及预后判定均有着十分密切的关系。有些人颈椎退变严重，骨赘增生明显，但并不发病，其主要原因是颈椎管矢状径较宽，椎管内有较大的代偿间隙。而有些患者颈椎退变并不十分严重，但症状出现早而且比较严重。

3. 慢性劳损

慢性劳损是指超过正常生理活动范围最大限度或局部所能耐受的各种超限活动。因其有别于明显的外伤或生活、工作中的意外，因此易被忽视，但其对颈椎病的发生、发展、治疗及预后等都有着直接关系，此种劳损的产生与起因主要来自以下三种情况：

1）不良的睡眠体位　不良的睡眠体位因其持续时间长及在大脑处于休息状态下不能及时调整，则必然造成椎旁肌肉、韧带及关节的平衡失调。

2）不当的工作姿势　大量统计材料表明某些工作量不大，强度不高，但处于坐位，尤其是低头工作者的颈椎病发病率特高，包括家务劳动者、刺绣女工、办公室人员、打字抄写者、仪表流水线上的装配工等等。

3）不适当的体育锻炼　正常的体育锻炼有助于健康，但超过颈部耐量的活动或运动，如以头颈部为负重支撑点的人体倒立或翻筋斗等，均可加重颈椎的负荷，尤其在缺乏正确指导的情况下。

4. 颈椎的先天性畸形

在对正常人颈椎进行健康检查进行对比研究性摄片时，常发现颈椎段可有各种异常所见，其中骨骼明显畸形约占 5%。

三、临床表现和诊断

（一）临床表现

1. 神经根型颈椎病

1）疼痛：颈肩部酸痛，并沿神经根向下放射到前臂和手指，引起手臂痛或手指麻痛，并出现一定部位的运动和感觉障碍。颈肩痛可反复发作，逐渐加重，以至发展到放射痛。

2）颈部活动受限：颈项肌肉紧张，可在颈部、斜方肌、冈上肌等处找到压痛点。

3）牵拉试验：检查者一手扶头颈部，一手握患者手臂外展，同时两手向相反方向牵拉使臂丛受牵拉，若患者感放射痛或疼痛加重为阳性。

4）压颈试验：将患者头颅后伸或侧偏，下压头顶时出现颈肩痛或放射痛为阳性。

5）感觉肌力减退：相应部位出现肌力减退，肌肉萎缩，腱反射减弱及感觉减退。

2. 脊髓型颈椎病

1）常主诉手足无力、下肢发紧，行走不稳，手握无力。有时自觉胸或腰背部有束带感，严重者出现行走困难，大小便失禁。

2）上、下肢腱反射亢进，并出现病理征如 Hoffman 征阳性，髌阵挛和踝阵挛阳性，肌张力高，严重者可出现 Babinski 征阳性。

3. 椎动脉型颈椎病

常见头痛头晕，耳鸣眼花，记忆力减退等。头颅旋转引起眩晕发作是本病特点。有时可出现猝倒。

4. 交感神经型颈椎病

有交感神经兴奋或抑制的症状，如眼睑乏力，视物模糊，瞳孔扩大；头痛、头晕、枕颈痛，心动过速或缓慢，心前区疼痛，血压增高等。

5. 混合型颈椎病

两种以上类型颈椎病同时存在时，称为混合型颈椎病。

（二）辅助检查

颈椎 X 线检查可见骨质增生等退行性变。

（三）诊断

1）有手臂痛、手指痛、手足无力、头昏眼花、眩晕等症状。

2）体检可有冈上肌压痛、手握无力、心动过速、血压增高等表现。

（四）鉴别诊断

1. 风湿性及慢性损伤性疾病

包括肩周炎，颈肩部肌筋膜炎，均可有颈肩部的疼痛，但无神经根症状。痛点普鲁卡因封闭后，症状明显减轻或消失。

2. 脊髓肿瘤

症状与颈椎病之脊髓压迫症状有类似的地方，但肿瘤的脊髓压迫症状逐渐加重，而颈椎病所致者为间歇性时好时坏现象，在初期尤为明显。X 线颈椎平片和脊髓造影可起到鉴别诊断作用。

3. 脊髓空洞症

本病好发于青年人，以痛温觉与触觉分离为特征，尤以温觉减退或消失为突出。脊髓造影通畅、MRI 检查可见颈膨大部有空洞形成。

4. 梅尼埃病

本病又称发作性眩晕，发作有规律性，与颈部活动无关，伴有水平性眼球震颤，缓解后可毫无症状，神经系统检查无异常发现，但前庭功能试验有异常改变。

5. 心绞痛

颈椎病侵犯颈神经根时，可引起胸大肌的痉挛性疼痛，或在该肌部位压痛，若用普鲁卡因局部封闭压痛点，则疼痛消失，称为假性心绞痛。真性心绞痛局部封闭后症状不减，而且心电图有改变，口服硝酸酯类药物可缓解症状。

6. 腕管综合征

疼痛麻木主要发生于桡侧手掌和拇、中、示指（正中神经支配区），指压腕横带近侧缘，保持腕关节背伸位可使上述症状发作或加剧，腕管封闭后症状明显消退。

7. 胸廓出口综合征

如颈肋等，有血管受压症状、桡动脉搏动减弱或消失。X 线检查可见颈肋，血管造影可见锁骨部或喙突下有血管受压。

8. 进行性脊髓性肌萎缩

多见上肢的肌力和肌张力减弱，手内在肌萎缩。腱反射减弱或消失，无感觉障碍和颈神经根刺激症状。

9. 后纵韧带骨化症

是由于后纵韧带骨化，颈椎管矢状径变小，可影响脊髓血运而出现脊髓受压症状。表现为颈僵、颈痛、上肢麻木无力、下肢痉挛性瘫痪等类似脊髓型颈椎病的症状，但颈椎侧位 X 线片可看到典型的后纵韧带骨化影像。

10. 第四脑室肿瘤或颅后凹肿瘤

患者转头时突发眩晕、头痛、呕吐等颅内压增高征。颅脑 CT 显示颅内占位性病变。

11. 神经症

患者症状繁多，表现为一系列大脑皮质功能减退的症状，但无神经根及脊髓受压的体征，其症状的波动与情绪变化有密切关系，药物治疗有一定的疗效。

四、治疗

（一）手法治疗

1. 准备手法

用点压、拿捏、弹拨、按摩等舒筋活血、和络止痛的手法，使肌肉放松，利于治疗手法的实施。

2. 治疗手法

即颈项旋扳法，患者取稍低坐位，术者站于患者的侧后，以同侧肘弯托住患者下颌，另一手托其后枕部，嘱患者颈部放松，术者将患者头部向头顶方向牵引，尔后向本侧旋转，当接近限度时，再以适当的力量使其继续旋转5°～10°，可闻及轻微的关节弹响声，之后再行另一侧旋扳。在施治中，需注意患者的颈部肌肉必须放松，在旋转过程中始终保持头部的上提力量，最后旋转5°～10°时不可用暴力，以免发生危险。

3. 放松手法

与准备手法相同，意在缓解治疗手法引起的疼痛不适。

（二）药物治疗

辨证论治

1）气血不足型：症见颈项强直，酸楚，头部及上臂麻木。舌苔薄白，脉虚。治宜补气血，调营卫。方药：黄芪桂枝五物汤加味。黄芪30 g，桂枝12 g，白芍30 g，甘草15 g，生姜10 g，大枣5枚，羌活12 g，独活12 g，葛根20 g，徐长青15 g，当归15 g。

2）气虚寒湿型：症见颈项背部强直而酸痛，晨起面部浮肿，手臂酸楚麻木或胀麻。舌苔白，脉虚。治宜补气温阳。方药：桂枝加附子汤加味。熟附子12 g，桂枝10 g，白芍20 g，甘草15 g，生姜10 g，大枣6枚，茯苓12 g，白术12 g，葛根20 g，桑枝12 g，桑寄生15 g，狗脊15 g。

3）肾虚型：症见头晕目眩，视物不清，颈项酸重而痛，以酸痛为主，劳累后加重，偏阳虚者伴有面色㿠白，手足不温，少气乏力，舌淡，脉沉细。偏阴虚者，有心烦失眠，口干咽燥，面色潮红，手足心热，舌红少苔，脉细数。治宜偏阳虚者温补肾阳，活血壮骨。偏阴虚者滋补肾阴，活血壮骨。方药：偏阳虚者用右归丸加减。熟地15 g，枸杞子15 g，山萸肉10 g，山药12 g，杜仲12 g，当归12 g，桑寄生15 g，狗脊15 g，仙灵脾15 g，葛根20 g，熟附子12 g，桂枝10 g，桑枝12 g。

偏阴虚者用左归丸加减。熟地黄15 g，枸杞子12 g，山药15 g，山萸肉15 g，龟板15 g，鳖甲12 g，桑寄生12 g，狗脊15 g，杜仲12 g，牛膝12 g，鹿角胶10 g，知母10 g，黄柏12 g，当归12 g，葛根20 g。

4）气滞血瘀型：症见颈项强直而疼痛，枕部尤为明显，按之疼痛加重或出现头晕，头皮麻木，上臂及肩酸痛麻木。舌质紫暗或有瘀斑，脉涩。治宜理气活血。方药：颈椎汤（经验方）。白芍30 g，甘草15 g，葛根20 g，丹参20 g，皂刺20 g，黄芪15 g，当归15 g，川芎12 g，红花12 g，桃仁12 g，威灵仙12 g，防风10 g。

（三）中成药

1. 骨刺片

本品由熟地、威灵仙、肉苁蓉、淫羊藿、骨碎补、鸡血藤、鹿衔草、莱菔子等8味中草药配伍组成，具有补肾活血、祛风软坚的作用，对缓解骨质增生病的症状有较好的疗效。每日3次，每次5片，饭后服用。2～3个月为1个疗程。总有效率为87%。

2. 伤湿止痛膏

本品由川乌、草乌、骨碎补、山柰、干姜、荆芥、防风、白芷、五加皮、透骨草、老鹳草、红花、马钱子、白胶香、樟脑、冰片、黑老虎等组成。先将皮肤用温水洗净擦干，撕去硬膏，贴于患处，手掌将膏药按摩，使其粘牢皮肤。具有祛风散寒，除湿通络，活血止痛之功效。用治寒湿阻络之颈椎病。

3. 骨刺消痛液

本品由川乌、威灵仙、怀牛膝、桂枝、木瓜等组成。每次服用12~16片，每日服3次，温开水或淡盐水送服。具有散寒祛风，通络止痛之功效。用治风寒久羁，客阻经络所致颈部沉重麻木、痛有定处或游走不定等病症。

4. 疏风活络丸

本品由马钱子（炒）、麻黄、虎杖、菝葜、桂枝、木瓜、甘草、防风、秦艽、桑寄生组成。具有疏风散寒，祛湿活络之功效。每服1丸，每日2次，空腹，温开水送服。用治风寒湿痹阻所致之四肢麻木、疼痛等病症。孕妇忌服。

5. 骨友灵搽剂

本品由红花、鸡血藤、川乌、威灵仙、防风、蛇蜕、延胡索、首乌、续断、冰片、陈醋、白酒组成。具有活血化瘀，消肿止痛之功效。外用。用时先取毛刷蘸取药酒直接涂于患处，然后用湿毛巾盖在患处，并把热水袋放在湿毛巾上热敷（即加热保温20~30分钟）每次2~5 ml，每日2~3次。14日为1个疗程，间隔1周。一般用药2个疗程，或遵医嘱。用治因颈部韧带钙化，骨质增生引起一侧肩臂、手麻木疼痛，颈部活动受限、僵硬等病症。切忌与金属器接触，勿入口眼。

6. 骨友灵贴膏

本品由骨友灵搽剂成分去白酒加樟脑、薄荷脑、水杨酸甲酯、颠茄流浸膏组成。具有活血化瘀，消肿止痛之功效。外用，将皮肤洗净揩干，贴于患处。每日更换1次。用治因受暴力或慢性劳损等造成的一侧肩臂手指麻木疼痛，颈部活动受限，僵硬等病症。

7. 抗骨质增生丸

本品由熟地黄、盐狗脊、肉苁蓉、盐女贞子、骨碎补、牛膝、鸡血藤、淫羊藿、莱菔子组成。具有补肝肾，强筋骨养血活血之功效。每次1~2丸，每日2~3次。用治肝肾不足型颈椎病之关节酸楚疼痛，腰膝软弱无力，过劳则加重，肢体酸痛麻木，甚或有头晕，心律失常，头晕眼花等病症。孕妇禁用。

8. 杞蓉补酒

本品由枸杞子、何首乌、麦门冬、当归、肉苁蓉、补骨脂、茯苓、栀子、怀牛膝、红花、冰糖、神曲、白酒组成。具有补肝肾、强筋骨、养血祛风之功效。每次10~15 ml，每日2次。用治肝肾两虚型颈椎病之头昏目眩，精神倦怠，腰酸耳鸣，健忘少寐，自汗盗汗等病症。孕妇忌服。

9. 天麻祛风丸

本品由炒苍术、麻黄、羌活、防风、细辛、制川乌、川芎、石斛、天麻、当归、甘草、荆芥、制何首乌、雄黄、制黄乌、全蝎（去钩）组成。具有祛风散寒除湿，活血止痛之功效。每次1~2丸。每日2次。用治风寒湿痹阻所致之四肢麻木、疼痛等病症。孕妇忌服。

10. 伸筋丹胶囊

由乳香、没药、马钱子、红花、地龙、骨碎补、防己、五加皮组成。具有活血化瘀，通行经络之功效。每次5粒，每日3次，饭后服用。用治气滞血瘀所致颈肩疼痛及上肢疼痛等病症。

11. 参桂再造丸

本品由红参、肉桂、麻黄、熟地黄、甘草、大黄、防风、片姜黄、独活、草豆蔻、乌梢蛇等38味药物组成。具有补气血、滋肝肾、健脾胃、祛风镇痉、舒筋活血通络之功效。每日1丸，分早晚2次。用治肝肾不足型颈椎病之肢体麻木，疲倦气短，手足不温，小便失约，大便溏或干，脉觉细弱等症。

12. 颈复康冲剂

1包，每日2次，15天为1个疗程。

（四）枕颌带牵引

枕颌带牵引又称颈椎牵引。牵引可以缓解肌肉痉挛，扩大椎间隙，流畅气血，缓解症状。主要是对神经根型效果较好，而对脊髓型效果较差，有的患者甚至可使症状加重，对椎动脉或交感神经型宜采用轻重量牵引，若有不良反应，则应立即停止牵引。

牵引可取坐位或卧位，一般宜取头微前倾，颈微屈曲位，可根据牵引时症状减轻的情况来调整牵引力线，对椎体后缘形成骨赘而压迫脊髓的病例，可做直线牵引，但在颈过伸位牵引常可使症状加重。按牵引时间的不同可分为间断性牵引和持续性牵引，症状较轻者可采用间断性牵引，症状较重者可用持续牵引，持续牵引宜采用卧位。牵引重量为2~6 kg，可视患者体重及病情而定，初牵时轻一些，以后逐渐加重，2~4周为1个疗程。

（五）封闭疗法

1. 硬膜外腔封闭治疗

本方法对于解除肌肉的痉挛，减轻神经根水肿，促进炎症消退和缓解疼痛具有良好的作用。可改善血液循环及调节自主神经功能。对神经根型颈椎病患者的疗效最好，对交感型、椎动脉型颈椎病的效果也好，对早期脊髓型颈椎病的患者也可减轻症状。方法：令患者侧卧，一般选第7颈椎与第1胸椎棘突间隙进行穿刺，进入硬膜外腔后，先注入（1%利多卡因5 ml加康宁克痛–A1 ml）此混合液2 ml，观察5分钟后，患者无不良反应，注入其余4 ml。一般2周1次，3次为1个疗程。

2. 颈神经根封闭

主要用于神经根型颈椎病，患者颈肩伴上肢疼痛剧烈，其余保守治疗无效。药物为：1%利多卡因5 ml加泼尼松龙50 mg或康宁克通–A 40 mg。具体方法：患者取仰卧位或坐位，头部转向健侧，选相应的横突平面或压痛点作为穿刺点，用腰穿针对准横突徐徐进入，深入3 cm时可达横突而受阻，将针尖向上或向下试刺几下即可出现放射性疼痛，若放射疼痛部位与病变部位疼痛一致，即为穿刺正确，回抽无回血及脑脊液者，即可注入药物。

3. 星状神经节封闭

主要用于治疗椎动脉型、交感型颈椎病。星状神经节由颈下交感节和第1胸交感节合并而成。具体方法如下：患者端坐，头向健侧旋转45°，于胸锁关节上方2 cm和胸锁乳突肌内缘处作局麻皮丘，靠近上方先用左手食指尖向深入触压，把气管、食管推向内侧，而颈总动脉则被推向外侧，从而在气管和颈总动脉之间形成一间隙，然后用22号针从皮丘处垂直刺入，深入3~5 cm时可达第7颈椎的前外侧面受阻，将外稍退出，回吸无血、无气、无脑脊液时则可缓慢注入 0.5% ~ 1.0% 普鲁卡因 15 ~ 20 ml 及泼尼松龙 50 mg。若穿刺正确，则封闭后数分钟即出现同侧霍纳征。

4. 痛点封闭

颈椎病的压痛点很多，压痛点的部位多位于机械应力比较集中，容易发生剪力和神经末梢比较丰富的筋膜、肌肉附着点、腱腹交界处和肌肉交错的部位。压痛点定位准确后，注入 1% 利多卡因 1 ml 加少量泼尼松龙 25 mg，亦可注入川芎、丹参注射液。本方法对缓解局部疼痛有一定疗效。

（六）颈领或颈托固定

患者佩带颈领或颈托，其作用在于保护颈椎，限制颈椎的活动，促进水肿的消退和炎症的吸收，并可用于纠正颈椎的畸形，防止错位的复发和植骨块的压缩和脱位，因而对于促进恢复，巩固疗效，防止复发具有重要的作用。主要用于各型颈椎病急性发作期、颈椎错位手法治疗后易复发者和颈椎病术后。但不宜长期佩戴，以免引起肌肉萎缩、关节僵硬，不利于颈椎病的恢复和形成对围领的依赖性。长期使用围领和颈托，突然解除后往往使症状加重。一般白天使用，夜里去下或放松固定，可连续应用 1 ~ 2 周。颈椎病术后应适当延长。

（七）针灸治疗

1. 治疗原则

祛风散寒、温通经络、舒筋止痛。

2. 治疗方法

患侧局部取穴，循经取穴，辨证取穴相结合。针灸并用。

3. 处方

风府、大椎、陶道、肩井、昆仑、落枕穴、颈椎夹脊穴。

肝肾不足型头晕、头痛者属督脉者，取陶道、风府，加风池、百会；属太阳经者，取天柱、后溪、昆仑；属手阳明经者，取曲池、手三里；属少阳经者，取支沟、悬钟；属痹证上肢麻木较重者，加肩髃、曲池；指尖麻木者加合谷。

4. 操作方法

肩井、风府、颈椎夹脊穴针刺不可过深，先针后灸，可留针 10 分钟。或在颈部取穴直接用灸法，艾灶直接灸 3 ~ 5 壮，或艾条温和灸至皮肤红润为止；或温针灸每穴 1 ~ 2 壮，待火燃尽拔针。或隔姜灸，每日 1 次，6 次为 1 个疗程。或取耳穴颈椎、肾上腺、内分泌，毫针刺每次 2 穴，留针 20 分钟，也可用压豆疗法。或皮肤针阿是穴、大杼、夹脊、天宗、肩外俞、肩中俞或循经叩刺，至皮肤渗血为止，每日或隔日 1 次。或拔火罐，投火吸拔。留罐 10 钟。起疱者效果最好。或刺血拔罐：以痛点为主，配天宗、肩贞及阿是穴，深刺至骨膜令出血，针刺后加拔罐，每周 1 次。或电针，颈肩上肢痛取相应夹脊穴、阿是穴，配天柱、风池、大杼、大椎、曲池、外关、合谷，每次 3 ~ 4 穴，得气后接通 C8 - 6805 治疗仪，负极接主穴，正极接配穴，则连接脉冲电刺激，电流频率 200 ~ 250 次/分，电流强度以患者耐受为度，每日 1 次，每次 30 分钟。或穴位注射：取维生素 B_1、B_{12} 注射液各 1 ml 注入大椎或颈椎夹脊穴中，每次 1 ~ 2 穴，每穴 0.5 ~ 1 ml，每周 2 次，10 次为 1 个疗程。

（八）针刀治疗

1. 治疗原则

基于针刀医学对颈椎病根本病因的认识，进行以针刀治疗为主、手法为辅、药物配合、器械辅助的综合治疗方法即可将颈椎病彻底治愈。首先用针刀将造成颈部应力平衡失调的椎周软组织的粘连、瘢痕、挛缩等病理因素进行彻底松解、疏通和剥离治疗，打破因高应力形成的病理因素导致的恶性循环，在此基础上，结合 X 线片提示的骨关节解剖位置的微小病理改变，通过针刀医学独特的手法整复，使移位的关节、椎体复位，从而使颈椎的生物力学迅速得到矫正，解除颈神经、椎动脉、交感神经和脊髓的压迫，再配合药物及器械辅助，重新恢复颈椎的动态平衡和生物力学平衡，从而将颈椎病彻底治愈。

2. 操作常规

患者坐位或俯卧位，结合临床症状和颈椎 X 线片、CT 或 MRI 检查结果，仔细寻找压痛点、条索、硬结，触摸其范围、方向和层次，要熟悉局部解剖，精确定点定位，局部常规消毒，铺无菌洞巾，将枕部和颈项部、肩背部相应软组织损伤引起的粘连、瘢痕、挛缩等病理因素按针刀医学操作规程进行彻底松解，从而解除相应阶段的神经根、脊髓、椎动脉或交感神经的挤压或牵拉。常见的治疗部位有枕部和颈项部的软组织（如项韧带筋膜、寰枕筋膜、椎枕肌、头夹肌、颈夹肌、头半棘肌、头上斜肌、头下斜肌、头后大小直肌、胸锁乳突肌、前中后斜角肌、黄韧带、颈最长肌等），颈椎及上段胸椎的棘上韧带、棘间韧带、横突间肌、横突间韧带、横突的前后结节，后关节突关节、关节囊、冈上窝、冈下窝，肩胛骨内上角和脊柱缘的肩胛提肌、大小菱形肌，斜方肌、部分背阔肌等。

3. 手法治疗

针刀术后立即配合手法正骨复位纠正失稳的椎体小关节。

1）颈椎错位坐位手法：患者坐位，以第 4 颈椎棘突右偏为例，颈前屈 20°～25°，左偏 35°，右旋转 45°，术者站于患者背后，左手拇指固定偏移棘突，其余四指置于患者左侧头枕部。右手扶持在左下颌部或面部，在右手向右上方向旋转的瞬间，左手拇指将棘突轻推向患者左侧，常可听到"咯嗒"声，拇指下有轻度移位感。

2）颈椎错位仰卧位手法：患者仰卧，先做颈后肌群放松手法，随后术者一手托住患者下颌，另一手托住枕部，在轻度拔伸下，将其头部上抬前屈（如：上段颈椎错位前屈 5°～10°，中段颈椎错位前屈 15°～20°，下段颈椎错位前屈 25°～35°），缓慢摇动 2～3 下，让患者充分放松。术者一手轻拿患者颈后部，拇指按于错位颈椎横突处下方，作为固定的支点，另一手托住颈颞部作为复位力点，缓慢使头部旋转至最大角度时，托颌颞部的手和固定错位支点的手稍加用力抖动，同时用固定的拇指加力按压（常可听到复位的"咯哒"弹响声）即可复位。

3）颈椎旋转移位两点一面复位手法：患者仰卧治疗床上，使头顶和床头边缘齐平，医生左手放于患者颈项部，右手托扶于下颌处，用左手捏拿颈项肌肉 3 遍，接着托住患者后枕部，一助手拉压住患者双肩，进行对抗牵引。约 1 分钟后，医生突然加大拉力，然后左手拇指推顶住患椎左侧横突（以钩椎关节向左侧旋转为例），食指勾住患椎棘突，右手托于患者下颌部，嘱患者慢慢将头向右侧转动，医生右手掌部置于患者面部左侧向右侧按压，待转到最大限度时，瞬间双手协同同时用力，左手食指将棘突用力向左侧勾拉，拇指用力将横突向颈前右上方推顶，医生右手弹压患者面部左侧，这些动作都在同一时间完成。然后将患者头扶正，再对抗牵引一下，手法治疗结束。如果颈椎棘突向右侧旋转，手法方向完全相反。

4. 康复治疗

1）如有颈椎移位，正骨后可配合颈围固定，限制颈部活动。

2）颈椎牵引：取坐位或卧位，从小剂量 3 kg 开始，每日半小时，逐渐增加到 6 ~ 12 kg，每日 1 小时。也可采用自体悬吊牵引，每日 1 次，每次 5 ~ 10 分钟。

3）推拿按摩。

4）功能锻炼：作前屈后伸，左右侧屈活动等。

5. 注意事项

1）针刀在颈部剥离松解治疗时，必须熟悉解剖位置，不可刺入过深，应根据患者的感觉调整进针的方向和层次，紧贴骨面施术，摸索进针，小心剥离，不盲目铲切，不大幅摆动。切忌损伤脊神经、椎动脉和脊髓。

2）牵引推拿可使脊髓型症状加重，应避免使用。

3）脊髓型经治疗无明显疗效或有明显手术指征时，应考虑手术及其他疗法。

（九）物理治疗

可酌情选用直流感应电陈醋离子导入治疗神经根型颈椎病；He – Ne 激光穴位照射治疗椎动脉型颈椎病等。

（十）手术治疗

对反复发作、症状严重、经长期非手术治疗无效者，可考虑手术治疗。但年老体衰，有严重内脏疾病；或病程过长或病情严重，四肢有广泛性肌萎缩，并估计脊髓损害障碍不能恢复者；或有严重神经衰弱或精神病者不适合手术治疗。手术方法多采用颈前路或颈后路减压术。

（刘晓辉）

第五节　肩关节周围炎

肩关节周围炎简称肩周炎，俗称凝肩、五十肩。以肩部逐渐产生疼痛，夜间为甚，逐渐加重，肩关节活动功能受限而且日益加重，达到某种程度后逐渐缓解，直至最后完全复原为主要表现的肩关节囊及其周围韧带、肌腱和滑囊的慢性特异性炎症。肩关节周围炎是以肩关节疼痛和活动不便为主要症状的常见病症。本病的好发年龄在 50 岁左右，女性发病率略高于男性，多见于体力劳动者。如得不到有效的治疗，有可能严重影响肩关节的功能活动。肩关节可有广泛压痛，并向颈部及肘部放射，还可出现不同程度的三角肌的萎缩。

一、相关解剖

肩关节是人体具有最大活动范围的关节，它是由肩肱关节、肩锁关节、肩胛胸壁关节和胸锁关节四部分组成的关节复合体。肩关节周围有很多肌肉和韧带附着，以维持肩关节的稳定，并活动肩关节，包括冈上肌、冈下肌、小圆肌、肩胛下肌、三角肌、胸大肌、胸小肌、背阔肌、肱二头肌、肱三头肌以及喙肩韧带、盂肱韧带、喙肱韧带等。同时肩部还有肩肱关节囊和众多的滑液囊，起润滑关节、减少摩擦的作用。肩肱关节的血供主要依靠锁肱前动脉、肩胛上动脉及旋肱后动脉等，肩关节血供丰富，靠近大血管主干，流速较快，细菌栓子不易在局部停留，肩肱关节及周围滑液囊主要受颈和第6颈椎神经支配，即肩胛上神经、肩胛下神经、肌皮神经和腋神经的关节支支配。肩肱关节是典型的球窝关节，其运动分为前屈、后伸、外展、内收、外旋和内旋。外展和前屈的最后结果就是上举。其正常活动范围为：前屈135°、后伸45°、外展90°、内收45°、外旋45°、内旋135°、上举180°，肩关节外展超过90°时称为上举，需肩胛骨旋转和肩肱关节外旋才能完成。

二、病因

（一）肩部原因

1. 本病大多发生在40岁以上中老年人，软组织退行病变，对各种外力的承受能力减弱。

2. 长期过度活动，姿势不良等所产生的慢性致伤力。

3. 上肢外伤后肩部固定过久，肩周组织继发萎缩、粘连。

4. 肩部急性挫伤、牵拉伤后因治疗不当等。

（二）肩外因素

颈椎病，心、肺、胆道疾病发生的肩部牵涉痛，因原发病长期不愈使肩部肌肉持续性痉挛、缺血而形成炎性病灶，转变为真正的肩关节周围炎。

三、临床表现和鉴别诊断

（一）临床表现

自觉肩部广泛性酸胀疼痛，可连及上臂及肘部，夜间痛，甚至睡后痛醒；兼外邪侵袭者，受凉变天疼痛加重。局部无肿胀，病程久者，多有肩部肌肉萎缩。肩关节前、外、后方均有压痛。日久产生粘连挛缩，主、被动活动均受限，尤以外展、外旋、内旋、上举更为明显。给患者带来极大痛苦，迁延日久难愈，可达数年之久。

（二）鉴别诊断

1. 颈椎病

颈椎病虽有肩臂放射痛，但在肩部无明显的压痛点，有颈部疼痛和活动障碍，有神经根刺激的症状和定位体征。肩部活动尚好。

2. 冈上肌腱炎

肩部的外侧疼痛，常局限于三角肌附着点附近，上肢外展在中间范围（60°～120°）感觉疼痛。这个"疼痛弧"是冈上肌腱炎的明显特征。

3. 肱二头肌长头肌腱炎

肩前部疼痛，肱二头肌长头肌腱处压痛明显，肱二头肌抗阻力试验阳性。肩关节活动除上臂外上举再向后伸做反弓时疼痛外，其他方向活动多不疼痛。

4. 肩胛上神经卡压综合征

肩胛上神经卡压综合征病变部位在肩胛切迹骨—韧带管内；而肩周炎则在肩肱关节及其周围软组织。肩胛上神经卡压综合征的肩痛源于肩胛上神经卡压，疼痛为间歇性；肩周炎疼痛来自肩部痉挛的肌肉，疼痛呈持续性。肩胛神经卡压综合征肩部外旋力量减弱，患侧冈上肌、冈下肌明显的萎缩，局部无压痛；肩周炎肩部各个方向活动明显受限，无肌力减弱，肌肉萎缩多见于三角肌，肩关节周围有广泛压痛。

5. 臂丛神经炎

臂丛神经炎多发生于青壮年，男性多见，可有感染病史；肩周炎多生于老年，女性多于男性，无感染病史。臂丛神经炎常为急性发病，疼痛部位在锁骨上窝和肩部，疼痛为火烙样，疼痛可分布在整个上肢，可出现不同程度肢体瘫痪，肌肉萎缩，并可出现多汗、水肿，皮肤发痒等自主神经系统症状；而肩周炎为缓慢起病，疼痛部位在肩肱关节及其周围软组织，疼痛多为钝痛，无肢体瘫痪及自主神经紊乱症状。臂丛神经炎在其神经干上有压痛，肌力减弱，腱反射降低；肩周炎压痛点广泛，多在肩关节周围，肌力正常，无腱反射改变。

6. 肩关节脱臼

肩关节脱臼时，外观呈方肩畸形，肩肿胀，失去膨隆丰满的外形；肘关节屈曲时，肘尖内收不能接近胸肋部，患侧之手不能搭在健侧背部（即搭肩试验阳性）并有明显的外伤史。

7. 肱骨外科颈骨折

局部肿胀并有青紫瘀斑，肩关节功能活动丧失，患肢较健侧略短，其骨折处有压痛，在上臂做纵向叩诊时，骨折处有锐痛，触摸时，在骨折处可有骨擦音，并有明显外伤史。

8. 风湿性关节炎

疼痛呈游走性，可波及多个关节，肩关节活动多不受限，活动期血沉、抗链"O"值偏高，用抗风湿药物治疗显效。

9. 其他疾患

如心脏病、肺脏疾患、颈椎综合征、肩关节化脓性关节炎、肩关节结核性关节炎、骨肿瘤等疾患，可通过询问病史，X线片及实验室检查等方法鉴别。

四、治疗

（一）手法治疗

可以改善局部血液循环，促进代谢，缓解粘连，扩大关节活动范围，疗效较高。

1. 双手提拿肩法

患者取坐位，患肢置于头部。术者双手置于患肢前后，以胸大肌和背部肌肉开始向上反复提拿。也可用足蹬腋窝法使肩部和上臂各组织肉粘连松解，促进血液循环。

2. 抬肩法

病员坐，术者立于患肢侧，略下蹲，将患肢伸直搭于自己肩上。术者双手抱于病肩，两手拇指按于腋下部，其余手指相交于肩上，来回旋转揉转三角肌、腋下诸肌、大圆肌、胸大肌、胸小肌外侧端，并慢慢上抬患臂。每次按揉3～5分钟。

3. 摇肩法

病员取坐位。术者立于后侧，左手按压患肩，右手握住患肢前臂，用力使肘关节屈曲，由外向上，越过头顶摸健侧耳朵，然后再使患肢经胸前向对侧肩部拉动。重复数遍。

4. 按肩旋后法

病员取坐位。术者双手握住患侧前臂，用力向上抖动。尔后，一手握患肢从胸前向下、向后旋转，上提患肢，越向上越好，但避免粗暴；另一手按住患肩，按摩痛点处，重复，8～12次。

5. 旋肩法

病员取坐位。术者立于后侧，一手按压患肩，另一手握住患肢前壁，将患肢做顺时针和逆时针画圆圈运动，画圈幅度由小到大，逐渐达到最大范围。

6. 肩部揉捏法

病员取坐位。术者立于患侧，一手托其肘部，另一手自肘部沿肱二头肌、肱三头肌向肩部按揉数遍。

7. 爬墙运动法

面对墙壁，让患者双手或患手沿墙壁徐缓向上爬动，使上肢尽量高举，然后再缓慢向下回到原处，反复进行。

（二）中药治疗

中老年后，肝肾亏损，气血虚衰，筋肉肌腱失于濡养，兼操劳伤损，风寒湿邪侵袭，导致血不荣筋，痰浊瘀阻经脉及关节。治疗采用活血祛风、舒筋通络为主。方药：防风、当归、白芍、续断、桑枝各9 g，羌活、姜黄、木瓜各6 g，乳香、红花各3 g。病久未愈加黄芪12 g，白术9 g。每日1剂，煎服2次。也可服用大活络丹。

（三）针灸治疗

常用穴：肩髃、肩髎、肩贞、肩前、肩后、三角肌压痛点等。或主穴：肩髃、曲池、合谷、肺俞。配穴：支沟、后溪、尺泽、曲泽、天井、肩髎等。

（四）针刀治疗

1. 治疗原则

对肩周病变点进行粘连松解、瘢痕刮除。

2. 操作常规

用针刀在喙突处喙肱肌和肱二头肌短头附着点、冈上肌抵止端、肩峰下滑囊、冈下肌和小圆肌的抵止端，分别做切开剥离或纵行疏通剥离，在肩峰下滑囊做通透剥离。如肩关节周围尚有其他明显压痛点，可以在该压痛点上作适当的针刀手术。炎性渗出重者术后用泼尼松龙 25 mg 和普鲁卡因 120 mg 在关节周围封闭 1 次，并热醋熏洗患肩，服中药局方五积散加制乳香、制没药、炒薏苡仁等。如未愈，5 天后再治疗 1 次，一般 1～5 次即可治愈。

3. 注意事项

1）在喙突处治疗时，要摸准喙突尖，指切进针，避免损伤神经血管。

2）冈上肌进刀点要防止伤及肩胛上神经。

3）在肱骨结节间沟治疗时，刀口线应平行于肱二头肌长头肌腱方向，松解粘连勿横切。

4. 手法治疗

针刀术后，让患者仰卧治疗床上，患肢外展，医生站于患侧，让一助手托扶患肢，并嘱患者充分放松。医生一手将三角肌推向背侧，另一手拇指沿胸大肌将肱骨上的附着点进行剥离，将胸大肌、胸小肌分开，然后再将胸大肌（即腋窝前缘）向肩峰方向推压。再令患者于俯卧位，助手仍托患肢，医生一手将三角肌推向胸侧，另一手拇指分拨冈上肌、冈下肌、大圆肌、小圆肌在肱骨大结节处的止腱，务必将各条肌腱分拨开。此时患肢外展上举可增加 30°～50°。最后再让患者站立或坐位，医生双手托扶患肢，嘱患者尽量外展上举患肢，当达到最大限度，不能再上举时，医生双手猛地向上一弹，推弹速度必须快（约 0.5 秒），待患者反应过来时，手法已结束。如让患者预先知道，因其惧怕疼痛而使肩部紧张，既推弹不上去，又容易损伤正常组织。患者经上述针刀和手法治疗后，当时即可上举 160°左右。

针刀治疗是剥离松解严重的粘连点，手法治疗是将散在于三角肌深面的筋膜与冈上肌、冈下肌、胸大肌、大小圆肌在肩部的止腱粘连松解，最后的推弹手法是松解肩关节关节囊的粘连，所有手法均不损伤软组织，是无损伤性治疗。针刀和手法治疗后，患者疼痛症状基本消失，患肢活动功能也基本恢复正常。

（五）物理治疗

无论早期或晚期，均可给予超短波、红外线等理疗，增加局部血运，促进恢复。

（六）刮痧治疗

后颈部：天柱穴至胸椎。肩上：颈侧至胸椎。肩胛：魄户、天柱穴至胸椎。肩胛：魄户、膏肓、天髎、天宗、膈关一带。肩前：中府。三角肌：肩髃、压痛点、外关。

（刘晓辉）

第六节　腰椎横突综合征

第 3 腰椎是腰椎活动的中心，横突最长，其尖端易受外力影响出现损伤，如因急慢性损伤出现腰痛及下肢疼痛，腰部活动障碍等症状，称为第 3 腰椎横突综合征。腰肌劳损患者中，表现为第 3 腰椎横突综合征者较多见。临床上，常见第 3、4 腰椎横突尖端也有类似第 3 腰椎横突的病变，因此有人将第 3 腰椎横突综合征归入横突间综合征中。本病多见于体型瘦长的青年人。本病属于中医"伤筋"的范畴。

一、相关解剖

腰椎只有生理前凸，第 3 腰椎位于其顶点的中央位置，为 5 个椎体的活动中心，是腰椎前屈后伸、左右侧弯和左右旋转活动的枢纽，所以其两侧横突端所受牵拉的应力最大。再则，由于第 3 腰椎横突特别长，所承受的杠杆力也最大。在第 3 腰椎横突的顶端附着有腰方肌、横突间肌、横突棘、骶棘肌、胸腰筋膜的深层、横突间韧带等肌肉、筋膜、韧带组织。腰部任何方向的运动，均能使这些组织在过长的第 3 腰椎：横突顶端上承受反复的牵拉和磨损，这样，损伤的机会就会成倍地增加。

二、病因

当腰部在活动或劳动中"扭""闪"损伤，或感受风寒等因素，致一侧腰背肌紧张或痉挛，导致对侧或同侧肌肉反复受力而加重。又因腰部脊神经后支的外侧支走行方向经第 3 腰椎横突的背面，横突肌肉附着部或腰背筋膜撕裂，局部渗血、血肿、炎症或血肿机化所致的瘢痕，刺激或压迫脊神经后支的外侧支而发生腰痛。或因损伤后，治疗不及时而迁延或慢性，在此基础上，如遭受风寒湿邪的侵袭，亦是诱发本病原因之一。

三、临床表现和鉴别诊断

（一）临床表现

患病时可为腰部酸痛，也可剧痛，活动受限，严重时影响日常生活及工作。疼痛可达臀部及大腿前方。腰部后仰不痛，向对侧弯腰受限。

重要的体征是第 3 腰椎横突外缘，相当于第 3 腰椎棘突旁 4 cm 处，尤其是瘦长型患者可触到横突尖端并有明显的压痛及局限性肌紧张或肌痉挛。按压时由于第 2 腰神经分支受刺激而引起放射痛达大腿及膝部。

X 线平片可见第 3 腰椎横突较长。

压痛点用 1% 或 0.5% 普鲁卡因 10～20 ml 注射后，疼痛及压痛消失。

根据压痛点及注射普鲁卡因有效，并结合病史、症状及其他体征可鉴别其他疾患引起的腰痛。

（二）鉴别诊断

应与急性腰扭伤和慢性腰肌劳损相鉴别。

本病与腰椎间盘突出症的鉴别点：①本症咳嗽、大笑、打喷嚏时疼痛加重。②压痛点位置不同，本病位于第 3 腰椎横突尖端，后者为病椎椎板间隙。③本病少数重症者可出现直腿抬高试验阳性，但加强试验一定为阴性。

四、治疗

（一）手法治疗

1. 放松手法

患者俯卧位，双下肢伸直，医者以推、揉、按、擦等手法作用于脊柱两侧的竖脊肌，直至骶骨或臀及大腿后侧，并按揉腰腿部的膀胱腧穴，施术以患部为主。达到理顺腰、臀、腿部肌肉，解除痉挛，缓解疼痛的目的。

2. 双指封腰法

俯卧位背朝上，用拇指及中指分别挤压、弹拨第 3 腰椎横突尖端两侧，起到剥离粘连、活血散瘀、消肿止痛、解除肌痉挛的作用。手法应由浅入深，由轻到重。

3. 扳法

必要时可扳腿使腰部反复后伸或斜扳腰部，或采用晃腰手法使腰部肌肉进一步放松。

（二）药物治疗

1. 内治

1）肾虚型：肾阳虚者宜温补肾阳，用补肾活血汤加减；肾阴虚者，宜滋补肾阴，用左归饮或大补阴丸加减。

2）气滞血瘀型：治宜活血化瘀、行气止痛，用地龙散加杜仲、续断、桑寄生、狗脊等，亦可用身痛逐瘀汤加减。

3）风寒湿型：治宜祛风散寒除湿，方用羌活胜湿汤或独活寄生汤加减。

4）湿热型：治宜清利湿热，方用二妙汤加木瓜、薏苡仁、生地、黄柏、木通、防己之类。

2. 外用药

可用外擦药，如万花油、正骨水、舒活灵等。或外贴伤湿止痛膏、狗皮膏等。

（三）固定与休息

初起可卧床休息，起床活动时可用皮腰围固定，治疗期间，要避免或减少腰部过度屈伸和旋转活动。

（四）练功疗法

急性症状缓解后，即可加强功能锻炼。患者身体直立，两足分开与肩同宽，两手叉腰，两手拇指向后顶按第 3 腰椎横突，揉按局部，然后做腰部旋转和后伸，前屈运动。以放松腰肌，解除粘连，消除炎症。

（五）封闭治疗

触及第 3 腰椎横突尖部压痛点，常规消毒，以 45° 角进针 3 ~ 5 cm 时，即可触及横突尖，回抽无血液，即可沿该横突尖周围及其上、下缘，充分浸润注射，注入 0.5% 的普鲁卡因 10 ml 加醋酸确炎舒松 – A 悬液 10 mg。

（六）针刺治疗

进行阿是穴针刺治疗，深度 4 ~ 6 cm，留针 10 ~ 15 分钟，每日 1 次，10 次为 1 个疗程，1 ~ 2 个疗程后常有明显疗效。

（七）理疗

局部热敷，理疗，中药离子导入等。

（八）针刀治疗

患者取俯卧位，常规消毒，用1%普鲁卡因局部浸润麻醉，在第3腰椎横突部（即压痛点处），以刀口线同骶棘肌平行刺入，当针刀达横突骨面后行横行剥离粘连，若感觉肌肉和骨尖之间有松动感，即拔出针刀，以棉球压迫针孔片刻。注意切勿将小针刀刺入腹腔内。嘱患者术后2~5天做弯腰背屈活动，防止再度粘连，一般一次治疗即愈，如尚存有余痛，5~7天再重复一次。

（九）手术治疗

非手术治疗无效，且症状严重而影响工作者可考虑手术治疗。行第3腰椎横突剥离或切除术，臀上皮神经切断术及股内收肌附着处剥离术。

五、护理

1. 观察疼痛的性质、规律、缓解或加重的原因，对疼痛剧烈者给予按摩理疗，及时解除痛苦。

2. 观察有无过敏、晕针、局部感染征象。手术治疗注意术前术后的护理，主要观察术后伤口渗血情况及有无感染现象。

3. 做好心理护理，调节心理情绪，愉快接受治疗。

4. 正确指导腰部功能锻炼，进行仰卧拱桥式、俯卧背伸式等活动。

六、健康指导

1. 注意休息，劳逸结合，避免风、寒、湿邪侵袭机体。

2. 局部封闭者，保持局部清洁、无污染，有感染迹象者及时就医。

3. 加强腰背肌肉功能锻炼。

（刘晓辉）

第七节　急性腰扭伤

急性腰扭伤是比较常见的腰部外伤，以青壮年为多见。轻者可为骶棘肌和腰背筋膜不同程度的自起点撕裂，较重者可为棘上、棘间韧带的撕裂，严重时则发生关节突骨折。如治疗不当，可转变为慢性腰痛。本病属腰部伤筋的范畴。俗称"闪腰"或"岔气"。

一、相关解剖

骶棘肌位于躯干背面，起于骶骨背面、骶髂韧带和髂嵴后缘，向上纵行排列于脊柱棘突和肋角之间的沟内，止于棘突、肋角、横突及颞骨乳突，主要作用是后伸躯干和维持直立，一侧骶棘肌收缩可侧屈躯干。腰部筋膜分为浅、深两层，包绕在骶棘肌周围，其浅层贴于骶棘肌表面，内侧附于棘突和棘上韧带，深层内侧附着于腰椎横突，在骶棘肌外缘与浅层吻合。对骶棘肌起着保护和支持作用。腰方肌位于腰椎外侧方，在第 12 肋与髂嵴之间，腰大肌位于腰椎的前方，起于第 1 至第 4 腰椎体及横突，止于股骨小粗隆。两肌的作用是使脊柱侧弯及屈曲。

二、病因

急性腰扭伤多由间接外力所致，其致伤的姿势较多，如劳动时姿势不正；弯腰搬取重物，重心距离躯干中轴过远，增加了肌肉的负荷，容易引起腰肌扭伤；动作不协调，如二人抬重物上肩或下肩时动作不一致，思想无准备，瞬间处于不利的姿势或重心转移，亦易发生腰扭伤；日常生活中，如倒洗脸水、弯腰、起立，甚至打喷嚏也可发生"闪腰"。急性腰扭伤主要病理表现为气滞血瘀、经络受阻、不通则痛。

三、临床表现和鉴别诊断

（一）临床表现

患者多有明显外伤史及自觉症状。在受伤时，患者可感到腰部有"格答"响声，即发生腰部一侧或两侧剧烈的疼痛。腰部不能挺直，仰俯屈伸、转侧起坐均感困难。腰肌常有明显的痉挛。深呼吸及咳嗽均能增加疼痛。患者常以手扶住腰部，防止活动而加重疼痛。严重者不能站立，疼痛汗出。20%～60% 的患者同时有牵扯性下肢痛。多在腰骶部、第 3 腰椎横突尖或髂嵴后部有局限的压痛点，骶棘肌和臀肌痉挛明显。多数患者有脊柱侧弯的表现。

（二）鉴别诊断

1. 腰椎间盘突出症

在病变的早期，腰椎间盘突出症尚无下肢痛，临床主要表现为腰痛症状。普鲁卡因封闭试验是一种鉴别诊断的体查方法，CT 检查可资鉴别的影像学资料更多。

2. 下胸椎感染

下胸椎结核、化脓性脊椎炎也可出现腰痛，由于 X 线检查时只注意腰椎，容易漏诊。全面的体格检查和必要大范围的 X 线摄片，可以确诊。

3. 下胸椎压缩性骨折

轻度的下胸椎压缩性骨折一般不合并截瘫，只表现为腰痛，如询问患者的受伤姿势，棘突的触诊可以发现骨折的存在。

四、治疗

（一）手法治疗

1. 按揉法

患者取俯卧位，尽量使肢体放松。术者用拇指指腹或掌根，先自大杼穴开始由上而下按揉。再点按环跳、承扶、委中、承山、昆仑等穴，以膀胱经腧穴为主，目的在于舒通经脉。

2. 调理腰肌

患者俯卧位，术者㨰推两侧腰肌，着重于痉挛一侧。由周围逐步向痛点推理，再在痛点上方，将肾脊肌向外下方推理直至髂后上棘，反复操作3~4次。

3. 捏拿腰肌

医者以两手拇指和其四指对合用力，捏拿腰肌。捏拿方向与肌腹垂直，从第1腰椎起至腰骶部臀大肌。重点是两侧竖脊肌和压痛点处，反复2~5分钟。

4. 按腰扳腿

术者一手按住患者腰部，另一手前壁及肘部托住患者一侧小腿上段，并手反扣大腿下段。双手配合，下按腰部及托提大腿相对用力，有节奏地使下肢起落数次，随后摇晃、拔伸，有时可闻及响声。两侧均做，每侧3~5次。

5. 揉摸舒筋

术者以掌根或小鱼际着力，在患者腰骶部行揉摸手法。以患侧及痛点处为主，边揉摸边滑动，使局部感到微热为宜。

（二）中药治疗

1. 损伤初期

伤筋后，在损伤局部可有程度不同的疼痛、肿胀和功能障碍，可有出血或瘀血、血肿，为损伤所致之气血瘀结的表现。治宜祛瘀消肿止痛。方药：复元活血汤加减。气滞重于血瘀者，如闪腰岔气，治宜行气消瘀，加木香、青皮；瘀血化热者，治宜祛瘀清热，加生地、银花藤。

2. 伤筋中期

伤情好转，肿痛减轻，仍残留局部疼痛、肿胀和瘀血。同时可出现肝肾脾胃虚弱的表现，形成虚实兼有的情况。治宜功补兼施，调和营卫。方药：和营止痛汤加减。出现肝肾阴虚者，加服肾气丸；脾胃虚弱，食纳不佳者，加服参苓白术丸。

3. 后期

瘀血肿胀基本消退，损伤之筋愈合未固，经脉未完全畅通，仍有轻微疼痛不适。而此时气血不足，脾胃虚损则较为突出。治宜补气养血，健脾和胃。方药：八珍汤加减。脾胃虚弱突出，纳食差者，加陈皮、砂仁、焦三仙；肝肾不足、腰膝酸软，加服金匮肾气丸。

（三）休息制动

对急性腰部扭挫伤者，应真正做到卧硬板床休息2~3周，宜选能使腰部基本不负重的体位，如仰卧屈髋屈膝位就可使腰部肌肉完全松弛，有利于损伤的组织完全恢复。

（四）功能锻炼

腰部疼痛不明显，如属韧带扭伤者，应进行积极的腰背肌锻炼，但应避免过度前屈活动。如属韧带断裂者，应在韧带愈合后再行腰背肌锻炼。

（五）针灸治疗

常用有肾俞、委中、昆仑、承山等穴。也可选中渚穴（位于手部，第4、5掌骨小头后缘之凹陷中，液门穴后 1 寸 *）。方法：以 30°角向腕部快速斜刺中渚穴 1 ~ 1.5 寸，强刺激，边捻转边进针，使针感传至腋下，进针后，轻度按摩腰部，令患者活动腰部，留针 30 分钟，每 10 分钟进针 1 次，行针时令患者做腰部运动，疼痛可立即缓解。据文献报道，腰痛针刺中渚穴较之针刺腰部穴位的方法疗效突出，对急性腰扭伤有立竿见影之效，大多数患者经 1 次治疗即可痊愈，而且方法简便。另据报道，印堂穴（位于两眉头连线的中点）是经外奇穴，为督脉经气循行之处。督脉的百会、人中两穴，皆为治疗急性腰扭伤的效穴。方法：患者取坐位、立位，穴位常规消毒后，左手拇指、食指将患者皮肤（印堂）捏起，右手持 1.5 寸毫针快速向上向下（鼻尖）方刺入，进针 1 寸左右，患者有针感后，行强刺激 1 分钟（以患者能忍受为度），再留针 10 ~ 15 分钟。留针期间嘱患者作腰部左右旋转、前俯后仰及下蹲等动作。亦可以小跑步使身上出汗效果更好，不少患者 1 次可治愈。如不配合自身运动和运动轻者效果较差。对少数患者在留针期间可行针 1 ~ 2 次。

（六）封闭疗法

封闭药物一般用 0.25% ~ 0.5% 普鲁卡因 10 ~ 20 ml 或加醋酸确炎舒松 - A5 ~ 10 mg。封闭时，先应确定腰部损伤的部位，然后将药液均匀地向四周组织做浸润注射。4 ~ 5 天 1 次，2 ~ 4 次为 1 个疗程。

（七）物理疗法

除急性损伤最初几天外，都可采用局部热疗，使局部肌肉松弛，增强血液循环和淋巴回流，减轻疼痛。中药离子导入和中药热熨等是中药与理疗的结合，有较好的疗效。

（八）功能锻炼

伤后宜卧硬板床休息，以减轻疼痛，缓解肌肉痉挛，防止继续损伤。后期宜做腰背肌功能锻炼，以促进气血循行，防止粘连，增强肌力。

五、康复

1. 卧床休息 1 ~ 2 周，睡硬板床，减轻疼痛，身体两侧放置两个枕头预以固定。

2. 有规律地做骨盆拉伸，放松痉挛的肌肉；在急性疼痛缓解后可适当地做腰背肌的恢复锻炼。

3. 必要时可以尝试针灸和推拿按摩以加快恢复，病情好转后，再修养 3 ~ 4 周，勿急于参加剧烈运动和大工作量劳动，以避免二次损伤。

六、预防

1. 在运动操练或扛抬重物前做好准备活动。坚持腰部的功能锻炼，以增强腰肌的力量。注意腰部的保暖，防止劳累过度。

2. 患者应卧硬板床休息，以减轻肌紧张，缓解疼痛。后期嘱患者做腰背肌锻炼，促进气血流通，防止遗留慢性腰痛。

（刘晓辉）

---

* 寸指中医手指同身寸。

第八节　腰椎间盘突出症

腰椎间盘突出症是因椎间盘变性，纤维环破裂，髓核突出刺激或压迫神经根、马尾神经所表现的一种综合征，是腰腿痛最常见的原因之一。腰椎间盘突出症中以第 4 ~5 腰椎、第 5 腰椎至第 1 骶椎间隙发病率最高，占 90% ~96%，多个椎间隙同时发病者仅占 5% ~22%。

一、病因

（一）椎间盘退行性变是基本因素

随年龄增长，纤维环和髓核含水量逐渐减少，使髓核张力下降，椎间盘变薄。同时，透明质酸及角化硫酸盐减少，低分子量糖蛋白增加，原纤维变性及胶原纤维沉积增加，髓核失去弹性，椎间盘结构松弛、软骨板囊性变。在没有后纵韧带支持的纤维环后外侧，这些变化更明显，出现向心性小裂隙。MRI 证实，15 岁青少年已可发生椎间盘退行性变。无退变的椎间盘可承受 6 865 kPa 压力，但已退变的椎间盘仅需 294 kPa 压力即可破裂。

（二）损伤

积累伤力是椎间盘变性的主要原因，也是椎间盘突出的诱因。积累伤力中，反复弯腰、扭转动作最易引起椎间盘损伤，故本症与某些职业、工种有密切关系。一次性暴力多引起椎骨骨折，甚或压碎椎间盘，但少见单纯纤维环破裂、髓核突出者。

（三）遗传因素

有色人种本症发病率较低；小于 20 岁的青少年患者中约 32% 有阳性家族史。

（四）妊娠

妊娠期盆腔、下腰部组织充血明显，各种结构相对松弛，而腰骶部又承受较平时更大的重力，这样就增加了椎间盘损害的机会。

上腰段椎间盘突出症少见，其发生多存在下列因素：①脊柱滑脱症；②病变间隙原有异常如：终板缺损、舒尔曼病等；③过去有脊柱骨折或脊柱融合术病史。

二、临床表现和诊断

（一）临床表现

腰椎间盘突出症常见于 20 ~50 岁患者，男女之比为（4 ~6）∶1。20 岁以内占 6% 左右，老人发病率最低。患者多有弯腰劳动或长期坐位工作史，首次发病常是半弯腰持重物或突然做扭腰动作过程中。根据国内 1 327 例腰椎间盘突出症分析，有关症状、体征及出现率如下。

1. 症状

1）腰痛：是大多数本症患者最先出现的症状，发生率约91%。由于纤维环外层及后纵韧带受到突出髓核刺激，经窦椎神经而产生的下腰部感应痛，有时亦影响到臀部。

2）坐骨神经痛：虽然高位腰椎间盘突出可引起股神经痛，但其发病率不足5%。绝大多数患者是第4~5腰椎、第5腰椎至第1骶椎间隙突出，故坐骨神经痛最为多见，发生率达97%。典型坐骨神经痛是从下腰部向臀部、大腿后方、小腿外侧直到足部的放射痛。约60%患者在喷嚏或咳嗽时由于增加腹压而使疼痛加剧。早期为痛觉过敏，病情较重者出现感觉迟钝或麻木。少数患者可有双侧坐骨神经痛。

引起坐骨神经痛的原因有三：①破裂的椎间盘组织产生化学性物质的刺激及自身免疫反应使神经根发生炎症；②突出的髓核压迫或牵张已有炎症的神经根，使其静脉回流受阻，进一步增加水肿，从而对疼痛的敏感性增高；③受压的神经根缺血。这三种原因相互关联，难以截然分开。

3）马尾神经受压：向正后方突出的髓核或脱垂、游离椎间盘组织可压迫马尾神经，出现大、小便障碍，鞍区感觉异常。发生率占0.8%~24.4%。

2. 体征

1）腰椎侧突：是一种为减轻疼痛的姿势性代偿畸形，具有辅助诊断价值。如髓核突出在神经根外侧，上身向健侧弯曲，腰椎凸向患侧可松弛受压的神经根；当突出髓核在神经根内侧时，上身向患侧弯曲，腰椎凸向健侧可缓解疼痛。如神经根与脱出的髓核已有粘连，则无论腰椎凸向何侧均不能缓解疼痛。

2）腰部活动受限：几乎全部患者都有不同程度的腰部活动受限。其中以前屈受限最明显，是由于前屈位时进一步促使髓核向后移位并增加对受压神经根的牵张之故。

3）压痛及骶棘肌痉挛：89%患者在病变间隙的棘突间有压痛，其旁侧1 cm处压之有沿坐骨神经的放射痛。约1/3患者有腰部骶棘肌痉挛，使腰部固定于强迫体位。

4）直腿抬高试验及加强试验：患者仰卧，伸膝，被动抬高患肢。正常人神经根有4 mm滑动度，下肢抬高到60°~70°始感腘窝不适。本症患者神经根受压或粘连使滑动度减少或消失，抬高在60°以内即可出现坐骨神经痛，称为直腿抬高试验阳性。其阳性率约90%。在直腿抬高试验阳性时，缓慢降低患肢高度，待放射痛消失，这时再被动背屈患肢踝关节以牵拉坐骨神经，如又出现放射痛称为加强试验阳性。有时因突出髓核较大，抬高健侧下肢也可因牵拉硬脊膜而累及患侧诱发患侧坐骨神经产生放射痛。

5）神经系统表现。

（1）感觉异常：80%患者有感觉异常。第5腰椎神经根受累者，小腿前外侧和足内侧的痛、触觉减退；第1骶椎神经根受压时，外踝附近及足外侧痛、触觉减退。检查需注意，有较大髓核突出者，可压迫下一节段神经根，而出现双节段神经根损害征象。

（2）肌力下降：70%~75%患者肌力下降。第5腰椎神经根受累时，踝及趾背伸力下降；第1骶椎神经根受累者，趾及足跖屈力减弱。

（3）反射异常：约71%患者出现反射异常。踝反射减弱或消失表示骶神经根受压；如马尾神经受压，则为肛门括约肌张力下降及肛门反射减弱或消失。

（二）辅助检查

1. X 线平片

单纯 X 线平片不能直接反映是否存在椎间盘突出。片上所见脊柱侧凸，椎体边缘增生及椎间隙变窄等均提示退行性改变。如发现腰骶椎结构异常，说明相邻椎间盘将会由于应力增加而加快变性，增加突出的机会。此外，X 线平片可发现有无结核、肿瘤等骨病，有重要鉴别诊断意义。

2. X 线造影

脊髓造影、硬膜外造影、脊椎静脉造影等方法都可间接显示有无椎间盘突出及突出程度，准确性 80% 以上。由于这些方法有的存在较重并发症，有的技术较复杂，应严格掌握其适应证，并在有经验者指导下进行。

3. B 型超声检查

B 型超声诊断椎间盘突出症是一种简单的无损伤方法，近年来发展较快。因受到患者体型影响，定位诊断较困难以及操作者局部解剖知识的水平、临床经验等影响，尚需进一步研究，总结经验。

4. CT 和 MRI

CT 可显示骨性椎管形态，黄韧带是否增厚及椎间盘突出的大小、方向等，对本病有较大诊断价值，目前已普遍采用。MRI 可全面地观察各腰椎间盘是否病变，也可在矢状面上了解髓核突出的程度和位置，并鉴别是否存在椎管内其他占位性病变。以上两种方法的缺点是当多个椎间隙有不同程度的椎间盘退变、突出时，难以确认是哪一处病变引起症状。

5. 其他

电生理检查可协助确定神经损害的范围及程度，观察治疗效果。实验室检查对本症帮助不大，但在鉴别诊断中有其价值。

（三）诊断

典型腰椎间盘突出症患者，根据病史、症状、体征以及 X 线平片上相应神经节段有椎盘退行性表现者即可做出初步诊断。

结合 X 线造影、CT、MRI 等方法，能准确地做出病变间隙、突出方向、突出物大小、神经受压情况及主要引起症状部位的诊断。如仅有 CT、MRI 表现而无临床表现，不应诊断本病。

（四）鉴别诊断

由于腰椎间盘突出症早期可仅表现为腰痛，后期又有腰腿痛，这与多数可引起腰痛、腿痛及少数可同时有腰腿痛的其他疾病混淆。故其鉴别诊断既重要，又复杂。以下摘要予以介绍。

1. 与腰痛为主要表现疾病的鉴别

1）腰肌劳损和棘上、棘间韧带损伤：这是一类最常见的腰痛原因。

2）第 3 腰椎横突综合征：第 3 腰椎横突通常较第 2、4 腰椎横突长，又居于腰椎中部，故成为腰部活动的力学杠杆的支点，容易受到损伤。本症疼痛主要在腰部，少数可沿骶棘肌向下放射。检查可见骶棘肌痉挛，第 3 腰椎横突尖压痛，无坐骨神经损害征象。局部封闭治疗有很好的近期效果。

3）椎弓根峡部不连与脊椎滑脱症：椎弓根先天性弱而发生的疲劳骨折或外伤骨折常不易连接，有可能在这一基础上发生脊椎向前滑脱。这二者均可能出现下腰痛，脊椎滑脱程度较重时，还可发生神经根症状，且常诱发椎间盘退变、突出。腰骶部X线斜位片可证实椎弓根骨折；要时做核素骨显像，以协助诊断。

2. 与腰痛伴坐骨神经痛的疾病的鉴别

1）神经根及马尾肿瘤：神经根鞘膜瘤与椎间盘侧后方突出、马尾肿瘤与椎间盘正后方突出的临床表现相似。神经肿瘤发生较缓慢，呈进行性损害，通常无椎间盘突出症那样因动作而诱发的病史。X线平片不一定有椎间盘退行性表现，而椎弓根距离及椎间孔的孔径均多增大。脊髓造影、MRI及脑脊液检查是主要鉴别诊断依据。

2）椎管狭窄症：椎管狭窄症是指多种原因所致椎管、神经根管、椎间孔的狭窄，并使相应部位的脊髓、马尾神经或脊神经根受压的病变。腰椎椎管狭窄症临床上以下腰痛、马尾神经或腰神经根受压以及神经源性间歇性跛行为主要特点。过去认为有无间歇性跛行是椎管狭窄与椎间盘突出症的重要区别，实际上大约1/3椎间盘突出症患者也发生间歇性跛行。两者主要鉴别需用X线摄片、造影，CT、MRI来确立。

3. 与坐骨神经痛为主要表现的疾病鉴别

1）梨状肌综合征：坐骨神经从梨状肌下缘（84.2%）或穿过梨状肌（15.8%）下行。如梨状肌因外伤、先天异常或炎症而增生、肥大、粘连，均可在肌收缩过程中刺激或压迫坐骨神经而出现症状。患者以臀部和下肢痛为主要表现，症状出现或加重常与活动有关，休息即明显缓解。体检时可见臀肌萎缩，臀部深压痛及直腿抬高试验阳性，但神经的定位体征多不太明确。髋关节外展、外旋位抗阻力时（梨状肌强直性收缩）可诱发症状，此点在椎间盘突出症时较少见。

2）盆腔疾病：早期盆腔后壁的炎症、肿瘤等，当其本身症状尚未充分表现出时，即可因刺激腰、骶神经根出现骶部痛，或伴单侧或双侧下腰痛，这时鉴别较为困难。故对不典型之腰腿痛患者，应想到盆腔疾病的可能，常规进行直肠、阴道检查及骨盆平片、B型超声检查。即使未发现异常，仍应严密随访，直到确诊为某一疾病为止。

三、治疗

（一）非手术治疗

腰椎间盘突出症中约80%的患者可经非手术疗法缓解或治愈。其目的是使椎间盘突出部分和受到刺激的神经根的炎性水肿加速消退，从而减轻或解除对神经根的刺激或压迫。非手术治疗主要适用于：①年轻、初次发作或病程较短者；②休息后症状可自行缓解者；③X线检查无椎管狭窄者。

1. 绝对卧床休息

当症状初次发作时，立即卧床休息。绝对一词虽然不太科学，但为的是强调大、小便均不应下床或坐起，这样才能收到良好效果。卧床3周后带腰围起床活动，3个月内不做弯腰持物动作。此方法简单有效，但难以坚持。

2. 持续牵引

采用骨盆牵引可使椎间隙略为增宽，减少椎间盘内压，扩大椎管容量从而减轻对神经根的刺激或压迫。牵引重量根据个体差异在 7～15 kg，抬高床足做反牵引，共 2 周。孕妇、高血压和心脏病患者禁用。也可使用间断牵引法，每日 2 次，每次 1～2 小时。但效果不如前者。目前有多种电脑控制的牵引床问世，可控制牵引重量、改变力线、操作简便，适应不同情况的患者。

3. 糖皮质激素硬膜外注射

糖皮质激素是一种长效抗炎剂，可减轻神经根周围的炎症、粘连。局部使用者为其醋酸盐，不溶于水，难以吸收，故罕有全身性副作用。国内常用醋酸泼尼松龙 1.7 ml，加 2% 利多卡因 4 ml 行硬膜外注射，每 7～10 天 1 次，3 次为 1 个疗程。间隔 2～4 周可再用 1 个疗程，如无效则无须再用此法。近年来甲基泼尼松龙及其他长效皮质类固醇制剂使用渐多，但如无根据不宜任意加入其他药物共同注射，以免产生不良反应。

4. 髓核化学溶解法

本方法是将胶原酶注入椎间盘内或硬脊膜与突出的髓核之间，利用这种酶选择性溶解髓核和纤维环，而基本不损害神经根的特点，使椎间盘内压力降低或突出髓核缩小达到缓解症状的目的。由于这种酶是一种生物制剂，故有产生过敏反应可能、局部刺激出血、粘连再次影响神经根的功能，值得重视。

（二）经皮髓核切吸术

经皮髓核切吸术是通过椎间盘镜或特殊器械在 X 线监视下直接进入椎间隙，将部分髓核绞碎吸出，从而减轻了椎间盘内压力达到缓解症状的目的。主要适合于膨出或轻度突出型的患者，且不合并侧隐窝狭窄者。对明显突出或髓核已脱入椎管者仍不能回纳。与本方法原理和适应证类似的尚有髓核激光气化术。

（三）手术治疗

已确诊的腰椎间盘突出症患者，经严格非手术治疗无效或马尾神经受压者可考虑行髓核摘除术。手术治疗有可能发生椎间盘感染、血管或神经根损伤以及术后粘连症状复发等并发症，故应严格掌握手术指征及提高手术技巧。

近年来采用微创外科技术使手术损伤减小，取得良好效果。

（四）中医治疗

1. 手法治疗

中医手法治疗腰椎间盘突出症疗效满意，简便易行。手法的目的是使突出的椎间盘组织得以还纳，或偏离受压的神经根、松解神经根的粘连，消瘀退肿，缓解腰臀腿肌肉痉挛。

1）俯卧推拿法：对症状较轻，脊柱侧弯不重，直腿抬高可达 50°者，适宜推拿手法。患者俯卧，术者在腰腿痛处依次做按压、揉摩、拿捏、提扳抖动等手法。

2）斜扳伸腿法：适于症状严重，不能起坐患者。患者侧卧，术者一手按其髂骨后外缘，一手推其肩前，两手同时向相反方向用力斜扳，这时可在腰骶部闻及弹响声。然后伸直下肢做腰髋过伸动作各 3 次，术毕再换体位做另一侧。

2. 功能锻炼

功能锻炼时，对本病可起到辅助治疗作用。功能锻炼可增强腰背肌肉力量，使腰腿等部位肌力相对平衡稳定，逐渐恢复正常功能。常用的方法有飞燕式、拱桥式，或站立位做腰部前屈、后伸、侧弯及在双杠上悬吊前后摆腿等。

3. 针灸治疗

降低椎间盘内压力，增加盘外压力，促使突出物回纳，为纤维环的修复，创造有利条件。改变突出物的位置，松解粘连，解除或减轻对神经根的压迫。加强局部气血，促使受压迫的神经根恢复正常功能。

1）治疗方法：倒背法、温针灸、拔火罐，穴位注射综合治疗方法。

2）针灸处方：腰阳关、腰部阿是穴、殷门、委中、阳陵泉、绝骨、昆仑。

3）治疗操作：倒背法：医者与患者背靠背而立，用双肘弯部挽住患者肘弯部，并弯腰屈膝挺臀，将患者反背起，使其双脚离地，然后医者嘱其全身放松的情况下，通过膝关节连续的屈伸活动，并在伸膝时运用臀部着力颠动患者的腰部，①弯腰屈膝挺臀左右摇摆；②伸膝臀部前后颠颤抖动，使患者的腰部脊柱得以牵伸。复位后，多数患者都有明显的症状改善，然后再做局部软组织的修复治疗，如针灸、按摩、拔罐、穴位注射等。然后俯卧于床，在腰部施艾炷灸 5～10 壮；或隔药灸；或艾条温和灸 20 分钟；或温针灸每穴 2 壮；或先针后拔罐。下肢穴用毫针刺施泻法，每日 1 次。治疗后卧床 24 小时。

4. 针刀治疗

根据慢性软组织损伤、骨质增生和闭合性手术的理论，松解粘连，消除症状。

1）棘间韧带松解术：在病变棘突间进针刀，刀口线与脊柱纵轴平行，针刀体与皮面垂直刺入达下位棘突顶骨面，调整针刀到棘突上缘，转动刀口线 90°，行棘间韧带切开剥离 3～4 刀，针刀下有松动感出针，按压针孔。

2）横突间肌松解术：在罹患椎间盘上位椎体棘突间隙旁开 3.5 cm 处进针刀，针体与背平面垂直，刀口线与人体纵轴平行刺入，当刀锋达患侧横突骨面下缘后，调转刀口线 90°，使刀口线与横突下缘平行，并紧贴横突下缘骨面，由外向内切开横突间韧带和横突间肌直到横突根部和椎弓根部，刀下有松动感为止。

3）腰椎间孔松解术：对神经根粘连明显、直腿抬高严重受限者行椎间孔外口松解。

4）臀部主要病损部位的针刀松解

（1）臀上皮神经入臀点：于髂嵴中点下 2～3 cm 的范围内，压痛明显，并可扪及条索处作为进针点，刀口线与臀上皮神经走行方向一致垂直刺入，不一定到骨面，达臀筋膜后刀下有韧性阻力感，纵行切割，横行推摆。

（2）梨状肌上、下孔：简便定位法为五指自然张开，小指定位于髂后上棘，食指定位于尾骨尖，掌根向股骨大转子尖方向移动、四指逐渐收拢至股骨大转子尖，此时，中指和无名指移动的范围，为梨状肌的体表投影，即中指线为梨状肌下缘，无名指线为梨状肌上缘，中内 1/3 交界处即为梨状肌上、下孔。刀口线始终与神经、血管纵轴平行摸索进针，不强求达骨面，遇阻力感，且患者无下肢放电感和剧烈疼痛，即可行切摆手法，但宜少切多摆。

（3）坐骨结节滑囊：患者腹下垫枕定位，刀口线与坐骨神经走行方向一致进针达坐骨结节骨面，行纵向铲切。

（4）臀部其他肌肉筋膜：刀口线均与肌纤维走行方向平行进针，达骨面后稍提起，根据粘连的层次，行纵行疏剥，横行推摆，然后横转刀口，切断部分肌纤维。

5）注意事项

（1）诊断必须明确，可结合 CT、MRI 排除结核、肿瘤、椎管占位病变，生命体征在正常范围。

（2）椎间孔内口松解术只适用第 2 腰椎以下的腰椎间盘突出症。

（3）出针后压迫针孔 3～5 分钟，观察无渗血，无脑脊液外溢，创可贴固定。休息 7 天，如症状未完全缓解可行第二次手术。

（4）症状严重宜住院治疗。

6）手法治疗：针刀治疗后立即做连续提腿复位手法，使其复位。

（1）连续提腿复位手法操作过程：患者俯卧治疗床上，第一助手站在治疗床上，弯腰握住患者双踝关节上缘，将患者膝关节屈曲 90°，使小腿与大腿垂直。医者和第二助手站于患者两侧，各自用双手拇指指腹压于患椎旁压痛点（引起放射痛之点）上。第一助手将双小腿垂直提起，使患者髂前上棘离开床面为止。在第一助手提起双小腿的同时，术者和第二助手双拇指一齐下压椎旁压痛点，用力的方向与脊柱矢状面呈 45°角。当第一助手放下小腿，患者膝部着床时，术者和第二助手也同时松开，完成一次操作。如此连续提压 15～20 次，将患者小腿放下、伸直，检查患椎两侧压痛点，无放射痛或放射痛明显减轻，即可停止整复。如放射痛无改变，可再做 1 遍，但一般不超过 3 遍。（注意：连续 4～5 次要休息 1～2 分钟）。

手法结束后按脊柱外伤患者搬运方法送回病房，需卧床休息 3 周，其间下肢可做屈伸活动，躯干不得任意活动，更不得坐起，在床上可翻身，但也必须保持躯干平直，不能扭转腰部，大小便时要保持腰部前凸位。

（2）连续提腿复位手法的治疗机理和力学分析：提腿复位手法是以人体的一部分脊柱和大腿为杠杆，术者和第二助手的双拇指为支点，形成一个倒杠杆力，这个杠杆的一端是膝部，另一端是患椎以上 3 个椎体的位置，一般在第 1、2 腰椎位置，这样杠杆的上段是 3～4 个椎体的长度，下段是患椎以下骶部和大腿的长度。按人体的一般长度计算，下段长度相当于上段长度 5 倍左右。按杠杆原理，在下段末端膝部加 1 kg 的力，在第 1、2 腰椎位置就产生 5 kg 的力。青壮年提腿力在 20 kg 左右，这样上端就产生 100 kg 的力。支点的力是两端力的总和，支点力就是 120 kg（术者和第二助手向下用力，借助医生本身的体重，又便于用力，一般是可以抵抗住这一杠杆力的）。这样强大的支点力，通过肌肉传递，直接作用于后纵韧带两侧的纤维环，推动其还纳。

其次，这种复位法，使椎间盘上下的椎体对椎间盘产生了一种连续的活动着的剪力，这种剪力加上两侧的支点力，强迫椎间盘还纳。

另外，这种复位法使腰椎做连续的过伸运动，使患椎周围的软组织得到松解，使前纵韧带被拉长，这样还纳的椎间盘就不会受到迫使椎间盘后突的剪力的作用。术后所采取的一系列护理措施使还纳的椎间盘不再后突，保证了复位效果，一般不需做第 2 次复位治疗。

四、康复

1. 搬物时注意正确的姿势。注意劳逸结合，加强腰肌锻炼。

2. 急性发病时，应嘱卧硬板床休息。有些病例在绝对卧床 3 周后可使症状缓解，其后开展积极的增强腰背肌锻炼。

3. 宽阔的腰带对腰部有保持作用，患者康复后一段时间应在腰带保护下积极锻炼，以强健自身的肌肉。

（刘晓辉）